常见病

中医治疗与康复

主编 任晨晨 仲静静 郑红伟 郭海鹏

刘丰刚 王再贤 刘玲玲 杨立兴

上海科学技术文献出版社

Shanghai Scientific and Technological Literature Press

图书在版编目（CIP）数据

常见病中医治疗与康复／任晨晨等主编 .-- 上海：
上海科学技术文献出版社,2023
ISBN 978-7-5439-8950-4

Ⅰ.①常… Ⅱ.①任… Ⅲ.①常见病－中医治疗法②
常见病－中医学－康复医学 Ⅳ.① R24

中国国家版本馆CIP数据核字（2023）第194580号

组稿编辑：张 树
责任编辑：王 珺
封面设计：宗 宁

常见病中医治疗与康复
CHANGJIANBING ZHONGYI ZHILIAO YU KANGFU
主 编：任晨晨 仲静静 郑红伟 郭海鹏 刘丰刚 王再贤 刘玲玲 杨立兴
出版发行：上海科学技术文献出版社
地 址：上海市长乐路746号
邮政编码：200040
经 销：全国新华书店
印 刷：山东麦德森文化传媒有限公司
开 本：787mm×1092mm 1/16
印 张：19
字 数：486 千字
版 次：2023年8月第1版 2023年8月第1次印刷
书 号：ISBN 978-7-5439-8950-4
定 价：198.00 元

编委会
BIANWEIHUI

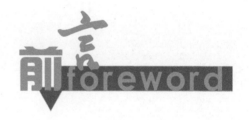

前言 foreword

　　正确的治疗来源于正确的诊断,正如一个正确的认识往往需要反复实践方能达到一样。一个好的中医临床医师,专业上要做到熟练掌握临床疾病诊疗的基本理论和基本技能,并在临床实践中不断充实和完善,才能在"一切为了患者健康"的目标下,逐渐提高自身的业务素质,增强解除患者疾苦的本领。为了加强中医临床医师之间的经验交流,传递更多的实用性知识,更广泛地推广中医临床诊疗工作的新进展、新观念,我们携手撰写了这部《常见病中医治疗与康复》。

　　本书为中医临床治疗的经验总结,主要读者对象为中医临床医师,包括各专科医师和全科医师等。本书的特点:第一,简明实用。每一临床疾病在明确诊断要点后,不但介绍治疗原则,而且列出治疗的具体方案,便于读者参照应用。第二,针对性强。在编写过程中注意到了疾病的分型、分期,有利于读者根据临床的具体情况选择恰当的治疗方法。第三,重点明确。本书主要介绍临床常见疾病,基本解决了门急诊和一般住院患者的治疗问题。本书内容新颖,既能反映中医临床常见疾病治疗的新进展,又能具体指导中医临床医疗实践,是一本专业性强、实用性高的临床工具书。但是由于每种疾病的临床表现千变万化,而且患者个体差异性很大,因此,临床治疗时既要有原则性,也要有灵活性,切勿生搬硬套。

　　期望本书能成为中医学教材的有益补充,帮助学习中医的有识之士成长,以促进我国中医药事业的发展与进步,从而为人民健康造福祉。限于编者水平,本书难免有疏漏与不足之处,恳请广大读者在使用过程中提出宝贵意见,以便进一步修订和提高。

《常见病中医治疗与康复》编委会
2023 年 6 月

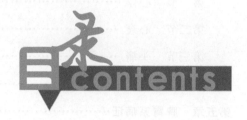

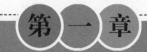

第一章

针灸治疗方法

第一节 头针疗法

头针又称头皮针,是指在头皮部特定的穴线进行针刺以防治疾病的方法。

头针的理论依据主要有二:一是根据传统的脏腑经络理论。手、足六阳经皆上循于头面,六阴经中手少阴与足厥阴经直接循行于头面部,其他阴经则通过各自的经别与阳经相合后上达于头面。因此,头面部是脏腑经络之气汇集的重要部位,《素问·脉要精微论篇》曰:"头者精明之府。"二是根据大脑皮质功能定位在头皮的投影,确立相应的头穴线。

头针因其疗效独特、适应证广泛而成为临床医师常用的针灸治疗方法之一。为了适应国际上头针疗法的推广与交流,中国针灸学会根据分区定经、经上选穴、穴点连线及古代透刺方法等拟定了《头皮针穴名标准化国际方案》,并于1984年在日本召开的世界卫生组织西太区会议上正式通过。本节标准头针线的名称、定位等均依据该方案。

一、标准头针线的定位和主治

标准头穴线共25条,分别位于额区、顶区、颞区、枕区4个区域的头皮部。标准化头针线见图1-1～1-5,各区定位及主治如下。

(一)额区

1.额中线

(1)部位:在头前部,从督脉神庭穴向下引一直线,长1寸(3 cm)(图1-1)。

(2)主治:癫痫、精神失常、鼻病等。

2.额旁1线

(1)部位:在头前部,从膀胱经眉冲穴向前引一直线,长1寸(3 cm)(图1-1)。

(2)主治:冠心病、心绞痛、支气管哮喘、支气管炎、失眠等。

3.额旁2线

(1)部位:在头前部,从胆经头临泣穴向前引一直线,长1寸(3 cm)(图1-1)。

(2)主治:急慢性胃炎、胃溃疡和十二指肠溃疡、肝胆疾病等。

4.额旁 3 线

(1)部位:在头前部,从胃经头维穴内侧 0.75 寸起向下引一直线,长 1 寸(3 cm)(图 1-1)。

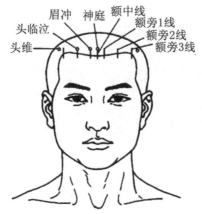

图 1-1　标准化头针线额区图

(2)主治:功能性子宫出血、子宫脱垂、阳痿、遗精、尿频、尿急等。

(二)顶区

1.顶中线

(1)部位:在头顶部,即从督脉百会穴至前顶穴连线(图 1-2)。

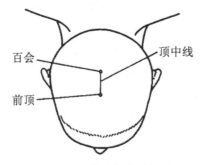

图 1-2　标准化头针线顶区图

(2)主治:腰、腿、足等病证,如瘫痪、麻木、疼痛,以及皮质性多尿、脱肛、小儿夜尿、高血压病、头顶痛等。

2.顶旁 1 线

(1)部位:在头顶部,督脉旁 1.5 寸,从膀胱经通天穴向后引一直线,长 1.5 寸(图 1-3)。

(2)主治:腰、腿、足等病证,如瘫痪、麻木、疼痛等。

3.顶旁 2 线

(1)部位:在头顶部,督脉旁开 2.25 寸,从胆经正营穴向后引一直线,长 1.5 寸到承灵穴(图 1-3)。

(2)主治:头痛,偏头痛,肩臂手等病证如瘫痪、麻木、疼痛等。

(三)颞区(包括顶颞区)

1.顶颞前斜线

(1)部位:在头顶部、头侧部,头部经外奇穴前神聪(百会前 1 寸)与颞部胆经悬厘穴引一斜线(图 1-4)。

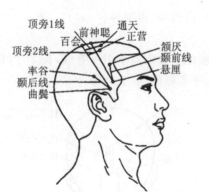

图 1-3 标准化头针线顶颞区图

(2)主治:将该线分为 5 等份,上 1/5 治疗对侧下肢和躯干瘫痪,中 2/5 治疗上肢瘫痪,下 2/5 治疗中枢性面瘫、运动性失语、流涎、脑动脉粥样硬化等。

2.顶颞后斜线

(1)部位:在头顶部、头侧部,顶颞前斜线之后 1 寸,与其平行的线。即从督脉百会穴至颞部胆经曲鬓穴引一斜线(图 1-4)。

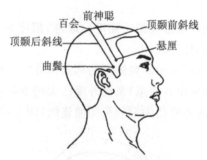

图 1-4 标准化头针线颞区图

(2)主治:将该线分为 5 等份,上 1/5 治疗对侧下肢和躯干感觉异常,中 2/5 治疗上肢感觉异常,下 2/5 治疗头面部感觉异常等。

3.颞前线

(1)部位:在头的颞部,从胆经颔厌穴至悬厘穴连一直线。

(2)主治:偏头痛、运动性失语、周围性面瘫和口腔疾病。

4.颞后线

(1)部位:在头的颞部,从胆经率谷穴向下至曲鬓穴连一直线。

(2)主治:偏头痛、耳鸣、耳聋、眩晕等。

(四)枕区

1.枕上正中线

(1)部位:在后头部,即从督脉强间穴至脑户穴的连线(图 1-5)。

(2)主治:眼病、颈项强痛、癫狂、痫证。

2.枕上旁线

(1)部位:在后头部,由枕外隆凸督脉脑户穴旁开 0.5 寸(1.5 cm)起,向上引一直线,长1.5 寸(4.5 cm)(图 1-5)。

3

(2)主治:皮质性视力障碍、白内障、近视等。

3.枕下旁线

(1)部位:在后头部,从膀胱经玉枕穴向下引一直线,长2寸(图1-5)。

(2)主治:小脑疾病引起的平衡障碍、后头痛等。

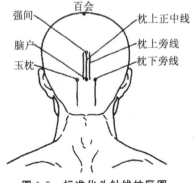

图1-5 标准化头针线枕区图

二、焦顺发头针

山西运城头针研究所焦顺发根据大脑功能定位原理,拟定头针刺激区14个,作为头针治疗部位,是目前临床常用的头针治疗分区。

刺激区的部位和主治作用:首先明确刺激区的两条标准定位线。

前后正中线:两眉间中点(正中线前点)至枕外隆凸尖端下缘(正中线后点)经过头顶的连线。

眉枕线:从眉中点上缘和枕外隆凸尖端的头侧面连线(图1-6)。

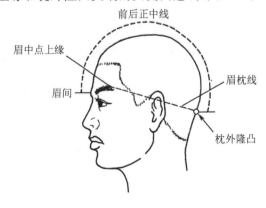

图1-6 标定线

(一)运动区

1.部位

上点在前后正中线中点后0.5 cm处;下点在眉枕线和鬓角发际前缘相交处。如果鬓角不明显,可以从颧弓中点向上引垂直线,此线与眉枕线交叉处向前移0.5 cm为运动区下点。上下两点连线即为运动区。运动区又可分为上、中、下三部(图1-7)。

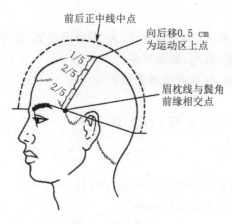

图 1-7 运动区

(1)上部:是运动区的上 1/5,为下肢、躯干运动区。

(2)中部:是运动区的中 2/5,为上肢运动区。

(3)下部:是运动区的下 2/5,为面运动区,亦称言语 1 区。

2.主治

(1)上部:对侧下肢、躯干瘫痪。

(2)中部:对侧上肢瘫痪。

(3)下部:对侧中枢性面神经瘫痪运动性失语(部分或完全丧失语言能力但基本保留语言能力)、流涎发音障碍。

(二)感觉区

1.部位

在运动区向后移 1.5 cm 的平行线即是本区。感觉区可分为上、中、下三部(图 1-8)

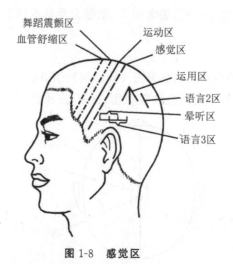

图 1-8 感觉区

(1)上部:是感觉区的上 1/5,为下肢、头、躯干感觉区。

(2)中部:是感觉区的中 2/5,为上肢感觉区。

(3)下部:是感觉区的下 2/5,为面感觉区。

2.主治

(1)上部:对侧腰腿痛、麻木、感觉异常、后头、颈项部疼痛、头晕、耳鸣。

(2)中部:对侧上肢疼痛、麻木、感觉异常。

(3)下部:对侧面部麻木、偏头痛颞颌关节炎等。

(三)舞蹈震颤控制区

部位:在运动区向前移 1.5 cm 的平行线(图 1-8)。

主治:舞蹈病、帕金森病。

(四)血管舒缩区

部位:自舞蹈震颤控制区向前移 1.5 cm 的平行线(图 1-8)。

主治:治疗原发性高血压及皮层性水肿。

(五)晕听区

部位:耳尖直上 1.5 寸处,向前及向后各引 2cm 的水平线(图 1-8)

主治:眩晕、耳鸣、听力降低。

(六)言语 2 区

部位:从顶骨结节后下方 2 cm 处引一平行于前后正中线的直线,向下取 3 cm 长直线(图 1-8)。

主治:命名性失语(又称健忘性失语患者称呼"名称"能力障碍,如患者不会叫"椅",只是说"坐的";其他人说椅时,他能听懂)。

(七)言语 3 区

部位:晕听区中点向后引 4 cm 长的水平线(图 1-8)。

主治:感觉性失语(患者理解言语能力障碍,常答非所问)。

(八)运用区

部位:从顶骨结节起向乳突中部引一直线和与该线夹角为 40° 的前后两线,三条线长度均为 3 cm(图 1-8)。

主治:失用症(又称运用不能症,患者肌力、肌张力及基本运动正常,但存在技巧能力障碍,如不能解扣、拾硬币等)。

(九)足运感区

部位:在前后正中线的中点左右各旁开 1 cm,向后引 3 cm 长,平行于正中线(图 1-9)。

主治:对侧下肢瘫痪、麻木疼痛急性腰扭伤、夜尿、皮质性多尿、子宫下垂等。

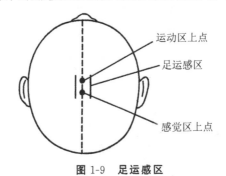

图 1-9 足运感区

(十)视区

部位:在前后正中线的后点旁开 1 cm 处的枕外隆凸水平线上,向上引平行于前后正中线的

4 cm 长直线(图 1-10)。

主治:皮层性视力障碍。

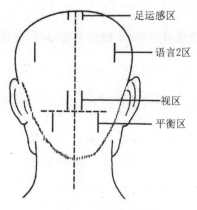

图 1-10 刺激去后面图

（十一）平衡区

部位:在前后正中线的后点旁开 3.5 cm 处的枕外隆凸水平线上,向下引平行于前后正中线的 4 cm 长直线(图 1-10)。

主治:小脑疾病引起的共济失调、平衡障碍、头晕、脑干功能障碍引起的肢体麻木、瘫痪。

（十二）胃区

部位:瞳孔直上发际处为起点,向上引平行于前后正中线 2 cm 长直线(图 1-11)。

主治:胃炎、胃溃疡等引起的胃痛、上腹部不适。

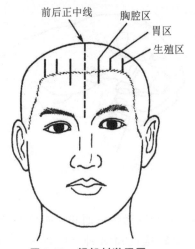

图 1-11 额部刺激区图

（十三）胸腔区

部位:在胃区与前后正中线之间,发际上下各引 2 cm 长直线(图 1-11)。

主治:支气管哮喘、胸部不适等。

（十四）生殖区

部位:从额角处向上引平行于前后正中线的 2 cm 长直线(图 1-11)。

主治:功能性子宫出血、盆腔炎、子宫脱垂等。

三、适应范围

(一)脑源性疾病

如脑血管意外后遗症、皮质性视力障碍、小脑性平衡障碍、皮质性多尿、遗尿、帕金森病、舞蹈病等。

(二)非脑源性疾病

如腰腿痛、神经痛、哮喘、呃逆、耳源性眩晕、耳鸣、听力障碍、胃脘痛、子宫脱垂等。

(三)其他

外科手术的针刺麻醉。

四、操作方法

(一)穴位选择

单侧肢体疾病,选用对侧头针线;双侧肢体疾病,选用双侧头针线;内脏全身疾病或不易区别左右的疾病,可双侧取穴。一般根据具体的病情选用相应的头针线,如下肢瘫痪,可选顶旁1线配顶颞前斜线、顶颞后斜线的上1/5。

(二)进针方法

患者多取坐位或卧位,局部常规消毒。一般选用28～30号长1.5～3寸的毫针,针尖与头皮成30°左右夹角,快速将针刺入头皮下,当针尖抵达帽状腱膜下层时,指下感到阻力减小,然后使针与头皮平行,继续捻转进针,刺入相应深度(线段的长度)。若进针角度不当,患者痛甚,且医师手下有抵抗感,应调整进针角度(图1-12)。

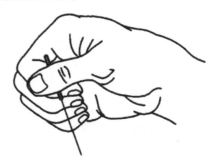

图1-12 头针进针法

(三)针刺手法

头针的运针多捻转不提插。一般以拇指掌面和示指桡侧面夹持针柄,以示指的掌指关节快速连续屈伸,使针身左右旋转,捻转速度每分钟200次左右(图1-13)。进针后持续捻转2～3分钟,留针20～30分钟,留针期间间歇操作2～3次即可。一般经3～5分钟刺激后,部分患者在病变部位会出现热、麻、胀、抽动等感应。按病情需要可适当延长留针时间,偏瘫患者留针期间嘱其活动肢体(重症患者可做被动活动),有助于提高疗效。亦可用电针仪在主要穴线通电,以代替手法捻针,频率多选用200～300次/分。

(四)起针

刺手夹持针柄轻轻捻转松动的针身,押手固定穴区周围的头皮,如针下无紧涩感,可快速出针。出针后需用消毒干棉球按压针孔片刻,以防出血。

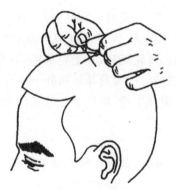

图 1-13　头针运针法

(五)疗程

每天或隔天针 1 次,一般 10 次为 1 个疗程,休息 5～7 天后再进行第 2 个疗程。

五、注意事项

(1)因为头部有毛发,故必须严格消毒,以防感染。

(2)由于头针的刺激较强、刺激时间较长,医师必须注意观察患者表情,以防晕针。

(3)婴儿由于颅骨缝的骨化不完全,不宜采用头针治疗。

(4)中风患者,急性期如因脑出血引起昏迷、血压过高或不稳定时,不宜用头针治疗,需待血压和病情稳定后应用;如因脑血栓形成引起偏瘫的患者,宜及早采用头针治疗。凡高热、急性炎症或心力衰竭时,一般慎用头针治疗。

(5)由于头皮血管丰富、容易出血,故出针时必须用干棉球按压针孔 1～2 分钟。如出血或皮下血肿出现,可轻轻揉按,促使其消散。

(刘玲玲)

第二节　耳　针　疗　法

耳针是指在相应的耳穴上采用针刺或其他方法进行刺激以防治疾病的方法。耳穴是指分布在耳郭上与脏腑经络、组织器官、四肢躯干相互沟通的特定区域。当人体发生疾病时,常会在耳穴出现"阳性反应",如压痛、变形、变色、结节、丘疹、凹陷、脱屑、电阻降低等,这些反应点是耳针防治疾病的刺激点。耳针治疗范围广泛、操作方便,且对疾病诊断有一定的参考意义。

一、耳与经络脏腑的联系

耳与经络之间有着密切的联系。《阴阳十一脉灸经》记载了"耳脉",《黄帝内经》对耳与经脉、经别、经筋的关系做了较详细的阐述。手太阳、手足少阳、手阳明等经脉、络脉、经别均入耳中,足阳明、足太阳的经脉则分别上耳前、至耳上角。六阴经虽不直接入耳,但也通过经别与阳经相合,而与耳相联系。因此,十二经脉均直接或间接上达于耳。奇经八脉中阴跷、阳跷脉并入耳后,阳维脉循头入耳。故《灵枢·口问》曰:"耳者,宗脉之所聚也。"

耳与脏腑之间也有着密切的联系。《灵枢·脉度》曰:"肾气通于耳,肾和则耳能闻五音矣。"《难经·四十难》曰:"肺主声,故令耳闻声。"《证治准绳·杂病》曰:"肾为耳窍之主,心为耳窍之客。"《厘正按摩要术》曰:"耳珠属肾,耳轮属脾,耳上轮属心,耳皮肉属肺,耳背玉楼属肝。""耳上属心……耳下属肾……耳后耳里属肺……耳后耳外属肝……耳后中间属脾。"进一步将耳郭分为心、肝、脾、肺、肾五部,说明耳与脏腑在生理、病理上是息息相关的。

二、耳郭表面解剖

耳郭分为凹面的耳前和凸面的耳背,其表面解剖如下(图1-14、图1-15)。

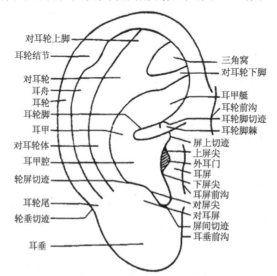

图 1-14　耳郭表面的解剖(前)

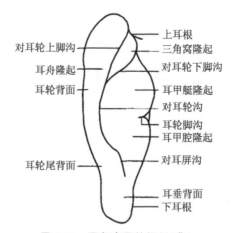

图 1-15　耳郭表面的解剖(背)

耳轮:耳郭卷曲的游离部分。

耳轮结节:耳轮后上部的膨大部分。

耳轮尾:耳轮向下移行于耳垂的部分。

轮垂切迹:耳轮和耳垂后缘之间的凹陷处。

耳轮脚:耳轮深入耳甲的部分。

耳轮脚棘:耳轮脚和耳轮之间的软骨隆起。

耳轮脚切迹:耳轮脚棘前方的凹陷处。

对耳轮:与耳轮相对呈"Y"字形的隆起部,由对耳轮体、对耳轮上脚和对耳轮下脚三部分组成。

对耳轮体:对耳轮下部呈上下走向的主体部分。

对耳轮上脚:对耳轮向前上分支的部分。

对耳轮下脚:对耳轮向前下分支的部分。

三角窝:对耳轮上、下脚与相应耳轮之间的三角形凹窝。

耳舟:耳轮与对耳轮之间的凹沟。

耳屏:耳郭前方呈瓣状的隆起。

屏上切迹:耳屏与耳轮之间的凹陷处。

对耳屏:耳垂上方、与耳屏相对的瓣状隆起。

屏间切迹:耳屏与对耳屏之间的凹陷处。

轮屏切迹:对耳轮与对耳屏之间的凹陷处。

耳垂:耳郭下部无软骨的部分。

耳甲:部分耳轮和对耳轮、对耳屏、耳屏及外耳门之间的凹窝,由耳甲艇、耳甲腔两部分组成。

耳甲腔:耳轮脚以下的耳甲部。

耳甲艇:耳轮脚以上的耳甲部。

外耳门:耳甲腔前方的孔窍。

三、耳穴的分布特点

耳穴是指分布在耳郭上的一些特定区域。耳穴在耳郭的分布犹如一个倒置在子宫内的胎儿,头部朝下臀部朝上。分布规律:与头面相应的耳穴在耳垂和对耳屏;与上肢相应的耳穴在耳舟;与躯干和下肢相应的耳穴在对耳轮体部和对耳轮上、下脚;与内脏相应的耳穴集中在耳甲,其中与腹腔脏器相应的耳穴多在耳甲艇,与胸腔脏器相应的耳穴多在耳甲腔,与消化道相应的耳穴多在耳轮脚周围(图 1-16)。

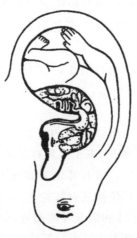

图 1-16　耳穴形象分布规律图

四、耳穴的定位和主治

为了方便准确取穴，《耳穴名称与部位的国家标准方案》按耳的解剖将每个部位划分成若干个区，并依区定穴，共计 91 个穴位（图 1-17、图 1-18）。

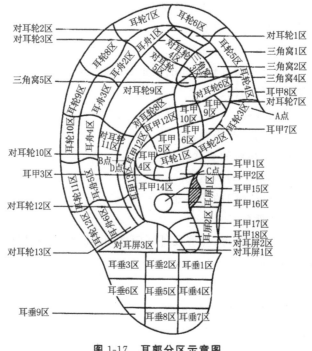

图 1-17　耳郭分区示意图

（一）耳轮穴位

耳轮分为 12 个区。耳轮脚为耳轮 1 区；将耳轮脚切迹到对耳轮下脚上缘之间的耳轮分为 3 等份，自下向上依次为耳轮 2 区、3 区、4 区；对耳轮下脚上缘到对耳轮上脚前缘之间的耳轮为耳轮 5 区；对耳轮上脚前缘到耳尖之间的耳轮为耳轮 6 区；耳尖到耳轮结节上缘为耳轮 7 区；耳轮结节上缘到耳轮结节下缘为耳轮 8 区；将耳轮结节下缘到轮垂切迹之间的耳轮分为 4 等份，自上而下依次为耳轮 9 区、10 区、11 区和 12 区。耳轮的穴位定位及主治见表 1-1。

（二）耳舟穴位

将耳舟分为 6 等份，自上而下依次为耳舟 1 区、2 区、3 区、4 区、5 区、6 区，耳舟的穴位定位及主治见表 1-2。

（三）对耳轮穴位

对耳轮分为 13 个区。将对耳轮上脚分为上、中、下 3 等份，下 1/3 为对耳轮 5 区，中 1/3 为对耳轮 4 区；再将上 1/3 分为上、下 2 等份，下 1/2 为对耳轮 3 区；再将上 1/2 分为前后 2 等份，后 1/2 为对耳轮 2 区，前 1/2 为对耳轮 1 区。将对耳轮下脚分为前、中、后 3 等份，中、前 2/3 为对耳轮 6 区，后 1/3 为对耳轮 7 区。将对耳轮体从对耳轮上、下脚分叉处至轮屏切迹分为 5 等份，再沿对耳轮耳甲缘将对耳轮体分为前 1/4 和后 3/4 两部分，前上 2/5 为对耳轮 8 区，后上 2/5 为对耳轮 9 区，前中 2/5 为对耳轮 10 区，后中 2/5 为对耳轮 11 区，前下 1/5 为对耳轮 12 区，后下 1/5 为对耳轮 13 区。对耳轮的穴位定位及主治见表 1-3。

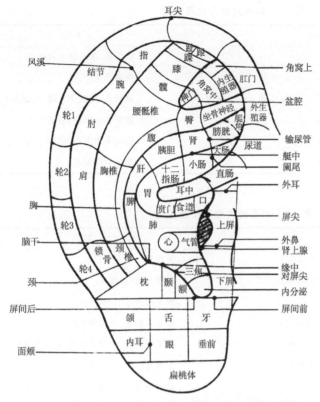

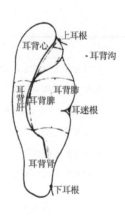

图 1-18 耳穴定位示意图

表 1-1 耳轮穴位定位及主治

穴名	部位	主治
耳中	在耳轮脚处,即耳轮 1 区	呃逆、荨麻疹、皮肤瘙痒症、小儿遗尿、咯血、出血性疾病
直肠	在耳轮脚棘前上方的耳轮处,即耳轮 2 区	便秘、腹泻、脱肛、痔疮
尿道	在直肠上方的耳轮处,即耳轮 3 区	尿频、尿急、尿痛、尿潴留
外生殖器	在对耳轮下脚前方的耳轮处,即耳轮 4 区	睾丸炎、附睾炎、阴道炎、外阴瘙痒症
肛门	在三角窝前方的耳轮处,即耳轮 5 区	痔疮、肛裂
耳尖	在耳郭向前对折的上部尖端处,即耳轮 6 区、7 区交界处	发热、高血压病、急性结膜炎、睑腺炎、牙痛、失眠
结节	在耳轮结节处,即耳轮 8 区	头晕、头痛、高血压病
轮 1	在耳轮结节下方的耳轮处,即耳轮 9 区	发热、扁桃体炎、上呼吸道感染
轮 2	在轮 1 下方的耳轮处,即耳轮 10 区	发热、扁桃体炎、上呼吸道感染
轮 3	在轮 2 下方的耳转处,即耳轮 11 区	发热、扁桃体炎、上呼吸道感染
轮 4	在轮 3 下方的耳轮处,即耳轮 12 区	发热、扁桃体炎、上呼吸道感染

表 1-2　耳舟穴位定位及主治

穴名	部位	主治
指	在耳舟上方处,即耳舟 1 区	甲沟炎、手指麻木和疼痛
腕	在指区的下方处,即耳舟 2 区	腕部疼痛
风溪	在耳轮结节前方,指区与腕区之间,即耳舟 1 区、2 区交界处	荨麻疹、皮肤瘙痒症、过敏性鼻炎
肘	在腕区的下方处,即耳舟 3 区	肱骨外上髁炎、肘部疼痛
肩	在肘区的下方处,即耳舟 4 区、5 区	肩关节周围炎、肩部疼痛
锁骨	在肩区的下方处,即耳舟 6 区	肩关节周围炎

表 1-3　对耳轮穴位部位及主治

穴名	部位	主治
跟	在对耳轮上脚前上部,即对耳轮 1 区	足跟痛
趾	在耳尖下方的对耳轮上脚后上部,即对耳轮 2 区	甲沟炎、趾部疼痛
踝	在趾、跟区下方处,即对耳轮 3 区	踝关节扭伤
膝	在对耳轮上脚的中 1/3 处,即对耳轮 4 区	膝关节疼痛、坐骨神经痛
髋	在对耳轮上脚的下 1/3 处,即对耳轮 5 区	髋关节疼痛、坐骨神经痛、腰骶部疼痛
坐骨神经	在对耳轮下脚的前 2/3 处,即对耳轮 6 区	坐骨神经痛、下肢瘫痪
交感	在对耳轮下脚末端与耳轮内缘相交处,即对耳轮 6 区前端	胃肠痉挛、心绞痛、胆绞痛、输尿管结石、自主神经功能紊乱
臀	在对耳轮下脚的后 1/3 处,即对耳轮 7 区	坐骨神经痛、臀筋膜炎
腹	在对耳轮体前部上 2/5 处,即对耳轮 8 区	腹痛、腹胀、腹泻、急性腰扭伤、痛经、产后宫缩痛
腰骶椎	在腹区后方,即对耳轮 9 区	腰骶部疼痛
胸	在对耳轮体前部中 2/5 处,即对耳轮 10 区	胸胁疼痛、肋间神经痛、胸闷、乳腺炎
胸椎	在胸区后方,即对耳轮 11 区	胸痛、经前乳房胀痛、乳腺炎、产后泌乳不足
颈	在对耳轮体前部下 1/5 处,即对耳轮 12 区	落枕、颈项疼痛
颈椎	在颈区后方,即对耳轮 13 区	落枕、颈椎综合征

(四)三角窝穴位

将三角窝由耳轮内缘至对耳轮上、下脚分叉处分为前、中、后 3 等份,中 1/3 为三角窝 3 区;再将前1/3分为上、中、下 3 等份,上 1/3 为三角窝 1 区,中、下 2/3 为三角窝 2 区;再将后 1/3 分为上、下 2 等份,上1/2为三角窝 4 区,下 1/2 为三角窝 5 区。三角窝穴位定位及主治见表1-4。

表 1-4　三角窝穴位定位及主治

穴名	部位	主治
角窝前	在三角窝前 1/3 的上部,即三角窝 1 区	高血压病
内生殖器	在三角窝前 1/3 的下部,即三角窝 2 区	痛经、月经不调、白带过多、功能性子宫出血、阳痿、遗精、早泄
角窝中	在三角窝中 1/3 处,即三角窝 3 区	哮喘
神门	在三角窝后 1/3 的上部,即三角窝 4 区	失眠、多梦、戒断综合征、癫痫、高血压病、神经衰弱、痛证
盆腔	在三角窝后 1/3 的下部,即三角窝 5 区	盆腔炎、输卵管卵巢炎

(五)耳屏穴位

耳屏分成 4 区。将耳屏外侧面分为上、下 2 等份,上部为耳屏 1 区,下部为耳屏 2 区;将耳屏内侧面分为上、下 2 等份,上部为耳屏 3 区,下部为耳屏 4 区。耳屏的穴位定位及主治见表 1-5。

表 1-5　耳屏穴位定位及主治

穴名	部位	主治
上屏	在耳屏外侧面上 1/2 处,即耳屏 1 区	咽炎、鼻炎
下屏	在耳屏外侧面下 1/2 处,即耳屏 2 区	鼻炎、鼻塞
外耳	在屏上切迹前方近耳轮部,即耳屏 1 区上缘处	外耳道炎、中耳炎、耳鸣
屏尖	在耳屏游离缘上部尖端,即耳屏 1 区后缘处	发热、牙痛、斜视
外鼻	在耳屏外侧面中部,即耳屏 1、2 区之间	鼻前庭炎、鼻炎
肾上腺	在耳屏游离缘下部尖端,即耳屏 2 区后缘处	低血压、风湿性关节炎、腮腺炎、链霉素中毒、眩晕、哮喘、休克
咽喉	在耳屏内侧面上 1/2 处,即耳屏 3 区	声音嘶哑、咽炎、扁桃体炎、失语、哮喘
内鼻	在耳屏内侧面下 1/2 处,即耳屏 4 区	鼻炎、上颌窦炎、鼻衄
屏间前	在屏间切迹前方耳屏最下部,即耳屏 2 区下缘处	咽炎、口腔炎

(六)对耳屏穴位

对耳屏分为 4 区。由对屏尖及对屏尖至轮屏切迹连线的中点,分别向耳垂上线作两条垂线,将对耳屏外侧面及其后部分成前、中、后 3 区,前为对耳屏 1 区、中为对耳屏 2 区、后为对耳屏 3 区;对耳屏内侧面为对耳屏 4 区。对耳屏的穴位定位及主治见表 1-6。

表 1-6　对耳屏穴位定位及主治

穴名	部位	主治
额	在对耳屏外侧面的前部,即对耳屏 1 区	偏头痛、头晕
屏间后	屏间切迹后方对耳屏前下部,即对耳屏 1 区下缘处	额窦炎
颞	在对耳屏外侧面的中部,即对耳屏 2 区	偏头痛、头晕
枕	在对耳屏外侧面的后部,即对耳屏 3 区	头晕、头痛、癫痫、哮喘、神经衰弱
皮质下	在对耳屏内侧面,即对耳屏 4 区	痛证、间日疟、神经衰弱、假性近视、失眠
对屏尖	在对耳屏游离缘的尖端,即对耳屏 1、2、4 区交点处	哮喘、腮腺炎、睾丸炎、附睾炎、神经性皮炎
缘中	在对耳屏游离缘上,对屏尖与轮屏切迹的中点处,即对耳屏 2、3、4 区交点处	遗尿、内耳性眩晕、尿崩症、功能性子宫出血
脑干	在轮屏切迹处,即对耳屏 3、4 区之间	眩晕、后头痛、假性近视

(七)耳甲穴位

将耳甲用标志点、线分为 18 个区。在耳轮的内缘上,设耳轮脚切迹至对耳轮下脚间中、上 1/3 交界处为 A 点;在耳甲内,由耳轮脚消失处向后作一水平线与对耳轮耳甲缘相交,设交点为 D 点;设耳轮脚消失处至 D 点连线的中、后 1/3 交界处为 B 点;设外耳道口后缘上 1/4 与下 3/4 交界处为 C 点。从 A 点向 B 点做一条与对耳轮耳甲艇缘弧度大体相仿的曲线;从 B 点向 C 点做一条与耳轮脚下缘弧度大体相仿的曲线。

将 BC 线前段与耳轮脚下缘间分成三等分,前 1/3 为耳甲 1 区,中 1/3 为耳甲 2 区,后 1/3 为耳甲 3 区。ABC 线前方,耳轮脚消失处为耳甲 4 区。将 AB 线前段与耳轮脚上缘及部分耳轮内缘间分成 3 等份,后 1/3 为 5 区,中 1/3 为 6 区,前 1/3 为 7 区。将对耳轮下脚下缘前、中 1/3 交界处与 A 点连线,该线前方的耳甲艇部为耳甲 8 区。将 AB 线前段与对耳轮下脚下缘间耳甲 8 区以后的部分,分为前、后 2 等份,前 1/2 为耳甲 9 区,后 1/2 为耳甲 10 区。在 AB 线后段上方的耳甲艇部,将耳甲 10 区后缘与 BD 线之间分成上、下二等分,上 1/2 为耳甲 11 区,下 1/2 为耳甲 12 区。由轮屏切迹至 B 点作连线,该线后方、BD 线下方的耳甲腔部为耳甲 13 区。以耳甲腔中央为圆心,圆心与 BC 线间距离的 1/2 为半径作圆,该圆形区域为耳甲 15 区。过 15 区最高点及最低点分别向外耳门后壁作两条切线,切线间为耳甲 16 区。15、16 区周围为耳甲 14 区。将外耳门的最低点与对耳屏耳甲缘中点相连,再将该线以下的耳甲腔部分为上、下二等分,上 1/2 为耳甲 17 区,下 1/2 为耳甲 18 区。耳甲的穴位定位及主治见表 1-7。

表 1-7　耳甲穴位定位及主治

穴名	部位	主治
口	在耳轮脚下方前 1/3 处,即耳甲 1 区	面瘫、口腔炎、胆囊炎、胆石症、戒断综合征、牙周炎、舌炎
食道	在耳轮脚下方中 1/3 处,即耳甲 2 区	食管炎、食管痉挛
贲门	在耳轮脚下方后 1/3 处,即耳甲 3 区	贲门痉挛、神经性呕吐
胃	在耳轮脚消失处,即耳甲 4 区	胃痉挛、胃炎、胃溃疡、消化不良、恶心呕吐、前额痛、牙痛、失眠
十二指肠	在耳轮脚及耳轮与 AB 线之间的后 1/3 处,即耳甲 5 区	十二指肠溃疡、胆囊炎、胆石症、幽门痉挛
小肠	在耳轮脚及部分耳轮与 AB 线之间的中 1/3 处,即耳甲 6 区	消化不良、腹痛、腹胀、心动过速、心律不齐
大肠	在耳轮脚及部分耳轮与 AB 线之间的前 1/3 处,即耳甲 7 区	腹泻、便秘、咳嗽、牙痛、痤疮
阑尾	在小肠区与大肠区之间,即耳甲 6、7 区交界处	单纯性阑尾炎、腹泻
艇角	在对耳轮下脚下方前部,即耳甲 8 区	前列腺炎、尿道炎
膀胱	在对耳轮下脚下方中部,即耳甲 9 区	膀胱炎、遗尿、尿潴留、腰痛、坐骨神经痛
肾	在对耳轮下脚下方后部,即耳甲 10 区	腰痛、耳鸣、神经衰弱、肾盂肾炎、遗尿、遗精、阳痿、早泄、哮喘、月经不调
输尿管	在肾区与膀胱区之间,即耳甲 9、10 区交界处	输尿管结石绞痛
胰胆	在耳甲艇的后上部,即耳甲 11 区	胆囊炎、胆石症、胆管蛔虫症、偏头痛、带状疱疹、中耳炎、耳鸣、急性胰腺炎
肝	在耳甲艇的后下部,即耳甲 12 区	胁痛、眩晕、经前期紧张症、月经不调、围绝经期综合征、高血压病、假性近视、单纯性青光眼
艇中	在小肠区与肾区之间,即耳甲 6、10 区交界处	腹痛、腹胀、胆管蛔虫症
脾	在 BD 线下方,耳甲腔的后上部,即耳甲 13 区	腹胀、腹泻、便秘、食欲缺乏、功能性子宫出血、白带过多、内耳眩晕症

穴名	部位	主治
心	在耳甲腔正中凹陷处,即耳甲 15 区	心动过速、心律不齐、心绞痛、无脉症、神经衰弱、癔症、口舌生疮
气管	在心区与外耳门之间,即耳甲 16 区	哮喘、支气管炎
肺	在心、气管区周围处,即耳甲 14 区	咳嗽、胸闷、声音嘶哑、皮肤瘙痒症、荨麻疹、便秘、戒断综合征
三焦	在外耳门后下,肺与内分泌区之间,即耳甲 17 区	便秘、腹胀、上肢外侧疼痛、水肿、耳鸣
内分泌	在屏间切迹内,耳甲腔的前下部,即耳甲 18 区	痛经、月经不调、围绝经期综合征、痤疮、间日疟、甲状腺功能减退或亢进症

(八)耳垂穴位

将耳垂分为 9 区。在耳垂上线至耳垂下缘最低点之间作两条等距离平行线,于上平行线上引两条垂直等分线,将耳垂分为 9 个区,上部由前到后依次为耳垂 1 区、2 区、3 区;中部由前到后依次为耳垂 4 区、5 区、6 区;下部由前到后依次为耳垂 7 区、8 区、9 区。耳垂的穴位定位及主治见表 1-8。

表 1-8　耳垂穴位定位及主治

穴名	部位	主治
牙	在耳垂正面前上部,即耳垂 1 区	牙痛、牙周炎、低血压
舌	在耳垂正面中上部,即耳垂 2 区	舌炎、口腔炎
颌	在耳垂正面后上部,即耳垂 3 区	牙痛、颞下颌关节炎
垂前	在耳垂正面前中部,即耳垂 4 区	神经衰弱、牙痛
眼	在耳垂正面中央部,即耳垂 5 区	急性结膜炎、电光性眼炎、睑腺炎、假性近视
内耳	在耳垂后面正中部,即耳垂 6 区	内耳性眩晕症、耳鸣、听力减退、中耳炎
面颊	在耳垂正面,眼区与内耳区之间,即耳垂 5、6 区交界处	周围性面瘫、三叉神经痛、痤疮、扁平疣、面肌痉挛、腮腺炎
扁桃体	在耳垂正面中部,即耳垂 7、8、9 区	扁桃体炎、咽炎

(九)耳背穴位

将耳背分为 5 区。分别过对耳轮上、下脚分叉处耳背对应点和轮屏切迹耳背对应点作两条水平线,将耳背分为上、中、下三部,上部为耳背 1 区,下部为耳背 5 区;再将中部分为内、中、外三等分,内 1/3 为耳背 2 区,中 1/3 为耳背 3 区,外 1/3 为耳背 4 区。耳背的穴位定位及主治见表 1-9。

表 1-9　耳背穴位定位及主治

穴名	部位	主治
耳背心	在耳背上部,即耳背 1 区	心悸、失眠、多梦
耳背肺	在耳背中内部,即耳背 2 区	哮喘、皮肤瘙痒症
耳背脾	在耳背中央部,即耳背 3 区	胃痛、消化不良、食欲缺乏

续表

穴名	部位	主治
耳背肝	在耳背中外部,即耳背 4 区	胆囊炎、胆石症、胁痛
耳背肾	在耳背下部,即耳背 5 区	头痛、头晕、神经衰弱
耳背沟	在对耳轮沟和对耳轮上、下脚沟处	高血压病、皮肤瘙痒症

(十)耳根穴位

将耳根分为上、中、下 3 区。耳根穴位定位及主治见表 1-10。

表 1-10　耳根穴位定位及主治

穴名	部位	主治
上耳根	在耳根最上处	**鼻衄**
耳迷根	在耳轮脚后沟的耳根处	胆囊炎、胆石症、胆管蛔虫病、腹痛、腹泻、鼻塞、心动过速
耳根下	在耳根最下处	低血压、下肢瘫痪、小儿麻痹后遗症

五、临床应用

(一)适应范围

耳针在临床上应用十分广泛,不仅用于许多功能性疾病,而且对部分器质性疾病也有一定的疗效。

1.疼痛性疾病

如各种扭挫伤、头痛和神经性疼痛等。

2.炎性疾病及传染病

如急慢性牙周炎、咽喉炎、扁桃体炎、胆囊炎、肠炎、流感、百日咳、细菌性痢疾、腮腺炎等。

3.功能紊乱及内分泌代谢紊乱性疾病

如胃肠神经官能症、心脏神经症、心律不齐、高血压病、眩晕症、多汗症、月经不调、遗尿、神经衰弱、癔症、甲状腺功能亢进或低下症、糖尿病、肥胖症、围绝经期综合征等。

4.过敏及变态反应性疾病

如荨麻疹、哮喘、过敏性鼻炎、过敏性结肠炎、过敏性紫癜等。

5.其他

耳穴还有催乳、催产,防治输血、输液反应,美容、戒烟、戒毒、延缓衰老、预防保健等作用。

(二)选穴原则

耳针处方选穴具有一定的原则,通常有按相应部位选穴、中医辨证选穴、西医学理论选穴和临床经验选穴四种原则,可以单独使用,亦可配合使用。

1.按相应部位选穴

当机体患病时,在耳郭的相应部位上有一定的敏感点,它便是本病的首选穴位,如胃痛取"胃"穴,眼病取"眼"穴,腰痛取"腰"穴等。

2.按中医辨证选穴

根据脏腑学说的理论,按各脏腑的生理功能和病理反应进行辨证取穴,如耳鸣选"肾"穴,因

"肾开窍于耳";皮肤病选肺穴,因"肺主皮毛"等。根据十二经脉循行和其病候选取穴位,如坐骨神经痛取"膀胱"或"胰胆"穴,牙痛取"大肠"穴等。

3.按西医学理论选穴

耳穴中一些穴名是根据西医学理论命名的,如"交感""肾上腺""内分泌"等。这些穴位的功能基本上与西医学理论一致,故在选穴时应考虑其功能,如炎性疾病取"肾上腺"穴,月经不调取"内分泌"穴,内脏痉挛取"交感"穴等。

4.按临床经验选穴

如"神门"穴有较明显的止痛镇静作用,"耳尖"穴对外感发热、血压偏高者有较好的退热降压效果。另外临床实践还发现有些耳穴具有治疗本部位以外疾病的作用,如"外生殖器"穴可以治疗腰腿痛等。

(三)耳穴探查方法

当人体发生疾病时,常会在耳穴出现"阳性反应"点,如压痛、变形、变色、结节、丘疹、凹陷、脱屑、电阻降低等,这些"阳性反应"点是诊断和治疗疾病的重要部位。耳郭上的这些反应点通常需要仔细探查后确定,临床常用的耳穴探查方法有以下 3 种。

1.直接观察法

在未刺激耳郭之前,用肉眼或借助于放大镜在自然光线下,由上而下、从内至外观察耳郭上有无变形、变色等征象,如脱屑、水泡、丘疹、充血、硬结、疣赘、软骨增生、色素沉着,以及血管的形状、颜色的变异等。

2.压痛点探查法

这是目前临床最为常用的探查方法。临床上可用较圆钝的弹簧探棒、毫针柄或火柴棒等以均匀的压力,在与疾病相应的耳郭部从周围逐渐向中心探压;或自上而下、自外而内对整个耳郭进行普查,耐心寻找压痛点。当探棒压迫压痛点时,患者会发现皱眉、眨眼、呼痛或躲闪等反应。探查时手法必须轻、慢、均匀。少数患者耳郭上一时测不到压痛点,可用手指按摩一下该区域,而后再测。

3.电测定法

医师根据耳郭反应点的电阻低、导电性高的原理,制成各种小型晶体管良导电测定器,测定耳穴皮肤电阻、电位、电容等变化。探测时,患者手握电极,医师手执探测头,在患者的耳郭上进行探查,当电棒触及电阻低的敏感点(良导点)时,可以通过指示信号、音响或仪表数据等反映出来。电测定法具有操作简便、准确性较高等优点。

(四)耳穴的刺激方法

耳穴的刺激方法较多,目前临床常用压丸法、毫针法、埋针法。此外,还可用艾灸、放血、穴位注射、皮肤针叩刺等方法。

1.压丸法

在耳穴表面贴敷王不留行籽、油菜籽、小米、绿豆、白芥子及特制的磁珠等,并间歇揉按的一种简易疗法。由于本法既能持续刺激穴位,又安全方便,是目前临床上最常用的耳穴刺激方法。现应用最多的是王不留行籽压丸法,可先将王不留行籽贴附在 0.6 cm×0.6 cm 大小的胶布中央,用镊子夹住,贴敷在选用的耳穴上(图 1-19)。每天自行按压 3～5 次,每次每穴按压 30～60 秒,以局部微痛发热为度,3～7 天更换 1 次,双耳交替。

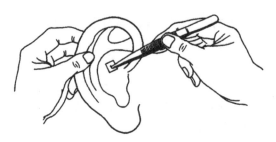

图 1-19　耳穴压丸法

2.毫针法

毫针法是利用毫针针刺耳穴,是治疗疾病的一种较常用的方法。操作程序:首先定准耳穴,然后先用2.5%的碘酒,再用75%的乙醇脱碘进行严格消毒,待乙醇干后施术。针具选用26~30号粗细的、0.3~0.5寸长的不锈钢针。进针时,医师左手拇、示二指固定耳郭,中指托着针刺部的耳背,然后用右手拇、示二指持针,用快速插入的速刺法或慢慢捻入的慢刺法进针均可。刺入深度应视患者耳郭局部的厚薄灵活掌握,一般以刺入皮肤2~3分为宜,以达软骨后毫针直立不摇晃为准。刺入耳穴后,如局部感应强烈,患者症状往往有即刻减轻感;如局部无针感,应调整针刺的方向、深度和角度。刺激强度和手法依患者病情、体质、证型、耐受度等综合考虑。耳毫针的留针时间一般为15~30分钟,慢性病、疼痛性疾病留针时间适当延长。出针时,医师左手托住耳郭,右手迅速将毫针垂直拔出,再用消毒干棉球压迫针眼,以免出血。也可在针刺获得针感后,接上电针仪,采用电针法。通电时间一般以10~20分钟为宜。

3.埋针法

埋针法是将皮内针埋入耳穴以治疗疾病的方法,适用于慢性和疼痛性疾病,起到持续刺激、巩固疗效和防止复发的作用。使用时左手固定常规消毒后的耳部,右手用镊子夹住皮内针针柄,轻轻刺入所选耳穴,再用胶布封盖固定(图1-20)。一般埋患侧耳穴,必要时埋双耳,每天自行按压3次,每次留针3~5天,5次为1个疗程。

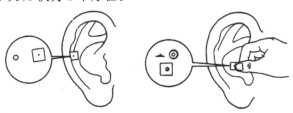

图 1-20　耳穴埋针法

(五)注意事项

(1)严格消毒,防止感染。因耳郭表面凹凸不平,血管丰富,结构特殊,针刺前必须严格消毒,有创面或炎症部位禁针。针刺后如针孔发红、肿胀,应及时涂2.5%的碘酒,防止化脓性软骨膜炎的发生。

(2)耳针刺激比较疼痛,治疗时应注意防止发生晕针,一旦发生应及时处理。

(3)对扭伤和运动障碍的患者,进针后应嘱其适当活动患部,有助于提高疗效。

(4)有习惯性流产的孕妇应禁针。

(5)患有严重器质性病变和伴有严重贫血者不宜针刺,严重心脏病、高血压病患者不宜行强刺激法。

(郑红伟)

第三节 三棱针法

三棱针法是用三棱针刺破血络或腧穴，放出适量血液，或挤出少量液体，或挑断皮下纤维组织，以治疗疾病的方法。《灵枢·官针》篇称之为"络刺""赞刺""豹纹刺"等，现代称之为"放血疗法"。

三棱针古称"锋针"，是一种"泻热出血"的常用工具。现三棱针多由不锈钢材料制成，针长约6 cm，针柄稍粗呈圆柱体，针身呈三棱状，尖端三面有刃，针尖锋利（图1-21）。

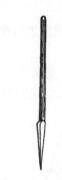

图 1-21 三棱针

一、操作方法

（一）持针方法

一般医师右手持针，用拇、示二指捏住针柄，中指指腹紧靠针身下端，针尖露出 3～5 mm（图 1-22）。

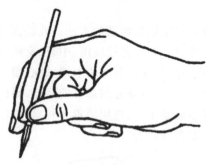

图 1-22 三棱针持针法

（二）刺法

三棱针的针刺方法一般分为点刺法、散刺法、刺络法、挑刺法四种。

1.点刺法

点刺法是点刺腧穴放出少量血液或挤出少量液体的方法。此法多用于四肢末端及肌肉浅薄处的部位。如十宣、十二井穴和耳尖及头面部的攒竹、上星、太阳、印堂等穴。

操作时，医师先在点刺穴位的上下用手指向点刺处推按，使血液积聚于点刺部位，继而常规消毒,再用左手固定点刺部位,右手持针对准已消毒的部位点刺,轻轻挤压针孔周围,使出血少许,然后用消毒干棉球按压针孔(图 1-23)。

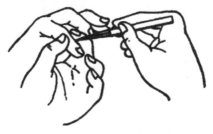

图 1-23　点刺法

2.散刺法

散刺法又称豹纹刺,是在病变局部及其周围进行连续点刺以治疗疾病的方法。此法多用于局部瘀血、血肿或水肿、顽癣等。

操作时,根据病变部位大小的不同,可点刺 10～20 针,由病变外缘呈环形向中心点刺(图 1-24),点刺后可配合挤压或拔罐等方法,以促使瘀血或水肿的排除,达到祛瘀生新、通经活络的目的。

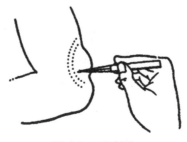

图 1-24　散刺法

3.刺络法

此法是刺入浅表血络或静脉放出适量血液的方法。此法多用于曲泽、委中等肘膝关节附近等有较明显浅表血络或静脉的部位。治疗急性吐泻、中暑、发热等。

操作时,先用松紧带或橡皮带结扎在针刺部位上端(近心端),然后常规消毒,针刺时,左手拇指压在被针刺部位下端,右手持三棱针对准针刺部位的静脉,斜向上刺入脉中 2～3 mm,立即出针,使其流出一定量的血液,待出血停止后,再用消毒干棉球按压针孔。当出血时也可轻轻按压静脉上端,以助瘀血排出、毒邪得泻(图 1-25)。

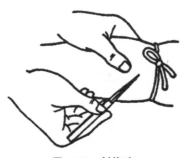

图 1-25　刺络法

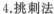

4.挑刺法

这是用三棱针挑断穴位皮下纤维样组织以治疗疾病的方法。此法常用于比较平坦的、利于挑提牵拉的部位,如背俞穴。该法多用于治疗肩周炎、胃痛、颈椎病、失眠、支气管哮喘、血管神经性头痛等较顽固的反复发作性疾病。

操作时,医师用左手按压施术部位两侧,或捏起皮肤,使皮肤固定,右手持针迅速刺入皮肤1～2 mm,随即将针身倾斜挑破表皮,再刺入5 mm左右深,将针身倾斜并使针尖轻轻挑起,挑断皮下白色纤维样组织,尽量将施术部位的纤维样组织挑尽,然后出针,覆盖消毒敷料。由于挑提牵拉伴有疼痛,可根据情况配合局部麻醉。

(三)出血量及疗程

每天或隔天治疗1次,1～3次为1个疗程,出血量多者,每周1～2次。一般每次出血量以数滴至3～5 mL为宜。

二、适用范围

三棱针放血疗法具有通经活络、开窍泻热、调和气血、消肿止痛等作用。临床上适应范围广泛,多用于实证、热证、瘀血、疼痛等,如高热、中暑、中风闭证、咽喉肿痛、目赤肿痛、顽癣、痈疖初起、扭挫伤、疳证、痔疮、顽痹、头痛、丹毒、指(趾)麻木等。

三、注意事项

(1)严格消毒,防止感染。

(2)点刺时手法宜轻、稳、准、快,不可用力过猛,防止刺入过深,创伤过大,损害其他组织。一般出血量不宜过多,切勿伤及动脉。

(3)三棱针刺激较强,治疗过程中需注意患者体位要舒适,防止晕针。

(4)体质虚弱、孕妇、产后及有自发性出血倾向者,不宜使用本法。

(杨立兴)

第四节 艾灸疗法

灸法是指以艾绒为主要燃烧材料,烧灼、熏熨体表的一定部位或腧穴,通过经络腧穴的作用,以达到防治疾病的一种方法。

一、灸法的材料

(一)艾

施灸的材料很多,但以艾叶制成的艾绒最为常用。因其气味芳香、辛温味苦、容易燃烧、火力温和,故为施灸佳料。《本草纲目·火部》载艾火"灸百病"。新制的艾绒含挥发油较多,灸时火力过强,故以陈旧的艾绒为佳。

1.艾炷

将纯净的艾绒放在平板之上,用拇、示、中三指边捏边旋转,把艾绒捏紧成规格大小不同的圆锥状物称为艾炷(图 1-26)。艾炷有大、中、小之分,小者如麦粒大,中等如半截枣核大,大者如半截橄榄大。

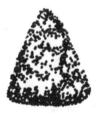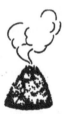

图 1-26　艾炷

2.艾条

艾条又称艾卷,是用艾绒卷成的圆柱形长条。根据有无内含药物,又分为纯艾条和药艾条两种。艾条一般长 20 cm,直径 1.5 cm,具有使用简便、不起泡、不发疮、无痛苦、患者可以自灸等特点,临床应用十分广泛。

(二)其他灸材

1.火热类灸材

火热类主要有灯心草、黄蜡、桑枝、硫黄、桃枝、药锭、药捻等。

2.非火热类(药物贴敷法)

非火热类主要有毛茛、斑蝥、旱莲草、白芥子、甘遂、天南星、细辛等。

二、灸法的作用

(一)防病保健

灸法可以激发人体正气,增强抗病能力,无病时施灸有防病保健的作用。《备急千金要方·灸例第六》记载:"凡入吴蜀地游宦,体上常须三两处灸之,勿令疮暂瘥,则瘴疠温疟毒气不能着人也。"《扁鹊心书·须识扶阳》也指出:"人于无病时,常灸关元、气海、命门、中脘,虽未得长生,亦可保百年寿矣"。以增强人体抗病能力而达到强身保健目的的灸法称为保健灸,《诸病源候论·小儿杂病诸候》又称之为"逆灸"。

(二)温经散寒

灸火的温和热力具有直接温通经络、驱散寒邪的功用,《素问·调经论篇》说:"血气者,喜温而恶寒,寒则泣而不能流,温则消而去之。"灸法更适合治疗寒性病证,《素问·异法方宜论篇》说:"藏寒生满病,其治宜灸焫"。临床上多用于治疗风寒湿痹和寒邪为患的胃脘痛、腹痛、泄泻、痢疾等病证。

(三)扶阳固脱

灸火的热力具有扶助阳气、举陷固脱的功能。《素问·生气通天论篇》说:"阳气者,若天与日,失其所,则折寿而不彰。"说明了阳气的重要性。阳衰则阴盛,阴盛则为寒、为厥,甚则阳气欲脱,此时就可用艾灸来温补,以扶助虚脱之阳气。《扁鹊心书·须识扶阳》说:"真气虚则人病,真气脱则人死,保命之法,灼艾第一。"《伤寒论·辨厥阴病脉证并治》也说:"下利,手足厥冷,无脉者,灸之。"可见阳气下陷或欲脱的危证,可用灸法。临床上,各种虚寒证、寒厥证、虚脱证和中气不足、阳气下陷而引起的遗尿、脱肛、阴挺、崩漏、带下等病证皆可用灸法治疗。

(四)消瘀散结

艾灸具有行气活血、消瘀散结的作用。《灵枢·刺节真邪》说："脉中之血,凝而留止,弗之火调,弗能取之。"气为血之帅,血随气行,气得温则行,气行则血亦行。灸能使气机通调,营卫和畅,故瘀结自散。因此,临床也常用灸法治疗气血凝滞的疾病,如乳痈初起、瘰疬、瘿瘤等病证。

(五)引热外行

艾火的温热能使皮肤腠理开放,毛窍通畅,热有去路,从而引热外行。《医学入门·针灸》说："热者灸之,引郁热之气外发。"故灸法同样可用于某些热性病,如疖肿、带状疱疹、丹毒、甲沟炎等。对阴虚发热,也可使用灸法,可选用膏肓、四花穴等治疗骨蒸潮热、虚痨咳喘。

三、灸法的种类及其运用

灸法种类很多,常用灸法如图 1-27。

(一)艾炷灸

将艾炷放在穴位上施灸称艾炷灸,艾炷灸可分为直接灸和间接灸两类。

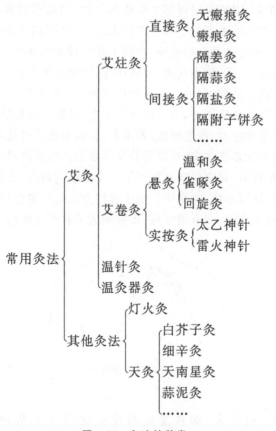

图 1-27　灸法的种类

1.直接灸

直接灸又称明灸、着肤灸,即将艾炷直接置放在皮肤上施灸的一种方法(图 1-28)。根据灸后对皮肤刺激的程度不同,又分为无瘢痕灸和瘢痕灸两种。

(1)无瘢痕灸:又称非化脓灸,施灸以温熨为度,灸后皮肤不起泡,不留瘢痕,故名。临床上选用大小适宜的艾炷,施灸前先在施术部位涂以少量的凡士林,以增加黏附性。然后将艾炷放上,从上端点燃,当燃剩 2/5 左右,患者感到烫时,用镊子将艾炷挟去,换炷再灸,一般灸 3～6 壮,以局部皮肤充血、红晕为度。此法适用于慢性虚寒性疾病,如哮喘、慢性腹泻、风寒湿痹、风湿顽痹等。

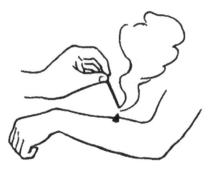

图 1-28　直接灸

(2)瘢痕灸:又称化脓灸,因施灸后局部组织烫伤化脓,结痂后留有瘢痕,故名。临床上选用大小适宜的艾炷,施灸前先在施术部位上涂以少量大蒜汁,以增加黏附性和刺激作用,然后放置艾炷,从上端点燃,烧近皮肤时患者有灼痛感,可用手在穴位四周拍打以减轻疼痛(图 1-29)。应用此法一般在每壮艾炷需燃尽后,除去灰烬,方可换炷,按前法再灸,可灸 3～9 壮。灸毕,在施灸穴位上贴敷消炎药膏,大约 1 星期可化脓(脓液色白清稀)形成灸疮。灸疮 5～6 周愈合,留有瘢痕。在灸疮化脓期间,需注意局部清洁,每天换膏药 1 次,以避免继发感染(脓液黄稠)。《针灸资生经·治灸疮》说:"凡着艾得疮发,所患即瘥,若不发,其病不愈。"可见灸疮的发和不发与疗效有密切关系。因此,应叮嘱患者多吃羊肉、豆腐等营养丰富的食物以促进灸疮的透发。灸疮是局部组织经烫伤后引起的化脓现象,对穴位局部能产生一个持续的刺激,有保健治病作用。临床常用于治疗哮喘、慢性胃肠病、风湿顽痹、瘰疬等。由于这种方法灸后遗有瘢痕,故灸前必须征求患者的同意及合作。对身体过于虚弱,或有糖尿病、皮肤病的患者不宜使用此法。

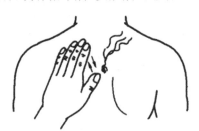

图 1-29　瘢痕灸缓痛拍打法

2.间接灸

间接灸又称隔物灸、间隔灸,即在艾炷与皮肤之间垫上某种物品而施灸的一种方法(图 1-30)。

古代的隔物灸法种类很多,广泛用于临床各种病证。所隔的物品主要为动物、植物和矿物类中药。药物因病证而异,既有单方又有复方,现将临床常用的几种介绍如下。

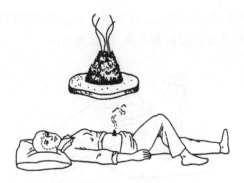

图 1-30 间接灸

(1)隔姜灸:将鲜生姜切成直径 2～3 cm、厚 0.2～0.3 cm 薄片,中间以针穿刺数孔,上置艾炷放在应灸的部位,然后点燃施灸,当艾炷燃尽后,可易炷再灸。一般灸 3～6 壮,以皮肤红晕而不起泡为度。在施灸过程中,若患者感觉灼热不可忍受时,可将姜片向上提起或缓慢移动。此法应用很广,多用于因寒而致的呕吐、腹痛、泄泻和风寒湿痹证、外感表证等。

(2)隔蒜灸:用鲜大蒜头切成 0.2～0.3 cm 的薄片,中间以针穿刺数孔,上置艾炷放在应灸的腧穴部位或患处,然后点燃施灸,待艾炷燃尽,易炷再灸,一般灸 3～6 壮。因大蒜液对皮肤有刺激性,灸后容易起泡,若不使起泡,可将蒜片向上提起或缓慢移动。此法多用于治疗瘰疬、肺结核、腹中积块及未溃疮疡等。此外,尚有一种铺灸法,在大椎穴至腰俞穴之间的脊柱上,铺敷蒜泥一层,宽约 2 cm,厚约0.5 cm,周围用棉皮纸封护,然后用艾炷在大椎及腰俞点火施灸。因所铺蒜泥形似长蛇,故又名长蛇灸。民间用于治疗虚劳、顽痹等证。

(3)隔盐灸:因本法只用于脐部,又称神阙灸。用纯净干燥的精制食盐填敷于脐部,使其与脐平,上置艾炷施灸,如患者稍感灼痛,即更换艾炷。也可于盐上放置姜片后再施灸,一般灸 3～9 壮。此法有回阳、救逆、固脱之功,但需连续施灸,不拘壮数,以待脉起、肢温、症候改善时止。临床上常用于治疗急性寒性腹痛、吐泻、痢疾、小便不利、中风脱证等。

(4)隔药饼灸:以隔附子片或隔附子饼灸最为常用。药饼的制法是将附子研成细末,以黄酒调和,制成直径约 3 cm、厚约 0.8 cm 的附子饼,中间以针穿刺数孔,上置艾炷,放在应灸腧穴或患处,点燃施灸。一般灸 3～9 壮。由于附子辛温大热,有温肾补阳的作用,故多用于治疗命门火衰而致的阳痿、早泄、遗精、宫寒不孕和疮疡久溃不敛的病证。

(二)艾条灸

艾条灸又称艾卷灸。即用细草纸或桑皮纸包裹艾绒,卷成圆筒形的艾卷(也称艾条),将其一端点燃,对准穴位或患处施灸的一种方法。有关艾卷灸的最早记载,见于明代朱权《寿域神方》。该书"卷三"有艾卷灸治阴证的记载:"用纸实卷艾,以纸隔之点穴,于隔纸上用力实按之,待腹内觉热,汗出即瘥。"后来发展为在艾绒内加进药物,再用纸卷成条状艾卷施灸,名为"雷火神针"和"太乙神针",在此基础上又演变为现代的单纯艾卷灸和药物艾卷灸。

按操作方法艾卷灸可分为悬灸和实按灸两种,介绍如下。

1.悬灸

按其操作方法又可分为温和灸、雀啄灸、回旋灸等。

(1)温和灸:将艾卷的一端点燃,对准应灸的腧穴或患处,在距离皮肤 2～3 cm 处进行熏烤(图1-31),使患者局部有温热感而无灼痛为宜。一般每穴灸 10～15 分钟,至皮肤红晕为度。如果是局部知觉减退或小儿患者,医师可将示、中二指置于施灸部位两侧,通过医师的手指测知患者局部受热程度,以便随时调节施灸时间和距离,防止烫伤。

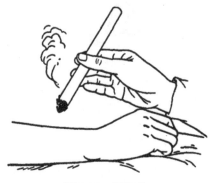

图 1-31　温和灸

(2)雀啄灸:施灸时,艾卷点燃的一端与施灸部位的皮肤并不固定在一定的距离,而是像鸟啄食一样,一上一下施灸,以给施灸局部一个变量的刺激(图1-32),一般每穴灸5～10分钟,至皮肤红晕为度。

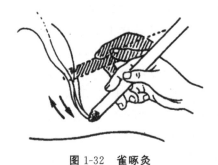

图 1-32　雀啄灸

(3)回旋灸:施灸时,艾卷点燃的一端与施灸部位的皮肤虽保持一定的距离,但不固定,而是反复旋转地施灸或向左右方向移动(图1-33)。

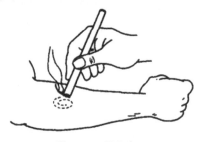

图 1-33　回旋灸

以上方法一般病证均可采用,但温和灸、回旋灸多用于治疗慢性病,雀啄灸多用于治疗急性病。

2.实按灸

施灸时,先在施灸腧穴部位或患处垫上数层布或纸,然后将药物艾卷的一端点燃,趁热按在施术部位上,使热力透达深部,若艾火熄灭,再点再按(图1-34)。或以布6～7层包裹艾火熨于穴位或患处,若火熄灭,再点再熨。最常用的为太乙针灸和雷火针灸,适用于风寒湿痹、痿证和虚寒证。

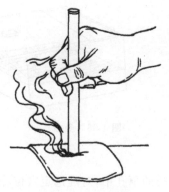

图1-34　实按灸

太乙神针的药物处方(《太乙神针心法》):艾绒三两,硫黄二钱,麝香、乳香、没药、松香、桂枝、杜仲、枳壳、皂角、细辛、川芎、独活、穿山甲、雄黄、白芷、全蝎各一钱。上药研成细末,和匀。以桑皮纸一张,宽约一尺见方,摊平,先取艾绒八钱,均匀铺在纸上,次取药末二钱,均匀掺在艾绒里,然后卷紧如爆竹状,再用木板搓捻卷紧,外用鸡蛋清涂抹,再糊上桑皮纸一层,两头留空一寸许,捻紧即成。

雷火神针的药物处方(《针灸大成》卷九):艾绒二两,沉香、木香、乳香、茵陈、羌活、干姜、穿山甲各三钱,研为细末,加入麝香少许。其制法与太乙神针相同。

(三)温针灸

这是针刺与艾灸相结合的一种方法,适用于既需要留针又需施灸的疾病。在针刺得气后,将针留在适当的深度,在针柄上穿置一段长约2 cm的艾卷施灸,或在针尾上搓捏少许艾绒点燃施灸,直待燃尽,除去灰烬,每穴每次可施灸1～3壮,施灸完毕再将针取出。此法是一种简而易行的针灸并用的方法,其艾绒燃烧的热力可通过针身传入体内,使其发挥针和灸的作用,达到治疗目的(图1-35)。应用此法应注意防止艾火脱落烧伤皮肤和衣物。

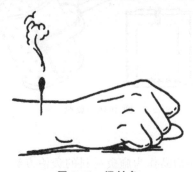

图1-35　温针灸

(四)温灸器灸

温灸器是一种专门用于施灸的器具,用温灸器施灸的方法称温灸器灸,临床常用的温灸器有温灸盒、灸架和温灸筒等。

1.温灸盒灸

将适量的艾绒置于灸盒的金属网上,点燃后将灸盒放于施灸部位灸治即可。适用于腹、腰等面积较大部位的治疗(图1-36)。

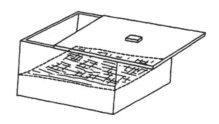

图 1-36　灸盒

2.灸架灸

将艾条点燃后,燃烧端插入灸架的顶孔中,对准选定穴位施灸,并用橡皮带给予固定,施灸完毕将剩余艾条插入灭火管中。适用于全身体表穴位的治疗(图 1-37)。

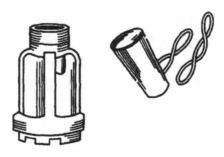

图 1-37　灸架

3.温灸筒灸

将适量的艾绒置于温灸筒内,点燃后盖上灸筒盖,执筒柄于患处施灸即可(图 1-38)。

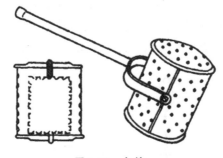

图 1-38　灸筒

(五)其他灸法

非艾灸法是指用艾绒以外的物品作为施灸材料的灸治方法,常用的有以下几种。

1.灯火灸

灯火灸又称灯草灸、灯草焠、打灯火、油捻灸,是民间沿用已久的简便灸法。取 10～15 cm 长的灯心草或纸绳,蘸麻油或其他植物油,浸渍长 3～4 cm,燃火前用软棉纸吸去灯草上的浮油,以防止点火后油滴下烫伤皮肤,医师以拇、示二指捏住灯心草的上 1/3 处,即可点火,火焰不要过大,将点火一端向穴位移动,垂直接触穴位,动作快速,一触即离,灯心草随即发出清脆的"啪"响,火亦随之熄灭(图 1-39),如无爆焠之声可重复 1 次。灸后皮肤略有发黄,偶尔也会起小泡。此法主要用于治疗小儿疟腮、喉蛾、吐泻、麻疹、惊风等病证。

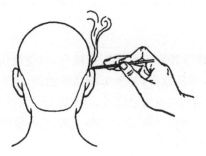

图 1-39　灯火灸

2.天灸

天灸又称药物灸、发泡灸。它是将一些具有刺激性的药物涂敷于穴位或患处,促使局部皮肤起泡的方法。所用药物多是单味中药,也可用复方,其常用的有白芥子灸、细辛灸、天南星灸、蒜泥灸等数十种。

(1)白芥子灸:取白芥子适量,研成细末,用水调和成糊状,敷贴于腧穴或患处。敷贴 1～3 小时,以局部皮肤灼热疼痛为度。一般可用于治疗咳喘、关节痹痛、口眼㖞斜等病证。

(2)细辛灸:取细辛适量,研为细末,加醋少许调和成糊状,敷于穴位上。敷贴 1～3 小时,以局部皮肤灼热疼痛为度。如敷涌泉或神阙穴治小儿口腔炎等。

(3)天南星灸:取天南星适量,研为细末,用生姜汁调和成糊状,敷于穴位上。敷贴 1～3 小时,以局部皮肤灼热疼痛为度。如敷颊车、颧髎穴治疗面神经麻痹等。

(4)蒜泥灸:将大蒜捣烂如泥,取 3～5 g 敷于穴位上。敷贴 1～3 小时,以局部皮肤灼热疼痛为度。如敷涌泉穴治疗咯血、衄血,敷合谷穴治疗扁桃体炎,敷鱼际穴治疗喉痹等。

四、灸感及灸法补泻

(一)灸感

灸感是指施灸时患者的自我感觉。由于灸法主要是靠灸火直接或间接地在体表施以适当的温热刺激来达到治病和保健的作用,除瘢痕灸外,一般以患者感觉灸处局部皮肤及皮下温热或灼热为宜,温热刺激可直达深部,经久不消,或可出现循经感传现象。

(二)灸法补泻

艾灸的补泻,始载于《黄帝内经》。《灵枢·背腧》说:"气盛则泻之,虚则补之。以火补者,毋吹其火,须自灭也。以火泻者,疾吹其火,传其艾,须其火灭也。"灸法的补泻亦需根据辨证施治的原则,虚证用补法,实证用泻法。艾灸补法,无须吹其艾火,让其自然缓缓燃尽为止,以补其虚;艾灸泻法,应当快速吹艾火至燃尽,使艾火的热力迅速透达穴位深层,以泻邪气。

五、施灸的注意事项

(一)施灸的先后顺序

古人对于施灸的先后顺序有明确地论述,如《备急千金要方·灸例第六》说:"凡灸,当先阳后阴……先上后下。"即先灸阳经,后灸阴经;先灸上部,后灸下部。就壮数而言,一般先灸少而后灸多;就艾炷大小而言,先灸小而后灸大。上述施灸的顺序是指一般的规律,临床上需结合病情,灵活应用,不能拘泥不变。如脱肛的灸治,则应先灸长强以收肛,后灸百会以举陷。此外,施灸应注意在通风环境中进行。

(二)施灸的禁忌

(1)面部穴位、乳头、大血管等处均不宜使用直接灸,以免烫伤形成瘢痕。关节活动部位亦不适宜用化脓灸,以免化脓溃破,不易愈合,甚至影响功能活动。

(2)一般空腹、过饱、极度疲劳和对灸法恐惧者,应慎施灸。对于体弱患者,灸治时艾炷不宜过大,刺激量不可过强,以防晕灸。一旦发生晕灸,应立即停止施灸,并做出及时处理,处理方法同晕针。

(3)孕妇的腹部和腰骶部不宜施灸。

(4)施灸过程要防止燃烧的艾绒脱落烧伤皮肤和衣物。

(三)灸后的处理

施灸过量,时间过长,局部出现水疱,只要不擦破,可任其自然吸收,如水疱较大,可用消毒毫针刺破水疱,放出水液,再涂以龙胆紫。瘢痕灸者,在灸疮化脓期间,疮面局部勿用手搔,以保护痂皮,并保持清洁,防止感染。

（任晨晨）

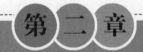

推拿治疗手法

第一节 摩擦类手法

一、推法

(一)操作方法

以手指、掌、肘部着力,紧贴皮肤,做缓慢的直线推动。要求用力均匀,始终如一,重而不滞,轻而不浮(图2-1)。

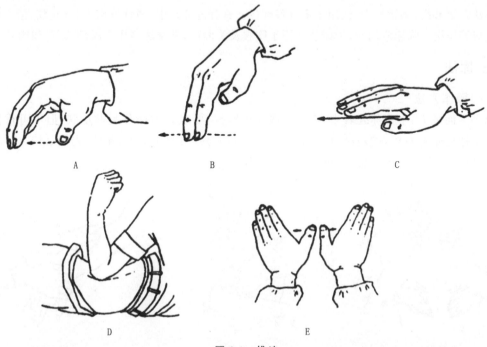

图 2-1 推法
A.拇指推法;B.示指、中指推法;C.拿推法;D.肘推法;E.分推法

33

（二）临床应用

本法适用于全身各部位,具有理顺经脉、舒筋活络、行气活血、消肿止痛等作用。临床应用时,指推法多用于头项、胸腹、腰背和四肢部的穴位和病变较小的部位,掌推法多用于肩背与腰骶部,肘推法多用于脊背、腰骶部,分推法多用于头面、胸腹和背部。

二、摩法

（一）操作方法

以手掌面或示、中、环三指指面着力,用前臂发力,连同腕部做盘旋活动,带动掌、指等着力部位做环形抚摩动作,可顺时针或逆时针方向摩动,每分钟 50～160 次。要求用力平稳,不可按压,不带动皮下组织(图 2-2)。

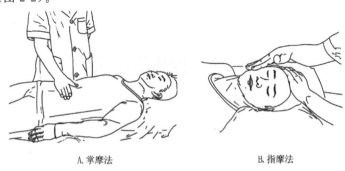

A.掌摩法   B.指摩法

图 2-2 摩法

（二）临床应用

本法轻柔和缓,刺激量小,适用于全身各部位。具有健脾和中、消食导滞、理气止痛、活血散瘀、消肿止痛等作用。临床应用时,指摩法多用于胸腹及头面部,掌摩法多用于腹部、腰背和四肢部。

三、擦法

（一）操作方法

以手掌面或大、小鱼际处着力,进行直线往返摩擦,要求着力部分紧贴皮肤,但不可重压;不论是上下擦还是左右擦,均须沿直线往返进行,不能歪斜;用力要均匀、连续,先慢后快,以局部深层发热为度,注意不要擦破皮肤,可使用润滑介质(图 2-3)。

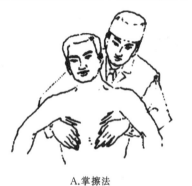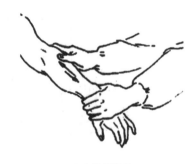

A.掌擦法   B.小鱼际擦法   C.大鱼际擦法

图 2-3 擦法

（二）临床应用

本法温热柔和，可用于全身各部位，具有温经散寒、活血通络、调理脾胃、温中止痛、消肿散结等作用。临床应用时，掌擦法多用于胸腹和腰骶部，大鱼际擦法多用于面部、胸腹及上肢，小鱼际擦法多用于肩背、腰骶和臀部。

四、搓法

（一）操作方法

用双掌手面挟住一定部位，相对用力做方向相反的来回快速搓揉，要求双手用力对称，搓动轻快、柔和、均匀，移动缓慢（图2-4）。

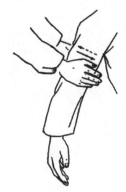

图2-4 搓法

（二）临床应用

本法轻快柔和，常用于四肢、胁肋等部位。具有舒筋活络、行气活血、疏肝理气、放松肌肉等作用。

五、抹法

（一）操作方法

以拇指螺纹面贴紧皮肤，做上下、左右或弧形曲线的往返推动。要求用力轻柔，不可重滞；动作轻快灵活，但不能飘浮（图2-5）。

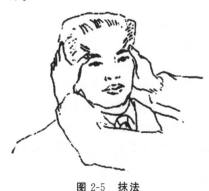

图2-5 抹法

（二）临床应用

本法常作为临床治疗的开始或结束手法，主要用于头面部和手掌部。具有开窍醒目、镇静安神等作用。

（覃 伟）

第二节 叩击类手法

一、拍法

（一）操作方法

以虚掌拍打体表。要求手指自然并拢，掌指关节微屈呈虚掌；拍打要平稳且有节奏，拍下后迅速提起，用力宜先轻后重（图 2-6）。

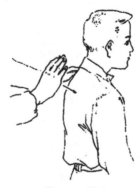

图 2-6 拍法

（二）临床应用

本法着力面较大，刺激较重，常用于肩背、腰臀和大腿部。具有舒筋活络、行气活血、缓急止痛等作用。

二、击法

（一）操作方法

用拳背、掌根、小鱼际、指端等击打体表。要求用力快速而短暂，垂直叩击体表，着力时不能拖抽，叩击频率要均匀而有节奏（图 2-7）。

（二）临床应用

本法力度较大、且动作迅速，对应用部位有较大冲击力，具有舒筋通络、调和气血、缓解痉挛、消瘀止痛的作用。不同的击法适用于不同的部位：拳击法多用于大椎穴与腰骶部，每次打击 3～5 下；掌根击法多用于臀部与大腿；小鱼际击法又称侧击法，可单手操作，也可合掌双手击打，多用于头部、肩背和四肢部；指尖击法可用中指或三指、五指，用于全身各部。注意本法刺激较强，对老年体弱、久病体虚者慎用。

三、拳叩法

（一）操作方法

双手握空拳，用小鱼际和小指尺侧着力交替叩击体表。要求用小臂发力，腕部放松，快速而有节奏的叩打体表（图 2-8）。

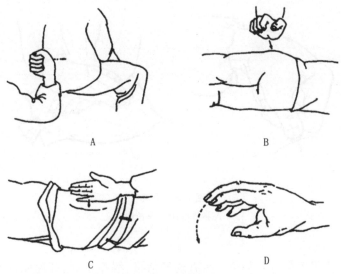

图 2-7　击法
A.拳击法；B.掌根击法；C.侧击法；D.指端击法

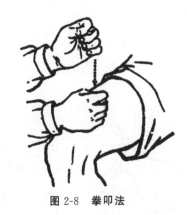

图 2-8　拳叩法

（二）临床应用

本法轻重交替,刺激较强,具有舒松筋脉、行气活血的作用。拳叩法多用于肩背、腰骶和大腿等部位。

（周　彬）

第三节　挤压类手法

一、按法

（一）操作手法

以手指或掌着力,逐渐用力,按压一定的部位或穴位。要求按压的方向垂直向下,用力由轻渐重,平稳而持续不断,使压力深透(图 2-9)。

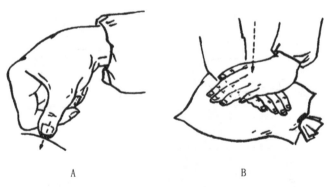

图 2-9　按法

A.指按法；B.叠掌按法

（二）临床应用

本法刺激较强,适用于全身各部位。具有通经活络、解痉止痛、开通闭塞等作用。临床应用时,指按法可用于全身各部位和穴位,掌按法多用于腰背及臀部,叠掌按法多用于脊背部。

二、点法

（一）操作方法

用指端或屈曲的指间关节突起部按压某一穴位或部位。要静止发力,逐渐加压,以得气或患者能够耐受为度,不可久点（图 2-10）。

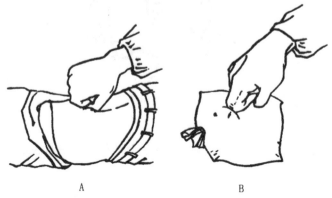

图 2-10　点法

A.屈拇指点法；B.屈示指点法

（二）临床应用

本法为刺激较强的手法,其应用范围和作用与按法大致相同,但多用于骨缝处的穴位和某些小关节的压痛点等。

三、拿法

（一）操作方法

以拇指与食、中二指相对用力捏住某一部位或穴位,逐渐用力并做持续的捏揉动作,为三指拿法；如加上环指一起揉捏则为四指拿法；如再加上小指同时着力则为五指拿法,也称抓法。要求用指面着力,揉捏动作要连续不断,用力由轻到重,再由重到轻(图 2-11)。

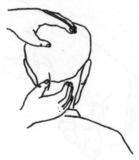

图 2-11　拿法

(二)临床应用

本法刺激较强,常用于颈项、肩背和四肢等部位。具有疏通经络、解表发汗、镇静止痛、开窍醒神等作用。临床应用时,三指拿法常用于颈项,肩部和肘、膝、腕、踝等关节处;四指拿法多用于上臂、大腿和小腿后侧;五指拿法多用于头部、腰背部等。

四、捻法

(一)操作方法

用拇指和示指的指面着力,捏住一定部位,稍用力作对称的搓捻动作。要求捻动快速灵巧,移动缓慢(图 2-12)。

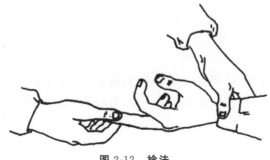

图 2-12　捻法

(二)临床应用

本法是比较轻柔缓快的手法,多用于四肢小关节,如手指、足趾等部位。具有滑利关节、通经活络、促进末梢血液循环等作用。

五、掐法

(一)操作方法

以拇指指甲着力,在一定穴位或部位上深深掐压,要求用力平稳,逐渐加重,以有得气感为度;若用于急救,则用力较重,以患者清醒为度(图 2-13)。

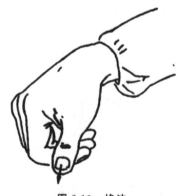

图 2-13　掐法

（二）临床应用

本法刺激性极强,临床较少应用。常作为急救手法,治疗昏厥、惊风、肢体痉挛、抽搐等,具有开窍醒神、镇惊止痛、解除痉挛等作用。

（肖志风）

第四节　摆动类手法

一、一指禅推法

（一）操作方法

手握空拳,拇指盖住拳眼,以拇指端或指面、偏峰着力,沉肩垂肘,手腕悬屈,以前臂摆动带动拇指指间关节的屈伸活动。摆动幅度要均匀一致,每分钟 120～160 次,紧推慢移,做缓慢的直线或循经往返移动(图 2-14)。

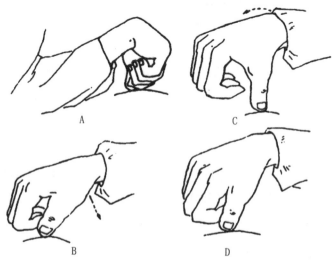

图 2-14　一指禅推法

（二）临床应用

本法着力点小，压强较大，刺激深透柔和，具有舒筋活络、调和营卫、行气活血、健脾和胃的作用。本法可用于全身各部穴位或部位，其中指峰推多用于四肢关节部和腰臀部，指面推多用于胸腹部和颈项部，偏峰推多用于头面部。

二、㨰法

（一）操作方法

以小鱼际掌背侧至第3掌指关节部着力，用前臂旋转摆动，带动腕部屈伸、外旋，做连续不断的动作。要求压力均匀柔和，㨰动时贴紧体表，动作协调、连续，每分钟120～160次（图2-15）。

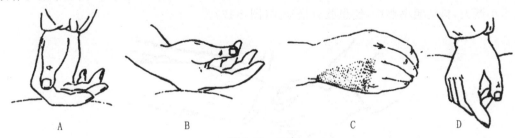

A   B   C   D

图2-15 㨰法

（二）临床应用

本法接触面积大，压力大而柔和，除头面部、胸腹部外，全身各部均可使用。具有舒筋活血、滑利关节、缓解肌肉、韧带痉挛、消除肌肉疲劳等作用。临床应用时，掌背㨰法多用于肌肉丰厚的部位，小鱼际㨰法多用于颈项部，掌指关节㨰法多用于腰臀、大腿等部位。

三、揉法

（一）操作方法

以鱼际，手掌，手指螺纹面和肘、小臂尺侧等部位着力，吸定于一定部位和穴位上，作轻柔缓和的顺时针或逆时针旋转推动，并带动皮下组织。要求压力均匀适度，揉动和缓协调，不能滑动和摩擦，每分钟120～160次（图2-16）。

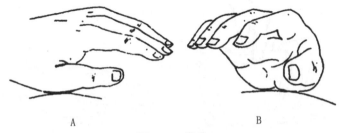

A   B

图2-16 揉法

（二）临床应用

本法着力面积有大有小，刺激缓和，柔软舒适，全身各部位均可使用。具有宽中理气、消积导滞、舒筋活络、温通气血、活血祛瘀等作用。临床应用时，鱼际揉多用于头面、颈项和四肢部，掌揉多用于胸腹和腰背部，指揉多用于头面、胸腹和四肢部的穴位，肘臂揉多用于腰臀等肌肉丰厚的部位。

（张爱玉）

第五节 振动类手法

一、抖法

(一)操作方法

用双手握住患肢远端,用力做小幅度的上下连续抖动。要求患者尽量放松肢体肌肉,抖动的幅度由小渐大,抖动频率要快,使患肢有松动感(图2-17)。

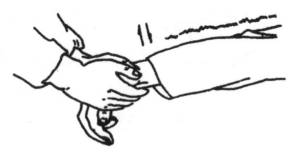

图2-17 抖法

(二)临床应用

本法比较柔和、轻快、舒松,常用于上肢、下肢和腰部。具有疏通经络、滑利关节、松解粘连等作用。

二、振法

(一)操作方法

以手掌或手指为着力点,按压在一穴位或部位上,做连续不断的快速颤动。要求前臂和手静止发力,使肌肉强力收缩,产生快速振动,幅度要小,频率要快,振动不可时断时续(图2-18)。

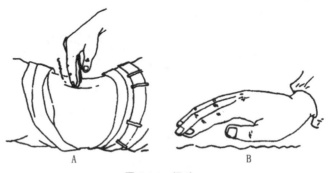

图2-18 振法
A.指振法;B.掌振法

(二)临床应用

本法作用温和,常用于胸腹、头面和肢体部。具有祛瘀消积、和中理气、消食导滞、调节胃肠功能等作用。

(王仲君)

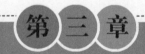

肺系病证

第一节 感 冒

感冒是感受触冒风邪，邪犯卫表而导致的常见外感疾病，临床表现以鼻塞、流涕、喷嚏、咳嗽、头痛、恶寒、发热、全身不适、脉浮为其特征。

本病四季均可发生，尤以春冬两季为多。病情轻者多为感受当令之气，称为伤风、冒风、冒寒；病情重者多为感受非时之邪，称为重伤风。在一个时期内广泛流行、病情类似者，称为时行感冒。

早在《黄帝内经》即已有外感风邪引起感冒的论述，如《素问·骨空论》说："风者百病之始也……风从外入，令人振寒，汗出头痛，身重恶寒。"《素问·风论》也说："风之伤人也，或为寒热。"汉代张仲景《伤寒论·辨太阳病脉证并治》论述太阳病时，以桂枝汤治表虚证，以麻黄汤治表实证，提示感冒风寒有轻重的不同，为感冒的辨证治疗奠定了基础。

感冒病名出自北宋《仁斋直指方·诸风》。元·朱丹溪《丹溪心法·中寒二》提出："伤风属肺者多，宜辛温或辛凉之剂散之。"明确本病病位在肺，治疗应分辛温、辛凉两大法则。

及至明清，多将感冒与伤风互称，并对虚人感冒有进一步的认识，提出扶正达邪的治疗原则。至于时行感冒，隋·巢元方《诸病源候论·时气病诸候》中即已提示其属"时行病"之类，具有较强的传染性。如所述："时行病者，春时应暖而反寒，冬时应寒而反温，非其时而有其气。是以一岁之中，病无长少，率相近似者，此则时行之气也。"即与时行感冒密切相关。

至清代，不少医家进一步强化了本病与感受时行之气的关系，林佩琴在《类证治裁·伤风》中明确提出了"时行感冒"之名。徐灵胎《医学源流论·伤风难治论》说："凡人偶感风寒，头痛发热，咳嗽涕出，俗谓之伤风……乃时行之杂感也。"指出感冒乃属触冒时气所致。

凡普通感冒（伤风）、流行性感冒（时行感冒）及其他上呼吸道感染而表现感冒特征者，皆可参照本节内容进行辨证论治。

一、病因病机

感冒是因六淫、时行之邪，侵袭肺卫，以致卫表不和，肺失宣肃而为病。

(一)病因

感冒是由于六淫、时行病毒侵袭人体而致病,以风邪为主因,因风为六淫之首,流动于四时之中,故外感为病,常以风为先导。

但在不同季节,每与当令之气相合伤人,而表现为不同证候,如秋冬寒冷之季,风与寒合,多为风寒证;春夏温暖之时,风与热合,多见风热证;夏秋之交,暑多夹湿,每又表现为风暑夹湿证候。但一般以风寒、风热为多见,夏令亦常夹暑湿之邪。至于梅雨季节之夹湿,秋季兼燥等,亦常可见之。再有遇时令之季,如旱天其情为火为热为燥,伤阴津,耗五脏之阴气血,其证为干燥竭液证,治多以润、清、凉育之,如冬旱、春旱、夏秋之旱都常出现,应按此调之。

若四时六气失常,非其时而有其气,伤人致病者,一般较感受当令之气为重。而非时之气夹时行疫毒伤人,则病情重而多变,往往相互传染,造成广泛的流行,且不限于季节性。正如《诸病源候论·时气病诸候》所言:"夫时气病者,此皆因岁时不和,温凉失节,人感乖戾之气而生,病者多相染易。"

(二)病机

外邪侵袭人体是否发病,关键在于卫气之强弱,同时与感邪的轻重有关。《灵枢·百病始生》曰:"风雨寒热不得虚,邪不能独伤人。"

若卫外功能减弱,肺卫调节疏解,外邪乘袭卫表,即可致病。如气候突变,冷热失常,六淫时邪猖獗,卫外之气失于调节应变,即每见本病的发生率升高。或因生活起居不当,寒温失调以及过度疲劳,以致腠理不密,营卫失和,外邪侵袭为病。

若体质虚弱,卫表不固,稍有不慎,即易见虚体感邪。它如肺经素有痰热、痰湿,肺卫调节功能低下,则更易感受外邪,内外相引而发病。加素体阳虚者易受风寒,阴虚者易受风热、燥热,痰湿之体易受外湿。正如清·李用粹《证治汇补·伤风》篇说:"肺家素有痰热,复受风邪束缚,内火不得疏泄,谓之寒暄。此表里两因之实证也。有平昔元气虚弱,表疏腠松;略有不慎,即显风证者。此表里两因之虚证也。"

外邪侵犯肺卫的途径有二,或从口鼻而入,或从皮毛内侵。风性轻扬,为病多犯上焦。故《素问·太阴阳明论》篇说:"伤于风者,上先受之。"肺处胸中,位于上焦,主呼吸,气道为出入升降的通路,喉为其系,开窍于鼻,外合皮毛,职司卫外,为人身之藩篱。故外邪从口鼻、皮毛入侵,肺首当其冲,感邪之后,随即出现卫表不和及上焦肺系症状。因病邪在外、在表,故尤以卫表不和为主。

由于四时六气不同,以及体质的差异,临床常见风寒、风热、暑湿三证。若感受风寒湿邪,则皮毛闭塞,邪郁于肺,肺气失宣;感受风热暑燥,则皮毛疏泄不畅,邪热犯肺,肺失清肃。如感受时行病毒则病情多重,甚或变生它病。在病程中亦可见寒与热的转化或错杂。

一般而言,感冒预后良好,病程较短而易愈,少数可因感冒诱发其他宿疾而使病情恶化。对老年、婴幼儿、体弱患者及时感重症,必须加以重视,防止发生传变或同时夹杂其他疾病。

二、诊查要点

(一)诊断依据

(1)临证以卫表及鼻咽症状为主,可见鼻塞、流涕、多嚏、咽痒、咽痛、周身酸楚不适、恶风或恶寒,或有发热等。若风邪夹暑、夹湿、夹燥,还可见相关症状。

(2)时行感冒多呈流行性,在同一时期发病人数剧增,且病证相似,多突然起病,恶寒、发热

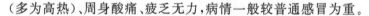

（多为高热）、周身酸痛、疲乏无力,病情一般较普通感冒为重。

（3）病程一般 3～7 天,普通感冒一般不传变,时行感冒少数可传变入里,变生它病。

（4）四季皆可发病,而以冬、春两季为多。

（二）病证鉴别

1.感冒与风温

本病与诸多温病早期症状相类似,尤其是风热感冒与风温初起颇为相似,但风温病势急骤,寒战发热甚至高热,汗出后热虽暂降,但脉数不静,身热旋即复起,咳嗽胸痛,头痛较剧,甚至出现神志昏迷、惊厥、谵妄等传变入里的证候。而感冒发热一般不高或不发热,病势轻,不传变,服解表药后,多能汗出热退,脉静身凉,病程短,预后良好。

2.普通感冒与时行感冒

普通感冒病情较轻,全身症状不重,少有传变。在气候变化时发病率可以升高,但无明显流行特点。若感冒 1 周以上不愈,发热不退或反见加重,应考虑感冒继发它病,传变入里。时行感冒病情较重,发病急,全身症状显著,可以发生传变,化热入里,继发或合并它病,具有广泛的传染性、流行性。

（三）相关检查

本病通常可作血白细胞计数及分类检查,胸部 X 线检查。部分患者可见白细胞总数及中性粒细胞数升高或降低。有咳嗽、痰多等呼吸道症状者,胸部 X 线片可见肺纹理增粗。

三、辨证论治

（一）辨证要点

本病邪在肺卫,辨证属表、属实,但应根据证情,区别风寒、风热和暑湿兼夹之证,还需注意虚体感冒的特殊性。

（二）治疗原则

感冒的病位在卫表肺系,治疗应因势利导,从表而解,遵《素问·阴阳应象大论》"其在皮者,汗而发之"之义,采用解表达邪的治疗原则。风寒证治以辛温发汗,风热证治以辛凉清解,暑湿杂感当清暑祛湿解表。

（三）证治分类

1.风寒束表证

恶寒重,发热轻,无汗,头痛,肢节酸疼,鼻塞声重,或鼻痒喷嚏。时流清涕,咽痒,咳嗽,咳痰稀薄色白,口不渴或渴喜热饮,舌苔薄白而润,脉浮或浮紧。

证机概要:风寒外束,卫阳被郁,腠理闭塞,肺气不宣。

治法:辛温解表。

代表方:荆防达表汤或荆防败毒散加减。两方均为辛温解表剂,前方疏风散寒,用于风寒感冒轻证;后方辛温发汗,疏风祛湿,用于时行感冒,风寒夹湿证。

常用药:荆芥、防风、苏叶、豆豉、葱白、生姜等解表散寒,杏仁、前胡、桔梗、甘草、橘红宣通肺气。

若表寒重,头痛身痛,憎寒发热,无汗者,配麻黄、桂枝以增强发表散寒之功用;表湿较重,肢体酸痛,头重头胀,身热不扬者,加羌活、独活祛风除湿,或用羌活胜湿汤加减;湿邪蕴中,脘痞食少,或有便溏,苔白腻者,加藿香、苍术、厚朴、半夏化湿和中;头痛甚,配白芷、川芎散寒止痛;身热较著者,加柴胡、薄荷疏表解肌。

2.风热犯表证

身热较著,微恶风,汗泄不畅,头胀痛,面赤,咳嗽,痰黏或黄,咽燥,或咽喉乳蛾红肿疼痛,鼻塞,流黄浊涕,口干欲饮,舌苔薄白微黄,舌边尖红,脉浮数。

证机概要:风热犯表,热郁肌腠,卫表失和,肺失清肃。

治法:辛凉解表。

代表方:银翘散或葱豉桔梗汤加减。两方均有辛凉解表,轻宣肺气功能,但前者长于清热解毒,适用于风热表证热毒重者,后者重在清宣解表,适用于风热袭表,肺气不宣者。

常用药:金银花、连翘、黑山栀、豆豉、薄荷、荆芥辛凉解表,疏风清热;竹叶、芦根清热生津;牛蒡子、桔梗、甘草宣利肺气,化痰利咽。

若风热上壅,头胀痛较甚,加桑叶、菊花以清利头目;痰阻于肺,咳嗽痰多,加贝母、前胡、杏仁化痰止咳;痰热较盛,咳痰黄稠,加黄芩、知母、瓜蒌皮;气分热盛,身热较著,恶风不显,口渴多饮,尿黄,加石膏、黄芩清肺泄热;热毒壅阻咽喉,乳蛾红肿疼痛,加青黛、玄参清热解毒利咽;时行感冒热毒较盛,壮热恶寒,头痛身痛,咽喉肿痛,咳嗽气粗,配大青叶、蒲公英、鱼腥草等清热解毒;若风寒外束,入里化热,热为寒遏,烦热恶寒,少汗,咳嗽气急,痰稠,声哑,苔黄白相兼,可用石膏和麻黄内清肺热,外散表寒;风热化燥伤津,或秋令感受温燥之邪,伴有呛咳痰少,口、咽、唇、鼻干燥,苔薄,舌红少津等燥象者,可酌配南沙参、天花粉、梨皮清肺润燥,禁用辛温之品。

3.暑湿伤表证

身热,微恶风,汗少,肢体酸重或疼痛,头昏重胀痛,咳嗽痰黏,鼻流浊涕,心烦口渴,或口中黏腻,渴不多饮,胸闷脘痞,泛恶,腹胀,大便或溏,小便短赤,舌苔薄黄而腻,脉濡数。

证机概要:暑湿遏表,湿热伤中,表卫不和,肺气不清。

治法:清暑祛湿解表。

代表方:新加香薷饮加减。本方功能清暑化湿,用于夏月暑湿感冒,身热心烦,有汗不畅,胸闷等症。

常用药:金银花、连翘、鲜荷叶、鲜芦根清暑解热,香薷发汗解表,厚朴、扁豆化湿和中。

若暑热偏盛,可加黄连、山栀、黄芩、青蒿清暑泄热;湿困卫表,肢体酸重疼痛较甚,加豆卷、藿香、佩兰等芳香化湿;里湿偏盛,口中黏腻,胸闷脘痞,泛恶,腹胀,便溏,加苍术、白蔻仁、半夏、陈皮和中化湿;小便短赤加滑石、甘草、赤茯苓清热利湿。

感冒小结:体虚感冒应选参苏饮、血虚宜不发汗等补血解表。

四、预防调护

(一)在流行季节须积极防治

(1)生活上应慎起居,适寒温,在冬春之际尤当注意防寒保暖,盛夏亦不可贪凉露宿。

(2)注意锻炼,增强体质,以御外邪。

(3)常易患感冒者,可坚持每天按摩迎香穴,并服用调理防治方药。冬春风寒当令季节,可服贯众汤(贯众、紫苏、荆芥各 10 g,柴胡 10 g,甘草 3 g);夏令暑湿当令季节,可服藿佩汤(藿香、佩兰各 10 g,薄荷 3 g,鲜者用量加倍);如时邪毒盛,流行广泛,可用贯众、板蓝根、生甘草煎服。

(4)在流行季节,应尽量少去人口密集的公共场所,防止交叉感染,外出要戴口罩。室内可用食醋熏蒸,每立方米空间用食醋 5~10 mL,加水 1~2 倍,加热熏蒸 2 小时,每天或隔天 1 次,作空气消毒,以预防传染。

(二)治疗期间应注意护理

(1)发热者须适当休息。

(2)饮食宜清淡。

(3)对时感重症及老年、婴幼儿、体虚者,须加强观察,注意病情变化,如高热动风、邪陷心包、合并或继发其他疾病等。

(4)注意煎药和服药方法。汤剂煮沸后5～10分钟即可,过煮则降低药效。趁温热服,服后避风覆被取汗,或进热粥、米汤以助药力。得汗、脉静、身凉为病邪外达之象,无汗是邪尚未祛。出汗后尤应避风,以防复感。

(郭海鹏)

第二节 咳 嗽

咳嗽是由六淫之邪侵袭肺系,或脏腑功能失调,内伤及肺,肺气不清,失于宣肃所成,临床以咳嗽、咳痰为主症的疾病。咳指有声无痰,嗽指有痰无声,咳嗽则是有声有痰之症也。

《素问·宣明五气论》:"五气所病……肺为咳。"《素问·咳论》:"五脏六腑皆令人咳,非独肺也。"《河间六书·咳嗽论》:"咳谓无痰而有声,肺气伤而不清也,嗽为无声有痰,脾湿动而为痰也,咳嗽谓有声有痰……"《景岳全书》:"咳嗽之要,止惟二证,何有二证?一曰外感,一曰内伤,而尽之矣。"

本病证相当于现代医学上的呼吸道感染,肺炎,急、慢性支气管炎,支气管扩张,肺结核,肺气肿等肺部疾病。

一、病因病机

(一)外感咳嗽

六淫外邪,侵袭肺系,多因肺的卫外功能减弱或失调,以致在天气寒暖失常、气温突变的情况下,邪从口鼻或皮毛而入,均可使肺气不宣,肃降失司而引起咳嗽。由于四时主气的不同,因而感受外邪亦有区别。风为六淫之首,其他外邪多随风邪侵袭人体,所以,外感咳嗽有风寒、风热和燥热之分。

(二)内伤咳嗽

内伤致咳的原因甚多,有因肺的自身病变;有因其他脏腑功能失调,内邪干肺所致。他脏及肺的咳嗽,可因嗜好烟酒,过食辛辣,熏灼肺胃;或过食肥甘,脾失健运,痰浊内生,上干于肺致咳;或由情志刺激,肝失条达,气郁化火,火气循经上逆犯肺,引起咳嗽。因肺脏自病者,常因肺系多种疾病迁延不愈,肺脏虚弱,阴伤气耗,肺的主气及宣降功能失常,而致气逆为咳。

外感咳嗽与内伤咳嗽可相互影响。外感咳嗽如迁延失治,邪伤肺气,更易反复感邪,咳嗽屡发,肺气日损,渐转为内伤咳嗽;而内伤咳嗽患者,由于脏腑虚损,肺脏已病,表卫不固,因而易受外邪而使咳嗽加重。

二、诊断与鉴别诊断

(一)诊断

1.病史

有肺系病史或有其他脏腑功能失调伤及肺脏病史。

2.临床表现

本病以咳嗽为主要症状。

(二)鉴别诊断

1.哮病、喘证

哮病、喘证、咳嗽均有咳嗽的表现。哮病以喉中哮鸣有声,呼吸气促困难,甚则喘息不能平卧为主症,发作与缓解均迅速;喘证以呼吸困难,甚则张口抬肩,不能平卧为主要临床表现;咳嗽则以咳嗽、咳痰为主症。

2.肺胀

肺胀除咳嗽外,还伴有胸部膨满,咳喘上气,烦躁心慌,甚则面目紫暗,肢体浮肿,病程反复难愈。

3.肺痨

肺痨是以咳嗽、咯血、潮热、盗汗、消瘦为主症的肺脏结核病,具有传染性。X线可见斑片状或空洞、实变等表现。

4.肺癌

肺癌是以咳嗽、咯血、胸痛、发热、气急为主要表现的恶性疾病,X线可见包块,细胞学检查可见癌细胞。

三、辨证

(一)辨证要点

首先辨外感与内伤。外感咳嗽多是新病,发病急,病程短,常伴肺卫表证,属于邪实,治疗当以宣通肺气,疏散外邪为主,根据脉象、舌苔、痰色、痰质及咳痰难易等情况,辨明风寒、风热、风燥之不同,治以发散风寒,疏散风热,清热润燥等法。内伤咳嗽多为久病,常反复发作,病程长,可伴见其他脏腑病证,多属邪实正虚,治疗当以调理脏腑,扶正祛邪,分清虚实主次处理。

(二)治疗要点

外感咳嗽治宜疏散外邪,宣通肺气为主。内伤咳嗽治宜调理脏腑为主,健脾、清肝、养肺、补肾,对虚实夹杂者应标本兼治。

四、辨证论治

(一)风寒袭肺

1.临床表现

咽痒咳嗽声重,咳痰稀薄色白;鼻塞流涕、头痛,肢体酸痛,恶寒发热,无汗;舌苔薄白,脉浮或浮紧。

2.治疗原则

疏风散寒,宣肺止咳。

3.代表处方

杏苏散:茯苓 20 g,杏仁、苏叶、法半夏、枳壳、桔梗、前胡、生甘草各 10 g,陈皮 5 g,大枣 5 枚,生姜 3 片。

4.加减应用

(1)咳嗽甚者加矮地茶、金沸草各 10 g,祛痰止咳。

(2)咽痒者加葶苈子、蝉衣各 10 g。

(3)鼻塞声重者加辛夷花、苍耳子各 10 g。

(4)风寒咳嗽兼咽痛,口渴,痰黄稠(寒包火),加天花粉 20 g,黄芩、桑白皮、牛蒡子各 10 g。

(二)风热咳嗽

1.临床表现

咳嗽频剧,咳声粗亢;痰黄稠,咳嗽汗出,咳痰不爽;发热恶风,喉干口渴,舌苔薄黄,脉浮数。

2.治疗原则

疏风清热,宣肺止咳。

3.代表处方

桑菊饮:芦根 20 g,桑叶、菊花、薄荷、杏仁、桔梗、连翘、生甘草各 10 g。

4.加减应用

(1)肺热内盛者加黄芩、知母各 10 g,以清泻肺热。

(2)咽痛、声嘎者配射干、赤芍各 10 g。

(3)口干咽燥,舌质红,加南沙参、天花粉各 20 g。

(三)风燥伤肺

1.临床表现

新起咳嗽,咳声嘶哑,咽喉干痛;干咳无痰或痰少而粘连成丝状,不易咳出或痰中带血丝;或初起伴鼻塞、头痛、微寒、身热等表证,舌质红干而少苔、苔薄白或薄黄,脉浮数或细数。

2.治疗原则

疏风清肺,润燥止咳。

3.代表处方

桑杏汤:沙参、梨皮各 20 g,浙贝母 15 g,桑叶、豆豉、杏仁、栀子各 10 g。

4.加减应用

(1)津伤甚者加麦冬、玉竹各 20 g。

(2)热重者加石膏 20 g(先煎),知母 10 g。

(3)痰中带血丝加白茅根 20 g,生地 10 g。

(4)另有凉燥证乃由燥证加风寒证而成,可用杏苏散加紫菀、款冬花、百部各 10 g 治之,以达温而不燥,润而不凉。

(四)痰湿蕴肺

1.临床表现

咳嗽反复发作,咳声重浊,胸闷气憋,痰色白或带灰色;伴体倦、脘痞、食少;腹胀便溏;苔白腻,脉濡滑。

2.治疗原则

燥湿化痰、理气止咳。

3.代表处方

二陈汤合三子养亲汤。

(1)二陈汤:茯苓 20 g,法半夏、陈皮、生甘草各 10 g。

(2)三子养亲汤:苏子15 g,白芥子 10 g,莱菔子 20 g。

4.加减应用

(1)寒痰较重,痰黏白如泡沫者,加干姜、细辛各 10 g,温肺化痰。

(2)脾虚甚者加党参 20 g,白术 10 g,健脾益气。

(五)痰热郁肺

1.临床表现

咳嗽、气息粗促或喉中有痰声,痰稠黄、咳吐不爽或有腥味或吐血痰;胸胁胀满,咳时引痛,面赤身热,口干引饮,舌红,苔薄黄腻,脉滑数。

2.治疗原则

清热肃肺,化痰止咳。

3.代表处方

清金化痰汤:茯苓 20 g,浙贝母 15 g,黄芩、山栀、知母、麦冬、桑白皮、瓜蒌、桔梗、生甘草各 10 g,橘红 6 g。

4.加减应用

(1)痰黄而浓有热腥味者,加鱼腥草、冬瓜子各 20 g。

(2)胸满咳逆、痰多、便秘者,加葶苈子、生大黄(先煎)各 10 g。

(六)肝火犯肺

1.临床表现

气逆咳嗽,干咳无痰或少痰;咳时引胁作痛,面红喉干;舌边红,苔薄黄,脉眩数。

2.治疗原则

清肝泻火,润肺止咳化痰。

3.代表处方

黛蛤散加黄芩泻白散。

(1)黛蛤散:海蛤壳 20 g,青黛(包煎)10 g。

(2)黄芩泻白散:黄芩、桑白皮、地骨皮、粳米、生甘草各 10 g。

4.加减应用

(1)火旺者加冬瓜子 20 g,山栀、牡丹皮各 10 g,以清热豁痰。

(2)胸闷气逆者加葶苈子 10 g,瓜蒌皮 20 g,以理气降逆。

(3)胸胁痛者加郁金、丝瓜络各 10 g,以理气和络。

(4)痰黏难咳加海浮石、浙贝母、冬瓜仁各 20 g,以清热豁痰。

(5)火郁伤阴者加北沙参、百合各 20 g,麦冬 15 g,五味子 10 g,以养阴生津敛肺。

(七)肺阴虚损

1.临床表现

干咳少痰或痰中带血或咯血;潮热,午后颧红,盗汗,口干;舌质红、少苔,脉细数。

2.治疗原则

滋阴润肺,化痰止咳。

3.代表处方

沙参麦冬汤:沙参、玉竹、天花粉、扁豆各 20 g,桑叶、麦冬、生甘草各 10 g。

4.加减应用

(1)咯血者加白及 20 g,三七 15 g,侧柏叶、仙鹤草、阿胶(烊服)、藕节各 10 g,以止血。

(2)午后潮热,颧红者加银柴胡、地骨皮、黄芩各 10 g。

(3)肾不纳气,久咳不愈,咳而兼喘者可用参蚧散加熟地黄、五味子各 10 g。

五、其他治法

(一)中成药疗法

(1)麻黄止嗽丸、小青龙糖浆适用于风寒袭肺咳嗽。

(2)桑菊感冒片、蛇胆川贝液适用于风热咳嗽。

(3)秋燥感冒冲剂、二母宁嗽丸适用于风燥咳嗽。

(4)半贝丸、陈夏六君丸适用于痰湿蕴肺咳嗽。

(5)琼玉膏、玄参甘桔冲剂适用于肺阴虚损咳嗽。

(6)千金化痰丸、三蛇胆川贝末适宜用于肝火犯肺咳嗽。

(7)双黄连口服液、清金止嗽丸适用于痰热郁肺咳嗽。

(二)针灸疗法

(1)选肺俞、脾俞、合谷、丰隆等穴,以平补平泻手法,每天 1 次,适用于脾虚痰湿咳嗽。

(2)选肺俞、足三里、三阴交等穴,针用补法,每天 1 次,适用于肺阴虚损咳嗽。

(3)选肺俞、列缺、合谷等穴,毫针浅刺用泻法,每天 1 次,适用于外感咳嗽。

(4)选肺俞、尺泽、太冲、阳陵泉等穴,以平补平泻手法,每天 1 次,适用于肝火犯肺咳嗽。

(三)饮食疗法

(1)以薏苡仁、山药各 60 g,百合、柿饼各 30 g,同煮米粥,每天早晚温热服食,适用于脾虚痰湿咳嗽。

(2)大雪梨 1 个,蜂蜜适量,去梨核加入蜂蜜,放炖盅内蒸熟,每晚睡前服 1 个,适用于肺阴虚损咳嗽。

(3)新鲜芦根(去节)100 g,粳米 50 g,同煮粥,每天 2 次温服,适用于肺热咳嗽。

(4)百合 30 g,糯米 50 g,冰糖适量,煮粥早晚温服,适用于肺燥咳嗽。

六、预防调摄

(1)平素应注意气候变化,防寒保暖,预防感冒。

(2)易感冒者可服玉屏风散。

(3)加强锻炼,增强抗病能力。

(4)咳嗽患者饮食不宜过于肥甘厚味、辛辣刺激。

(5)内伤久咳者,应戒烟。

(郭海鹏)

第三节 失 音

失音是一个症状,凡是语声嘶哑,甚则不能发声者,统谓之失音。主要由于感受外邪,肺气壅遏,声道失于宣畅;或精气耗损,肺肾阴虚,声道失于滋润所致。古代将失音称为瘖或喑。

一、历史沿革

早在《黄帝内经》就已经对人体的发音器官有了认识。如《灵枢·忧恚无言》提到:"喉咙者,气之所以上下者也。会厌者,音声之户也。口唇者,音声之扇也。舌者,音声之机也。悬雍垂者,音声之关也。颃颡者,分气之所泄也。横骨者,神气所使,主发舌者也。"说明喉咙、会厌、唇舌、悬雍垂、颃颡、横骨均与发音有关。

关于失音,《黄帝内经》中指出有两种不同的情况:一是感受外邪。如《灵枢·忧恚无言》中提到"人卒然无音者,寒气客于厌,则厌不能发,发不能下,至其开阖不致,故无音",《素问·气交变大论篇》有"岁火不及,寒乃大行……民病……暴瘖",说明了在感受外邪的情况下,声门的开阖作用受到影响而病失音。二是脏气内伤。如《素问·宣明五气篇》中有"五邪所乱……搏阴则为瘖"。所谓阴者,五脏之阴也,手少阴心脉上走喉咙系舌本,手太阴肺脉循喉咙,足太阴脾脉上行结于咽、连舌本、散舌下,足厥阴肝脉循喉咙之后,上入颃颡而络于舌本,足少阴肾脉循喉咙系舌本,故皆主病瘖。五脏为邪所扰而失音,《灵枢·邪气脏腑病形》有"心脉……涩甚为瘖"。《素问·脉解篇》提出"内夺而厥,则为瘖痱,此肾虚也;少阴不至者,厥也",《素问·大奇论篇》有"肝脉骛暴,有所惊骇,脉不至若瘖,不治自已",《灵枢·忧恚无言》也有"人之卒然忧恚,而言无音"的记载。这些说明心气不足、肾精亏耗、突受惊扰等因素,皆可使心、肾、肝受损而失音;但是因情志变化而失音者,多可自愈。由此可见,《黄帝内经》所论述的两类失音,感受外邪者与肺有关,五脏内伤者,主要涉及心肝肾。

妇女因妊娠而失音者,称为"子瘖"。如《素问·奇病论篇》说:"人有重身,九月而瘖……胞之络脉绝也……胞络者系于骨,少阴之脉贯肾系舌本,故不能言……无治也,当十月复。"

隋代巢元方《诸病源候论·卷二·风冷失声候》指出:"声气通发,事因关户,会厌是音声之户,悬雍是音声之关。"宋代杨士瀛《仁斋直指方》指出:"心为声音之主,肺为声音之门,肾为声音之根。"说明发声虽然与会厌、悬雍等有关,但从脏腑经络整体观点来看,实与心、肺、肾三脏有关。

宋代钱乙《小儿药证直诀·肾怯失音相似》提到:"病吐泻及大病后,虽有声而不能言,又能咽药,此非失音,乃肾怯不能上接于阳故也,当补肾地黄丸主之,失音乃猝病耳。"将失音与重病大病之后无力发声的情况作了鉴别。

明代楼英《医学纲目》明确地将失音分为喉瘖及舌瘖2类,指出:"瘖者,邪入阴部也。《经》云:邪搏于阴则为瘖。""邪入于阴,搏则为瘖,然有二证:一曰舌瘖,乃中风舌不转运之类,但舌本不能转运言语,而喉咽音声则如故也。二曰喉瘖,乃劳嗽失音之类,但喉中声嘶,而舌本则能转运言语也。"这种分法,对失音的鉴别具有重要的指导意义。舌瘖主要见于中风,而喉瘖则是本节讨论的重点。

明代徐春甫《古今医统·卷四十六·声音候》对本症的认识较为深入,如说:"舌为心之苗,心痛舌不能转,则不能语言,暴病者尚可医治,久病者不可治也,故心为声音之主者此也。肺者属金,主清肃,外司皮腠,风寒外感者,热郁于内,则肺金不清,咳嗽而声哑,故肺为声音之门者此也。肾者人身之根本,元气发生之主也,肾气一亏,则元气寝弱而语言瘖者有之。"并指出病分三因:"有内热痰郁,窒塞肺金,而声哑及不出者,及有咳嗽久远,伤气而散者,此内因也。有外受风寒,腠理闭塞,外束内郁,嗽而口声哑……此外因也。又有忽暴吸风,卒然声不出者,亦外因也。有因争竞,大声号叫,以致失声,或因歌唱伤气而声不出,此不内外因也,养息自愈。"这三类原因引起的失音,均属喉瘖的范畴。明代李梴《医学入门·卷四·痨瘵》说"咽疮失音者死",指出了痨瘵出现喉头生疮而失音者,预后较差,难于治愈。

明代张景岳《景岳全书·声瘖》论述失音的辨证提到:"实者其病在标,因窍闭而瘖也;虚者其病在本,因内夺而瘖也。窍闭者,有风寒之闭,外感证也;有火邪之闭,热乘肺也;有气逆之闭,肝滞强也……此皆实邪之易治者也。至若痰涎之闭,虽曰有虚有实,然非治节不行,何致痰邪若此?此其虚者多而实者少,当察邪正分缓急而治之可也。内夺者,有色欲之夺,伤其肾也;忧思之夺,伤其心也;大惊大恐之夺,伤其胆也;饥馁疲劳之夺,伤其脾也;此非各求其属,而大补元气,安望其嘶败者复原,而残损者复振乎?此皆虚邪之难治也。"说明了五脏皆可以为瘖,而以心、肺、肾三脏为主。失音的辨证要分虚实,实邪易治,虚邪难治。实邪为窍闭,可因风寒、火邪、气逆、痰涎所致;虚邪则有伤肾、伤心、伤胆、伤脾之分。并认为:"此外复有号叫、歌唱、悲哭,反因热极暴饮水,或暴吹风寒而致瘖者……但知养息,则弗药可愈,是皆所当辨者。"指出有些情况是饮食、起居、生活不慎所造成的一时性失音,养息可愈。另外还有些喉科疾病的恢复期,也可自愈,如说:"凡患风毒或病喉痛病既愈,而声则瘖者,此其悬雍已损,虽瘖无害也,不必治之。"张景岳对失音的辨证,亦将中风的舌强不语与之分开论治。

清代张璐《张氏医通·诸气门·瘖》指出:"失音,大都不越于肺,然须以暴病得之为邪郁气逆,久病得之为津枯血槁;盖暴瘖总是寒包热邪,或本内热而后受寒,或先外感而食寒物……若咽破声嘶而痛是火邪遏闭伤肺……肥人痰湿壅滞气道不通而声瘖……至若久病失音,必是气虚挟痰之故""更有舌瘖不能言者,亦当分别新久,新病舌瘖不能言,必是风痰为患……若久病或大失血后,舌萎不能言。"说明了失音与舌瘖有别,两者皆各有新病与久病之分,这对于辨证、治疗及预后的判断均有一定意义。

清代还出现了不少喉科专著,如《重楼玉钥》《咽喉脉证通论》《咽喉经验秘传》《尤氏喉科秘书》《包氏喉证家宝》《焦氏喉科枕秘》等,均认识到失音在多种喉科病证中都可出现,如有喉中呼吸不通、言语不出的喉痹,风痰所致的哑瘴喉风,喉癣久则喉哑的失音,虚损劳瘵咳伤咽痛的声哑等。各书均未单独将失音列出,亦说明明至清代已逐渐认识到失音仅是一个症状,可见于多种咽喉病证。

总之,对于失音一证,古代医家从脏腑经络的整体观点来看,以心、肺、肾三脏病变为主。其中属于中风的舌强不语(舌瘖),主要与心有关;属于喉瘖者,则与肺、肾有关。

二、范围

本节内容以"喉瘖"为主。喉瘖主要见于各种原因引起的急性喉炎、慢性喉炎、喉头结核、声带创伤、声带小结、声带息肉等,也见于癔症性失音。若其他疾病而兼有失音的,也可参照本节辨证治疗。

三、病因病机

失音的致病因素多端,主要与感受外邪、久病体虚、情志刺激和用声过度有关,导致肺、肾、肝等脏腑功能失调,声道不利。

(一)外邪犯肺

由于风寒外袭,邪郁于肺,肺气失于宣畅,会厌开合不利,音不能出,以致卒然声嘎。如感受风热燥邪,或寒郁化热,肺受热灼,清肃之令不行,燥火灼津,声道燥涩,均可导致发音不利。或因热邪灼津为痰,痰热交阻,壅塞肺气,而致声音不扬。此外也有因肺有蕴(痰)热、复感风寒、寒包热邪、肺气壅闭、失于宣肃而致失音者。

(二)肺肾阴虚

慢性疾病,久咳劳嗽,迁延伤正;或酒色过度,素质不强,以致体虚积损成劳,阴虚肺燥,津液被灼;或肺肾阴虚,虚火上炎,肺失濡润,而致声瘖。亦有因阴伤气耗、气阴两虚、无力鼓动声道而致失音者。如《古今医统》指出:"凡患者久嗽声哑,乃是元气不足,肺气不滋。"

(三)气机郁闭

此因忧思郁怒,或突受惊恐,而致气机郁闭,声喑不出。情志因素致瘖与内脏功能失调密切有关。

(四)声道受损

用声过多、过强,损伤声道,津气被耗也可导致失音。

综上所述,失音可归纳为外感和内伤所致两大类。外感属实,为"金实无声",因感受外邪,阻塞肺窍,肺气壅遏,失于宣畅,会厌开合不利,而致声音嘶嘎。内伤属虚,为"金碎不鸣",多是久病体虚、肺燥津伤,或肺肾阴虚、精气耗损,咽喉、声道失于滋润,而致发音不利。《临证指南医案·失音》亦有"金实则无声,金破碎亦无声"之说。一般说来,内伤失音临床表现多以阴虚为主,但因"声由气而发",因此常可同时有气虚的一面。如属情志致病,郁怒伤肝,肝气侮肺,或悲忧伤肺,肺气郁闭,不能发音者,又属内伤中的实证。其他如高声号叫引起的一时性失音,由于声道受损,亦常有津气耗伤之候。

就病位而言,失音虽属喉咙和声道的局部疾病,病变脏器主要在肺系,但同时与肾密切相关。因喉属肺系,肺脉通于会厌,肾脉上系于舌,络于横骨,终于会厌。肺主气,声由气而发,肾藏精,精足则能化气,精气充足,自可上承于会厌,鼓动声道而发音。若客邪闭肺或肺肾阴气耗损,会厌受病,声道不利,皆可导致失音。

四、诊断与鉴别诊断

(一)诊断

1.发病特点

失音发病有急有缓,急者突然而起,常伴外感表证;缓者逐渐形成,持续加重,多有慢性病史可询,表现正虚之候,另外亦有呈发作性者。病情轻者,语声嘶哑,重者声哑不出;若慢性虚劳久病,全身衰竭而伴有失音者,为病情严重的征兆。

2.临床表现

本病以声音嘶哑或声哑不出为特征。

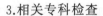

3.相关专科检查

相关专科检查如耳鼻咽喉科喉镜检查、神经科检查可协助诊断。

(二)鉴别诊断

失音一证,应当分喉瘖和舌瘖。本节论述的为喉瘖,当与舌瘖相鉴别。喉瘖为喉中声嘶或声哑不出,而舌本运转自如;舌瘖为舌本不能运转言语,而喉咽音声如故,每有眩晕、肢麻病史,或同时伴有口眼㖞斜及偏瘫等症。

五、辨证

(一)辨证要点

1.辨外感内伤

对失音的辨证,当从发病缓急、病程长短,区别外感与内伤。凡急性发病,病程短者,多属外感引起;病起缓慢,病程长者,多因内伤疾病所致。

2.辨虚证实证

失音一般可分为暴瘖、久瘖2类。暴瘖为卒然起病,多因邪气壅遏,窍闭而失音,其病属实;久瘖系逐渐形成,多因肺肾阴虚,声道燥涩而失音,或兼肺肾气虚,鼓动无力所致,其病属虚。但内伤气郁致瘖者也可属实,外感燥热表现为肺燥津伤者也可属虚。

(二)证候

1.实证

(1)风寒:卒然声音不扬,甚则嘶哑;或兼咽痒,咳嗽不爽,胸闷,鼻塞声重,寒热头痛等症,口不渴,舌苔薄白,脉浮。或兼见口渴,咽痛,烦热,形寒,气粗,舌苔薄黄,脉浮数者。或见卒然声喑,咽痛欲咳而咳不出,恶寒身困,苔白质淡,脉沉迟或弦紧。

病机分析:风寒袭肺,会厌开合不利,故卒然声音不扬,甚至嘶哑,肺被邪遏,气失宣畅,则咳嗽咽痒、胸闷、鼻塞声重;风寒束表,则见寒热头痛、舌苔薄白、脉浮。若邪热内郁,风寒外束,又可见口渴、咽痛、气粗、烦热、形寒等"寒包热"证。若肾虚受寒,太阳少阴两感,可见恶寒身困、苔白舌淡、脉沉迟或弦紧。

(2)痰热:语声嘎哑,重浊不扬,咳痰稠黄,咽喉干痛,口干苦,或有身热,舌苔黄腻,脉滑数。

病机分析:风热犯肺,蒸液成痰,肺失清肃,故语声嘎哑,重浊不扬;痰热壅肺,则咳痰稠黄;邪热灼津,故见咽喉干痛、口苦;若风热在表,可见身热;舌苔黄腻、脉滑数乃痰热郁肺之征象。

(3)气郁:突然声哑不出,或呈发作性。常因情志郁怒悲忧引发。心烦易怒,胸闷气窒,或觉咽喉梗塞不舒。舌苔薄,脉小弦或涩滞不畅。

病机分析:郁怒伤肝,肝气侮肺,悲忧伤肺,肺气郁闭,而致突然声哑不出;肝郁化火则心烦易怒;肝气上逆,肺气不降,则胸闷气窒,咽喉如物梗阻;脉小弦、涩滞不畅,是属肝郁之候。

2.虚证

(1)肺燥津伤:声嘶,音哑,咽痛,喉燥,口干,或兼咳呛气逆,痰少而黏,舌质红少津、苔薄,脉小数。

病机分析:燥火伤肺,声道燥涩而致声嘶、音哑;燥伤肺津,咽喉失于滋润,故咽喉干燥疼痛、口干;肺失清润,燥邪灼津为痰,则咳呛气逆、痰少质黏;舌红少津,脉象小数,乃属燥热蕴肺之象。

(2)肺肾阴虚:声音嘶哑逐渐加重、日久不愈,兼见干咳少痰,甚则潮热、盗汗、耳鸣、目眩、腰膝酸软、形体日瘦。舌质红,苔少,脉细数。

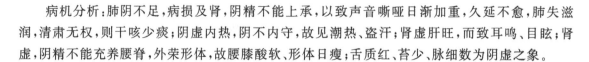

病机分析:肺阴不足,病损及肾,阴精不能上承,以致声音嘶哑日渐加重,久延不愈,肺失滋润,清肃无权,则干咳少痰;阴虚内热,阴不内守,故见潮热、盗汗;肾虚肝旺,而致耳鸣、目眩;肾虚,阴精不能充养腰脊,外荣形体,故腰膝酸软、形体日瘦;舌质红、苔少、脉细数为阴虚之象。

六、治疗原则

凡属暴瘖因邪气壅遏而致窍闭者,治当宣散清疏;久瘖因精气内夺所致者,治当清润滋养或气阴并补。具体言之,实证则辨别风寒、痰热的不同,分别予以宣、清;久瘖应区分肺燥津伤与肺肾阴虚的轻重,或润或养。病缘气郁者,气郁化火,日久也可灼伤津液,导致肺肾阴虚,因此又当注意本虚与标实之间的关系,权衡施治。

凡失音日久,经治疗效果差者,可在辨证的基础上酌配活血化瘀之品,也可径以活血化瘀为主进行治疗,如《张氏医通》论失音中即有"若膈内作痛,化瘀为先,代抵当丸最妥"的记载。

七、治法方药

(一)实证

1.风寒

治法:疏风散寒,宣肺利窍。

方药:三拗汤、杏苏散加减。麻黄、苏叶、生姜功能疏风散寒,前胡、杏仁宣肺止咳,桔梗、甘草利咽化痰。

"寒包热"者,当疏风散寒,兼清里热,方用大青龙汤,或在疏风散寒的药物上配以石膏、黄芩、知母,并合蝉蜕、木蝴蝶以利咽喉、开声音。太阳少阴两感证,可用麻黄附子细辛汤。

2.痰热

治法:清肺泻热,化痰利咽。

方药:清咽宁肺汤加减。方中桔梗、甘草清利咽喉,桑白皮、黄芩、栀子清泻肺热,前胡、知母、贝母清宣肺气、化痰止咳,并可酌情选用蝉蜕、胖大海、牛蒡子、枇杷叶等清肺泻热、利咽开音之品。

若觉痰阻咽喉,哽痛不适,加僵蚕、射干消痰利咽;内热心烦,加石膏清热除烦;痰热伤阴,口渴、咽喉肿痛,加玄参、天花粉养阴清咽。

3.气郁

治法:疏肝理气,开郁利肺。

方药:小降气汤、柴胡清肝汤加减。前方中紫苏、乌药、陈皮理气,白芍、甘草柔肝,用于肝郁暴逆、气闭为瘖;后方中柴胡疏肝,黄芩、栀子、连翘清肝泻肺,桔梗、甘草清利咽喉,用于气郁化火,有清肝散郁之功,并可兼清肺热。

对于气郁失音,尚可酌情选用百合、丹参养心解郁闷,厚朴花、绿梅花、白蒺藜、合欢花疏肝解郁,川楝子泻肝降气,木蝴蝶解郁通音。

肺气郁闭,胸闷气逆,配苏子、瓜蒌皮降气化痰。忧思劳心,精神恍惚,失眠多梦者,酌配党参、远志、茯神、石菖蒲、龙齿、酸枣仁以安神定志。

气郁所致的失音,虽应理气解郁,但忌过用辛香之品,若病久气郁化火伤津,当酌配润燥生津之品。

(二)虚证

1.肺燥伤津

治法:清肺生津,润燥利咽。

方药:桑杏汤、清燥救肺汤加减。方中沙参、麦门冬、梨皮有生津润燥之功,桑叶、枇杷叶、栀子皮清宣肺热,杏仁、贝母化痰止咳,桔梗、甘草清利咽喉。可加蝉蜕、木蝴蝶利咽喉,开声音。

若兼微寒、身热、鼻塞、头痛等表证,可酌配荆芥、薄荷以疏风透表;燥火上逆、咳呛气急加桑白皮以清润止咳;津伤较著,口咽干燥、舌红唇裂加天门冬、天花粉滋润肺燥。

2.肺肾阴虚

治法:滋养肺肾,降火利咽。

方药:百合固金汤、麦味地黄丸等加减。方中百合、麦门冬、熟地黄、玄参滋养肺肾,五味子、白芍滋阴敛肺,桔梗、甘草、贝母化痰利咽,当归养血活血。可酌加诃子肉、凤凰衣、木蝴蝶、蜂蜜等敛肺利咽、濡润声道之品。

虚火偏旺,潮热、盗汗、口干、心烦、颧红者,加知母、黄柏;兼有气虚、神疲、自汗、短气者,去玄参、生地,加黄芪、太子参。

如因用声过度,声道损伤,津气被耗而失音者,注意适当休息,避免大声说话。同时可用响声丸,每天含化1~2粒,或用桔梗、甘草、胖大海等泡茶服,也可配合养阴之剂内服,如二冬膏、养阴清肺膏等。

八、其他治法

(一)蒸汽吸入

风寒证用苏叶、藿香、佩兰、葱白各适量,水煎,趁热吸入其蒸汽。风热证用薄荷、蝉蜕、菊花、桑叶各适量,水煎,趁热吸入其蒸汽。

(二)针灸

主穴为天突、鱼际、合谷,配穴为尺泽、曲池、足三里。每天取主穴1~2个,配穴1~2个,暴瘖者用泻法,每天1次。

九、转归及预后

凡外感风寒、痰热蕴肺的失音,一般容易治疗。但燥热伤肺所致者,如迁延日久,需防其趋向肺虚劳损之途。

若肺肾阴虚,久瘖不愈,濒于虚损之境者,称为"哑劳",每为严重征兆。如《简明医彀》指出:"酒色过度,肾脏亏损,不能纳气归元,气奔咽嗌,嗽痰喘胀,诸病杂糅,致气乏失音者,俗名哑劳是也,神人莫疗。"(转引自《杂病广要·瘖》)当辨病求因,分别对待。其他如因情志所伤、气郁失音,则又可呈反复性发作。

十、预防与护理

(1)对失音患者,除药物治疗外,必须注意避免感冒,少进辛辣、厚味,并忌吸烟、饮酒。

(2)风寒痰火所致者,宜宣宜清,切忌酸敛滋腻,以免恋邪闭肺,迁延不愈。

(3)因痰热交结或肺燥津伤者,可食用梨子、枇杷、橙子等清润生津;肺肾两虚者,可以白木耳、胡桃肉作为食疗。

（4）因于情志郁怒所致的失音，则应避免精神刺激。

（5）如与用声有关者，又当避免过度及高声言语，以利恢复。

（郭海鹏）

第四节　哮　病

哮病是由于宿痰伏肺，遇诱因引触，导致痰阻气道，气道挛急，肺失肃降，肺气上逆所致的发作性痰鸣气喘疾病。发时喉中哮鸣有声，呼吸气促困难，甚则喘息不能平卧。

一、病因病机

哮病的发生，乃宿痰内伏于肺，复因外感、饮食、情志、劳倦等诱因引触，以致痰阻气道，气道挛急，肺失肃降，肺气上逆所致。

（一）外邪侵袭

外感风寒或风热之邪未能及时表散，邪气内蕴于肺，壅遏肺气，气不布津，聚液生痰而成哮病。

（二）饮食不当

饮食不节致脾失健运，饮食不归正化，水湿不运，痰浊内生，上干于肺，壅阻肺气而发哮病。

（三）情志失调

情志不遂。肝气郁结，木不疏土，或郁怒伤肝，肝气横逆，木旺乘土均可致脾失健运，失于转输，水湿蕴成痰浊，上干于肺，阻遏肺气，发生哮病。

（四）体虚病后

素体禀赋薄弱，体质不强，或病后体弱（如幼年患麻疹、顿咳，或反复感冒，咳嗽日久等）导致肺、脾、肾虚损，痰浊内生，成为哮病之因。若肺气耗损，气不化津，痰饮内生；或阴虚火盛，热蒸液聚，痰热胶固；脾虚水湿不运，肾虚水湿不能蒸化，痰浊内生，均为哮病之因。

哮病的病理因素以痰为根本，痰的产生责之肺不能布散津液，脾不能转输精微，肾不能蒸化水液，以致津液凝聚成痰，伏藏于肺，成为哮病发生的凤根。此后每遇气候突变、饮食不当、情志失调、劳累过度等诱因导致气机逆乱而发作。

二、辨证论治

（一）辨证要点

1.辨已发未发

哮病发作期和缓解期临床表现不同，发作期以喉中哮鸣有声，呼吸气促困难，甚则喘息不能平卧等为典型临床表现。缓解期无典型症状，若病程日久，反复发作，导致身体虚弱，平时可有轻度哮症，而以肺、脾、肾虚损为主要表现，或肺气虚、或肺气阴两虚、或脾气虚、肾气虚、肺脾气虚、肺肾两虚等。

2.辨证候虚实

哮病属邪实正虚之证，发作时以邪实为主，证见呼吸困难，呼气延长，喉中痰鸣有声，痰粘量少,咯吐不利,甚则张口抬肩,不能平卧,端坐俯伏,胸闷窒塞,烦躁不安,或伴寒热,苔腻,脉实。未发时以正虚为主,肺虚者,气短声低,咯痰清稀色白,喉中常有轻度哮鸣音,自汗恶风;脾虚者,食少、便溏,痰多;肾虚者,平素短气息促,动则为甚,吸气不利,腰酸耳鸣。

3.辨痰性质

发作期痰阻气道,气道挛急,肺失肃降,以邪实为主,痰有寒痰、热痰、痰湿之异,分别引起寒哮、热哮、痰哮。一般寒哮内外皆寒,其证为喉中哮鸣如水鸡声,咳痰清稀,或色白如泡沫,口不渴,舌质淡,苔白滑,脉浮紧;热哮痰热壅盛,其证为喉中痰鸣如吼,胸高气粗,咳痰黄稠胶黏,咯吐不利,口渴喜饮,舌质红,苔黄腻,脉滑数。寒热征象不明显,喘咳胸满,但坐不得卧,痰涎涌盛,喉如曳锯,咯痰黏腻难出者,为痰哮。

(二)类证鉴别

喘证:喘证与哮病的病因病机不同,喘证由外感六淫,内伤饮食、情志,或劳欲、久病,致邪壅于肺,宣降失司所致,或肺不主气,肾失摄纳而成;哮病乃宿痰伏肺,遇诱因引触,致痰阻气道,气道挛急,肺失肃降而成。两病临床表现亦有明显区别,哮病与喘证都有呼吸急促的表现,但哮必兼喘,而喘未必兼哮。哮指声响言,喉中有哮鸣声,是一种反复发作的独立性疾病;喘指气息言,为呼吸气促困难,是多种急慢性疾病的一个症状。

(三)治疗原则

发时治标,平时治本为哮病治疗的基本原则。发时攻邪治标,祛痰利气,寒痰宜温化宣肺,热痰当清化肃肺,痰浊壅肺应去壅泻肺,风痰当祛风化痰,表证明显者兼以解表;反复日久,正虚邪实者又当攻补兼顾,不可拘泥;平时扶正治本,阳气虚者应温补,阴虚者宜滋养,分别采取补肺、健脾、益肾等法,以减轻、减少或控制其发作。

(四)分证论治

1.发作期

(1)寒哮。

证候:呼吸急促,喉中哮鸣有声,胸膈满闷如塞。咳不甚,痰少咯吐不爽,或清稀呈泡沫状,口不渴,或渴喜热饮,面色晦暗带青,形寒怕冷。或小便清,天冷或受寒易发,或恶寒、无汗、身痛。舌质淡,苔白滑。脉弦紧或浮紧。

治法:温肺散寒,化痰平喘。

方药:射干麻黄汤。若病久,本虚标实,当标本同治,温阳补虚,降气化痰,用苏子降气汤。

(2)热哮。

证候:气粗息涌,喉中痰鸣如吼,胸高胁胀。咳呛阵作,咳痰色黄或白,粘浊稠厚,咯吐不利,烦闷不安,不恶寒,汗出,面赤,口苦,口渴喜饮。舌质红,舌苔黄腻,脉滑数或弦滑。

治法:清热宣肺,化痰定喘。

方药:定喘汤。若病久痰热伤阴,可用麦门冬汤加沙参、冬虫夏草、川贝、天花粉。

(3)痰哮。

证候:喘咳胸满,但坐不得卧,痰涎涌盛,喉如曳锯,咯痰黏腻难出。呕恶,纳呆。口粘不渴,神倦乏力,或胃脘满闷,或便溏,或胸胁不舒,或唇甲青紫。舌质淡或淡胖,或舌质紫暗或淡紫,舌苔厚浊,脉滑实或带弦、涩。

治法:化浊除痰,降气平喘。

方药:二陈汤合三子养亲汤。若痰涎涌盛者,可合用葶苈大枣泻肺汤泻肺除壅;若兼意识朦胧,似清似昧者,可合用涤痰汤涤痰开窍。

2.缓解期

(1)肺虚。

证候:气短声低,咯痰清稀色白,喉中常有轻度哮鸣音,每因气候变化而诱发。面色㿠白,平素自汗,畏风,常易感冒,发前喷嚏频作,鼻塞流清涕。舌质淡,苔薄白。脉细弱或虚大。

治法:补肺固卫。

方药:玉屏风散。

(2)脾虚。

证候:气短不足以息,少气懒言,平素食少脘痞,痰多,便溏,倦怠无力,面色萎黄,或食油腻易腹泻,或泛吐清水,畏寒肢冷,或少腹坠感,脱肛。舌质淡,苔薄腻或白滑,脉象细软。

治法:健脾化痰。

方药:六君子汤。若脾阳不振,形寒肢冷,便溏者,加桂枝、干姜或合用理中丸以振奋脾阳;若中气下陷,见便溏,少腹下坠,脱肛等,则可改用补中益气汤。

(3)肾虚。

证候:平素短气息促,动则为甚,吸气不利,劳累后喘哮易发。腰酸腿软,脑转耳鸣。或畏寒肢冷,面色苍白;或颧红,烦热,汗出粘手。舌淡胖嫩,苔白;或舌红苔少。脉沉细或细数。

治法:补肾摄纳。

方药:金匮肾气丸或七味都气丸。阴虚痰盛者,可用金水六君煎滋阴化痰。

(郭海鹏)

第五节 喘 证

喘证以呼吸困难,甚则张口抬肩,鼻翼翕动,难以平卧为特征,是肺系疾病常见症状之一,多由邪壅肺气,宣降不利或肺气出纳失常所致。

西医学中的喘息性支气管炎、肺部感染、肺气肿、慢性肺源性心脏病、心源性哮喘等,均可参照本篇进行辨证治疗。

一、病因病机

(一)外邪犯肺

外感风寒、风热之邪,或肺素有痰饮,复感外邪,卫表闭塞,肺气壅滞,宣降失常,肺气上逆而喘。

(二)痰浊内蕴

恣食肥甘油腻,过食生冷或嗜酒伤中,脾失健运,湿浊内生,聚湿成痰,上渍于肺,阻遏气道,肃降失常,气逆而喘。

(三)久病劳欲

久病肺虚,劳欲伤肾,肺肾亏损,气失所主,肾不纳气,肺气上逆而喘。

二、辨证论治

喘证的辨证,重在辨虚实寒热。实喘一般起病急、病程短,呼吸深长有余,气粗声高,脉有力;虚喘多起病缓慢,病程长,呼吸短促难续,气怯声低,脉无力;热喘胸高气粗,痰黄黏稠难咯,面赤烦躁、唇青鼻煽,舌红苔黄腻,脉数;寒喘面白唇青,痰涎清稀,舌苔白、脉迟。

治疗原则:实证祛邪降逆平喘,虚证培补摄纳平喘。

(一)实喘

1.风寒束肺

(1)证候:咳喘胸闷,痰稀色白,初起多兼恶寒发热,头痛无汗,身痛等表证,舌苔薄白,脉浮紧。

(2)治法:祛风散寒,宣肺平喘。

(3)方药:麻黄汤加减。方中麻黄、桂枝辛温发汗,散寒解表,宣肺平喘;杏仁、甘草降气化痰。若表寒不重,可去桂枝,即为宣肺平喘之三拗汤;痰白清稀量多起沫加细辛、生姜温肺化痰;痰多胸闷甚者加半夏、陈皮、白芥子理气化痰。

2.风热袭肺

(1)证候:喘促气粗,痰黄而黏稠,身热烦躁,口干渴,汗出恶风,舌质红,苔薄黄,脉浮数。

(2)治法:祛风清热,宣肺平喘。

(3)方药:麻杏石甘汤加减。方中麻黄、石膏相使为用疏风清热,宣肺平喘;杏仁、甘草化痰利气。若痰多黏稠、烦闷者加黄芩、桑白皮、知母、栝蒌皮、鱼腥草,增强清热泻肺化痰之力;大便秘结者加大黄、枳实泻热通便;喘甚者加葶苈子、白果化痰平喘。

3.痰浊壅肺

(1)证候:喘咳痰多,胸闷,呕恶,纳呆,口黏不渴,舌淡胖有齿痕,苔白厚腻,脉缓滑。

(2)治法:燥湿化痰,降逆平喘。

(3)方药:二陈汤合三子养亲汤加减。方中陈皮、半夏、茯苓、甘草燥湿化痰,理气和中;莱菔子、苏子、白芥子化痰降逆平喘,二方合用效专力宏。若痰涌、便秘、喘不能卧加葶苈子、大黄涤痰通便。

(二)虚喘

1.肺气虚

(1)证候:喘促气短,咳声低弱,神疲乏力,自汗畏风,痰清稀,舌淡苔白,脉缓无力。

(2)治法:补肺益气定喘。

(3)方药:补肺汤合玉屏风散加减。方中人参、黄芪补益肺气;白术、甘草健脾补中助肺;五味子、紫菀、桑白皮化痰止咳,敛肺定喘;防风助黄芪益气护表。若兼见痰少质黏,口干,舌红少津,脉细数者,为气阴两虚,治宜益气养阴,敛肺定喘,方用生脉散加沙参、玉竹、川贝、桑白皮、百合养阴益气滋肺。

2.肾气虚

(1)证候:喘促日久,气不得续,动则尤甚,甚则张口抬肩,腰膝酸软,舌淡苔白,脉沉弱。

(2)治法:补肾纳气平喘。

(3)方药:七味都气丸合参蛤散加减。方中熟地黄、山茱萸、山药、牡丹皮、泽泻、茯苓、五味子补肾纳气,人参大补元气,蛤蚧肺肾两补,纳气平喘。

3.喘脱

(1)证候:喘逆加剧,张口抬肩,鼻煽气促,不能平卧,心悸,烦躁不安,面青唇紫,汗出如珠,手足逆冷,舌淡苔白,脉浮大无根。

(2)治法:扶阳固脱,镇摄纳气。

(3)方药:参附汤送服黑锡丹。方中人参、附子回阳固脱、救逆,黑锡丹降气定喘。

三、针灸治疗

(一)实喘

尺泽、列缺、天突、大柱,针刺,用泻法。

(二)虚喘

鱼际、定喘、肺俞,针刺,用补法,可灸。

(三)喘脱

定喘、肺俞、关元、神阙,灸法。

四、护理与预防

饮食宜清淡而富有营养,忌油腻酒醪及辛热助湿生痰动火食物。室内空气要保持新鲜,避免烟尘刺激。痰多者要注意排痰,保持呼吸道通畅。慎起居,适寒温,节饮食,薄滋味,戒烟酒,节房事。适当参加体育活动,增强体质。保持良好的心态。

(郭海鹏)

第六节　肺　　胀

肺胀是指以胸部膨满,憋闷如塞,喘息气促,咳嗽痰多,烦躁,心慌等为主要临床表现的一种病证,日久可见面色晦暗,唇甲发绀,脘腹胀满,肢体浮肿。其病程缠绵,时轻时重,经久难愈,重者可出现神昏、出血、喘脱等危重证候。多种慢性肺系疾病反复发作,迁延不愈,导致肺气胀满,不能敛降。

现代医学的慢性阻塞性肺部疾病,常见如慢性支气管炎、支气管哮喘、支气管扩张、重度陈旧性肺结核等合并肺气肿,以及慢性肺源性心脏病、肺源性脑病等,出现肺胀的临床表现时,可参考本节进行辨证论治。

一、病因病机

本病的发生,多因久病肺虚,痰浊潴留,而至肺失敛降,肺气胀满,又因复感外邪诱使病情发作或加剧。

(一)久病肺虚

因内伤久咳、久哮、久喘、支饮、肺痨等慢性肺系疾病,迁延失治,以致痰浊潴留,壅阻肺气,气之出纳失常,还于肺间,日久导致肺虚,肺体胀满,张缩无力,不能敛降而成肺胀。

（二）感受外邪

久病肺虚，卫外不固，腠理疏松，六淫之邪每易反复乘袭，诱使本病发作，病情日益加重。

肺胀病变首先在肺，继则影响脾、肾，后期病及于心。外邪从口鼻、皮毛入侵，首先犯肺，导致肺气上逆而为咳，升降失常而为喘，久则肺虚，主气功能失常。若子耗母气，肺病及脾，脾失健运，则可导致肺脾两虚。母病及子，肺虚及肾，肺不主气，肾不纳气，则气喘日益加重，呼吸短促难续，尤以吸气困难，动则更甚。且肾主水，肾衰则不能化气行水，水邪泛溢肌表则肿，上凌心肺则喘咳心悸。肺与心脉相通，肺虚不能调节心血的运行，气病及血，则血瘀肺脉，肺病及心，临床可见心悸、发绀、水肿、舌质暗紫等症。心阳根于命门真火，肾阳不振，进一步导致心肾阳衰，可出现喘脱危候。

肺胀的病理因素主要为痰浊、水饮与血瘀。痰的产生，病初由肺气郁滞，脾失健运，津液不归正化而成；渐因肺虚不能化津，脾虚不能转输，肾虚不能蒸化，痰浊潴留益甚，喘咳持续难已。三种病理因素之间又可互相影响和转化，如痰从寒化则成饮；饮溢肌肤则为水；痰浊久留，肺气郁滞，心脉失畅则血滞为瘀；瘀阻血脉，"血不利则为水"。一般早期以痰浊为主，渐而痰瘀并见，终至痰浊、血瘀、水饮错杂为患。

肺胀的病性多属本虚标实，但有偏实、偏虚的不同，且多以标实为急。外感诱发时偏于邪实，平时偏于本虚。早期多属气虚、气阴两虚，病位以肺、脾、肾为主。晚期气虚及阳，或阴阳两虚，纯属阴虚者少见，病位以肺、肾、心为主。正虚与邪实多互为因果，阳虚致卫外不固，易感外邪，痰饮难蠲；阴虚致外邪、痰浊易从热化，故虚实诸候常夹杂出现，每致愈发愈频，甚则持续不已。

二、辨证论治

（一）辨证要点

1.症状

肺胀以咳逆上气，痰多，喘息，胸部膨满，憋闷如塞，动则加剧，甚则鼻煽气促，张口抬肩，目胀如脱，烦躁不安等为主症。日久可见面色晦暗，面唇发绀，脘腹胀满，肢体浮肿，甚或出现喘脱等危重证候。病重可并发神昏、动风或出血等症，有长期慢性咳喘病史，常因外感而诱发，病程缠绵，时轻时重；发病者多为老年，中青年少见。

2.检查

体检可见桶状胸，胸部叩诊呈过清音，心肺听诊肺部有干湿性啰音，且心音遥远。X线检查见胸廓扩张，肋间隙增宽，膈降低且变平，两肺野透亮度增加，肺血管纹理增粗、紊乱，右下肺动脉干扩张，右心室增大。心电图检查显示右心室肥大，出现肺型 P 波等。血气分析检查可见低氧血症或合并高碳酸血症，PaO_2 降低，$PaCO_2$ 升高。血液检查红细胞数和血红蛋白含量可升高。

（二）类症鉴别

肺胀与哮病、喘证均以咳而上气，喘满为主症，其区别如下。

1.哮证

哮证是一种反复发作性的痰鸣气喘疾病，以喉中哮鸣有声为特征，常突然发病，迅速缓解，久病可致肺胀，而肺胀以喘咳上气、胸膺膨满为主要表现，为多种慢性肺系疾病日久积渐而成。

2.喘证

喘证以呼吸困难，甚至张口抬肩，不能平卧为主要表现，可见于多种急慢性疾病的过程中。而肺胀是由多种慢性肺系疾病迁延不愈发展而来，喘咳上气，仅是肺胀的一个症状。

(三)分证论治

肺胀为多种肺病迁延不愈,反复发作而致,总属本虚标实,感邪发作时偏于标实,缓解时偏于本虚。偏实者须分清痰浊、水饮、血瘀。早期以痰浊为主,渐而痰瘀并重;后期痰瘀壅盛,正气虚衰,本虚与标实并重。偏虚者当区别气(阳)虚、阴虚。早期以气虚或气阴两虚为主,病位在肺、脾、肾;后期气虚及阳,甚则阴阳两虚,病变部位在肺、肾、心。

本病的治疗当根据标本虚实不同,有侧重地选用扶正与祛邪的不同治则。标实者,根据病邪的性质,分别采取祛邪宣肺,降气化痰,温阳利水,活血祛瘀,甚或开窍、熄风、止血等法。本虚者,当以补养心肺,益肾健脾为主,或气阴兼调,或阴阳双补。正气欲脱时则应扶正固脱,救阴回阳。

1.痰浊壅肺

证候:胸膺满闷,短气喘息,稍劳即重,咳嗽痰多,色白黏腻或呈泡沫,晨风自汗,脘痞纳少,倦怠无力,舌暗,苔薄腻或浊腻,脉稍滑。

分析:肺虚脾弱,痰浊内生,上逆于肺,肺失宣降,则胸膺满闷,咳嗽、痰多色白黏腻;痰从寒化饮,则痰呈泡沫状;肺气虚弱,复加气因痰阻,放短气喘息,稍劳即重;肺虚卫表不固,则畏风、自汗;肺病及脾,脾虚健运失常,故见脘痞纳少,倦怠无力;舌质暗,苔薄腻或浊腻,脉滑为痰浊壅肺之征。

治法:化痰降气,健脾益肺。

方药:苏子降气汤合三子养亲汤。二方均能降气化痰平喘,但苏子降气汤偏温,以上盛下虚,寒痰喘咳为宜;三子养亲汤偏降,以痰浊壅盛,肺实喘满,痰多黏腻为宜。其中,苏子、前胡、白芥子化痰降逆平喘;半夏、厚朴、陈皮燥湿化痰,行气降逆;白术、茯苓、甘草运脾和中。

若痰多,胸满不能平卧,加葶苈子、莱菔子泻肺祛痰平喘;症见短气乏力,易出汗,痰量不多者为肺脾气虚,酌加党参、黄芪、防风健脾益气,补肺固表;若因外感风寒诱发,痰从寒化为饮,喘咳,痰多黏白泡沫,见表寒里饮证者,小青龙汤加麻黄、桂枝、细辛、干姜散寒化饮;饮郁化热,烦躁而喘,脉浮用小青龙加石膏汤兼清郁热。

2.痰热郁肺

证候:咳逆,喘息气粗,胸部膨满,烦躁不安,痰黄或白,黏稠难咯,或伴身热微恶寒,微汗,口渴,溲黄便干,舌边尖红,苔黄或黄腻,脉滑数。

分析:痰浊内蕴,感受风热或郁久化热,痰热壅肺,故痰黄、黏白难咯;肺热内郁,清肃失司,肺气上逆,则喘咳气逆息粗,胸满;热扰于心,则烦躁;风热犯肺则发热微恶寒,微汗;痰热伤津,则口渴,溲黄,便干;舌红,苔黄或黄腻,脉数或滑数均为痰热内郁之象。

治法:清肺化痰,降逆平喘。

方药:越婢加半夏汤或桑白皮汤。越婢加半夏汤宣泄肺热,用于饮热郁肺,外有表邪,喘咳上气,目如脱状,身热,脉浮大者;桑白皮汤清肺化痰,用于痰热壅肺,喘急胸满,咳吐黄痰或黏白稠厚者。

若痰热内盛,痰黄胶黏,不易咯出者,加瓜蒌皮、鱼腥草、海蛤粉、象贝母、桑白皮等清热化痰利肺;痰鸣喘息,不得平卧者,加射干、葶苈子泻肺平喘;便秘腹满者,加大黄、芒硝,通腑泄热以降肺平喘;痰热伤津,口舌干燥,加天花粉、知母、芦根以生津润燥;阴伤而痰量已少者,酌减苦寒之品,加沙参、麦门冬等养阴。

3.痰蒙神窍

证候:神志恍惚,表情淡漠,谵妄烦躁,撮空理线,嗜睡神昏,或肢体瞤动,抽搐,咳逆喘促,咯痰不爽,舌质暗红或淡紫,苔白腻或淡黄腻,脉细滑数。

分析:痰迷心窍,蒙蔽神机,故见神志恍惚,表情淡漠,谵妄烦躁,撮空理线,嗜睡神昏;肝风内动,则肢体眴动抽搐;痰浊阻肺,肺虚痰蕴,故咳逆喘促而咯痰不爽;舌质暗红或淡紫,乃心血瘀阻之证;苔白腻或淡黄腻,脉细滑数皆为痰浊内蕴之象。

治法:涤痰开窍,熄风醒神。

方药:涤痰汤。本方可涤痰开窍,熄风止痉。方中用二陈汤理气化痰;用胆南星清热涤痰,熄风开窍;竹茹、枳实清热化痰利膈;菖蒲开窍化痰;人参扶正防脱。

若痰热较盛,烦躁身热,神昏谵语,舌红苔黄者,加黄芩、葶苈子、天竺黄、竹沥以清热化痰;肝风内动,抽搐加钩藤、全蝎,另服羚羊角粉以凉肝熄风;瘀血明显,唇甲青紫加桃仁、红花、丹参活血通脉;如热伤血络,见紫斑、咯血,便血色鲜者,配清热凉血止血药,如水牛角、白茅根、生地黄、牡丹皮、紫珠草、地榆等。另外,可选用安宫牛黄丸清心豁痰开窍,每次1丸,日服2次。

4.阳虚水泛

证候:心悸,喘咳,咯痰清稀,面浮肢肿,甚则一身悉肿,腹部胀满有水,脘痞纳差,尿少,畏寒,面唇青紫,舌胖质暗,苔白滑,脉沉细。

分析:久病喘咳,肺脾肾亏虚,肾阳虚不能温化水液,水邪泛滥,则面浮肢肿,甚则一身悉肿,腹部胀满有水;水液不归州都之官,则尿少;水饮上凌心肺,故心悸,喘咳,咯痰清稀;脾阳虚衰,健运失职则脘痞纳差;脾肾阳虚,不能温煦则畏寒;阳虚血瘀,则面唇青紫;舌胖质暗,苔白滑,脉沉细为阳虚水泛之征。

治法:温肾健脾,化饮利水。

方药:真武汤合五苓散。真武汤温阳利水,五苓散健脾渗湿利水,使水湿由小便而解,两方配伍,可奏温肾健脾,利尿消肿之功。方中用附子、桂枝温肾通阳,茯苓、白术、猪苓、泽泻、生姜健脾利水,赤芍活血化瘀。

若水肿势剧,上凌心肺,见心悸喘满,倚息不得卧者,加沉香、牵牛子、川椒目、葶苈子行气逐水;血瘀甚,发绀明显者,加泽兰、红花、丹参、益母草、北五加皮化瘀行水。

5.肺肾气虚

证候:呼吸浅短难续,声低气怯,甚则张口抬肩,倚息不能平卧,咳嗽,痰白如沫,咯吐不利,心慌胸闷,形寒汗出,面色晦暗,舌淡或暗紫,脉沉细数无力,或结代。

分析:久病咳喘,肺肾两虚,故呼吸浅短难续,声低气怯,甚则张口抬肩,倚息不能平卧;寒饮伏肺,肾虚水泛,则咳嗽痰白如沫,咯吐不利;肺病及心,心气虚弱,故心慌胸闷;阳气虚,则形寒;腠理不固,则汗出;气虚血行瘀滞,则面色晦暗,舌淡或暗紫,脉沉细数无力或有结代。

治法:补肺纳肾,降气平喘。

方药:平喘固本汤合补虚汤。平喘固本汤补肺纳肾,降气化痰,补虚汤重在补肺益气。方中用党参、人参、黄芪、炙甘草补肺,冬虫夏草、熟地黄、胡桃肉、坎脐益肾,五味子敛肺气,灵磁石、沉香纳气归元,紫菀、款冬花、苏子、法半夏、橘红化痰降气。

若肺虚有寒,怕冷,舌质淡,加肉桂、干姜、钟乳石温肺散寒;气虚瘀阻,颈脉动甚,面唇发绀明显者,加当归、丹参、苏木活血化瘀通脉;若肺气虚兼阴伤,低热,舌红苔少者,可加麦冬、玉竹、生地黄、知母等养阴清热。如见面色苍白,冷汗淋漓,四肢厥冷,血压下降,脉微欲绝等喘脱危象者,急用参附汤送服蛤蚧粉或黑锡丹补气纳肾,回阳固脱。病情稳定阶段,可常服皱肺丸。

另外,可选用验方:紫河车1具,焙干研末,装入胶囊,每服3g,适于肺胀之肾虚者。百合、枸杞子各 250 g,研细末,白蜜为丸,每服 10 g,一天 3 次,适于肺肾阴虚的肺胀。

三、针灸治疗

(一)基本处方
肺俞、太渊、膻中。

肺俞、太渊为俞原配穴法,宣通肺气,止咳平喘;气会膻中,调气降逆。

(二)加减运用

1.痰浊壅肺证

痰浊壅肺加中脘、足三里、丰隆以健脾和中、运化痰湿。诸穴针用平补平泻法。

2.痰热郁肺证

痰热郁肺加大椎、曲池、丰隆以清化痰热,大椎、曲池针用泻法。余穴针用平补平泻法。

3.痰蒙神窍证

痰蒙神窍加水沟、心俞、内关以涤痰开窍、熄风醒神,针用泻法。余穴用平补平泻法。

4.阳虚水泛证

阳虚水泛加肾俞、关元、阴陵泉以振奋元阳、化饮利水。诸穴针用补法,或加灸法。

5.肺肾气虚证

肺肾气虚加肾俞、太溪、气海、足三里以滋肾益肺。诸穴针用补法,或加灸法。

(三)其他

1.耳针疗法

耳针取交感、平喘、肺、心、肾上腺、胸,每次取 2～3 穴,毫针刺法,中等刺激,每次留针 15～30 分钟,每天或隔天 1 次,10 次为 1 个疗程。

2.保健灸法

经常艾灸足三里、关元、肺俞、脾俞、肾俞等穴,可增强抗病能力。

(郭海鹏)

第七节　肺　　痿

肺痿是指肺叶痿弱不用,临床以咳吐浊唾涎沫为主症,为肺脏的慢性虚损性疾病。《金匮要略心典·肺痿肺痈咳嗽上气病》中说:"痿者萎也,如草木之萎而不荣。"用形象比喻的方法以释其义。

一、源流

肺痿之病名,最早记载于仲景的《金匮要略》。该书将肺痿列为专篇,对肺痿的主症特点、病因、病机、辨证均做了较为系统的介绍。如《金匮要略·肺痿肺痈咳嗽上气病脉证并治》说:"寸口脉数,其人咳,口中反有浊唾涎沫者何? 师曰:为肺痿之病。""肺痿吐涎沫而不咳者,其人不渴,必遗尿,小便数,所以然者,以上虚不制下故也。"隋·巢元方在《金匮要略》的基础上,对本病的成因、转归等作了进一步探讨。其在《诸病源候论·肺痿候》论及肺痿曰:"肺主气,为五脏上盖,气主皮毛,故易伤于风邪,风邪伤于脏腑,而气血虚弱,又因劳役大汗之后,或经大下而亡津液,津液竭绝,肺气壅塞,不能宣通诸脏之气,因成肺痿也。"明确认为肺痿是外邪犯肺,或劳役过度,或大汗之后,津液亏耗,肺气受损,壅塞而成。并指出其预后、转归与咳吐涎沫之爽或不爽、小便之利或不利、咽燥之欲饮或不欲饮等都有关联,如"咳唾咽燥欲饮者,必愈;欲咳而不能咳,唾干沫,而小便不利者难治。"唐·孙思邈《千金要方·肺痿门》将肺痿分为热在上焦及肺中虚冷二类,认为"肺痿虽有寒热之分,从无实热之例"。清·李用粹结合丹溪之说,对肺痿的病因病机、证候特点作了简要而系统的归纳。如《证治汇补·胸膈门》说:"久嗽肺虚,寒热往来,皮毛枯燥,声音不清,或嗽血线,口中有浊唾涎沫,脉数而虚,为肺痿之病。因津液重亡,火炎金燥,如草木亢旱而枝叶萎落也。"《张氏医通·肺痿》对肺痈和肺痿的鉴别,进行了分析比较,提出"肺痈属在有形之血……肺痿属在无形之气。"

综上所述,历代医家共同认识到肺痿是多种肺系疾病的慢性转归,故常与相关疾病合并叙述,单独立论者较少,并且提示肺痈、肺痨、久嗽、喘哮等伤肺,均有转化成为肺痿的可能。如明·王肯堂将肺痿分别列入咳嗽门和血证门论述,《证治准绳·诸气门》说:"肺痿或咳沫,或咳血,今编咳沫者于此,咳血者入血证门。"《证治准绳·诸血门》还认为"久嗽咳血成肺痿"。戴原礼在《证治要诀·诸嗽门》中提到:"劳嗽有久嗽成劳者,有因病劳久嗽者,其证往来寒热,或独热无寒,咽干嗌痛,精神疲极,所嗽之痰,或脓,或时有血,腥臭异常。"戴氏所指劳嗽之临床表现与肺痿有相似之处。陈实功纱《外科正宗·肺痈论》中说:"久嗽劳伤,咳吐痰血,寒热往来,形体消削,咯吐瘀脓,声哑咽痛,其候转为肺痿。"他指出肺痈溃后,热毒不净,伤阴耗气,可以转为肺痿。唐·王焘《外台秘要·咳嗽门》引许仁则论云:"肺气嗽经久将成肺痿,其状不限四时冷热,昼夜咳常不断,唾自如雪,细沫稠粘,喘息上气,乍寒乍热,发作有时,唇口喉舌干焦,亦有时唾血者,渐觉瘦悴,小便赤,颜色青白,毛耸,此亦成蒸。"说明肺痨久嗽,劳热熏肺,肺阴大伤,进一步发展则成肺痿;它如内伤久咳,或经常喘哮发作,伤津耗气,亦可形成肺痿。

在肺痿的治法方面,《金匮要略·肺痿肺痈咳嗽上气病脉证并治》对肺痿的治疗原则也作了初步的探讨,认为应以温法治之。清·李用粹《证治汇补·胸膈门》说:"治宜养血润肺,养气清金。"喻嘉言《医门法律》对本病的理论认识和治疗原则作了进一步的阐述,此后,有的医家主张用他创制的清燥救肺汤治疗虚热肺痿。张璐在其《张氏医通·肺痿》按喻嘉言之论将肺痿的治疗要点概括为"缓而图之,生胃津,润肺燥,下逆气,开积痰,止浊唾,补真气",旨在"以通肺之小管","以复肺之清肃"。这些证治要点,理义精深,非常切合实用。

在肺痿的选方用药方面,《金匮要略》设甘草干姜汤以温肺中虚冷。唐·孙思邈《千金要方·肺痿门》指出虚寒肺痿可用生姜甘草汤、甘草汤,虚热肺痿可用炙甘草汤、麦门冬汤、白虎加人参汤,对《金匮要略》的治法有所补充。清·李用粹《证治汇补·胸膈门》主张根据本病的不同阶段分别施治:"初用二地二冬汤以滋阴,后用门冬清肺饮以收功。"沈金鳌《杂病源流犀烛·肺病源流》进一步对肺痿的用药忌宜等作了补充,他说:"其症之发,必寒热往来,自汗,气急,烦闷多唾,或带红线脓血,宜急治之,切忌升散辛燥温热。大约此证总以养肺、养气、养血、清金降火为主。"可谓要言不烦。

二、病因病机

本病病因可分久病损肺和误治津伤两个方面,而以前者为主。病变机理为肺虚津气失于濡养所致。

(一)久病损肺

如痰热久嗽,热灼阴伤;或肺痨久嗽,虚热内灼,耗伤阴津;肺痈余毒未清,灼伤肺阴;或消渴津液耗伤;或热病之后,邪热伤津,津液大亏,以致热壅上焦,消灼肺津,变生涎沫,肺燥阴竭,肺失濡养,日渐枯萎。若大病久病之后,耗伤阳气;或内伤久咳,冷哮不愈,肺虚久喘等,肺气日耗,渐伤及阳;或虚热肺痿日久,阴伤及阳,亦可致肺虚有寒,气不化津,津液失于温摄,反为涎沫,肺失濡养,肺叶渐痿不用。此即《金匮要略》所谓"肺中冷"之类。

(二)误治津伤

因医者误治,滥用汗、吐、下等治法,重亡津液,肺津大亏,肺失濡养,发为肺痿。如《金匮要略·肺痿肺痈咳嗽上气病脉证并治》说:"热在上焦者,因咳为肺痿,肺痿之病……或从汗出,或从呕吐,或从消渴,小便利数,或从便难,又被快药下利,重亡津液,故得之。"

综上所述,本病总由肺虚,津气大伤,失于濡养,以致肺叶枯萎。其病位在肺,但与脾、胃、肾等脏腑密切相关。脾虚气弱,无以生化、布散津液,或胃阴耗伤,胃津不能上输养肺,土不生金,均可致肺燥津枯,肺失濡养;久病及肾,肾气不足,气化失司,气不化津,或因肾阴亏耗,肺失濡养,亦可发为肺痿。

因发病机理的不同,肺痿有虚热、虚寒之分。虚热肺痿,一为本脏自病所转归,一由失治误治,或它脏之病导致。因热在上焦,消亡津液,阴虚生内热,津枯则肺燥,肺燥且热,清肃之令不行,脾胃上输之津液转从热化,煎熬而成涎沫,或因脾阴胃液耗伤,不能上输于肺,肺失濡养,遂致肺叶枯萎。虚寒肺痿为肺气虚冷,不能温化布散脾胃上输之津液,反而聚为涎沫,复因治节无权,上虚不能制下,膀胱失于约束,而小便不禁。《金匮要略心典·肺痿肺痈咳嗽上气病》说:"盖肺为娇脏,热则气灼,故不用而痿;冷则气沮,故亦不用而痿也。遗尿,小便数者,肺金不用而气化无权,斯膀胱无制而津液不藏也。"指出肺主气化,为水之上源,若肺气虚冷,不能温化,固摄津液,由气虚导致津亏,肺失濡养,亦可渐致肺叶枯萎不用。

三、诊断

(1)有反复发作的特点。

(2)有肺系内伤久咳病史,如痰热久嗽,或肺痨久咳,或肺痈日久,或冷哮久延等。

(3)临床表现以咳吐浊唾涎沫、胸闷气短为主症。

四、病证鉴别

肺痿为多种慢性肺系疾病转化而来,既应注意肺痿与其他肺系疾病的鉴别,又要了解其相互联系。

(一)肺痈

肺痿以咳吐浊唾涎沫为主症,而肺痈以咳则胸痛,吐痰腥臭,甚则咳吐脓血为主症。虽然多为肺中有热,但肺痈属实,肺痿属虚,肺痈失治久延,可以转为肺痿。

(二)肺痨

肺痨主症为咳嗽,咳血,潮热,盗汗等,与肺痿有别。肺痨后期可以转为肺痿重症。

五、辨证

(一)辨证要点

主要辨虚热虚寒,虚热证易火逆上气,常伴咳逆喘息,虚寒证常见上不制下,小便频数或遗尿。

(二)辨证候

1.虚热证

咳吐浊唾涎沫,其质较黏稠,或咳痰带血,咳声不扬,甚则音哑,气急喘促,口渴咽燥,午后潮热,形体消瘦,皮毛干枯,舌红而干,脉虚数。

病机分析:肺阴亏耗,虚火内炽,肺失肃降,则气逆咳喘。热灼津液成痰,故咳吐浊唾涎沫,其质黏稠。燥热伤津,津液不能濡润上承,故咳声不扬,音哑,咽燥,口渴。阴虚火旺,灼伤肺络,则午后潮热,咳痰带血。阴津枯竭,内不能洒陈脏腑,外不能充身泽毛,故形体消瘦,皮毛干枯。舌红而干,脉虚数,乃是阴枯热灼之象。

2.虚寒证

咳吐涎沫,其质清稀量多,不渴,短气不足以息,头眩,神疲乏力,食少,形寒,小便数或遗尿,舌质淡,脉虚弱。

病机分析:肺气虚寒,气不化津,津反为涎,故咳吐多量清稀涎沫;阴津未伤故不渴;肺虚不能主气,则短气不足以息;脾肺气虚则神疲食少;清阳不升故头眩;阳不卫外则形寒;上虚不能制下,膀胱失约,故小便频数或遗尿。舌质淡,脉虚弱,皆属气虚有寒之征。

3.寒热夹杂证

虚热及虚寒症状可以同时出现,或虚热症状较多,或虚寒症状较多,如咳唾脓血,咽干口燥,同时又有下利肢凉,形寒气短等,即是上热下寒之证。其他情况亦可出现,可根据临床证候分析之。

六、治疗

(一)治疗要点

治疗总以补肺生津为原则。虚热证,治当生津清热,以润其枯;虚寒证,治当温肺益气,而摄涎沫;寒热夹杂证,治当寒热平调,温清并用。

临床以虚热证为多见,但久延伤气,亦可转为虚寒证,治应时刻注意保护津液,重视调理脾肾。脾胃为后天之本,肺金之母,培土有助于生金;肾为气之根,司摄纳,温肾可以助肺纳气,补上制下。不可妄投燥热之药,以免助火伤津,亦忌苦寒滋腻之品碍胃,切勿使用峻剂驱逐痰涎,犯虚虚之戒。

(二)分证论治

1.虚热证

治法:滋阴清热,润肺生津。

方药:麦门冬汤合清燥救肺汤加减。前方润肺生津,降逆下气,用于咳嗽气逆,咽喉干燥不利,咳痰黏浊不爽。后方养阴润燥,清金降火,用于阴虚燥火内盛,干咳痰少,咽痒气逆。

药用麦冬滋阴润燥;太子参益气生津;甘草、大枣、粳米甘缓补中;伍入半夏下气降逆,止咳化痰,以辛燥之品,反佐润燥之功;桑叶、石膏清泄肺经燥热;阿胶、麦冬、胡麻仁以滋肺养阴;杏仁、枇杷叶可化痰止咳。

如火盛，出现虚烦、咳呛、呕逆者，则去大枣，加竹茹、竹叶清热和胃降逆；如咳吐浊粘痰，口干欲饮，则可加天花粉、知母、川贝母清热化痰；津伤甚者加沙参、玉竹以养肺津；潮热加银柴胡、地骨皮以清虚热，退蒸。

2.虚寒证

治法：温肺益气。

方药：甘草干姜汤或生姜甘草汤加减。前方甘辛合用，甘以滋液，辛以散寒；后方则以补脾助肺，益气生津为主。

药用甘草入脾益肺，取甘守津回之意；干姜温肺脾，使气能化津，水谷归于正化，则吐沫自止。肺寒不著者亦可改用生姜以辛散宣通，并取人参、大枣甘温补脾，益气生津。

另可加白术、茯苓增强健脾之功；尿频、涎沫多者加煨益智；喘息、短气可配钟乳石、五味子，另吞蛤蚧粉。

3.寒热夹杂证

治法：寒热平调，温清并用。

方药：麻黄升麻汤加减。本方温肺散寒与清热润肺并用，适合于寒热夹杂，肺失润降之咽喉不利，咳唾脓血等症。

药用麻黄、升麻以发浮热，用当归、桂枝、生姜以散其寒，用知母、黄芩寒凉清其上热，用茯苓、白术以补脾，用白芍以敛逆气，用葳蕤、麦冬、石膏、甘草以润肺除热。

七、单方验方

(1)紫河车1具，研末，每天1次，每服3 g，适用于虚寒肺痿。

(2)熟附块、淫羊藿、黄芪、白术、党参各9 g，补骨脂12 g，茯苓、陈皮、半夏各6 g，炙甘草4.5 g，用于虚寒肺痿。

(3)山药30 g，太子参15 g，玉竹15 g，桔梗9 g，用于肺痿气虚津伤者。

(4)百合30 g煮粥，每天1次，适用于虚热肺痿。

(5)银耳15 g，冰糖10 g，同煮内服，适用于虚热肺痿。

(6)冬虫夏草10～15 g，百合15 g，鲜胎盘半个，鲜藕50 g，隔水炖服，隔天1次，连服10～15次为一疗程。

(7)新鲜萝卜500 g，白糖适量。将萝卜洗净切碎，用洁净纱布绞取汁液，加白糖调服。每天1次，常服。

(8)夏枯草15～25 g，麦冬15 g，白糖50 g。先将夏枯草、麦冬用水煎10～15分钟，再加白糖煮片刻，代茶饮，每天1剂，常服。用于虚热肺痿。

八、中成药

(一)六味地黄丸

1.功能与主治

滋阴补肾。用于虚热肺痿。

2.用法与用量

口服，一次8粒，一天3次。

(二)金匮肾气丸

1.功能与主治

温补肾阳。用于虚寒肺痿。

2.用法与用量

口服,一次8粒,一天3次。

(三)补中益气口服液

1.功能与主治

补中益气,升阳举陷。用于肺痿脾胃气虚,见发热、自汗、倦怠等症者。

2.用法与用量

口服,一次1支,一天3次。

(四)参苓白术散

1.功能与主治

益气健脾,和胃渗湿。用于肺痿脾胃虚弱,见食少便溏,或吐或泻,胸脘胀闷,四肢乏力等症者。

2.用法与用量

口服,一次5g,一天3次。

(五)琼玉膏

1.功能与主治

滋阴润肺,降气安神。用于虚热肺痿。

2.用法与用量

口服,一次1勺,一天2次。

九、其他疗法

艾条点燃,对准足三里穴,并保持一定距离,使局部有温热感、皮肤微红为度。艾灸时间一般为10~15分钟,每天1次。用于虚寒肺痿。

（郭海鹏）

第八节 肺 痨

肺痨是由于正气不足,感染痨虫,侵蚀肺脏所致的具有传染性的一种慢性虚弱性疾病,以咳嗽、咯血、潮热、盗汗及身体逐渐消瘦为主要临床特征。因痨虫蚀肺,劳损在肺,故称肺痨。

肺痨之疾,历代医家命名甚多,概而言之有以其具有传染性而命名的,如"尸注""虫疰""劳疰""传尸""鬼疰"等,《三因极一病证方论》言:"以疰者,注也,病自上注下,与前人相似,故曰疰";有根据症状特点而命名者,如《外台秘要》称"骨蒸"、《儒门事亲》谓"劳嗽"等,而《三因极一病证方论》的"痨瘵"称谓则沿用直至晚清,因病损在肺较常见,故后世一般多称肺痨。

历代医籍对本病的论述甚详,早在《黄帝内经》,对本病的临床特点即有较具体的记载,如《素问·玉机真脏论》云:"大骨枯槁,大肉陷下,胸中气满,喘息不便,内痛引肩项,身热,脱肉破胭……肩体内消。"《灵枢·玉版》篇云："咳,脱形,身热,脉小以疾",均生动地描述了肺痨的主症及其慢性消耗表现,而将其归属于"虚劳"范围。汉代张仲景《金匮要略·血痹虚劳病脉证并治》篇正式将其归属于"虚劳"病中,并指出本病的一些常见并发症,指出"若肠鸣、马刀挟瘿者,皆为劳得之。"华佗《中藏经·传尸》的"传尸者……问病吊丧而得,或朝走暮游而逢……中此病死之全,染而为疾",已认识到本病具有传染的特点,认为因与患者直接接触而得病。唐代王焘《外台秘要·传尸》则进一步说明了本病的危害:"传尸之候……莫问老少男女,皆有斯疾……不解疗者,乃至灭门。"唐宋时期,并确立了本病的病因、病位、病机和治则。如唐代孙思邈《千金方》认为"劳热生虫在肺",首先提出了病邪为"虫",把"尸注"列入肺脏病篇,明确病位主要在肺。与此同期的王焘《外台秘要》也提出"生肺虫,在肺为病",认识到肺痨是由特殊的"肺虫"引起的。病机症状方面宋代许叔微《普济本事方·诸虫尸鬼注》提出本病"肺虫居肺叶之内,蚀入肺系,故成瘵疾,咯血声嘶"。《三因极一病证方论》《济生方》则都提出了"痨瘵"的病名,明确地将肺痨从一般虚劳和其他疾病中独立出来,更肯定其"内非七情所伤,外非四气所袭""多由虫啮"的病因病机。至元代朱丹溪倡"痨瘵至乎阴虚"之说,突出了病机重点。葛可久《十药神书》收载了治痨十方,为我国现存的第一部治痨专著。明代《医学入门》归纳了肺痨常见的咳嗽、咯血、潮热、盗汗、遗精、腹泻等六大主症,为临床提出了诊断依据。《医学正传》则提出了"杀虫"和"补虚"的两大治疗原则,至此使肺痨的病因、病机、症状、治则、治法、方药已趋于完善。

根据本病临床表现及其传染特点,肺痨与西医学的肺结核基本相同,故凡诊断肺结核者可参照本病辨证论治。

一、病因病机

肺痨的致病因素,不外内外两端。外因是指传染痨虫,内因则为正气虚弱,两者相互为因,痨虫传染是不可或缺的外因,正虚是发病的基础。痨虫蚀肺后,耗损肺阴,进而演变发展,可致阴虚火旺,或导致气阴两虚,甚则阴损及阳。

(一)感染"痨虫"

痨虫感染是引起本病的主要病因,而传染途径是经口鼻到肺脏,本病具有传染性。当与患者直接接触,问病看护或与患者同室寝眠、朝夕相处,都可致痨虫侵入人体。痨虫侵袭肺脏,腐蚀肺叶,肺体受损,耗伤肺阴,肺失滋润,清肃失调而发生肺痨咳嗽;如损伤肺中络脉,血溢脉外则咯血;阴虚火旺,迫津外泄,则潮热、盗汗。《三因极一病证方论·痨瘵诸证》指出:"诸证虽曰不同,其根多有虫。"明确提出痨虫传染是形成本病的唯一因素。

(二)正气虚弱

禀赋不足,或后天嗜欲无度,酒色不节,忧思劳倦,损伤脏腑,或大病久病之后失于调治,如麻疹、外感久咳及产后等,耗伤气血精液,或营养不良,体虚不复,均可致正气亏虚,抗病力弱,使痨虫乘虚袭入,侵蚀肺体而发病。《古今医统·痨瘵》云:"凡人平素保养元气,爱惜精血,瘵不可得而传,惟夫纵欲多淫,苦不自觉,精血内耗,邪气外乘。"并提出"气虚血痿,最不可入痨瘵之门……皆能乘虚而染触"即是此意。

总之,本病病因是感染痨虫为患,而正虚是发病的关键。正气旺盛,虽然感染痨虫但不一定发病,正气虚弱则感染后易于致病。另一方面感染痨虫后,正气的强弱不仅决定了病情的轻重,又决定病变的转归,这也是有别于其他疾病的特点。

本病的病位在肺。肺主气,司呼吸,受气于天,吸清呼浊。若肺脏本体虚弱,卫外不固,或因其他脏腑病变损伤肺脏,导致肺虚,则"痨虫"极易犯肺,侵蚀肺脏而发病。病机性质以阴虚为主,故临床上多见干咳,咽燥,以及喉痛声嘶等肺系症状。由于脏腑之间有互相资生和制约的关系,肺脏亏虚日久,必然会影响其他脏腑,其中与脾肾关系最为密切,同时也可涉及心肝。脾为肺之母,肺虚耗夺母气以自养,则致脾虚;脾虚不能化水谷为精微而上输以养肺,则肺脏益弱,故易致肺脾同病,土不生金,肺阴虚与脾气虚两候同时出现,症见神疲懒言、四肢乏力、食少便溏、身体消瘦等脾虚症状。肺肾相生,肾为肺之子,肺阴虚则肾失滋生之源,或肾阴亏相火灼金,上耗母气,则可致肺肾两虚,相火内炽,常伴见骨蒸、潮热、咯血、男子遗精、女子月经不调等症状。若肺虚不能治肝,肾虚不能养肝,肝火偏旺,上逆侮肺,可见性急善怒,胁肋掣痛,并加重咳嗽、咯血。如肺虚心火乘客,肾虚水不济火,可伴见虚烦不寐、盗汗等症,甚则肺虚不能佐心治节血脉之运行,而致气虚血瘀,出现气短、心慌、唇紫等症。概括而言,初起肺体受损,肺阴耗伤,肺失滋润,病位在肺,继而肺脾同病,导致气阴两伤,或肺肾同病,而致阴虚火旺。后期脾肺肾三脏皆损,阴损及阳,元气耗伤,阴阳两虚。

二、诊断

(1)本病以咳嗽、咯血、潮热、盗汗、身体明显消瘦为典型表现。不典型者诸症可以不必具见,初起仅微有咳嗽、疲乏无力,身体逐渐消瘦,食欲缺乏,偶或痰中夹有少量血丝等症状。

(2)与肺痨患者的长期接触史。

三、相关检查

(1)肺部病灶部位呼吸音减弱,或闻及支气管呼吸音及湿啰音。

(2)X线胸片、痰涂片或培养结核菌、血沉、结核菌素试验等检查有助于诊断。

四、鉴别诊断

(一)虚劳

两病同属于虚损类疾病的范围,病程较长。肺痨具有传染性,是一个独立的慢性传染性疾病;虚劳是由于脏腑亏损,元气虚弱而致的多种慢性疾病虚损证候的总称,不具传染性。肺痨病位主要在肺,病机主在阴虚,而虚劳五脏并重,以脾肾为主,病机以气血阴阳亏虚为要。肺痨是由正气亏虚,痨虫蚀肺所致,有其发生发展及演变规律,以咳嗽、咯血、潮热、盗汗为特征;而虚劳缘由内伤亏损,为多脏气血阴阳亏虚,临床特征表现多样,病情多重。

(二)肺痿

肺痿是肺部多种慢性疾病后期转归而成,如肺痈、肺痨、久嗽、久喘等导致肺叶痿弱不用,临床以咳吐浊唾涎沫为主症,不具传染性;而肺痨是以咳嗽、咳血、潮热、盗汗为特征,由传染痨虫所致具有传染性,但少数肺痨后期迁延不复可以转为肺痿。

(三)肺痈

肺痨和肺痈都有咳嗽、发热、汗出。但肺痈是肺叶生疮,形成脓疡,临床以咳嗽、胸痛、咯吐腥臭浊痰,甚则脓血相兼为主要特征的一种疾病,发热较高,为急性病,病程较短,病机是热壅血瘀,属实热证;而肺痨的临床特点是有咳嗽、咳血、潮热、盗汗四大主症,起病缓慢,病程较长,为慢性病,病机是以肺阴亏虚为主,具有传染性。

(四)肺癌

肺癌与肺痨都有咳嗽、咯血、胸痛、发热、消瘦等症状。但肺痨多发于中青年,若发生在40岁以上者,往往在青少年时期有肺痨史;而肺癌则好发于40岁以上的中老年男性,多有吸烟史,表现为呛咳、顽固性干咳,持续不愈,或反复咯血,或顽固性胸痛、发热,伴进行性消瘦、疲乏等。肺痨经抗结核治疗有效,肺癌经抗结核治疗则病情继续恶化。此外,借助西医诊断方法,有助于两者的鉴别。

五、辨证论治

(一)辨证要点

1.辨病机属性

本病的辨证,须按病机属性,结合脏腑病机进行,故宜区别阴虚、阴虚火旺、气虚的不同,掌握与肺与脾肾的关系。临床一般以肺阴亏虚为主为先,如进一步演变发展,则表现为阴虚火旺,或气阴耗伤,甚或阴阳两虚。病变主脏在肺,以阴虚为主,阴虚火旺者常肺肾两虚,并涉及心肝;气阴耗伤者多肺脾同病;久延病重,由气及阳,阴阳两虚者肺脾肾三脏皆损。

2.辨病情轻重

一般初起病情多轻,微有咳嗽,偶或痰中有少量血丝,咽干低热,疲乏无力,逐渐消瘦;继而咳嗽加剧,干咳少痰或痰多,时时咳血,甚则大量咯血,胸闷气促,午后发热,或有形寒,两颧红艳,唇红口干,盗汗失眠,心烦易怒,男子梦遗失精,女子月经不调或停闭,如病重而未能及时治疗,可出现音哑气喘,大便溏泄,肢体浮肿,面唇发紫,甚至大骨枯槁,大肉陷下,骨髓内消,肌肤甲错。

3.辨证候顺逆

肺痨顺证表现为虽肺阴亏虚但元气未衰,胃气未伤,饮食如恒,虚能受补,咳嗽日减,脉来有根,无气短不续,无大热或低热转轻,无痰壅咯血,消瘦不著。逆证表现为骨蒸发热,持续不解;胃气大伤,食少纳呆,便溏肢肿;大量咯血,反复发作,短气不续,动则大汗,大肉脱陷,声音低微;虚不受补,脉来浮大无根,或细而数疾。

(二)治疗原则

本病的治疗原则是补虚培元和治痨杀虫,正如《医学正传·劳极》所提出的"一则杀其虫,以绝其根本,一则补其虚,以复其真元"为其两大治则。根据患者体质强弱而分别主次,但尤需重视补虚培元,增强正气,以提高抗结核杀虫的能力。调补脏腑重点在肺,并应重视脏腑整体关系,同时兼顾补脾益肾。治疗大法应根据"主乎阴虚"的病机特点,以滋阴为主,火旺者兼以降火,如合并气虚、阳虚见证者,又当同时兼以益气或温阳。杀虫主要是针对病因治疗,选用具有抗结核杀虫作用的中药。

(三)分证论治

1.肺阴亏损

主症:干咳,咳声短促,咳少量黏痰,或痰中有时带血,如丝如点,色鲜红。

兼次症:午后自觉手足心热,皮肤干灼,咽干口燥,或有少量盗汗,胸闷乏力。

舌脉:舌边尖红,苔薄少津;脉细或兼数。

分析:痨虫蚀肺,损伤肺阴,阴虚肺燥,肺失滋润,清肃失调故干咳少痰,咳声短促,胸闷乏力;肺损络伤,故痰中带血如丝如点,色鲜红;阴虚生热,虚热内灼,故手足心热,皮肤灼热;阴虚津少,无以上承则口燥咽干,皮肤干燥;舌红,苔薄少津,脉细或兼数,为阴虚有热之象。

治法:滋阴润肺,清热杀虫。

方药:月华丸加减。本方功在补虚杀虫,养阴止咳,化痰止血,是治疗肺痨的基本方。方中沙参、麦冬、天冬、生地黄、熟地滋阴润肺;百部、川贝母润肺止咳,兼能杀虫;阿胶、三七止血和营;桑叶、菊花清肃肺热;山药、茯苓甘淡健脾益气,培土生金,以资生化之源,可加百合、玉竹滋补肺阴。若咳嗽频而痰少质黏者,可合甜杏仁、蜜紫菀、海蛤壳以润肺化痰止咳;痰中带血较多者,宜加白及、仙鹤草、白茅根、藕节等以和络止血;若低热不退,可配银柴胡、地骨皮、功劳叶、胡黄连等以清退虚热,兼以杀虫;若久咳不已,声音嘶哑者,于前方中加诃子皮、木蝴蝶、凤凰衣等以养肺利咽,开音止咳。

2.阴虚火旺

主症:咳呛气急,痰少质黏,反复咯血,量多色鲜。

兼次症:五心烦热,两颧红赤,心烦口渴,骨蒸潮热,盗汗量多,形体日益消瘦,或吐痰黄稠量多,或急躁易怒,胸胁掣痛,失眠多梦,或男子遗精,女子月经不调。

舌脉:舌红绛而干,苔薄黄或剥;脉细数。

分析:肺虚及肾,肺肾阴伤,虚火内迫,气失润降而上逆,故咳呛、气急;虚火灼津,炼液成痰,故痰少质黏;若火盛热壅痰蕴,则咳痰黄稠量多;虚火伤络,迫血妄行故反复咯血,色鲜量多;肺肾阴虚,君相火旺,故午后潮热、颧红骨蒸、五心烦热;营阴夜行于外,虚火迫津外泄故盗汗;肾阴亏虚,肝失所养,心肝火盛故性急易怒、失眠多梦;肝经布两胁穿膈入肺,肝肺络脉失养,则胸胁掣痛;相火偏旺,扰动精室则梦遗失精;阴血亏耗,冲任失养则月经不调;阴精亏损,不能充养身体则形体日瘦;舌红绛而干,苔黄或剥,脉细数,乃阴虚火旺之征。

治法:补益肺肾,滋阴降火。

方药:百合固金汤合秦艽鳖甲散加减。百合固金汤功能滋养肺肾,用于阴虚阳浮,肾虚肺燥,咳痰带血,烦热咽干者。本方用百合、麦冬、玄参、生地滋阴润肺生津,当归、白芍、热地养血柔肝,桔梗、贝母、甘草清热化痰止咳。秦艽鳖甲散滋阴清热除蒸,用于阴虚骨蒸,潮热盗汗等证。方中秦艽、青蒿、柴胡(用银柴胡)、地骨皮退热除蒸,鳖甲、知母、乌梅、当归滋阴清热,另加百部、白及止血杀虫。若火旺较甚,热象明显者,当增入胡黄连、黄芩苦寒泻火、坚阴清热;若咳痰黄稠量多,酌加桑白皮、竹茹、海蛤壳、鱼腥草等以清热化痰;咯血较著者,加牡丹皮、藕节、紫珠草、醋制大黄等,或配合十灰散以凉血止血;盗汗较著,加五味子、瘪桃干、糯稻根、浮小麦、煅龙骨、煅牡蛎等敛阴止汗;胸胁掣痛者,加川楝子、延胡索、广郁金等以和络止痛;烦躁不寐加酸枣仁、夜交藤、龙齿宁心安神;若遗精频繁,加黄柏、山茱萸、金樱子泻火涩精。服本方碍脾腻胃者可酌加佛手、香橼醒脾理气。

3.气阴耗伤

主症:咳嗽无力,痰中偶夹有血,血色淡红,气短声低。

兼次症:神疲倦怠,食少纳呆,面色㿠白,午后潮热但热势不剧,盗汗颧红,身体消瘦。

舌脉:舌质嫩红,边有齿印,苔薄,或有剥苔;脉细弱而数。

分析:本证为肺脾同病,阴伤及气,清肃失司,肺不主气则咳嗽无力;气阴两虚,肺虚络损则痰中夹血,虚火不著故血色淡红;肺阴不足,阴虚内热,则午后潮热、盗汗、颧红;子盗母气,脾气亏损,肺脾两虚,宗气不足,故气短声低,神疲倦怠,面色㿠白;脾虚失运,故食少纳呆,聚湿成痰,则咳痰色白;舌质嫩红,边有齿印,脉细弱而数,苔薄或剥为肺脾同病,气阴两虚之象。

治法:养阴润肺,益气健脾。

　　方药：保真汤加减。本方功能补气养阴，兼清虚热。药用太子参、黄芪、白术、茯苓补益肺脾之气，麦冬、天冬、生地黄、五味子滋养润肺之阴，当归、白芍、熟地滋补阴血；陈皮理气运脾；知母、黄柏、地骨皮、柴胡滋阴清热。并可加冬虫夏草、百部、白及以补肺杀虫；若咳嗽痰白者，可加姜半夏、橘红等燥湿化痰；咳嗽痰稀量多，可加白前、紫菀、款冬花、苏子温润止咳；咯血色红量多者加白及、仙鹤草、地榆等凉血止血药，色淡红者，可加山茱萸肉、阿胶、仙鹤草、参三七等，配合补气药，共奏补气摄血之功；若骨蒸盗汗者，酌加鳖甲、牡蛎、五味子、地骨皮、银柴胡等以益阴除蒸敛汗；如纳少腹胀，大便溏薄者，加扁豆、薏苡仁、莲肉、山药、谷芽等甘淡健脾之品，并去知母、黄柏苦寒伤中及地黄、当归、阿胶等滋腻碍胃之品。

　　4.阴阳两虚

　　主症：咳逆喘息少气，痰中或夹血丝，血色暗淡，形体羸弱，劳热骨蒸，面浮肢肿。

　　兼次症：潮热，形寒，自汗，盗汗，声嘶或失音，心慌，唇紫，肢冷，或见五更泄泻，口舌生糜，大肉尽脱，男子滑精阳痿，女子经少、经闭。

　　舌脉：舌质光红少津，或淡胖边有齿痕；脉微细而数，或虚大无力。

　　分析：久痨不愈，阴伤及阳，则成阴阳俱损，肺、脾、肾多脏同病之证，为本病晚期证候，病情较为严重。精气虚损，无以充养形体，故形体羸弱，大肉尽脱；肺虚失降，肾虚不纳，则咳逆、喘息、少气；肺虚失润，金破不鸣故声嘶或失音；肺肾阴虚，虚火内盛，则劳热骨蒸、潮热盗汗；虚火上炎则口舌生糜；脾肾两虚，水失运化，外溢于肌肤则面浮肢肿；病及于心，心失所养，血行不畅则心慌、唇紫；"阳虚生外寒"则自汗、肢冷、形寒；脾肾两虚，肾虚不能温煦脾土，则五更泄泻；精亏失养，命门火衰，故男子滑精阳痿；精血不足，冲任失充，故女子经少、经闭；舌质光红少津，或淡胖边有齿痕，脉微细而数，或虚大无力，乃阴阳俱衰之象。

　　治法：温补脾肾，滋阴养血。

　　方药：补天大造丸加减。本方功在温养精气，培补阴阳，用于肺痨五脏俱伤，真气亏损之证。方中人参、黄芪、白术、山药、茯苓补益肺脾之气；枸杞、熟地黄、白芍、龟甲培补肺肾之阴；鹿角胶、紫河车、当归滋补精血以助阳气；酸枣仁、远志宁心安神。另可加百合、麦冬、阿胶、山茱萸滋补肺肾；若肾虚气逆喘息者，配冬虫夏草、蛤蚧、紫石英、诃子摄纳肾气；心慌者加丹参、柏子仁、龙齿镇心安神；见五更泄泻，配煨肉蔻、补骨脂补火暖土，并去地黄、阿胶等滋腻碍脾之品。阳虚血瘀唇紫水停肢肿者，加红花、泽兰、益母草、北五加皮温阳化瘀行水，咳血不止加云南白药。总之阴阳两虚证是气阴耗伤的进一步发展，因下损及肾，阴伤及阳而致，病情深重，当注意温养精气，以培根本。

六、转归预后

　　肺痨的转归预后主要取决于患者正气的盛衰、病情的轻重和治疗是否及时。若肺损不著，正气尚盛，或诊断及时，早期治疗，可逐渐康复；若邪盛正虚，正不胜邪，或误诊失治，邪气壅盛，病情可加重，甚至恶化，由肺虚渐及脾、肾、心、肝，由阴及气及阳，形成五脏皆损。若正气亏虚，正邪相持，可致病情慢性迁延。从证候而言，初期主要为阴虚肺燥，若失治误治，一则向气阴耗伤转化，久治不愈阴损及阳，可成阴阳两虚，此时多属晚期证候；另有少数阴虚火旺者，伤及肺络，大量咯血可生气阴欲脱危候，预后不良。正如《明医杂著》说："此病治之于早则易，若到肌肉消灼，沉困着床，脉沉伏细数，则难为矣。"

（郭海鹏）

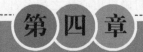

心脑系病证

第一节 心 悸

心悸是指气血阴阳亏虚,或痰饮瘀血阻滞,心失所养,心脉不畅,引起心中急剧跳动,惊慌不安,不能自主为主要表现的一种病证。心悸发作时常伴气短、胸闷,甚至眩晕、喘促、晕厥;脉象或数,或迟,或节律不齐。心悸因惊恐、劳累而发,时作时止,不发时如常人,病情较轻者为惊悸;若终日悸动,稍劳尤甚,全身情况差,病情较重者为怔忡。惊悸日久不愈亦可转为怔忡。

心悸病位主要在心,病因较复杂,既有体质因素、饮食劳倦或情志所伤,亦有因感受外邪或药物中毒所致。其虚证者,多因气血阴阳亏虚,引起心神失养,治当补益气血,调理阴阳,以求气血调畅,阴平阳秘,配合应用养心安神之品,促进脏腑功能的恢复;实证者常见痰浊、瘀血、水饮,而致心神不宁,治当化痰、涤饮,配合应用活血化瘀之品,以求去邪安正,心神得宁;当临床表现为虚实夹杂时,当根据虚实轻重之多少,灵活应用益气养血,滋阴温阳,化痰涤饮,行气化瘀,养心安神,重镇安神之法。初起病情较轻,此时如辨证正确,治疗及时得当,且患者积极配合,则疾病容易恢复。若失治、误治或患者欠配合,病情亦有由轻转重者,特别是老年人,肝肾本已渐亏,阴阳气血亦不足,如若病久,心病累及肝肾,导致真气亏损愈重,则病情复杂,治疗较难,恢复亦慢。此外,老年人心悸初起多属虚,以心气不敛,心血不足为多见,日久易虚实夹杂,使病情加重。

心悸多见于各种心律失常,心悸可发于任何年龄,但老年人素体亏虚,心气不足,心悸的发生率可随年龄增加而增高。心悸常常提示心脏本身疾病,也可为其他疾病的主要症状之一,如胸痹、失眠、健忘、眩晕、水肿、喘病等亦可出现心悸症状。

根据本病的临床表现,各种原因引起的心律失常,如心动过速、心动过缓、期前收缩、心房颤动或扑动、房室传导阻滞、病态窦房结综合征、预激综合征及心功能不全、神经官能症等,凡具有心悸临床表现的,均可参考本节辨证论治。

一、病名溯源

关于心悸之病名,古有惊悸、心忪、怔忡、心动悸、心下悸等。《黄帝内经》中虽然没有心悸病名,但在《素问·三部九候论》中有"参伍不调者病",《素问·平人气象论》有"脉绝不至曰死,乍疏乍数日死"的记载。《素问·至真要大论》中说："心澹澹大动……病本于心。"《灵枢·根结》中说："持在脉口,数其至也,五十动而不一代者,五脏皆受气;四十动一代者,一脏无气;三十动一代者,二脏无气……不满十动一代者,五脏无气。"可见,《黄帝内经》虽未明确提出心悸之病名,但对心悸症状的描述非常具体和生动。

心悸的病名,首见于汉代张仲景的《伤寒论·辨太阳病证脉并治》:"脉浮数者,法当汗出而愈,身重,心悸者,不可发汗,当自汗出乃解。"在《金匮要略》和《伤寒论》两部名著中,张仲景还提出了"心动悸""心下悸""心中悸"及"惊悸"等病名,并对它的发病原因作了扼要的叙述,在《金匮要略》一书中,立"惊悸吐衄下血胸满瘀血病脉证治"篇,并有"动则为惊,弱则为悸"的记载,认为前者是因惊而动,后者是因虚而心悸。《伤寒论》一书中还提到了"伤寒,脉结代,心动悸""水在肾,心下悸",以及对心悸的脉象结代脉作了详细的描述。在《金匮要略·血痹虚劳病脉证并治》中记载了"虚劳里急,悸,衄,腹中痛……小建中汤主之"。由此可见,张仲景不但对心悸的发病原因、病证表现有一定的认识,而且,对心悸的治疗也作了专门论述。

隋代巢元方在《诸病源候论·伤寒病诸候·伤寒悸候》中说:"悸者,动也,谓心下悸动也。"

唐代孙思邈在《备急千金要方·心脏》中说:"诊得心积,沉而芤,时一下无常处,病胸满,悸,面赤咽干,心烦掌中热,甚则唾血。"又说:"左手寸口、人迎以前脉阴虚者,手少阴经也,病苦悸恐不乐。"

元代《丹溪心法·惊悸怔忡》对惊悸怔忡作了详细的鉴别。"惊者,恐怖之谓;悸者,怔忡之谓。心虚而疾郁,则耳闻人声,目击异物,遇险临危,触事丧志,心为之怵,使人有惕惕之状,是则为惊。心虚而停水,则胸中渗漉,虚气流动,水既上乘,心火恶之,心自不安,使人有快快之状,是则为悸。"说明惊悸常由外因引起,偶受外来刺激,或因惊恐,或因恼怒,均可发病。发病时作时止,病来虽速,但全身情况较好,病势浅而短暂;怔忡每因内因而成,自觉心中惕惕,稍劳即发,病来虽慢,但全身情况差,病情较为深重。

明代张景岳对惊悸、怔忡的病因、病机和证治论述较为全面,他在《景岳全书·杂证谟·怔忡惊恐》中说:"怔忡之病,心胸筑筑振动,惶惶惕惕,无时得宁者是也……此证惟阴虚劳损之人乃有之。"

明代《证治准绳·杂病·悸》中说:"悸,心忪也……悸,即怔忡。"

清代《医宗金鉴·订正仲景全书金匮要略注·惊悸吐衄下血胸满瘀血病脉证治》中记载:"惊自外至者也,惊则气乱,故脉动不宁;悸自内惕者也,惊自中虚,故脉弱而无力。"分析了惊、悸发生的病因,并对惊与悸从脉象上做出了鉴别。

可见,古人对心悸的描述甚多,在病名上常惊悸、心悸、怔忡相提并论,临证相涉互见,颇难截分。

二、中医诊断标准

(1)自觉心搏异常,或快速或缓慢,或跳动过重,或忽跳忽止。呈阵发性或持续不解,神情紧张,心慌不安。

(2)伴有胸闷不适,心烦寐差,颤抖乏力,头晕等症。中老年患者可伴有心胸疼痛,甚则喘促,汗出肢冷,或见晕厥。

(3)可见数、促、结、代、缓、迟等脉象。

(4)常有情志刺激,惊恐,紧张,劳倦,饮酒等诱发因素。

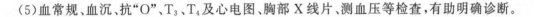

（5）血常规、血沉、抗"O"、T_3、T_4及心电图、胸部 X 线片、测血压等检查,有助明确诊断。

三、鉴别诊断

(一)胸痹心痛

胸痹心痛常可与心悸合并出现,其鉴别要点:胸痹心痛除可见心慌不安,脉结或代外等心悸症状外,必以心痛为主症,多呈心前区或胸骨后刺痛、闷痛,常因劳累、感寒、饱餐或情绪波动而诱发,多呈短暂发作。但甚者心痛剧烈不止,唇甲发绀或手足青冷至节,呼吸急促,大汗淋漓,直至晕厥,病情危笃。

(二)奔豚

奔豚发作之时,亦觉心胸躁动不安。奔豚病症状为"从少腹起,上冲咽喉,发作欲死,复还止,皆从惊恐得之"。故本病与心悸的鉴别要点:心悸为心中剧烈跳动,发自于心;奔豚乃上下冲逆,发自少腹。

(三)卑惵

卑惵症状为"痞塞不欲食,心中常有所歉,爱处暗室,或倚门后,见人则惊避,似失志状"。卑惵病因为"心血不足",虽有心慌,一般无促、结、代、疾、迟等脉象出现,是以神志异常为主的疾病,与心悸不难鉴别。

(四)心下悸、心下痞

心下指胃脘,心下悸指心下(胃脘处)惕惕然跳动而言。心下痞指胃脘满闷不舒,按之柔软不痛的症状。其与心悸的鉴别要点:心下悸与心下痞病位皆在胃,而心悸病位在心。

四、证候诊断

(一)心虚胆怯

1.主症

心悸不宁,善惊易恐,稍惊即发,劳则加重。

2.次症

胸闷气短,自汗,坐卧不安,恶闻声响,少寐多梦而易惊醒,舌质淡红,苔薄白,脉动数,或细弦。

(二)心脾两虚

1.主症

心悸气短,失眠多梦,思虑劳心则甚。

2.次症

神疲乏力,眩晕健忘,面色无华,口唇色淡,纳少腹胀,大便溏薄,舌质淡,苔薄白,脉细弱。

(三)肝肾阴亏

1.主症

心悸失眠,眩晕耳鸣。

2.次症

形体消瘦,五心烦热,潮热盗汗,腰膝酸软,视物昏花,两目干涩,咽干口燥,筋脉拘急,肢体麻木,急躁易怒,舌质红,少津,苔少或无,脉象细数。

（四）心阳不振

1.主症

心悸不安，动则尤甚，形寒肢冷。

2.次症

胸闷气短，面色㿠白，自汗，畏寒喜温，或伴心痛，舌质淡，苔白，脉虚弱，或沉细无力。

（五）水饮凌心

1.主症

心悸眩晕，肢面浮肿，下肢为甚，甚至咳喘，不能平卧。

2.次症

胸脘痞满，纳呆食少，渴不欲饮，恶心呕吐，形寒肢冷，小便不利，舌质淡胖，苔白滑，脉弦滑，或沉细而滑。

（六）血瘀气滞

1.主症

心悸，心胸憋闷，心痛时作。

2.次症

两胁胀痛，善太息，形寒肢冷，面唇紫暗，爪甲青紫，舌质紫黯，或有瘀点、瘀斑，脉涩，或结，或代。

（七）痰浊阻滞

1.主症

心悸气短，胸闷胀满。

2.次症

食少腹胀，恶心呕吐，或伴烦躁失眠，口苦口干，纳呆，小便黄赤，大便秘结，舌苔白腻或黄腻，脉弦滑。

（八）邪毒犯心

1.主症

心悸，胸闷，气短，左胸隐痛。

2.次症

发热，恶寒，咳嗽，神疲乏力，口干渴，舌质红，少津，苔薄黄，脉细数，或结代。

五、病因病机

（一）病因

心悸的病因较复杂，既有体质因素、饮食劳倦或情志所伤，亦有感受外邪或药物中毒所致。其虚证者，多因气血阴阳亏虚，引起心神失养；实证者常见痰浊、瘀血、水饮，而致心神不宁。

1.体虚久病

禀赋不足，素体亏虚，或脾胃虚弱，化源不足，或久病失养，劳欲过度，皆可使气血不足，心失所养，发为心悸。气虚及阳或失治误治，心阳受损，失其温煦，可致心悸；阳气虚衰，无力鼓动血行，血脉瘀滞，亦致心悸。若虚及脾肾之阳，水湿不得运化，成痰成饮，上逆于心，亦成心悸。血虚日久，心阴损耗，或年老体弱，调摄不当，肝肾阴亏，均致心失滋养，而成心悸。且肝阴不足，失其条达，易致肝阳上亢，肝火内扰，或肾阴不足，水不济火，心火独亢，火扰心神，皆可扰乱心神而致

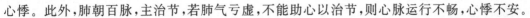

心悸。此外,肺朝百脉,主治节,若肺气亏虚,不能助心以治节,则心脉运行不畅,心悸不安。

2.饮食劳倦

嗜食膏粱厚味,煎炸炙烤,蕴热化火生痰,痰火扰心,发为心悸。或饮食不节,损伤脾胃,运化失施,水液输布失常,滋生痰浊,痰阻心气,而致心悸。

3.情志所伤

惊则气乱,恐则气下,平素心虚胆怯,暴受惊恐,易使心气不敛,心神动摇,而心慌不能自主,惊悸不已,渐次加剧,直至稍遇惊恐,即作心悸,甚或外无所惊,时发怔忡。思虑过度,劳伤心脾,不仅暗耗阴血,又能影响脾胃功能,致生化之源不足,气血两虚,心失所养,发生心悸。长期抑郁,肝气郁结,气滞血瘀,心脉不畅,心神失养,引发心悸。大怒伤肝,肝火上炎,气血逆乱,且可夹痰,上扰于心,而出现心神不宁,心脉紊乱。

4.感受外邪

心气素虚,风湿热邪,合而为痹,痹证日久,内舍于心,痹阻心脉,心血瘀阻,发为心悸。或风寒湿热之邪,由血脉内侵于心,耗伤心气之阴,亦可引起心悸。温病、疫毒均可灼伤营阴,心失所养,或邪毒内扰心神,如春温、风温、暑湿、白喉、梅毒等病,往往伴见心悸。

5.药物中毒

药物过量或毒性较剧,损及于心,可致心悸,如附子、乌头,或西药锑剂、洋地黄、奎尼丁、肾上腺素、阿托品等用药过量或不当时,均能引发心动悸、脉结代一类证候。

(二)病机

1.发病

心悸的发病,或由惊恐恼怒,动摇心神,致心神不宁而为心悸;或因久病体虚,劳累过度,耗伤气血,心神失养,若虚极邪盛,无惊自悸,悸动不已,则谓之怔忡。本病起病多为突发突止,或为反复发作,轻者数天或数月一发,可无明显症状或轻度不适,重则一天数发,或持续发作,多伴有气短乏力,胸闷头昏汗出,自觉怔忡不已,甚则晕厥昏迷。

2.病位

心悸病位主要在心,或为心神失养,或为心神不宁,引起心神动摇,悸动不安。但本病发病亦与脾、肾、肺、肝四脏功能失调相关。如脾不生血,心血不足,心神失养则动悸。脾失健运,痰湿内生,扰动心神,或肾阴不足,不能上制心火,肾阳亏虚,心阳失于温煦,均可发为心悸。肺气亏虚,不能助心以治节,心脉运行不畅则心悸不安。肝气郁滞,气滞血瘀,或气郁化火,致使心脉不畅,心神受扰,亦可进而引发心悸。

3.病性

心悸的病性主要有虚实两方面。虚者为气血阴阳亏损,心神失养而致;实者多由痰火扰心,水饮凌心及瘀血阻脉,气血运行不畅而引起。临床常表现为虚多实少,虚实夹杂。总之,本病多为本虚标实证,其本为气血不足,阴阳亏损,其标是气滞、血瘀、痰浊、水饮。

4.病势

本病虚多实少,或虚实兼夹。病情的演变多始于心血不足,进而心气亦虚,脏腑亏损。本病常继发于真心痛、痰饮病、外感之后,辨证时要注意病因与宿疾之间的关系。某些心悸重症,进一步可以发展为气虚及阳或阴虚及阳而出现心(肾)阳衰,甚则心阳欲脱,更甚者心阳暴脱而成厥、脱之变。

5.病机转化

心悸的病机转化决定于邪热、痰浊、瘀血等病邪与人体正气相争的消长变化,虚实之间可以互相夹杂或转化。实证日久,正气亏耗,可兼见气、血、阴、阳之亏损,而虚证则又往往兼见实象。如阴虚可致火旺,阳虚易夹水饮、痰湿,气虚亦易伴血瘀,痰火互结易伤阴,瘀血可兼痰浊。

心悸变证早期伴有心痛、胸闷、憋气、头昏欲呕者,要考虑气滞血瘀、血脉瘀阻或痰湿阻络,痰饮溃心。若证见心悸,喘促水肿,起卧不安,甚者迫坐,脉疾数而微,多为心肾阳虚之危证。若见颜面苍白,大汗淋漓,四肢厥冷,喘促欲脱,甚则遗溺,脉微细欲绝,神志淡漠,此乃心悸加重,转入厥脱之危候,正气虚衰,元气败脱。若兼见脉搏极乱、极疾、极迟,面色苍白,口唇发绀,意识突然丧失,或时清时昧等,或并发抽搐、昏厥等症,属阴阳离绝之候。

心悸的病机较为复杂,可因外邪、气滞、痰饮、瘀血、脏器虚衰等致病,在病机转化中又可因宿疾变化使病情加重,故辨清虚实兼夹、所在脏腑,才能作出相应的有效处理。

6.证类病机

(1)心虚胆怯证:心气不足,神浮不敛,心神动摇;胆气怯弱,善惊易恐。心胆俱虚,易为惊恐所伤而发心悸。

(2)心脾两虚证:思虑过度,劳伤心脾,心血暗耗,生化乏源,导致气血两虚,心神失养,而发心悸。

(3)肝肾阴亏证:肾水亏耗,肝阴不足,水不济火,心火偏亢,心神不宁,导致心悸。

(4)心阳不振证:久病体虚,损伤心阳,心失温养,神舍失守,而发心悸。

(5)水饮凌心证:阳虚不能化水,水饮内停,上凌于心,故见心悸。

(6)血瘀气滞证:阳虚鼓动无力,寒邪凝滞经脉,肝郁气滞血瘀,均可引起心血瘀阻,心脉不畅,而见心悸不安。

(7)痰浊阻滞证:痰浊阻滞心气,痰火扰动心神,导致心神不宁,而发心悸。

(8)邪毒犯心证:外感风热邪毒,表证未及发散,邪毒犯心,损伤阴血,耗伤气阴,心神失养,故见心悸。

六、分证论治

(一)辨证思路

1.分清虚实

心悸证候特点多为虚实相兼,故当首辨虚实,虚当审脏腑气、血、阴、阳何者偏虚,实当辨痰、饮、瘀、火何邪为主。其次,当分清虚实之程度,正虚程度与脏腑虚损情况有关,即一脏虚损轻者,多脏虚损重者。在邪实方面,一般来说,单见一种夹杂轻者,多种合并夹杂者重。

2.详辨脉象变化

脉搏的节律异常为本病的特征性征象,故尚需辨脉象,如脉率快速型心悸,可见数脉、疾脉、极脉、脱脉、浮合脉;脉率过缓型心悸,可见缓脉、迟脉、损脉、败脉、夺精脉;脉率不整型心悸,脉象可见促脉、结脉、代脉,或见脉象乍疏乍数,忽强忽弱。临床应结合病史、症状,推断脉症从舍。一般认为,阳盛则促,数为阳热,若脉虽数、促而沉细、微细,伴有面浮肢肿,动则气短,形寒肢冷,舌质淡者,为虚寒之象。阴盛则结,迟而无力为虚寒,脉象迟、结、代者,一般多属虚寒,其中结脉表示气血凝滞,代脉常表示元气虚衰、脏气衰微。凡久病体虚而脉象弦滑搏指者为逆,病情重笃而脉象散乱模糊者为病危之象。

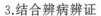

3.结合辨病辨证

对心悸的临床辨证应结合引起心悸原发疾病的诊断,以提高辨证准确性,如功能性心律失常所引起的心悸,常表现为心率快速型心悸,多属心虚胆怯,心神动摇;冠心病心悸,多为气虚血瘀,或由痰瘀交阻而致;病毒性心肌炎引起的心悸,初起多为风温干犯肺卫,继之热毒逆犯于心,随后呈气阴两虚,瘀阻络脉证;风心病引起的心悸,多由风湿热邪杂至,合而为痹,痹阻心脉所致。病态窦房结综合征多由心阳不振,心搏无力所致。慢性肺源性心脏病所引起的心悸,则虚实兼夹为患,多心肾阳虚为本,痰饮内停为标。

4.辨明惊悸怔忡

大凡惊悸发病,多与情绪因素有关,可由骤遇惊恐,忧思恼怒,悲哀过极或过度紧张而诱发,多为阵发性,实证居多,但也存在内虚因素。病来虽速,病情较轻,可自行缓解,不发时如常人。怔忡多由久病体虚、心脏受损所致,无精神因素亦可发生,常持续心悸,心中惕惕,不能自控,活动后加重,病情较重,每属虚证,或虚中夹实,病来虽渐,不发时亦可见脏腑虚损症状。惊悸日久不愈,亦可形成怔忡。

心悸由脏腑气血阴阳亏虚、心神失养所致,治当补益气血,调理阴阳,以求气血调畅,阴平阳秘,配合应用养心安神之品,促进脏腑功能的恢复。心悸由于痰饮、瘀血等邪实所致者,治当化痰涤饮、活血化瘀,配合应用重镇安神之品,以求邪去正安,心神得宁。心悸临床上常表现为虚实夹杂,当根据虚实轻重之多少,灵活应用益气养血、滋阴温阳、化痰涤饮、行气化瘀及养心安神、重镇安神之法。

(二)分证论治

1.心虚胆怯

(1)证候表现:心悸不宁,善惊易恐,稍惊即发,劳则加重。胸闷气短,自汗,坐卧不安,恶闻声响,少寐多梦而易惊醒,舌质淡红,苔薄白,脉动数,或细弦。

(2)病机分析:心为神舍,心气不足易致神浮不敛,心神动摇,少寐多梦;胆气怯弱则善惊易恐,恶闻声响。心胆俱虚则更为惊恐所伤,稍惊即悸。心位胸中,心气不足,胸中宗气运转无力,故胸闷气短。气虚卫外不固则自汗;劳累耗气,心气益虚,故劳则加重。脉象动数或细弦为气血逆乱之象。

(3)治法:镇惊定志,养心安神。

(4)常用方:安神定志丸(《医学心悟》)加减。龙齿(先煎)、琥珀(先煎)、磁石(先煎)、朱砂(冲服)、茯神、石菖蒲、远志、人参。

(5)加减:心悸气短,动则益甚,气虚明显时,加黄芪以增强益气之功;气虚自汗加麻黄根、浮小麦、瘪桃干、乌梅;气虚夹瘀者,加丹参、桃仁、红花;气虚夹湿加泽泻,重用白术、茯苓;兼见心阳不振,加附子、桂枝;兼心血不足,加熟地黄、阿胶;心气不敛加五味子、酸枣仁、柏子仁,以收敛心气,养心安神;如睡眠易惊醒,可加重镇摄之品,如龙骨(先煎)、牡蛎先煎等;若心气郁结,心悸烦闷,精神抑郁,胸胁胀痛,加柴胡、郁金、合欢皮、绿萼梅、佛手。

(6)常用中成药:黄芪注射液,肌内注射,每次 2～4 mL,每天 1～2 次;静脉滴注,每次 10～20 mL,每天 1 次。益气养元,扶正祛邪,养心通脉,用于心气虚损所致的神疲乏力,心悸气短。

(7)针灸:益气安神。

配穴:心俞、巨阙、间使、神门、胆俞。

方义:心俞、巨阙俞募配穴,功在调补心气,定悸安神;胆俞可以壮胆气而定志;间使、神门宁心安神。针用补法。善惊者,加大陵。自汗、气短甚者,加足三里、复溜。

临证参考:心悸心虚胆怯症多见于先天禀赋不足,久病体虚之人,常用镇静定志,养心安神之法。若临床表现心阳不振、心气不足或心气郁结时当随证如上加减。

2.心脾两虚

(1)证候表现:心悸气短,失眠多梦,思虑劳心则甚。神疲乏力,眩晕健忘,面色无华,口唇色淡,纳少腹胀,大便溏薄,舌质淡,苔薄白,脉细弱。

(2)病机分析:心脾两虚主要指心血虚和脾气弱之气血两虚证。思虑劳心,暗耗心血,或脾气不足,生化乏源,皆可致心失血养,心神不宁,而见心悸、失眠多梦。思虑过度可劳伤心脾,故思虑劳心则甚。血虚则不能濡养脑髓,故眩晕健忘;不能上荣肌肤,故面色无华,口唇色淡。纳少腹胀,大便溏薄,神疲乏力,均为脾气虚之表现。气血虚弱,脉道失充,则脉细弱。

(3)治法:补血养心,益气安神。

(4)常用方:归脾汤(《济生方》)加减。当归、龙眼肉、黄芪、人参、白术、茯神、远志、酸枣仁、木香、炙甘草。

(5)加减:气虚甚者重用人参、黄芪、白术、炙甘草,少佐肉桂,取少火生气之意;血虚甚者加熟地黄、白芍、阿胶;阳虚甚而汗出肢冷,脉结或代者,加附片(先煎)、桂枝、煅龙骨(先煎)、煅牡蛎(先煎);阴虚甚而心烦、口干、舌质红,少苔者,加玉竹、麦冬、生地黄、沙参、石斛;自汗、盗汗者,可选加麻黄根、浮小麦、五味子、山萸肉、煅龙骨(先煎)、煅牡蛎(先煎)、稻根;纳呆腹胀,加陈皮、谷芽、麦芽、神曲、山楂、鸡内金、枳壳;神疲乏力,气短,失眠多梦,加合欢皮、夜交藤、五味子、柏子仁、莲子心等。

(6)常用中成药:归脾丸,浓缩丸,每次 8～10 丸,每天 3 次,口服。益气健脾,养心安神,用于心脾两虚,心悸气短,失眠多梦。

(7)针灸:养血益气,定悸安神。

配穴:心俞、巨阙、膈俞、脾俞、足三里。

方义:心俞、巨阙俞募配穴,功在调补心气,定悸安神。血之会膈俞可补血养心。气血的生成,赖水谷精微所化,故取脾俞、足三里健中焦以助气血化生。针用补法。腹胀、便溏者,加巨虚、足三里。

临证参考:本病多由思虑劳倦过度,脾虚气血生化乏源及心血暗耗,心神失养所致,故治疗时应注意起居有节,劳逸适度,调畅情志。此外,热病后期,心阴受灼而心悸者,以加味生脉散。若心悸气短,神疲乏力,心烦失眠,五心烦热,自汗盗汗,胸闷,面色无华,舌质淡红少津,苔少或无,脉细数,则为气阴两虚,治以益气养阴,养心安神,用炙甘草汤。

3.肝肾阴亏

(1)证候表现:心悸失眠,眩晕耳鸣。形体消瘦,五心烦热,潮热盗汗,腰膝酸软,视物昏花,两目干涩,咽干口燥,筋脉拘急,肢体麻木,急躁易怒,舌质红,少津,苔少或无,脉象细数。

(2)病机分析:肾水亏虚,水不济火,心火偏亢,心神不宁,故心悸失眠。肾主骨生髓,肾阴不足,骨骼失养,故腰膝酸软;脑海失充,则眩晕耳鸣。肝开窍于目,主筋,肝阴不足,不能濡目,故视物昏花,两目干涩;筋失所养,故筋脉拘急,肢体麻木。阴虚火旺,虚火内蒸,则五心烦热,潮热盗汗;肝火内盛,故急躁易怒。阴液亏虚,不能上润,故咽干口燥。舌质红,脉细数皆为阴虚之证。

(3)治法:滋补肝肾,养心安神。

(4)常用方:一贯煎(《柳州医话》)合酸枣仁汤(《金匮要略》)加减。山萸肉、熟地黄、枸杞子、沙参、麦冬、知母、酸枣仁、茯神、川楝子、甘草。

(5)加减:口渴心烦,重用麦冬、沙参,加石斛、玉竹;阴虚火旺,热象偏重者,加黄连、栀子、淡竹叶等以清心火、宁心神;潮热盗汗,加麻黄根、地骨皮、浮小麦、白薇;便秘,加瓜蒌仁;善惊易恐,可加珍珠母(先煎)、生龙骨(先煎)、生牡蛎(先煎)等以加强重镇安神之功;阴虚夹痰热者,加用黄连温胆汤;阴虚夹瘀热者,加用丹参、牡丹皮、生地黄、赤芍等。

(6)常用中成药天王补心丹:浓缩丸,每次 8 丸,每天 3 次。滋阴养血,补心安神,用于阴血不足,心悸健忘,失眠多梦。

(7)针灸:滋阴降火,养心安神。

配穴:心俞、肾俞、三阴交、太溪、太冲、阴郄、神门。

方义:心俞、肾俞、阴郄、神门可交通心肾,养心安神定悸。三阴交为足三阴经的交会穴,补之可滋阴安神。补太溪以滋肾阴,泻太冲以清虚火。

临证参考:阴虚而火不旺者,亦可用天王补心丹加减;若口苦咽燥,热象较著,而阴虚不甚者,宜用朱砂安神丸养阴清热,镇心安神。

4.心阳不振

(1)证候表现:心悸不安,动则尤甚,形寒肢冷。胸闷气短,面色㿠白,自汗,畏寒喜温,或伴心痛,舌质淡,苔白,脉虚弱或沉细无力。

(2)病机分析:久病体虚,损伤心阳,心失温养,则心悸不安;不能温煦肢体,故面色㿠白,肢冷畏寒。胸中阳气虚衰,宗气运转无力,故胸闷气短。阳气不足,卫外不固,故自汗出。阳虚则寒甚,寒凝心脉,心脉痹阻,故心痛时作。阳气虚衰,无力推动血行,故脉象虚弱无力。

(3)治法:温补心阳。

(4)常用方:桂枝甘草龙骨牡蛎汤(《伤寒论》)加减。桂枝、生龙齿(先煎)、生牡蛎(先煎)、炙甘草。

(5)加减:心阳不足,形寒肢冷者,加黄芪、人参、附子益气温阳;大汗出者,重用人参、黄芪,加煅龙骨(先煎)、煅牡蛎(先煎),或加山萸肉,或用独参汤煎服;兼见水饮内停者,选加葶苈子、五加皮、大腹皮、车前子、泽泻、猪苓;夹有瘀血者,加丹参、赤芍、桃仁、红花等;兼见阴伤者,加麦冬、玉竹、五味子;

(6)常用中成药:参附注射液,5～20 mL 加入 5％～10％葡萄糖注射液 20 mL,静脉推注;20～100 mL 加入 5％ ～10％葡萄糖注射液或 0.9％氯化钠注射液 250～500 mL,静脉滴注。回阳救逆,益气固脱,用于阳虚或气虚所致惊悸怔忡。

(7)针灸:温补心阳,安神定悸。

配穴:心俞、厥阴俞、内关、神门、关元。

方义:心俞、厥阴俞相配可助心阳、益心气。内关、神门安神定悸。关元针后加灸,以振奋阳气。针用补法,针后加灸。腹胀、便溏者加公孙、天枢。

临证参考:若心阳不振,心中空虚而悸,心动过缓为著者,可以麻黄附子细辛汤加补骨脂、桂枝、炙甘草。如大汗淋漓,面青唇紫,肢冷脉微,喘憋不能平卧,为亡阳征象,当急予独参汤或参附汤,送服黑锡丹;或参附注射液静脉推注或静脉滴注,以回阳救逆。

5.水饮凌心

(1)证候表现:心悸眩晕,肢面浮肿,下肢为甚,甚至咳喘,不能平卧。胸脘痞满,纳呆食少,渴不欲饮,恶心呕吐,形寒肢冷,小便不利,舌质淡胖,苔白滑,脉弦滑,或沉细而滑。

(2)病机分析:阳虚不能化水,水饮内停,上凌于心,故见心悸;饮溢肢体,故见浮肿。饮溢肢体,故见浮肿。饮阻于中,清阳不升,则见眩晕;阻碍中焦,胃失和降,则脘痞,纳呆食少,恶心呕吐。阳气虚衰,不能温化水湿,膀胱气化失司,故小便不利。舌质淡胖,苔白滑,脉弦滑或沉细而滑,皆为水饮内停之象。

(3)治法:振奋心阳,化气利水。

(4)常用方:苓桂术甘汤(《金匮要略》)加减。桂枝、茯苓、白术、炙甘草。

(5)加减:兼见纳呆食少,加谷芽、麦芽、神曲、山楂、鸡内金;恶心呕吐,加半夏、陈皮、生姜;尿少肢肿,加泽泻、猪苓、茯苓、防己、葶苈子、大腹皮、车前子;兼见瘀血者,加当归、川芎、刘寄奴、泽兰叶、益母草。

(6)常用中成药:五苓散片,每次4～5片,每天3次。温阳化气,利湿行水,用于膀胱气化不利,水湿内聚引起小便不利等。

(7)针灸:振奋阳气,化气行水。

配穴:关元、肾俞、内关、神门、阴陵泉。

方义:关元、肾俞壮肾阳以行水气。内关、神门宁心定悸。阴陵泉健脾以化水饮。针用平补平泻法。伴胸闷气喘甚而不能平卧者,加刺膻中。

临证参考:心悸水饮凌心证临床多见于心功能不全,若兼见水饮射肺,肺气不宣者,表现胸闷、咳喘,夜间阵发性短促呼吸或夜间阵发性咳嗽,可加杏仁、前胡、桔梗以宣肺,加葶苈子、五加皮、防己以泻肺利水。若肾阳虚衰,不能制水,水气凌心,症见心悸、咳喘,不能平卧,尿少浮肿,可用真武汤。

6.血瘀气滞

(1)证候表现:心悸,心胸憋闷,心痛时作。两胁胀痛,善太息,面唇紫黯,爪甲青紫,舌质紫黯,或有瘀点、瘀斑,脉涩,或结,或代。

(2)病机分析:阳气不足,无力鼓动血行,或寒凝经脉,或情志抑郁,气机郁滞等,皆可致心血瘀阻,心脉不畅,而心悸不安。气机阻滞,不痛则痛,故心痛时作。血瘀气滞,心阳被抑,故心胸憋闷。脉络瘀阻,故面唇爪甲青紫,舌质紫黯,有瘀点、瘀斑,脉涩、结、代。两胁胀痛、善太息为气郁不舒之证。

(3)治法:活血化瘀,理气通络。

(4)常用方:桃仁红花煎(《素庵医案》)加减。桃仁、红花、丹参、赤芍、川芎、延胡索、香附、青皮、生地黄、当归。

(5)加减:气滞血瘀者,加柴胡、枳壳、木香;因虚致瘀者,去理气之品,气虚加黄芪、党参、白术、山药;血虚加何首乌、熟地黄、阿胶;阴虚加麦冬、玉竹、枸杞子、女贞子;阳虚寒凝加附子、肉桂、淫羊藿;络脉痹阻,胸部窒闷,去生地,加沉香、檀香、降香;夹有痰浊,胸满闷痛,苔浊腻,加瓜蒌、薤白、半夏;胸痛甚,加人工麝香(冲服)、乳香、没药、五灵脂、蒲黄、三七粉等。

(6)针灸:活血化瘀,理气通络。

配穴:内关、膻中、心俞、气海、膈俞、血海。

方义:内关、膻中、心俞可强心定悸止痛。灸气海助阳益气,气推血行。膈俞、血海活血化瘀。针用平补平泻法,气海加灸。失眠健忘者,加神门。气短自汗者,加复溜。

临证参考:心悸由血瘀气滞所致者,轻症可选用丹参饮,重症也可选用血府逐瘀汤。

7.痰浊阻滞

(1)证候表现:心悸气短,胸闷胀满。食少腹胀,恶心呕吐,或伴烦躁失眠,口苦口干,纳呆,小便黄赤,大便秘结,舌苔白腻或黄腻,脉弦滑。

(2)病机分析:痰浊阻滞心气,故心悸气短。气机不畅,故见胸闷胀满。痰阻气滞,胃失和降,故食少腹胀,恶心呕吐。痰郁化火,则见口苦口干,小便黄赤,大便秘结,苔黄腻等热象;痰火上扰,心神不宁,故烦躁失眠。痰多、苔腻、脉弦滑为内有痰浊之象。

(3)治法:理气化痰,宁心安神。

(4)常用方:导痰汤(《校注妇人良方》)加减。半夏、陈皮、制南星、枳实、茯苓、安神、远志、酸枣仁。

(5)加减:纳呆腹胀,兼脾虚者,加党参、白术、谷芽、麦芽、鸡内金;痰火伤津,大便秘结,加大黄、瓜蒌;痰火伤阴,口干盗汗,舌质红,少津,加麦冬、天冬、沙参、玉竹、石斛;烦躁不安,惊悸不宁,加生龙骨(先煎)、生牡蛎(先煎)、珍珠母(先煎)、石决明(先煎)以重镇安神。

(6)针灸:行气化痰,宁心安神。

配穴:丰隆、膻中、巨阙、心俞、神门。

方义:脾胃为生痰之源,痰浊壅遏,气机失宣,丰隆为足阳明经别络,属足阳明而络脾经。膻中为气会,可行气化痰。以上两穴针用泻法可宣通气机,蠲化痰浊。心俞、巨阙俞募配穴,配以神门,针用补法,功在调益心气,宁心定悸安神。

临证参考:心悸属痰火内扰,心神不宁者,伴有烦躁口苦,苔黄,脉滑数,可用黄连温胆汤加茵陈、苦参。气虚夹痰者,治以益气豁痰,养心安神,可用定志丸。

8.邪毒犯心

(1)证候表现:心悸,胸闷,气短,左胸隐痛。发热,恶寒,咳嗽,神疲乏力,口干渴,舌质红,少津,苔薄黄,脉细数,或结代。

(2)病机分析:外感风热,侵犯肺卫,故咳嗽,发热恶寒。表证未及发散,邪毒犯心,损及阴血,耗伤气阴,心神失养,故见心悸,胸闷痛;阴液耗损,口舌失润,故口干渴,舌少津;气短,神疲乏力乃气虚表现。舌质红,苔薄黄为感受风热之象,脉细数或结代为气阴受损之证。

(3)治法:清热解毒,益气养阴。

(4)常用方:银翘散(《温病条辨》)合生脉散(《备急千金要方》)加减。金银花、连翘、薄荷(后下)、牛蒡子、芦根、淡竹叶、桔梗、人参、麦冬、五味子。

(5)加减:热毒甚者,加大青叶、板蓝根;若夹血瘀,症见胸痛不移,舌质紫暗有瘀点、瘀斑者,加牡丹皮、丹参、益母草、赤芍、红花;若夹湿热,症见纳呆,苔黄腻者,加茵陈、苦参、藿香、佩兰;若兼气滞,症见胸闷,喜叹息者,可酌加绿萼梅、佛手、香橼等理气而不伤阴之品;口干渴,加生地黄、玄参。

(6)常用中成药。银翘解毒胶囊:每次4粒,每天2~3次。疏风解表,清热解毒。用于风热感冒,发热头痛,口干等。

生脉注射液:益气养阴,复脉固脱,用于气阴两虚所致脱证、心悸胸痹。20~60 mL加入5%~10%葡萄糖注射液250~500 mL,静脉滴注。

参麦注射液:益气固脱,养阴生津,生脉,用于病毒性心肌炎表现为气阴两虚的患者。10~60 mL加入5%~10%葡萄糖注射液250~500 mL,静脉滴注。

(7)针灸:泻热解毒,益气养阴。

配穴:曲池、大椎、外关、合谷、足三里、三阴交、心俞、厥阴俞。

方义:曲池、大椎、外关、合谷可清热泻火解毒,以针泻之可泻热解毒。足三里健脾益气,三阴交滋阴安神,心俞、厥阴俞益心气,宁心神,针用补法可起益气养阴之效。

临证参考:该证常见于病毒性心肌炎。若热毒炽盛,而正虚不著者,可以银翘散加味;如邪毒已去,气阴两虚为主者,用生脉散加味。

七、变证治疗

心悸病常见的变证:厥脱、心阳虚衰、昏迷、抽搐等。

(一)厥脱

心悸若因某种诱因,阳气暴脱,见颜面苍白,大汗淋漓,四肢厥冷,喘气欲脱,甚或遗溺,脉微细欲绝,神志淡漠;或气阴耗竭见神恍惊悸,面色潮红,汗出如油,口渴欲饮,身热心烦,四肢温暖,舌光、干枯无苔,脉虚数或结代,此乃心悸加重,转入厥脱之危候。

厥脱属西医心源性休克范畴,应在常规抗休克治疗的基础上根据病情酌选参麦注射液、参附注射液等以回阳救逆、固脱生津,用法同前。

(二)心阳虚衰

在心悸伴有心痛、胸闷、气短,头昏欲呕者,为变证的早期表现,应特别警惕进一步发展。若见喘息水肿,起卧不安,甚者迫坐,脉疾数而微,多为心肾阳虚之危证。

心阳虚衰症状多见于严重的心律失常导致的急性心功能不全或早期左心衰。具体急救治疗措施如下。

(1)使患者取坐位或半卧位,两腿下垂,使下肢静脉回流减少。

(2)给氧。

(3)镇静:静脉注射 3～5 mg 吗啡。

(4)舌下或静脉滴注硝酸甘油:但有引起低血压可能。确定收缩压在 13.0 kPa(100 mmHg)或以上后,舌下首剂 0.3 mg,5 分钟后复查血压,再给 0.3～0.6 mg,5 分钟后再次测血压。如收缩压降低至 12.0 kPa(90 mmHg)或以下,应停止给药。静脉滴注硝酸甘油的起始剂量为 10 μg/min,在血压测定监测下,每 5 分钟增加 5～10 μg,直至症状缓解或收缩压下降至 12.0 kPa(90 mmHg)或以下。继续以有效剂量维持静脉滴注,病情稳定后逐步减量至停用,突然中止静脉滴注可能引起症状反跳。

(5)静脉注射呋塞米 40 mg 或依他尼酸钠 50 mg(以 50％葡萄糖液稀释),对血压偏低的患者应慎用,以免引起低血压或休克。

(三)昏厥、抽搐

此类并发症常继发于心肌梗死,严重的心动悸,心失所养,脏腑衰竭所致。若见脉搏散乱无根,游移不定,唇绀、意识突然丧失,或时清时昧等,常易并发昏厥、抽搐。

严重心悸导致的短暂意识丧失,西医称为心源性昏厥。昏厥发作持续数秒钟时可有四肢抽搐、呼吸暂停、发绀等表现,称为阿-斯综合征。心源性昏厥、抽搐大多数较短暂,但有反复发作可能,治疗重在迅速控制心律失常,预防发作。

中医常用急救措施:参麦注射液或参附注射液大剂量静脉推注,后改为静脉滴注维持治疗,疗效较好。若为痰湿阻窍的昏迷,清开灵注射液 10 mL 加入 50％葡萄糖注射液 20～40 mL 中,静脉滴注,连续1～2次。若为痰火扰心,醒脑静脉注射液10 mL加入50％葡萄糖注射液40 mL中,静脉滴注,连续2～3次。

(刘丰刚)

第二节 心 衰

心衰是由不同病因引起心脉气力衰竭,心体受损,心动无力,血流不畅,逐渐引起诸脏腑功能失调,以心悸、喘促、尿少、浮肿等为主要临床表现的危重病证。心衰在临床有急慢之分。其急者表现怔忡,气急,不能平卧,呈坐位,面色苍白,汗出如雨,口唇青紫,阵咳,咯出粉色泡沫样痰,脉多疾数。慢者表现心悸,短气不足以息,夜间尤甚,不能平卧或睡中憋醒,胸中如塞,口唇、爪甲青紫,烦躁,腹胀,右肋下癥块,下肢浮肿。

心衰的病位在心,但与肺、脾、肝、肾有关。其发生可源于心脏本身,也可源于其他四脏,其病机关键为心肾阳虚,肺肝血瘀,为本虚标实之疾,其本虚有气虚、阳损、阴伤,或气阴两虚,或阴阳俱损。标实为气滞、血瘀、水结。治疗当标本兼治,急则治标,缓则治本。治本不外益气、温阳、敛阴,治标为化瘀、利水、逐饮。中医治疗在改善症状、提高生命质量、减少再住院率、降低病死率等方面具有优势。

一、中医诊断标准

(1)病史:原有心脏疾病,如心痛、心悸、肺心同病等,多因外感、过劳而复发或加重。

(2)主症:心悸气短,活动后加重,乏力。

(3)次症:咳喘不能平卧,尿少,浮肿、下肢肿甚,腹胀纳呆,面色晦暗或颧紫,口唇紫黯,颈静脉怒张,胁下癥块,急者咯吐粉红色泡沫样痰,面色苍白,汗出如雨,四肢厥冷,更甚者昏厥,脉象数疾、雀啄、促、结代、屋漏、虾游。

具备病史、主症可诊断为心衰之轻症。若在病史、主证的基础上,兼有次症2项者,可明确诊断。

二、鉴别诊断

(一)哮病

急性左心衰竭者,原有心脏之疾,如心悸、真心痛等,由某种诱因引发(如过劳、情绪激动、外感等)。临床以猝然心悸,喘急不能平卧,汗出烦躁,常伴咯吐粉红色血沫痰为特征,而哮病患者多无心脏病史,多有过敏史,以反复发作为特征,发作时喉间哮鸣有声,咯出大量痰涎后则喘止。

(二)喘病

慢性心衰在活动后往往见呼吸急促,但多以短气不足以息为特征,休息可减轻或缓解,而喘病患者多有肺病史,多因外感而诱发,多伴咳嗽、咳痰。

(三)肾性水肿

慢性心衰重症阶段出现尿少,浮肿,而水肿呈下垂性,卧位时腰骶部水肿,兼有纳呆、腹胀、右下腹胀痛等胃肠道症状。而肾性水肿多与外感风寒、风热有关,起病较急,面目先肿,兼有尿少、

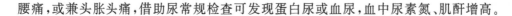

腰痛,或兼头胀头痛,借助尿常规检查可发现蛋白尿或血尿,血中尿素氮、肌酐增高。

三、证候诊断

(一)心气(阳)虚证

心悸,气短,乏力,活动后明显,休息后可减轻,纳少,头晕,自汗,畏寒,舌质淡,苔薄白,脉细弱无力。

(二)气阴两虚证

心悸气喘,动则加重,甚则倚息不得卧,疲乏无力,头晕,自汗盗汗,两颧发红,五心烦热,口干咽燥,失眠多梦,舌红,脉细数。

(三)阳虚水泛证

心悸气喘,畏寒肢冷,腰酸,尿少浮肿,腹部膨胀,纳少脘闷,恶心欲吐,舌体淡胖有齿痕,脉沉细或结代。

(四)气虚血瘀证

心悸气短,活动后加重,左胸憋闷或疼痛,夜间痛甚,两颧黯红,口唇青紫,胁下癥块,舌紫黯,苔薄白,脉沉涩或结代。

(五)阳衰气脱证

喘悸不休,烦躁不安,汗出如雨或如油,四肢厥冷,尿少浮肿,面色苍白,舌淡苔白,脉微细欲绝或疾数无力。

四、病因病机

(一)病因

1.源于心

久患心脏之疾,如心悸、心痹、心痛、克山病、心肌炎及先天性心脏病等,导致心气内虚,日久心体肿胀,若再遇外邪侵袭,或情绪刺激,或因过劳,进一步损伤心体,侵蚀心阳,心阳不振,心力乏竭,不能鼓动血液运行,使瘀血阻滞,心脉不通。一则脏腑、肌腠缺血而失养,二则迫使血中水津外渗,进而出现脏腑功能失调,水饮凌心射肺或停积局部及水湿泛溢肌肤之证候,发为心衰。

2.源于肺

久咳、久喘、久哮等肺系慢性疾病反复发作,迁延或失治,痰浊潴留,伏着于肺,肺气壅塞不畅,痰瘀阻于肺管气道,使肺气胀满不能敛降,导致肺之体用俱损,病变首先在肺,继则影响脾、肾,后期病及于心。因肺朝百脉,肺气辅佐心脏运行血脉,肺伤则不能助心主治节,致使血行不畅,血瘀肺脉,肺气更加壅塞,造成气虚血滞、血滞气郁,由肺及心,心血瘀阻不通,日久心力乏竭,心体受损,发为心衰。

3.源于肝

久患肝脏之疾或暴怒伤肝,导致肝失疏泄之机和条达之性,肝所藏之血不能施泄于外,血结于内,引起肝气滞心气乏,鼓动无力,血循不畅,瘀阻于心,引发血中水津外渗而致浮肿、喘咳等证候,发为心衰。

4.源于肾

肾为精血之源,又为水火既济之脏,肾脉上络于心,久患肾脏之疾,则肾体受损,肾阳受伤,命火不足,相火不发,不能蒸精化液生髓,髓少不能生血,血虚不能上奉于心,心体失养,心阳亏乏,

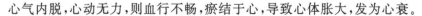

心气内脱,心动无力,则血行不畅,瘀结于心,导致心体胀大,发为心衰。

5.源于脾胃

脾胃之脉络于心,心气之源受之于脾,脾又为统血之脏。食气入胃,浊气归心。因此久患脾胃之疾,或思虑过度,或饮食不节(肥甘滋腻及长期饮酒、咸食),损伤脾胃,致使中气虚衰,中轴升降无力,引起水谷精微不能奉养于心主。元气不能上充于心,则心气内乏,鼓动无力,血瘀在心,日久心体胀大,或津血不足,心体失养,体用俱损,发为心衰。

(二)病机

1.发病

本病多以起病缓慢,逐渐加重为特点。初起见劳累后心悸,气短,疲乏无力,休息后可缓解,逐渐发展为休息时仍觉心悸不宁,喘促难卧,尿少,浮肿,口唇爪甲青紫等。少数发病急,突然气急,端坐呼吸,不得卧,面色苍白,汗出如雨,口唇青黑,阵咳,咯吐粉红色泡沫样痰,脉多疾数。

2.病位

本病病位在心,为心之体用俱病,与肺、脾、肝、肾密切相关。

3.病性

本病为本虚标实之疾。虚者,以气虚、阳虚为本。病初多为气虚,病久则见阳虚,根据患者体质及原发疾病不同,少数患者可见血虚或阴虚。病变过程中,逐渐形成病理产物,为饮、为痰、为瘀、为浊,阻滞气机,发展为气滞血瘀水结之标实之疾。最终为心肾阳虚,肺肝血瘀,虚实夹杂。

4.病势

缓慢发病者,初起时症状较轻,仅见劳累后心悸,气短,乏力,休息后症状可减轻或消失。随病情加重,出现休息状态下仍觉心悸不宁,喘促难卧,腹胀尿少,浮肿,甚至神昏等。发病急骤者,突然气急呈端坐呼吸,面色苍白,汗出如雨,咯吐血色泡沫痰,唇青肢冷,救治及时尚可转安,稍有延误则昏厥死亡。

5.病机转化

多种原因导致心气虚,心动无力,久之则心力内乏,乏久必竭。心气虚衰而竭,则血行不畅,引起机体内外血虚和血瘀的病理状态。血行不畅则五脏六腑失其濡养,心失所养则心气更虚,瘀阻更甚,日久则心体胀大;子盗母气,心体胀大日久则累及于肝,血瘀在肝,则肝体肿大,失其疏泄之职,气机不畅,影响脾胃升降之机,见腹胀,纳呆,便溏或便秘;瘀血在肾,则水道不通,开阖不利,形成水肿;瘀血在肺,则上焦不宣,肺气郁闭,壅塞不畅,故见咳喘,呼吸困难。

津血同源,血瘀日久导致阴津不足,出现气阴两虚,故患者表现口干,心烦。由于心气不足,血不能行全身以濡养诸脏,肾失所养而导致肾虚,肾阳虚则膀胱失其气化,水渎失司。另外,心肾阳虚,不能温煦脾胃,可使中焦运化无权,湿浊内蕴。同时"血不利则为水",水邪内泛外溢,凌心射肺,则悸喘不宁。心阳根于肾阳,阳气衰竭,心气外脱,心液随气外泄,故见喘悸不宁,烦躁不安,汗出如雨如油,四肢厥冷,尿少浮肿等症。

总之,心衰是全身性疾病,病初以气虚阳虚为主,偶见阴虚;病变过程中,因气虚无力运血或阴虚脉道不充,则成血瘀;阳气不足,水津失于气化,形成水肿;病延日久者,正气日衰,五脏俱败,正不胜邪,最终可致心气衰微,心阳欲脱之险证。虚和瘀贯穿疾病的始终,虚有气虚、阴虚、阳虚。瘀有因虚致瘀、因实致瘀,虚愈甚,瘀愈重。水是疾病发展过程中的病理产物,病愈重,水愈盛。

所以心肾阳虚为病之本,血瘀水停为病之标,本虚标实。又因心衰患者内脏俱病,正气虚衰,每易罹受外邪,新感引动宿疾,使心衰反复而逐年加重。

五、辨证论治

(一)辨证思路

1.辨急性与慢性

心衰在临床上有急慢之分。急者可见怔忡,气急,不能平卧、呈坐状,面色苍白,汗出如雨,口唇青黑,阵咳,咯吐粉红泡沫样痰,脉多疾数。慢者可见心悸,短气不足以息,夜间尤甚,不能平卧或夜间憋醒,胸中如塞,口唇、爪甲青紫,烦躁,腹胀,右胁下癥块,下肢浮肿。

2.辨原发病证

既往有无能引发心衰之病,如胸痹心痛、心痹、肺心同病、心悸、瘿病、肾脏之疾、消渴等。

原有胸痹心痛者,在心衰证候基础上常伴有胸闷,左胸膺部疼痛,向左肩背部放射,疼痛多短暂,但反复发作。多发于年老之人,平素经常胸闷,时有左胸膺部疼痛,持续时间较短,服用芳香开窍药物可缓解,多因过劳、情绪激动、饱食或寒冷刺激而诱发。或伴心悸,逐渐出现喘促不能平卧,尿少浮肿,夜间憋醒,舌质青紫、苔腻、脉沉弦。

原有肺胀病者,有长期反复咳喘的病史,心衰加重多与感受外邪有关,颜面、口唇、爪甲青紫黯明显,稍有外感则咳喘发作,痰多,胸满,心悸,尿少浮肿,腹胀,纳呆,口唇、颜面及爪甲紫黑,苔厚腻、脉滑数。本病病变早期在肺,继则影响脾、肾。

3.辨诱因

心衰最常见诱因为感受外邪。如出现恶寒发热,咳嗽,咯白痰者,多外感寒邪;如发热重,咯黄痰者,多感受热邪。有些药物可诱发心衰,如抗心律失常药、药物过敏、输液反应、输液速度过快等。另外,过劳及情绪刺激也可诱发心衰。

4.辨标本虚实

本虚有气虚、阳损、阴伤、或气阴两虚、或阴阳俱损之分。气虚者,多为心衰之初期,症见气短,乏力,活动后心悸加重;阳损者,在气虚的基础上见畏寒,肢冷,面色青灰,下肢浮肿,多为心衰中期表现;阴伤者,可见形体消瘦,两颧黯红,口干,手足心热,心烦等;气阴两虚者为气虚证与阴伤证并见,多见于心肌炎之心衰;阴阳俱损为阴伤与阳损并见,为心衰之重证。标实为气滞、血瘀、水结。气滞者,症见胸闷,胁腹胀满,脘胀纳呆;血瘀者,症见面色晦黯,口唇、爪甲及舌质青紫,脉促、结、代、或涩;水结者,症见面浮肢肿,呕恶脘痞,喘悸难卧,舌体胖大,边有齿痕。另外,患者反复心衰或经常应用利尿剂,使阴阳俱损,阳虚水泛,阴虚生热,水热互结,出现尿赤少、水肿、心烦、口渴、喜冷饮等寒热错杂证。

5.辨病位

心衰病位虽然在心,但常见二脏或数脏同病,虚实错杂。不论先为心病而后及于他脏,或先有肺、肾、肝、脾之病而后及心,病至心衰,多见五脏俱病,但仍以心为主,因"心为五脏六腑之大主"。心肺气虚,肾不纳气,则见心悸,咳嗽,气喘,倚息不得卧等症状;心肾阳虚,则见畏寒肢冷,水肿,心悸,短气,喘促,动则更甚等证候;心肺阴虚可见心悸,咳嗽,咯吐血痰,口干,盗汗等证候;心脾两虚可见心悸,乏力,血虚,腹胀,纳呆,不寐,便溏等证候;若肺肝脾肾同病,则形成气滞血瘀水结证候。

6.辨病情

心衰以悸、喘、肿为三大主症,其中以心悸、怔忡贯穿始终,如果单纯表现为心悸、乏力、气短者,病情相对较轻;如见有咳嗽、咯白痰者,或外邪引动内饮,或有水邪射肺,如咯粉红泡沫样痰,

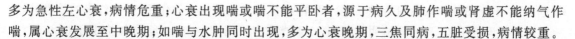

多为急性左心衰,病情危重;心衰出现喘或喘不能平卧者,源于病久及肺作喘或肾虚不能纳气作喘,属心衰发展至中晚期;如喘与水肿同时出现,多为心衰晚期,三焦同病,五脏受损,病情较重。

7.辨舌脉

舌体胖大或有齿痕者,多为阳虚兼水湿内蕴;舌体瘦小,质干或有裂纹,为阳衰阴竭;舌紫黯或隐青,为阳气虚衰,血行瘀阻;如兼有热象,可见红绛舌;舌苔一般为薄白苔,兼有痰饮者多为白腻苔,肺有痰热者多见黄腻或灰黄腻苔,痰湿重者可见灰腻苔。脉象沉细数或结代,为气阴两虚;脉沉数而疾无力,或涩而沉,或结或促或代,或雀啄、鱼翔,为气(阳)虚血瘀;脉微细而数,或结代、雀啄,为阳衰气脱;脉微欲绝散涩,或浮大无根,为阴竭阳绝危证。

因此治疗当标本兼顾,急则治标,缓则治本。治本不外益气、温阳、敛阴,治标为化瘀、利水、逐饮。

(二)分证论治

1.心气(阳)虚

(1)证候表现:心悸,气短,乏力,活动时明显,休息后可减轻,纳少,头晕,自汗,畏寒,舌质淡、苔薄白、脉细弱无力。

(2)病机分析:此证型常见于各种心脏之疾导致心衰之早期,或中重度心衰经过治疗之恢复阶段,相当于心功能Ⅰ、Ⅱ级。本证主要临床表现为心悸、气短,无论是各种心脏病本身,还是他脏之疾,如肺系之疾,饮食伤脾,肝脏或肾脏之疾,首先损伤心气,使心气力不足。心气率血以动,营运周身,今气虚不能率血,使周身失其血之濡养,故见乏力、头晕等症。病位主要在心,可及于肺、脾。

(3)治法:补心益气。

(4)常用方:保元汤(《博爱心鉴》)加减。黄芪、人参、肉桂、甘草、淫羊藿、补骨脂、茯苓。

(5)加减:出现胸闷胸痛者,多由于气虚血行不畅,心脉不通所致,加丹参、川芎、赤芍或加桃红四物汤(《医宗金鉴》)、黄芪桂枝五物汤(《金匮要略》)、补阳还五汤(《医林改错》)等;形寒肢冷,胸痛者,为心阳不足,加附子、干姜、桂枝、薤白;胸胁胀满者,为气虚气滞,加醋柴胡、醋青皮;患者除心悸、气短,还见有头晕、健忘者,用归脾汤(《济生方》);心悸重,脉结代者,用炙甘草汤(《伤寒论》);动则心悸汗多者,加桂枝甘草龙骨牡蛎汤(《伤寒论》)。

(6)常用中成药:补心气口服液,每次10 mL,每天3次。补益心气,活血理气止痛,适用于心气心阳不足又兼血瘀、痰浊之心衰。

福王黄芪口服液:每次10～20 mL,每天2次。益气固表,利水消肿,补中益气,适用于心气亏虚之心衰。

人参片:每次4片,每天2次。大补元气,补益肺脾。适用于以心气不足为主要症状的心衰。

黄芪注射液:20 mL加入5％葡萄糖注射液或0.9％氯化钠注射液250 mL中,静脉滴注,每天1次。补益肺脾,益气升阳。用于症见气短、乏力等气虚之象者。

(7)针灸:常取心俞、神门、内关、间使、胆俞、阳陵泉、足三里、曲池等穴,每次取穴3～5个,每天1次,7天为1个疗程,以补法为主。

耳针:常取心、定喘、肺、肾、神门、交感、内分泌等穴,可用针刺、按压、埋针等方法,每次3～4个穴位。

临证参考:心气虚贯穿于心衰的全过程,因此补益心气是此证型的主要治疗大法,补气药物首推人参、黄芪。《万病回春》言人参"扶元气,健脾胃,进饮食,润肌肤,生精脉,补虚羸,固真气,

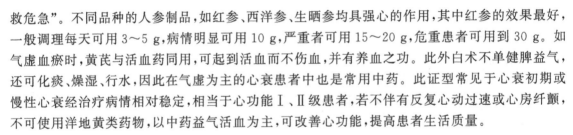

救危急"。不同品种的人参制品，如红参、西洋参、生晒参均具强心的作用，其中红参的效果最好，一般调理每天可用3～5 g，病情明显可用10 g，严重者可用15～20 g，危重患者可用到30 g。如气虚血瘀时，黄芪与活血药同用，可起到活血而不伤血，并有养血之功。此外白术不单健脾益气，还可化痰、燥湿、行水，因此在气虚为主的心衰患者中也是常用中药。此证型常见于心衰初期或慢性心衰经治疗病情相对稳定，相当于心功能Ⅰ、Ⅱ级患者，若不伴有反复心动过速或心房纤颤，不可使用洋地黄类药物，以中药益气活血为主，可改善心功能，提高患者生活质量。

2.气阴两虚

(1)证候表现：心悸气喘，动则加重，甚则倚息不得卧，疲乏无力，头晕，自汗盗汗，两颧发红，五心烦热，口干咽燥，失眠多梦，舌红、少苔、脉细数或沉细。

病机分析：此证型多见于慢性反复发作之心衰患者，长期应用利尿剂或抗生素治疗，利尿剂直伤阴津，抗生素乃苦寒之品。由于阴阳相互依存，心衰日久，由气虚而损及于阴；或久用、过用温燥而伤阴；或浮肿患者应用利尿之剂，使阴液亏耗。两颧潮红，五心烦热为阴亏虚阳上扰之证。有些患者甚则出现口干渴，渴而喜冷饮，此非实热，乃心衰日久，多脏虚损，脾不能为胃行其津液，阴虚燥热所致；津伤肠燥，还可出现大便秘结不行。

(2)治法：益气养阴。

(3)常用方：生脉散（《内外伤辨惑论》）加减。生晒参、麦冬、五味子、黄芪、黄精、玉竹、生地黄、阿胶、白芍。

(4)加减：若见阴阳两虚，畏寒、肢冷者，加附子、干姜、桂枝；气虚重者，重用黄芪；浮肿者加泽泻、车前子、白术；腹胀者加厚朴、大腹皮、莱菔子、砂仁；心烦者加黄连；脉结代者，用炙甘草汤（《伤寒论》）。

(5)常用中成药：参麦注射液，40～60 mL加入5％葡萄糖注射液250 mL中，静脉滴注，每天1次。益气固脱，滋阴生津，养心复脉。用于气阴两虚之心衰。

生脉注射液：40 mL加入5％葡萄糖注射液250 mL中，静脉滴注，每天1次。补气养阴，生津复脉，益气强心。用于气虚津伤，脉微欲绝之心衰。

补心气口服液、滋心阴口服液：每次各10 mL，每天3次。二者合用益气养阴，活血通脉。用于气阴两虚之心衰。

(6)针灸：常取心俞、神门、内关、间使、厥阴俞、阳陵泉、足三里、三阴交等穴，每次取穴3～5个，每天1次，7天为1个疗程，以补法为主。慢性肺心病，常取肺俞、肾俞、膻中、气海、足三里。心慌加内关。

耳针：常取心、定喘、肺、肾、神门、交感、内分泌等穴，每次3～4个穴位，可用针刺、按压、埋针等方法。慢性肺心病常取心、神门、交感、肾、肾上腺等穴。

临证参考：益气养阴多用人参、麦冬，所以人参、麦冬是本证型必不可缺的常用药物。《日华子本草》言麦冬"治五劳七伤，安魂定魄"，《本草汇言》言其"主心气不足，惊悸怔忡，健忘恍惚，精神失守"。

本证型虽为气阴两虚，但气虚为始，阴虚为渐，气虚为本，故治疗上，即使阴虚较重，也不能舍其气而单补阴，益气温阳贯彻始终。此外，心阳失敛更易外散，故益气养阴之中应配以酸收，常用麦冬、五味子，一使阳气内守，温运心脉，二可防止温阳化气药物辛温伤阴散气。阴虚生热，患者常见心烦，可加黄连、生地黄。大量或长期应用利尿剂的患者，常出现口干渴而喜冷饮，可用白虎加人参汤以清热益气生津，生石膏用量可加大。大便干结者，可加大黄、元明粉急下存阴。养阴

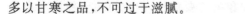

多以甘寒之品,不可过于滋腻。

3.阳虚水泛

(1)证候表现:心悸气喘,畏寒肢冷,腰酸,尿少浮肿,咳逆倚息不得卧,腹部膨胀,或胁下积块,纳少脘闷,恶心欲吐,颈脉动,口唇爪甲青紫,舌体淡胖有齿痕,脉沉细或结代。

(2)病机分析:本证型属本虚标实,为疾病发展至中晚期之征,相当于临床上心功能Ⅲ、Ⅳ级。心居胸中,为阳中之阳,心气心阳亏虚,出现心悸、怔忡,动则气喘。在此阳虚不单心阳虚,脾阳、肾阳皆虚,土不制水而反克,肾不制水而妄行,水邪泛滥,内蓄外溢,外溢肌肤则面浮肢肿;上凌心肺则加重心悸、喘促,甚则咳逆倚息;聚留胸腹则出现胸腹水。诸脏皆病,三焦气化不利,津聚不行,瘀血内停,瘀于心脉则见胸中隐痛,咳唾血痰,唇甲紫黯,颈部及舌下青筋显露;瘀于肺,则短气喘促、呼吸困难;瘀于肝,则胁下积块。瘀血水饮虽继发于心气亏虚,但一旦形成又可进一步损伤阳气,形成由虚致实、由实致虚的恶性病理循环。

(3)治法:温阳利水。

(4)常用方:五苓散合真武汤(《伤寒论》)加减。桂枝、制附子、茯苓、白术、白芍、生姜、泽泻、猪苓、车前子、丹参、红花、益母草。

(5)加减:喘促甚者加葶苈子、桑白皮、地龙或加葶苈大枣泻肺汤(《金匮要略》);中阳不足兼痰饮者,可用苓桂术甘汤(《金匮要略》);腹胀者加大腹皮、莱菔子、厚朴;恶心呕吐者加生姜汁、半夏、旋覆花。

(6)常用中成药:参附注射液,10~20 mL 加入 5% 葡萄糖注射液 250~500 mL 中,静脉滴注,每天1次。回阳救逆,益气固脱。用于心阳不振,症见四肢不温,尿少浮肿者。

补益强心片:每次4片,每天3次。益气养阴,化瘀利水。用于治疗气阴两虚,血瘀水停所致心衰。

强心力胶囊:每次4粒,每天3次。温阳益气,化瘀利水。用于治疗阳气虚乏,血瘀水停所致心衰。

(7)针灸:取心俞、神门、内关、间使、通里、少府、足三里、膻中、气海、中脘等穴,每次取穴3~5个,每天1次,7天为1个疗程,以补法为主。水肿者配太溪、三阴交。

临证参考:在此证型中,阳虚是其病机关键,喘促、浮肿是其主要的临床表现,温阳是本证的主要治法。温阳药中首推刚燥之附子,因附子性温有小毒,含乌头碱,故应炙用,用时先煎30分钟。肺心病心衰时,因为心肌纤维肥大、间质水肿,对乌头碱比较敏感,临床易出现中毒,故用量宜小,但风湿性心脏病患者剂量可加大。附子温阳,大多与干姜配伍,"附子无姜不热",但如果心动过速,阴虚有热者不用干姜。附子可与桂枝相配,可以宣通阳气,以利于化水气。阳虚不单心阳不振,脾阳、肾阳亦衰,但不同患者的病理转归不同,又各有偏倚。阳虚水盛而兼腹胀明显者,偏于脾阳虚,应选苓桂术甘汤(《金匮要略》),桂枝不仅能宣通阳气、利水,还能活血,用量一般为10~15 g。水肿且咳逆者,可宣肺利水,加用葶苈子。此证候虽以"水"为标实之象,但利水之法各有不同,根据不同症状表现,可以配合化瘀以利水,可以行气以利水。

4.气虚血瘀

(1)证候表现:心悸气短,活动后加重,左胸憋闷或疼痛,夜间痛甚,两颧潮红,口唇青紫,胁下癥块,或有小便少,下肢微肿,舌紫黯、苔薄白,脉沉涩或结代。

(2)病机分析:心主血脉,血脉运行全赖心中阳气之推动,诚如《医学入门》所说:"血随气行,气行而行,气止则止,气湿则滑,气寒则凝。"气为血之帅,血为气之母,因此心衰患者自出现之始,即亦存在着血行不畅,脉道不利,因虚致瘀是心衰出现瘀象的主要病机,但也可由于津液亏虚致瘀或水不行而为瘀或气滞血瘀。随病情进展,心衰反复发作,诸脏失血之濡润,首先肝血不藏,肝体不柔,出现胁下积块;心气亏虚,络脉失充,心脏失养,心脉不通,不通则痛,见胸痛;瘀血阻络,肺失宣降,则可出现胸闷、咳喘。瘀血阻碍气机,进一步加重脏腑之虚,表现为本虚标实。

(3)治法:益气化瘀。

(4)常用方:补阳还五汤(《医林改错》)加减。黄芪、当归、赤芍、地龙、桃仁、川芎、红花、泽兰、益母草。

(5)加减:瘀象较重者,可合用桂枝茯苓丸;心痛甚者加全瓜蒌、薤白、郁金,或合用芳香化瘀类药物,如速效救心丸、心可舒、银杏叶片等;胁下癥块,加三棱、莪术。

(6)常用中成药:舒心口服液,每次20 mL,每天2次。补益心气,活血化瘀。用于治疗气虚血瘀心衰患者。

(7)针灸:取心俞、神门、内关、间使、厥阴俞、膈俞、膻中、太冲等穴,每次取穴3~5个,每天1次,7天为1个疗程,以泻法为主。

临证参考:心功能衰竭的患者均存在微循环改变及红细胞变形、血浆黏稠、血管外周阻力明显增高等现象,而现代研究已证实活血化瘀类中药能改善上述状况,常用药物有丹参、川芎、红花、益母草、赤芍、三七、鸡血藤等。而配伍应用具有活血化瘀功效的注射剂能明显改善心功能,如丹参注射液、川芎嗪注射液、碟脉灵注射液、舒血宁注射液等。但对于血瘀较重,见胁下积块的患者,不宜用大量破瘀之品,以免络破血溢,出现咯血、便血等变证。

5.阳衰气脱

(1)证候表现:喘悸不休,烦躁不安,汗出如雨或如油,四肢厥冷,尿少浮肿,面色苍白,舌淡苔白、脉微细欲绝、或疾数无力。

(2)病机分析:此证型多见心衰患者发展至终末阶段,也可见于暴受温邪、心脉闭塞等导致心阳暴脱,如急性感染性心肌炎、急性大面积心肌梗死等。患者不单阳衰,阴亦竭,故常表现躁动不安,乃阴不敛阳,虚阳外越之象。

(3)治法:回阳救逆,益气固脱。

(4)常用方:急救回阳汤(《医林改错》)加减。人参、附子、炮姜、白术、炙甘草、桃仁、红花。

(5)加减:阴竭阳绝,兼舌干而萎,口渴者,可改用阴阳两救汤,病情转安后,可用生脉散(《内外伤辨惑论》)调治;肢冷,汗多,喘而脉微欲绝者,选参附龙牡汤(《伤寒论》)或加麻黄根、浮小麦、山萸肉。

(6)针灸:取心俞、神门、内关、三阴交、足三里、膻中、气海、关元等穴,每次取穴3~5个,每天1次,7天为1个疗程,以补法并灸为主。

六、变证治疗

心衰患者常出现咯血变证,依其临床表现可见下列三种证型。

(一)心肾阳虚

(1)证候表现:咯稀血痰,心悸胸闷,咳喘,肢冷自汗,水肿,舌淡苔白,脉沉细或结代。

(2)病机分析:由于心肾阳虚,阴阳不相为守,卫气虚散,阴血妄行,即"阳虚阴必走"。

(3)治法:温通阳气,收敛止血。

(4)常用方:桂枝甘草龙骨牡蛎汤(《伤寒论》)加白及、仙鹤草、白茅根。桂枝、甘草、龙骨、牡蛎、白及、白茅根、仙鹤草。

(二)阴虚火旺

(1)证候表现:咯血鲜红,心悸心烦不得眠,口干咽燥,头晕耳鸣,腰膝酸软,舌红少苔、脉细数。

(2)病机分析:心衰日久,阳虚阴竭,阴虚于下,火亢于上,灼伤血络,故出现咯血。

(3)治法:滋阴降火,凉血止血。

(4)常用方:黄连阿胶汤(《伤寒论》)加侧柏叶、茜草、白茅根。黄连、阿胶、白芍、鸡子黄、侧柏叶、茜草、白茅根。

(三)瘀血阻络

(1)证候表现:咯血紫黯或血块,心悸气喘,胸闷胸痛,口干,两颧潮红,唇甲发绀,舌红、脉涩。

(2)病机分析:心衰患者因虚致瘀,瘀血阻塞脉道,血流不通,溢于脉外,则引起咯血。

(3)治法:活血降逆止血。

(4)常用方:血府逐瘀汤(《医林改错》)加三七、花蕊石、藕节、旋覆花。生地黄、桃仁、红花、枳壳、赤芍、柴胡、川芎、桔梗、牛膝、甘草、三七、花蕊石、藕节、旋覆花。

(刘丰刚)

第三节 头 痛

头痛是以患者自觉头部疼痛为特征的一种常见病证,可以发生在多种急慢性疾病中,有时亦是某些相关疾病加重或恶化的先兆。临床表现以头痛为主症,一侧、双侧或全头部疼痛,呈跳痛、灼痛、胀痛、重痛、针刺痛等,甚则伴恶心呕吐,难以忍受。本病外感六淫、内伤七情均可引发,其中由肝阳上亢、痰瘀互结导致头部持续性疼痛、反复发作、经久不愈者又称为头风。头痛病位在头,与肝、脾、肾密切相关。

中医治疗头痛有其特色与优势,除以药物治疗为主外,还可配合针灸、推拿、熨敷及饮食调护等。根据络脉气血通则不痛的特性,头痛的治疗原则在于"通络"。实证以祛邪通络为主,具体的治法包括疏风散寒、疏风清热、祛风胜湿、活血化瘀、化痰降浊、平肝潜阳等;虚证以扶正通络为主,具体的治法包括补肾养阴、气血双补等。

本节重点论述头风头痛,西医学中的偏头痛、三叉神经性头痛等均可参照本节辨证论治。

一、诊断标准

(一)中医诊断标准

(1)头痛部位多在头部一侧额颞、前额、巅顶,或左或右辗转发作,或呈全头痛。头痛的性质多为跳痛、刺痛、胀痛、昏痛、隐痛,或头痛如裂等。头痛每次发作可持续数分钟、数小时、数天,也有持续数周者。

(2)隐袭起病,逐渐加重或反复发作。

(3)查血常规,测血压,必要时做腰椎穿刺、脑电图。有条件时做经颅多普勒、CT、磁共振等检查,以明确头痛的病因,排除器质性疾病。

(二)西医诊断标准

1.偏头痛的典型先兆的诊断标准

(1)至少两次发作符合下列标准。

(2)至少有下列的一种表现、没有运动无力症状:①完全可逆的视觉症状,包括阳性症状(如闪烁的光、点、线)或阴性症状(视觉丧失);②完全可逆的感觉症状,包括阳性症状(如针刺感)或阴性症状(麻木感);③完全可逆的语言功能障碍。

(3)至少满足下列的两项:同向视觉症状或单侧感觉症状。至少一种先兆症状在≥5分钟内逐渐发展,不同的先兆症状在≥5分钟内相继发生。每个症状持续5~60分钟。

2.无先兆偏头痛的诊断标准

(1)至少有符合无先兆偏头痛的诊断标准(2)~(4)的5次发作。

(2)每次头痛发作(未经治疗或治疗无效的)持续4~72小时。

(3)至少有下列中的两项头痛特征:①单侧性,②搏动性,③中或重度疼痛,④日常活动会使头痛加剧或因此而避免此类日常活动(如走路或爬楼梯)。

(4)头痛过程中至少伴随下列一项:①恶心或呕吐,②畏光和畏声。

(5)不能归因于其他疾病。

3.有先兆偏头痛的诊断标准

(1)典型先兆偏头痛:具有偏头痛的典型先兆症状;在先兆症状同时或在先兆发生后60分钟内出现头痛,头痛符合无先兆偏头痛诊断标准(2)~(4)项;不能归因于其他疾病。

(2)典型先兆伴非偏头痛性头痛:具有偏头痛的典型先兆症状;头痛不符合无先兆偏头痛特点,在先兆同时或先兆后的60分钟内发生;不是因其他疾病造成的继发性头痛。

(3)典型先兆不伴头痛:只有偏头痛的典型先兆症状,但不伴有头痛。

(4)家族性偏瘫型偏头痛:多在儿童期发病,偏瘫可与其他偏头痛先兆同时发生,亦可单独发生。

(5)散发性偏瘫型偏头痛:一旦先兆中出现肢体无力,称偏瘫型偏头痛,如果其一级亲属中有类似发作,则诊断为家族性偏瘫型偏头痛,否则诊断为散发性偏瘫型偏头痛。

(6)基底型偏头痛:当先兆中有两项以上症状提示后颅窝受累且同时没有肢体无力表现时,诊断为基底型偏头痛。这些症状包括构音障碍、眩晕、耳鸣、听力下降、复视、双鼻侧或双颞侧视野同时出现的视觉症状、共济失调、意识水平下降、双侧同时出现的感觉异常等。

4.头痛分期

有先兆的偏头痛分为前驱期、先兆期、头痛期、头痛后期;无先兆的偏头痛前驱症状不明显,先兆可表现为短暂而轻微的视物模糊。

(1)前驱期:精神症状如抑郁、欣快、不安和嗜睡等,神经症状如畏光、畏声、嗅觉过敏等,以及厌食、腹泻、口渴等,出现在发作前数小时到数天。

(2)先兆期:视觉先兆,如闪光、暗点、视野缺损、视物变形和物体颜色改变等;躯体感觉先兆,如一侧肢体和/或面部麻木、感觉异常等;运动障碍性先兆较少。先兆症状可持续数分钟到1小时,复杂性偏头痛病例的先兆可持续时间较长。

(3)头痛期:多为一侧眶后或额颞部搏动性头痛或钻痛,可扩展到一侧头部或全头部。不经治疗或治疗无效,头痛可持续4~72小时,儿童持续2~8小时;常伴有恶心、呕吐、畏光、畏声等症状。头痛可因活动或摆动头颈部而加重,睡眠后减轻。

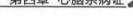

（4）头痛后期：头痛消退后常有疲劳、倦怠、烦躁、注意力不集中、不愉快感等症状。

二、鉴别诊断

（一）类中风头痛

类中风病多见于中老年人，常有眩晕反复发作；若有头痛突然加重，兼有肢体麻木、活动不灵、口舌喎斜，或言謇语塞；甚则神志昏迷，不识人事等。颅脑CT或MRI检查有梗死或出血灶。而头痛多反复发作，发作时痛势剧烈，久治不愈，但发作过后不遗留肢体活动或言语障碍，颅脑CT或MRI检查无异常，可资鉴别。

（二）真头痛

真头痛多呈突然剧烈头痛，常表现为持续钝痛，并阵发性加剧，咳嗽、喷嚏、大便用力等均可使头痛加重。头痛以清晨时明显，或可在夜间痛醒，可伴恶心呕吐，病重时甚至呕吐如喷不已，以至肢厥、抽搐，且发夕死，夕发旦死，抢救不及，立致死亡。头痛发作时也可剧烈头痛，且反复发作，头痛多在睡眠后减轻。临床上可根据病史、脑CT、脑血管造影、磁共振成像等进行鉴别。

（三）外感头痛

外感头痛多由风寒湿邪，阻滞经络，络脉不通而引起，其痛势一般较轻，且伴有恶寒发热、咽痛、肢痛、咳嗽咳痰等外感表证的症状，且头痛随病愈而止，多无反复发作。头风头痛可由外邪诱发，但痛势剧烈，其他表证症状不明显，且持续时间久，同一外邪可引起头痛反复发作，部位、症状相似，可以鉴别。

三、病因

（一）原发病因

1.外感六淫

起居不慎，坐卧当风。风性轻扬，且为六淫之首，多夹寒、热、湿邪为患。若夹寒者，寒凝血滞，络脉不畅，绌急而痛；若夹热邪，风热上炎，扰乱气血，气血逆乱，清窍被扰；热邪耗灼精血，络脉失荣而痛；若夹湿邪，风伤于巅，湿困清阳，蒙蔽清窍，脑髓络脉失充而成。

2.情志所伤

忧郁过度，肝失条达，或恼怒伤肝，气郁化火，或邪热上犯清窍，或灼津炼液生痰，或火伤肾阴，阴虚阳亢，均可上扰清窍，使气血逆乱而致头痛。

3.饮食所伤

饥饱失宜，过食生冷，损伤中阳，则中焦温化不利，气血化生乏源，遂致清窍、络脉失于充养而痛；或过食肥甘，饮酒无度，脾失健运，聚湿成痰，蒙蔽清窍，致使清阳不升，浊阴不降，痰瘀痹阻，络脉不通而致头痛。

4.劳倦过度

久坐伏案，气血运行不畅，清窍失养；或房事不节，淫欲过度，损伤肾精，精气不足，髓海空虚；或思虑过度，耗伤脾气，清气不升，清浊升降失序，皆可导致头痛。

（二）继发病因

吐血、崩漏、便血或产后出血过多等，导致营血亏损，气随血脱而成气血两虚。气虚则清阳不升，血虚则络脉失充、脑髓失养，皆可导致头痛。

不论何种原因引起的头痛，皆可因外感六淫、内伤七情、饮食不节、劳倦过度、大病之后而诱发或加重头痛发作。

四、病机

(一)发病

由外感六淫、情志所伤所引起的头痛,一般呈现急性发作;由劳倦失宜、久病失血所致头痛,多为缓慢性发作,但可有阵发性加剧的发病特点。

(二)病位

本病病位在头,与肝、脾、肾密切相关。

(三)病性

本病有外感、内伤之分。外感头痛多由外邪引起,尤以风邪为主,夹寒、热、湿邪为患,其证属实;内伤头痛,有以气血亏虚、肝肾不足为主属虚证者,亦有肝阳上扰、瘀血痰浊闭阻清窍,属实或虚实夹杂者。

(四)病势

发作期及发病初期以风、火、痰、瘀标实证表现为主;病久或缓解期,则虚证逐渐显露,由肝及脾,进而及肾,终致肝、脾、肾三脏俱虚。

(五)病机转化

外感头痛,一般病程短,治疗较易,预后较好;内伤头痛,一般病程较长,反复不愈,治疗较难。在发病过程中,各种病因病机可以相互影响,相互转化,形成虚实夹杂的症状;或阴损及阳,阴阳两虚;或肝风痰火,上蒙清窍,阻滞经络,并发中风、眩晕、偏盲等病。本病一般表现为本虚标实;在早期及发作期标实证候突出,如肝阳上亢、痰浊中阻、瘀血内停等;病证后期或缓解期,本虚证候表现逐渐明显,如气血不足、脑髓不充、肾精亏损等。

五、辨证论治

(一)辨证思路

1.辨久暂

暂病之头痛,多因外邪所致,大多痛势较剧,多表现为掣痛、跳痛、灼痛、胀痛、重痛、痛无休止;久病之头痛,多因内伤所致,大多痛势较缓,多表现为隐痛,空痛,昏痛,病势悠悠、遇劳则剧、时作时止。若瘀血头痛,痛处固定不移,痛如锥刺。

2.辨虚实

大抵外感头痛如风寒头痛、风湿头痛、风热头痛及内伤头痛之肝郁化火头痛多属实证;内伤头痛之肝肾阴虚头痛、阴血亏虚头痛多属于虚证,往往平素体虚。至于痰浊、瘀血所致者,则又虚中有实,自当分别施治。

3.辨部位

头为诸阳之会,三阳经均循头面,厥阴经亦上会于额顶。辨别头痛,若能根据经脉循行部位加以判断,则对审因论治,均有所帮助。太阳头痛多在头后部,下连于项。阳明头痛多在前额及眉棱。少阳头痛多在头之两侧,连及耳部。厥阴头痛在巅顶部位,或连于目系。

头痛的治疗原则在于"通络"。实证以祛邪通络为主,具体的治法包括疏风散寒、疏风清热、祛风胜湿、活血化瘀、化痰降浊、平肝潜阳等;虚证以扶正通络为主,具体的治法包括补肾养阴、气血双补等。

（二）分证论治

1.外感头痛

（1）风寒：头痛起病较急，其痛如破，连及项背，恶风寒，遇风尤剧，口不渴，苔薄白，脉多浮紧。

病机分析：本症为外感头痛之风寒证。头为诸阳之会，素体卫气不足，卫外不固或将养失宜，感受风寒，风性清扬善犯阳位；寒性凝敛，闭阻经脉阳气，风邪夹寒循太阳经上犯巅顶，清阳之气被遏，头痛乃作。太阳经主一身之表，其经脉上行巅顶，循项背，故其痛连及项背；风寒阻于肌表，卫阳被郁，失于温煦而不得宣达，故恶风寒；寒属阴邪，得温则减，故头痛遇风加剧，喜裹喜温；无热则口不渴；苔薄白，脉浮紧，俱为风寒在表之象。

治法：疏风散寒，通络止痛。

常用方：川芎茶调散（《太平惠民和剂局方》）加减。川芎、荆芥、防风、羌活、白芷、细辛、薄荷。

加减：若寒犯厥阴，引起巅顶头痛，伴干呕、吐涎，甚则四肢逆冷，苔白脉弦，治当温散厥阴寒邪，方用吴茱萸汤（《伤寒论》）加减。组成：吴茱萸、人参、生姜、大枣。阳虚恶寒较甚，加炙麻黄、熟附子以温阳散寒。寒凝痛甚者，加蜈蚣、制川乌以散寒止痛。

针灸：风池、外关、丰隆、足三里。

操作：风池进针时，针尖稍向上方斜刺，用捻转法，使针感向额部放散；其他各穴均用提插法，以加强针感；各穴均可配合灸法以增强温散的作用。每天1次，10次为1个疗程。

方解：风寒夹痰，阻滞于头部三阳经络，络道不通，因而致痛，故取风池、外关以疏散外受之风邪；取丰隆、足三里以疏通阻滞之痰浊，风祛痰化，络脉畅通。更应根据疼痛部位，结合对症取穴，以疏通局部气血而收止痛之效。

临证参考：本证以风寒入络、阳气郁闭的邪实为主，故治疗以祛邪为主。治疗方药多选辛温散寒、疏风通络之品。因风药走散，久服伤气；风药药性偏颇，易伤阴津，故应中病即止，不宜久服。风药性升，对有阳亢征象之人要慎用；对气血不足、阴虚精亏之人亦应慎用，或适当配伍养血润燥之品如当归、熟地黄等药；总之宜把握用药时机，旨在祛邪而不伤正。

（2）风热：头痛而胀，甚则头痛如裂，发热或恶风，口渴欲饮，面红目赤，便秘尿黄，舌红苔黄，脉浮数。

病机分析：热为阳邪，其性上炎，风热中于阳络，上扰清窍，故头痛而胀，甚则头痛如裂。面红目赤，亦为热邪上炎之征；风热之邪郁遏卫气故发热，邪气在表故恶风；热盛伤津，可见口渴欲饮、便秘尿黄；舌质红、苔黄、脉浮数均为风热邪盛之象。

治法：疏风清热，通络止痛。

常用方：芎芷石膏汤（《医宗金鉴》）加减。川芎、白芷、菊花、羌活、生石膏、薄荷、栀子。

加减：若热盛伤津，症见舌红少津，可加知母、石斛、天花粉清热生津；大便秘结，口鼻生疮，腑气不通者，可合用黄连上清丸以苦寒降火、通腑泄热。

针灸：商阳、关冲、少泽、曲池、合谷、丰隆。

方义：风热夹痰，阻塞经络，经气不利，则为疼痛，并伴见痰热症状，故治宜疏风散热。取手三阳经之井穴点刺出血，以宣泄三阳经之风热；取曲池、合谷以清手足阳明之热；配丰隆以去痰浊，痰热得去，疼痛可望缓解；结合对症取穴，可以加强止痛效果。

临证参考：本证由素体阳热亢盛又感受风热外邪而诱发，也有风寒日久化热者。治疗应分清热邪之在表、在里。表热重者，加强疏风清热之功，使邪自表而解；里热甚者，重在通腑泄热，使热邪自二便而去。

(3)风湿:头痛如裹,肢体困重,胸闷纳呆,小便不利,大便或溏,苔白腻,脉濡滑。

病机分析:湿为阴邪,受风邪裹夹上犯巅顶,闭阻清阳,清窍阳气不展,故头痛如裹;脾司运化而主四肢,内外之邪同气相求,湿邪中阻,困遏脾阳,故见四肢困重、纳呆胸闷;湿邪内蕴,不能分清泌浊,故小便不利、大便溏泄;苔白腻,脉濡均为湿浊中阻之象。

治法:祛风胜湿。

常用方:羌活胜湿汤(《内外伤辨惑论》)加减。羌活、独活、防风、藁本、川芎、蔓荆子、甘草。

加减:胸闷纳呆、便溏,可加苍术、厚朴、陈皮;恶心呕吐者,可加生姜、半夏、藿香;若见身热汗出不扬胸闷口渴者,为暑湿所致,用黄连香薷饮加藿香、佩兰等。

针灸:风池、头维、三阳络、足三里。

操作:风池进针时,针尖稍向上方斜刺,用捻转法,使针感向额部放散;其他各穴均用提插法,以加强针感。每天1次,10次为1个疗程。

方解:风湿阻滞于头部三阳经络,络道不通,因而致痛,故取风池、头维以疏散外受之风邪;取三阳络、足三里以疏通阻滞之痰浊,风去痰化,络脉畅通。更应根据疼痛部位,结合对症取穴,以疏通局部气血而收止痛之效。

临证参考:湿邪属阴邪,借风邪上扬之力到达巅顶,闭阻清阳,非温阳通达不能除之。治疗多选辛开温化之剂,但不可过用温燥及辛香走窜之品,以防伤及阴液。如有化热倾向,见身热不扬、口苦咽燥、小便短赤,舌红苔黄者,当佐清泄之剂。应注意风药的运用在治疗中必不可少,因"高巅之上,惟风药可及",湿邪赖风邪裹夹才能上犯,因此只有祛除风邪,湿邪才能尽去。

2.内伤头痛

(1)肝阳:头胀痛而眩,心烦易怒,胁痛,夜眠不宁,口苦,舌红苔薄黄,脉沉弦有力。

病机分析:由于肝肾阴虚,肝阳偏亢,阴阳失去相对平衡,形成了上盛下虚的病理状态;肝主疏泄,最喜条达,若郁怒忧思,致气郁不畅,郁而化火,风火相煽,上扰清窍,自然可见头痛眩晕,肝火偏亢,扰乱心神,则心烦易怒,夜眠不宁;肝胆气郁化火上炎,可见面红耳赤、口苦咽干等症,如邪热充斥三焦,还可见尿赤便干;舌质红或红绛是阴液不足的表现,舌苔薄黄是风阳化热,脉弦有力则为肝风内盛的征象。

治法:平肝潜阳。

常用方:天麻钩藤饮(《杂病证治新义》)加减。天麻、钩藤、石决明、黄芩、栀子、牛膝、杜仲、桑寄生、夜交藤、茯神、生龙骨、生牡蛎。

加减:肝肾阴虚而头痛朝轻暮重,或遇劳而剧,脉弦细,舌红苔薄少津者,酌加生地黄、何首乌、女贞子、枸杞子、旱莲草、石斛滋养肝肾;如头痛甚剧、胁痛者,加郁金、龙胆草、夏枯草等。

针灸:太冲、太阳、风池、阳辅、中封、头维。

方义:太冲为肝经原穴,配经外奇穴太阳和少阳与阳维之会风池,有平肝潜阳、清头目之效;中封、阳辅分别为肝经、胆经之经穴,又为清泻肝胆热之对穴,配足阳明胃经与足少阳胆经之交会穴头维,是治疗肝阳上亢头痛的特效穴。

临证参考:风阳火邪上扰清窍是本证的基本病机,以邪热标实为急;本型又常有肝火上扰的前驱征象,因此,祛邪是治疗的关键。当疏肝理气、清热降火以调理气血;风火之邪易夹血上逆,每加用凉血降逆之品,以引血下行。邪热上扰神明,进一步发展有邪闭脑窍,发展为中风病的趋势。因此,祛邪以防闭窍、养阴以治根本及预防变证在治疗中不容忽视。

(2)痰浊:头痛昏蒙,胸脘满闷,呕恶痰涎,舌胖大有齿痕,苔白腻,脉沉弦或沉滑。

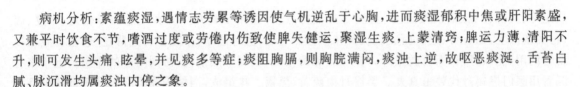

病机分析:素蕴痰湿,遇情志劳累等诱因使气机逆乱于心胸,进而痰湿郁积中焦或肝阳素盛,又兼平时饮食不节,嗜酒过度或劳倦内伤致使脾失健运,聚湿生痰,上蒙清窍;脾运力薄,清阳不升,则可发生头痛、眩晕,并见痰多等症;痰阻胸膈,则胸脘满闷,痰浊上逆,故呕恶痰涎。舌苔白腻、脉沉滑均属痰浊内停之象。

治法:健脾化痰,降逆止痛。

常用方:半夏白术天麻汤(《医学心悟》)加减。半夏、天麻、生白术、茯苓、陈皮、生姜、大枣。

加减:口苦便秘加竹茹、枳实、黄芩清热燥湿。

针灸取穴:丰隆、太阳、上星透百会、阴陵泉、中脘、头维。

方义:丰隆为胃经之络,阴陵泉为脾经之合,中脘为胃之募,三穴有健中州、化痰浊之功;上星透百会可醒神清脑;头维、太阳善治偏正头痛及昏蒙。

临证参考:此证乃饮食不节,损伤脾胃,痰湿内生,上蒙清窍;痰湿之邪流窜经络,引动宿疾,风、痰、湿、瘀互阻,脑窍不利所致。痰湿郁久化热,伴见口苦、大便不畅、苔黄腻、脉滑数者,去白术加黄芩、枳实、竹茹;伴眩晕昏蒙较甚、耳鸣重听、神志不宁者,加胆南星、石菖蒲、远志;痛甚者,加白芷、细辛、全蝎、蜈蚣。

(3)瘀血:头痛经久不愈,其痛如刺,固定不移,舌紫或有瘀斑,苔薄白,脉沉细或细涩。

病机分析:久病入络,瘀血内停,脉络不畅,故头痛经久不愈,痛有定处,且如锥刺,是瘀血疼痛的特点;舌质紫或有瘀斑,脉细涩是瘀血内阻之征。

治法:通窍活络化瘀。

常用方:通窍活血汤(《医林改错》)加减。人工麝香、生姜、葱白、桃仁、红花、川芎、赤芍。

加减:头痛甚者,加入全蝎、蜈蚣;久病气血虚明显者,加黄芪、当归。

针灸取穴:风池、血海、率谷、三阴交、阿是穴、太冲,太阳刺络拔罐。

方义:太冲、血海、三阴交相配行气活血,佐风池、率谷通调胆经以助其疏利,阿是穴及太阳刺络拔罐可活血化瘀止痛。

临证参考:久病入络、久痛入络,血瘀证可以出现在头痛的各类证候中,应辨证论治,灵活配用其他药物,如理气活血常配香附、橘红、砂仁;益气活血常重用黄芪、党参;养血活血常重用当归、川芎、熟地黄;凉血活血常配牡丹皮、生地黄、羚羊角;温阳活血常配炮附子、干姜、鹿茸;育阴活血常配何首乌、白芍、女贞子等。以上药物可根据正邪偏重,选择应用。

(4)肾虚:头痛而空,每兼眩晕,腰痛酸软,神疲乏力,遗精,带下,耳鸣少寐,舌红少苔,脉细无力。

病机分析:脑为髓海,其主在肾,现肾虚髓不上荣,脑海空虚,故头脑空痛、眩晕耳鸣;腰为肾之府,肾虚精关不固而遗精,女子则带脉不束而带下;少寐、舌红少苔、脉细无力是肾阴不足、心肾不交之象。

治法:补肾养阴。

常用方:大补元煎(《景岳全书》)加减。熟地黄、山萸肉、山药、枸杞子、人参、当归、杜仲。

加减:虚热重,加知母、地骨皮、桑椹子;盗汗加煅龙骨、煅牡蛎。

针灸取穴:风池、完骨、天柱、肾俞、命门、太溪。

方义:风池、完骨、天柱益髓充脑,肾俞、命门、太溪补肾填精,共疗肾精亏虚之头痛。

临证参考:头痛日久不愈,应注意病久及肾,肾精亏虚,治当填精补髓,重视如紫河车、何首乌等药物的应用。对于下焦虚寒,寒气上逆的"肾厥头痛",即头痛具有每发于子夜、或子夜较甚、头热足冷、其脉浮弦、而沉按无力、舌淡等辨证特点,可选用玉真丸。玉真丸是在半硫丸(半夏、硫黄)的基础上,加石膏、硝石而成。硫黄味辛性热有毒,温肾散寒;半夏温胃而降逆气;硝石咸寒以石膏同用,能入肾精,而石类重降,与半夏、硫黄相配,起到寒热拮抗,协同降逆的作用。近年来有医者用医门黑锡丹代替玉真丸。黑锡丹由硫黄、黑锡二味组成,当偏头痛具有上述辨证特点且多方治疗无效时可以选用。

(5)气血虚:头痛而晕,心悸不宁,遇劳则重,自汗,气短,畏风,神疲乏力,面色㿠白,舌淡苔白,脉沉细而弱。

病机分析:头为清窍,赖气血之充养。素体气血亏虚或失血、亡血之后,气随血脱,成气血双虚之证。血虚脑脉失养故头痛,遇劳尤甚;虚火上扰,可见头晕;血不足则心神失养,故心悸易慌;气虚则神疲乏力,自汗气短,面色㿠白。舌淡苔白,脉沉细而弱,为气血两虚之象。

治法:气血双补。

常用方:八珍汤(《丹溪心法》)加减。当归、熟地黄、白芍、川芎、人参、白术、茯苓、甘草、菊花、蔓荆子。

加减:畏风怕冷加黄芪、党参、细辛,耳鸣心烦、少寐加制首乌、枸杞子、黄精、炒酸枣仁等。

临证参考:本证多发生于久病或产后或体虚之人。此乃正气虚弱,脑窍脉络失养,痰瘀伏邪羁留不去,乘虚作祟所致。临床应分清气虚、血虚的偏重不同而用药,偏气虚者用四君子汤,偏血虚者用四物汤,气血双亏者用八珍汤,气血阴阳俱虚者用十全大补汤,随证加减搜痰、化瘀、通络、止痛之品,以达益气养血、滋阴扶阳、活血化瘀、祛痰利窍、缓急止痛之效。

六、西医治疗

西医治疗偏头痛分为发作期终止疼痛和缓解期预防性治疗。急性发作期以控制症状为目的,给予镇痛、血管收缩药等,尚没有特效疗法。

急性发作期治疗常用药物包括血管收缩剂如麦角胺制剂,是多年以来治疗偏头痛的基本药物之一。麦角胺咖啡因,前驱期或发作初期用;酒石酸麦角胺注射液,用于头痛严重时;5-羟色胺受体激动剂,如曲普坦类;前列腺素抑制剂,如阿司匹林、对乙酰氨基酚等,可显著缩短发作持续时间;镇静剂地西泮、阿司匹林和对乙酰氨基酚等,对早期患者有明显效果,经常服用效果越来越差。麻醉止痛剂可卡因、吗啡、哌替啶止痛作用强,吸收好,但易成瘾,头痛严重且治疗效果不好时用,一般尽量不用;封闭疗法,偏头痛发作期可用1%普鲁卡因2 mL加1∶1 000肾上腺素1~2滴对太阳穴或阿是穴进行封闭,常可止痛。

发作间歇期预防性治疗可选用5-HT对抗剂,如甲基麦角酰胺,苯噻啶;β受体阻滞剂普萘洛尔;α受体激动剂可乐定;单胺氧化酶抑制剂,包括苯乙肼、阿米替林等及小剂量抗抑郁药可减少偏头痛发作。此外,内分泌障碍所致偏头痛,用激素治疗效佳。如月经性偏头痛患者可用己烯雌酚1~2 mg睡前服,可防止发作。对药物治疗无效的病例,可采用手术治疗:沿浅大神经切断、脑膜中动脉切断结扎术,血管-神经-肌肉联合手术或血管-神经联合切除术。

偏头痛发作期的治疗以控制症状为目的,在发作先兆期迅速给予药物以图阻止发作,在发作期给予药物以图减轻头痛的程度和缩短发作持续时间,临床上尚能达到一定的疗效。但顽固性的偏头痛疼痛剧烈时,需多次重复使用止痛药,或长期使用预防性治疗药物,这些药物都不同程度地存在着一些不良反应:①由于血管收缩剂的使用,可使患者更易发生心肌梗死、肾动脉狭窄、脑梗死、外周小动脉闭塞引起坏疽,或部分患者可发生纤维化疾病;②前列腺素抑制剂,主要有胃

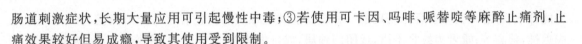

肠道刺激症状,长期大量应用可引起慢性中毒;③若使用可卡因、吗啡、哌替啶等麻醉止痛剂,止痛效果较好但易成瘾,导致其使用受到限制。

七、其他中医疗法

(一)推拿

推拿是临床医疗保健的常用法之一,是中医学的重要组成部分,具有活血化瘀、止痛、消肿、解痉,以及调理气血和内脏的作用。人类的各种病理性疼痛与循环障碍、机械压迫,以及炎症刺激有关。实验研究表明,推拿能通过被动活动,改善肌肉的伸展性,促使被牵拉的肌肉放松,从而大大改善肌体的血液循环;同时,推拿手法虽然作用于体外,但压力能传递到血管壁,使血管有节律地压瘪、复原,驱动血液流动,起到活血化瘀的作用,因而,推拿具有良好的止痛作用。

常用手法:抹法、拇指揉法、按法等。临证操作:患者平卧,医者立于床头,先用抹法,以拇指腹从印堂开始,向上至上星沿病侧前额发际至头维、太阳,反复3～4遍;改拇指揉法2～3遍,部位同前;再用指按法,取上星、头维、太阳、风池、百合。三法共操作10分钟;最后以手按揉患者头部,放松肌肉。

(二)耳针

耳部是全身经络汇集之处,五脏六腑、十二经脉皆络于耳。耳部不但通过经络与脏腑有着密切的关系,同时耳又与脏腑的生理、病理直接相关。耳针疗法,通过针刺相关穴位,可以起到激发和疏通经气、运行气血、调整脏腑功能。

常用穴位:取枕、额、皮质下、神门、交感、肾上腺、内分泌、肝,每次取穴2～3对,以皮肤针刺,留针30分钟至1小时或埋针3～5天。也可以冰片压耳穴神门、脑、皮质下,持续2～3天,止痛效果更好。

(三)穴位注射疗法

穴位注射疗法将穴位的治疗作用和药物的性能结合起来,综合性发挥经穴和药物对疾病的治疗效能,从而达到治病的目的。经络内联脏腑、外络肢节,运行气血于全身各部。穴位是分布于经络上的气血聚集点,穴位通过经络与机体某个部位或脏腑、组织、器官保持内在的联系。穴位注射药物,一方面通过针和药物对穴位的刺激,调节脏腑功能,疏通经络气血,平衡机体阴阳;另一方面是药物沿着经络系统直达病所,充分发挥药效,以此达到经络、腧穴与药效协同作用,充分发挥了二者的共同治疗作用,达到治病的目的。同时,因穴位注射后,药物在穴内存留时间较长,故可加强和延续穴位的治疗效能。

常用穴:风池、天柱、阿是穴(疼痛处触到圆形结节)。

操作:用3％～5％川芎嗪注射液,或3％～5％防风注射液,刺2～3分,每穴注入0.5～1 mL,每天治疗1次。

(刘丰刚)

第四节 痴 呆

痴呆是多由髓减脑消或痰瘀痹阻脑络,神机失用而引起在无意识障碍状态下,以呆傻愚笨、智能低下、善忘等为主要临床表现的一种脑功能减退性疾病。轻者可见神情淡漠,寡言少语,反应迟钝,善忘等;重者为终日不语,或闭门独居,或口中喃喃,言词颠倒,或举动不经,忽笑忽哭,或不欲食,数天不知饥饿等。

《左传》对本病有记载,曰:"成十八年,周子有兄而无慧,不能辨菽麦,不知分家犬。""不慧,盖世所谓白痴。"晋代《针灸甲乙经》以"呆痴"命名。唐代孙思邈在《华佗神医密传》中首载"痴呆"病名。明代《景岳全书·杂证谟》有"癫狂痴呆"专篇,指出本病由多种病因渐致而成;临床表现具有"千奇百怪""变易不常"的特点;病位在心及肝胆二经;若以大惊猝恐,一时偶伤心胆而致失神昏乱者,宜七福饮或大补元煎主之;本病"有可愈者,有不可愈者,亦在乎胃气元气之强弱"。陈士铎《辨证录》立有"呆病门",认为"大约其始也,起于肝气之郁;其终也,由于胃气之衰",对呆病症状描述也甚详,且提出"开郁逐痰、健胃通气"为主的治法,用洗心汤、转呆丹、还神至圣汤等。《石室秘录》曰:"治呆无奇法,治痰即治呆也。"王清任《医林改错·脑髓说》曰:"高年无记性者,脑髓渐空。"另外,古人在中风与痴呆的因果关系方面也早有认识,《灵枢·调经论》曰:"血并于上,气并于下,乱而善忘。"《临证指南医案》指出:"中风初起,神呆遗尿,老人厥中显然。"《杂病源流犀烛·中风》进而指出:"有中风后善忘。"是中医较早有关血管性痴呆的记载。

西医学诊断的老年性痴呆、脑血管性痴呆及混合性痴呆、代谢性脑病、中毒性脑病等,可参考本篇进行辨证论治。

一、病因病机

痴呆有因老年精气亏虚,渐成呆傻,亦有因情志失调、外伤、中毒等引起者。虚者多因气血不足,肾精亏耗,导致髓减脑消,脑髓失养;实者常见痰浊蒙窍、瘀阻脑络、心肝火旺,终致神机失用而致痴呆。临床多见虚实夹杂证。

(一)脑髓空虚

脑为元神之府,神机之源,一身之主,而肾主骨生髓通于脑。老年肝肾亏损或久病血气虚弱,肾精日亏,则脑髓空虚,心无所虑,精明失聪,神无所依而使灵机记忆衰退,出现迷惑愚钝,反应迟钝,发为痴呆。此类痴呆发病较晚,进展缓慢。

(二)气血亏虚

《素问·灵兰秘典论》曰:"心者,君主之官,神明出焉。"《灵枢·天年》曰:"六十岁心气始衰,苦忧悲。"年迈久病损伤于中,或情志不遂木郁克土,或思虑过度劳伤心脾,或饮食不节损伤脾胃,皆可致脾胃运化失司,气血生化乏源。心之气血不足,不能上荣于脑,神明失养则神情涣散,呆滞善忘。

(三)痰浊蒙窍

《石室秘录》云:"痰气最盛,呆气最深。"久食肥甘厚味,肥胖痰湿内盛;或七情所伤,肝气久郁克伐脾土;或痫、狂久病积劳,均可使脾失健运,痰湿上扰清窍,脑髓失聪而致痴呆。

(四)瘀阻脑络

七情久伤,肝气郁滞,气滞则血瘀;或中风、脑部外伤后瘀血内阻,均可瘀阻脑络,脑髓失养,神机失用,发为痴呆。

(五)心肝火旺

年老精衰,髓海渐空,复因烦恼过度,情志相激,水不涵木,肝郁化火,肝火上炎;或水不济火,心肾不交,心火独亢,扰乱神明,发为痴呆。

总之,痴呆病位在脑,与肾、心、肝、脾四脏功能失调相关,尤以肾虚关系密切。其基本病机为髓减脑消,痰瘀痹阻,火扰神明,神机失用。其证候特征以肾精、气血亏虚为本,以痰瘀痹阻脑络邪实为标。其病性不外乎虚、痰、瘀、火。

虚指肾精、气血亏虚,髓减脑消;痰指痰浊中阻,蒙蔽清窍;瘀指瘀血阻痹,脑脉不通;火指心肝火旺,扰乱神明。痰、瘀、火之间相互影响,相互转化,如痰浊、血瘀相兼而致痰瘀互结;肝郁、痰浊、血瘀均可化热,而形成肝火、痰热、瘀热,上扰清窍;若进一步发展耗伤肝肾之阴,水不涵木,阴不制阳,则肝阳上亢,化火生风,风阳上扰清窍,使痴呆加重。虚实之间也常相互转化,如实证的痰浊、瘀血日久,损伤心脾,则气血不足,或伤及肝肾,则阴精不足,均使脑髓失养,实证由此转化为虚证;虚证病久,气血亏乏,脏腑功能受累,气血运行失畅,或积湿为痰,或留滞为瘀,又可因虚致实,虚实兼夹而成难治之候。

二、诊断

(1)痴呆是一种脑功能减退性疾病,临床以呆傻愚笨、智能低下、善忘等为主要表现。本病记忆力障碍是首发症状,先表现为近记忆力减退,进而表现为远记忆力减退。

(2)起病隐匿,发展缓慢,渐进加重,病程一般较长。患者可有中风、头晕、外伤等病史。

三、相关检查

神经心理学检查,颅脑 CT、MRI、脑电图、生化等检查,有助于明确病性。

四、鉴别诊断

(一)郁病

郁病是以情志抑郁不畅,胸闷太息,悲伤欲哭或胸胁、胸背、脘胁胀痛,痛无定处,或咽中如有异物不适为特征的疾病;主要因情志不舒、气机郁滞所致,多见于中青年女性,也可见于老年人,尤其是中风过后常并发郁病,郁病无智能障碍症状。而痴呆可见于任何年龄,虽亦可由情志因素引起,但其以呆傻愚笨为主,常伴有生活能力下降或人格障碍,症状典型者不难鉴别。

部分郁病患者常因不愿与外界沟通而被误认为痴呆,取得患者信赖并与之沟通后,两者亦能鉴别。

(二)癫证

癫证是以沉默寡言、情感淡漠、语无伦次、静而多喜为特征的精神失常疾病,俗称"文痴",可因气、血、痰邪或三者互结为患,以成年人多见。痴呆则属智能活动障碍,是以神情呆滞、愚笨迟钝为主要表现的脑功能障碍性疾病。另一方面,痴呆的部分症状可自制,治疗后有不同程度的恢复;重证痴呆患者与癫证在临床证候上有许多相似之处,临床难以区分,CT、MRI 检查有助于鉴别。

(三)健忘

健忘是指记忆力差,遇事善忘的一种病证,其神识如常,晓其事却易忘,但告知可晓,多见于中老年患者;由于外伤、药物所致健忘,一般经治疗后可以恢复。而痴呆老少皆可发病,以神情呆滞或神志恍惚,不知前事或间事不知、告知不晓为主要表现,虽有善忘但仅为兼伴症,其与健忘的"善忘前事"有根本区别。

健忘可以是痴呆的早期临床表现,这时可不予鉴别,健忘病久也可转为痴呆,CT、MRI 检查有助于两者的鉴别。

五、辨证论治

(一)辨证要点

本病乃本虚标实之证,临床上以虚实夹杂者多见。本虚者不外乎精髓、气血,标实者不外乎痰浊、瘀血、火邪。无论为虚为实,都能导致脏腑功能失调及髓减脑消。因而辨证当以虚实或脏腑失调为纲领,分清虚实,辨明主次。

1.辨虚实

本病病因虽各有不同,但终不出虚、实两大类。虚者,以神气不足、面色失荣、形体枯瘦、言行迟弱为特征,并结合舌脉、兼次症,分辨气血、肾精亏虚;实者,智能减退、反应迟钝,兼见痰浊、瘀血、风火等表现。由于病程较长,证情顽固,还需注意虚实夹杂的病机属性。

2.辨脏腑

本病病位主要在脑,但与心、肝、脾、肾相关。若年老体衰、头晕目眩、记忆认知能力减退、神情呆滞、齿枯发焦、腰膝酸软、步履艰难,为病在脑与肾;若兼见双目无神,筋惕肉瞤,毛甲无华,为病在脑与肝肾;若兼见食少纳呆,气短懒言,口涎外溢,四肢不温,五更泻泄,为病在脑与脾肾;若兼见失眠多梦,五心烦热,为病在脑与心肾。

(二)治疗原则

虚者补之,实者泻之。补虚益损,解郁散结是其治疗大法。脾肾不足,髓海空虚之证,宜培补先天、后天,以冀脑髓得充,化源得滋;对于气郁血瘀痰滞者,气郁应开,血瘀应散,痰滞应清,以冀气充血活,窍开神醒。

(三)分证论治

1.髓海不足

主症:耳鸣耳聋,记忆模糊,失认失算,精神呆滞。

兼次症:发枯齿脱,腰脊酸痛,骨痿无力,步履艰难,举动不灵,反应迟钝,静默寡言。

舌脉:舌瘦色淡或色红,少苔或无苔,多裂纹,脉沉细弱。

分析:肾主骨生髓,年高体衰,肾精渐亏,脑髓失充,灵机失运,故见精神呆滞,举动不灵,反应迟钝,记忆模糊,失认失算等痴呆诸症。肾开窍于耳,其华在发,肾精不足,故耳鸣耳聋,发枯易脱。腰为肾府,肾主骨,精亏髓少,骨骼失养,故见腰脊酸痛,骨痿无力、步履艰难;齿为骨之余,故齿牙动摇,甚则早脱。舌瘦色淡或色红,苔少或无苔,多裂纹,脉沉细弱为精亏之象。

治法:补肾益髓,填精养神。

方药:七福饮加减。方中重用熟地黄滋阴补肾,营养先天之本;合当归养血补肝;人参、白术、炙甘草益气健脾,强壮后天之本;远志、杏仁、宣窍化痰。本方填补脑髓之力尚嫌不足,应选加鹿角胶、龟板胶、阿胶、紫河车、猪骨髓等血肉有情之品,本方还可以加减制蜜丸或膏剂以图缓治,或可用参茸地黄丸或河车大造丸补肾益精。

若肝肾阴虚,年老智能减退,腰膝酸软,头晕耳鸣者,可去人参、白术、紫河车、鹿角胶,加怀牛膝、生地黄、枸杞子、女贞子、制首乌;若兼言行不一,心烦溲赤,舌质红,少苔,脉细而弦数,是肾精不足,水不制火而心火妄亢,可用六味地黄丸加丹参、莲子心、石菖蒲等清心宣窍;也有舌质红而苔黄腻者,是内蕴痰热,干扰心窍,可加用清心滚痰丸去痰热郁结,俟痰热化净,再投滋补之品;若肾阳亏虚,症见面白无华,形寒肢冷,口中流涎,舌淡者,加热附片、巴戟天、益智仁、淫羊藿、肉苁

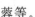

蓉等。

2.气血亏虚

主症:呆滞善忘,倦怠嗜卧,神思恍惚,失认失算。

兼次症:少气懒言,口齿含糊,词不达意,心悸失眠,多梦易惊,神疲乏力,面唇无华,爪甲苍白,纳呆食少,大便溏薄。

舌脉:舌质淡胖边有齿痕,脉细弱。

分析:心主神明,心之气血亏虚,神明失养,故见呆滞善忘,神思恍惚,失认失算等痴呆症状。心血不足,心神失养,故心悸失眠、多梦易惊;血虚不荣,肌肤爪甲,故面唇无华、爪甲苍白。气虚则少气懒言,神疲乏力,倦怠嗜卧;脾气不足,胃气亦弱,故纳呆食少;脾气亏虚,水湿不化,故大便溏薄。气血亏虚,脉道失充,故脉细弱。

治法:益气养血,安神宁志。

方药:归脾汤加减。方中以人参、黄芪、白术、甘草补脾益气;当归养肝血而生心血;茯神、枣仁、龙眼肉养心安神;远志交通心肾而定志宁心;木香理气醒脾,以防益气补血之药滋腻滞气。

纳呆食少,加谷芽、麦芽、鸡内金、山楂等消食;纳呆伴头重如裹,时吐痰涎,头晕时作,舌苔腻,加陈皮、半夏、生薏苡仁、白豆蔻健脾化湿和胃;纳呆伴舌红少苔,加天花粉、玉竹、麦冬、生麦芽养阴生津;失眠多梦,加夜交藤、合欢皮;若舌质偏暗,舌下有青筋者,加入川芎、丹参等以养血活血;若伴情绪不宁,易忧善愁者,可加郁金、合欢皮、绿萼梅、佛手等理气解郁之品。

3.痰浊蒙窍

主症:终日无语,表情呆钝,智力衰退,口多涎沫。

兼次症:头重如裹,纳呆呕恶,脘腹胀痛,痞满不适,哭笑无常,喃喃自语,呆若木鸡。

舌脉:舌质淡胖有齿痕,苔白腻,脉滑。

分析:痰浊壅盛,上蒙清窍,脑髓失聪,神机失运,而致表情呆钝、智力衰退、呆若木鸡等症。痰浊中阻,中焦气机不畅,脾胃受纳运化失司,故脘腹胀痛、痞满不适、纳呆呕恶。痰阻气机,清阳失展,故头重如裹。口多涎沫,舌质淡胖有齿痕,苔腻,脉滑均为痰涎壅盛之象。

治法:健脾化浊,豁痰开窍。

方药:洗心汤加减。方中党参、甘草培补中气;半夏、陈皮健脾化痰;附子助阳化痰;茯神、枣仁宁心安神,神曲和胃。

若纳呆呕恶,脘腹胀痛,痞满不适以脾虚明显者,重用党参、茯苓,可配伍黄芪、白术、山药、麦芽、砂仁等健脾益气之品;头重如裹,哭笑无常,喃喃自语,口多涎沫以痰湿重者,重用陈皮、半夏,可配伍制南星、莱菔子、佩兰、白豆蔻、全瓜蒌、贝母等理气豁痰之品;痰浊化热,上扰清窍,舌质红,苔黄腻,脉滑数者,将制南星改用胆南星,并加瓜蒌、栀子、黄芩、天竺黄、竹沥;若伴有肝郁化火,灼伤肝血心阴,症见心烦躁动,言语颠倒,歌笑不休,甚至反喜污秽,或喜食炭灰,宜用转呆丹加味,本方在洗心汤基础上,加用当归、白芍柔肝养血,丹参、麦冬、天花粉滋养心胃阴液,用柴胡合白芍疏肝解郁,用柏子仁合茯苓、枣仁加强养心安神之力;属风痰瘀阻,症见眩晕或头痛,失眠或嗜睡,或肢体麻木阵作,肢体无力或肢体僵直,脉弦滑,可用半夏白术天麻汤;脾肾阳虚者,用金匮肾气丸,加干姜、黄芪、白豆蔻等。

4.瘀血内阻

主症:言语不利,善忘,易惊恐,或思维异常,行为古怪。

兼次症:表情迟钝,肌肤甲错,面色黧黑,甚者唇甲紫黯,双目暗晦,口干不欲饮。

舌脉:舌质暗,或有瘀点瘀斑,脉细涩。

分析:瘀阻脑络,脑髓失养,神机失用,故见表情迟钝,言语不利,善忘,思维异常,行为古怪等痴呆症状。瘀血内阻,气血运行不利,肌肤失养,故肌肤甲错,面色黧黑,甚者唇甲紫黯。口干不欲饮,舌质暗或有瘀点瘀斑,脉细涩均为瘀血之象。

治法:活血化瘀,通络开窍。

方药:通窍活血汤加减。方中麝香芳香开窍,活血散结通络;桃仁、红花、赤芍、川芎活血化瘀;葱白、生姜合石菖蒲、郁金以通阳宣窍。

如瘀血日久,血虚明显者,重用熟地黄、当归,再配伍鸡血藤、阿胶、鳖甲、制何首乌、紫河车等以滋阴养血;气血不足,加党参、黄芪、熟地黄、当归益气补血;气虚血瘀为主者,宜补阳还五汤加减;若见肝郁气滞,加柴胡、枳实、香附疏肝理气以行血;久病血瘀化热,致肝胃火逆,症见头痛、呕恶等,应加钩藤、菊花、夏枯草、栀子、竹茹等清肝和胃之品;若痰瘀交阻伴头身困重,口流涎沫,纳呆呕恶,舌紫黯有瘀斑,苔腻,脉滑,可酌加胆南星、半夏、莱菔子、瓜蒌以豁痰开窍;病久入络者,宜加蜈蚣、僵蚕、全蝎、水蛭、地龙等虫类药以疏通经络,同时加用天麻、葛根;兼见肾虚者,可加益智仁、补骨脂、山药。

5.心肝火旺

主症:急躁易怒,善忘,判断错误,言行颠倒。

兼次症:眩晕头痛,面红目赤,心烦不寐,多疑善虑,心悸不安,咽干口燥,口臭口疮,尿赤便干。

舌脉:舌质红,苔黄;脉弦数。

分析:脑髓空虚,复因心肝火旺,上扰神明,故见善忘,判断错误,言行颠倒,多疑善虑等痴呆之象。心肝火旺,上犯巅顶,故头晕头痛;气血随火上冲,则面红目赤。肝主疏泄,肝性失柔,情志失疏,故急躁易怒。心肾不交则心烦不寐、心悸不安。口臭口疮、口干舌燥、尿赤便干为火甚伤津之象,舌质红、苔黄,脉弦数均为心肝火旺之候。

治法:清热泻火,安神定志。

方药:黄连解毒汤加减。方中黄连可泻心火,黄芩、栀子清肝火,黄柏清下焦之火。加用生地黄清热滋阴,石菖蒲、远志、合欢皮养心安神,柴胡疏肝。本方大苦大寒,中病即止,不可久服,脾肾虚寒者慎用。

若心火偏旺者用牛黄清心丸,大便干结者加大黄、火麻仁。

六、预后转归

痴呆的病程一般较长。虚证患者,若长期服药,积极接受治疗,部分精神症状可有明显改善,但不易根治;实证患者,及时有效地治疗,待实邪去,方可获愈。虚中夹实者,病情往往缠绵,更需临证调理,方可奏效。

(刘丰刚)

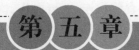

脾胃系病证

第一节 噎膈

一、概念

噎膈是指由于食管干涩或狭窄导致吞咽食物哽噎不顺、饮食难下，或食而复出的疾病。噎即噎塞，指吞咽之时哽噎不顺；膈为格拒，指饮食不下。噎可单独为病，亦可为膈的前驱表现，故临床常以噎膈并称。本病主要涵盖了西医学中的食管癌、贲门癌、贲门痉挛、食管-贲门失弛缓症、食管憩室、食管炎等。胃肠功能紊乱、胃神经症、胃食管反流征等疾病引起的食物难下不在本病证范围。

二、病因病机

噎膈的病因主要为七情内伤，饮食所伤，年老肾虚，脾、胃、肝、肾功能失调等，且几者之间常相互影响，互为因果，共同致病。

(一)病因

1.七情失调

导致噎膈的七情因素中，以忧思恼怒多见。忧思伤脾则气结，脾伤则水湿失运，滋生痰浊，痰气相搏；恼怒伤肝则气郁，气结气郁则津行不畅，瘀血内停，已结之气，与后生之痰、瘀交阻于食管、贲门，使食管不畅，久则使食管、贲门狭窄，而成噎膈。

2.饮食所伤

嗜酒无度，过食肥甘，恣食辛辣，助湿生热，酿成痰浊，阻于食管、贲门，或津伤血燥，失于濡润，使食管干涩，均可引起进食噎塞，而成噎膈。此外，饮食过热，食物粗糙发霉，既可损伤食管脉络，又可损伤胃气，气滞血瘀阻于食管、贲门，也可成噎膈。

3.年老肾虚

年老肾虚，精血渐枯，食管失养，干涩枯槁，发为此病。若阴损及阳，命门火衰，脾胃失于温煦，脾胃阳虚，运化无力，痰瘀互结，阻于食管，也可形成噎膈。

（二）病机

1.病位

噎膈的病位在食管，属胃所主，又因肝、脾、肾三脏之经络皆与食管相连，七情内伤、饮食不节、年老肾虚可致肝、脾、肾三脏功能失常，故病变与肝、脾、肾密切相关。肝之疏泄失常，则气失条达，可使气滞血瘀或气郁化火；脾之功能失调，健运失司，水湿聚而为痰，痰气交阻或痰瘀互结；肾阴不足，精血亏耗，则不能濡养咽嗌，肾阳亏虚，不能温运脾土，运化失司，以致气滞、痰阻、血瘀，使食管狭窄，胃失通降，津液干涸失濡而成噎膈。

2.病机关键

内伤饮食、情志不遂、年老肾亏三者之间相互影响，互为因果，共同致病，使气机不畅、痰浊不化，痰气交阻于食管和胃，致哽噎不顺，梗塞难下，继则瘀血内结，痰、气、瘀三者交结，胃之通降阻塞，上下不通，因此饮食难下，食而复出；久病则气郁化火，或痰瘀生热，伤阴耗液，失于濡润，食管干涩，食饮难下。由于以上各种原因造成食管干涩、狭窄，因而产生噎膈。

3.病理性质

病理性质总属本虚标实，标实为痰、气、瘀阻塞食管。初起以邪实为主，随着病情发展，气结、痰阻、血瘀愈显，食管、贲门狭窄更甚，邪实有加；久病则气郁化火，或痰瘀生热，伤阴耗液，阴津日益枯槁，胃腑失其濡养，或阴损及阳，脾胃阳气衰败，不能输化津液，痰气瘀结益甚，多形成虚实夹杂之候；胃津亏耗，进而损及肾阴，以致精血虚衰，虚者愈虚，疾病由标实转为正虚。

4.病程

本病病程有新久之分，病情有轻重之别。噎膈初起，常由饮食、情志所致，以痰气瘀交阻之邪实为主，病位偏上；日久损及脾肾阴津，则以本虚为主，病位偏下。部分患者病情继续发展，由阴损以致阳衰，则肾之精气并耗，脾之化源告竭，终成不救。

三、诊断与病证鉴别

（一）诊断依据

（1）咽下饮食梗塞不顺，食物在食管内有停滞感，甚则不能下咽到胃，或食入即吐。

（2）常伴有胃脘不适，胸膈疼痛，甚则形体消瘦，肌肤甲错，精神衰惫等症。

（3）起病缓慢，常表现为由噎至膈的病变过程，常由饮食、情志等因素诱发，多发于中老年男性，特别是在高发区。

（4）食管、胃的 X 线检查、内镜及病理组织学检查、食管脱落细胞检查，以及胸腹部 CT 检查等有助于早期诊断。

（二）辅助检查

食管、胃的 X 线检查，胸腹部 CT 检查可以鉴别上消化道占位或憩室病变，也可作为贲门痉挛、食管-贲门失弛缓症的诊断条件之一；内镜及病理组织学检查、食管脱落细胞检查有助于食管癌、贲门癌的确诊。

（三）病证鉴别

1.噎膈与反胃

两者皆有食入即吐的症状。噎膈多系阴虚有热，主要表现为吞咽困难，食不能下，旋食旋吐，或徐徐吐出；反胃多属阳虚有寒，主要表现为食尚能入，停留胃中，朝食暮吐，暮食朝吐。

2.噎膈与梅核气

两者均见咽中梗塞不舒的症状。噎膈是有形之物瘀阻于食管,吞咽困难。梅核气则是气逆痰阻于咽喉,为无形之气,以咽部异物感为主,无吞咽困难及饮食不下的症状。

四、辨证论治

(一)辨证思路

1.辨轻重

本病早期轻症仅有吞咽之时哽噎不顺,全身症状不明显,病情严重则吞咽困难呈进行性加重,食常复出,甚则胸膈疼痛,滴水难入。

2.辨虚实

本虚多因热邪伤津、房劳伤肾、年老肾虚而致阴津枯槁,渐至而成气虚阳微,临床表现为形体消瘦,皮肤干枯,舌红少津,或面色苍白,形寒气短,面浮足肿;标实多因忧思恼怒,饮食所伤,寒温失宜,以气滞、痰凝、瘀阻为主,后期可出现虚实夹杂之证,临床表现为胸膈胀痛、刺痛,痛处不移,胸膈满闷,泛吐痰涎。

3.辨病理因素

临床应根据气、痰、瘀三者之偏重来辨病理因素。偏于气滞者,症见吞咽不顺,时觉胸膈痞闷,症状随情绪变化而波动,伴有嗳气频频,大便不畅,此证多见于食管炎、食管憩室、食管神经症等病变。偏于痰凝者,症见咽食梗阻,吞咽时食管疼痛,胸膈痞闷或热痛,呕吐痰涎,口干咽燥,大便干结或不爽。偏于瘀阻者,症见吞咽梗阻,胸膈刺痛,痛处固定,肌肤甲错,面色晦暗。

(二)治疗原则

依据噎膈的病机,其治疗原则为理气开郁,化痰消瘀,滋阴养血润燥,分清标本虚实而治。初起以标实为主,重在治标,以理气开郁,化痰消瘀为法,可少佐滋阴养血润燥之品;后期以正虚为主,或虚实并重,但治疗重在扶正,以滋阴养血润燥,或益气温阳为法,也可少佐理气开郁,化痰消瘀之品。但治标当顾护津液,不可过用辛散香燥之药;治本应保护胃气,不宜过用甘酸滋腻之品。存得一分津液,留得一分胃气,在噎膈的辨证论治过程中有着特殊重要的意义。

(三)分证论治

1.痰气交阻证

症状:进食梗阻,脘膈痞满,甚则疼痛,情志舒畅则减轻,精神抑郁则加重。嗳气呃逆,呕吐痰涎,口干咽燥,大便艰涩,舌质红,苔薄腻,脉弦滑。

病机分析:气郁痰阻,食管不利,则进食梗阻,脘膈痞满,甚则疼痛,情志舒畅则减轻,精神抑郁则加重;痰气交阻,胃气上逆,则嗳气呃逆,呕吐痰涎;气结津液不能上承,且郁热伤津,故口干咽燥,大便艰涩;舌质红,苔薄腻,脉弦滑为气郁痰阻,兼有郁热伤津之象。

治法:开郁化痰,润燥降气。

代表方药:启膈散加减。方中丹参、郁金、砂仁理气化痰解郁,沙参、贝母、茯苓润燥化痰,杵头糠和胃降逆,可加瓜蒌、半夏、天南星以助化痰之力,加麦冬、玄参、天花粉以增润燥之效。

加减:若郁久化热,心烦口苦者,可加栀子、黄连、山豆根以清热;若津伤便秘,可加增液汤和白蜜,以助生津润燥之力;若胃失和降,泛吐痰涎者,加半夏、陈皮、旋覆花以和胃降逆。

2.津亏热结证

症状:进食时梗涩而痛,水饮可下,食物难进,食后复出,胸背灼痛。形体消瘦,肌肤枯燥,五心烦热,口燥咽干,渴欲饮冷,大便干结,舌红而干,或有裂纹,脉弦细数。

病机分析:阴津亏耗,食管失于濡润,故进食时梗涩而痛,尤以进食固体食物为甚;热结痰凝,阻于食管,故食后复出,胸背灼痛;热结灼津,胃肠枯槁,则口燥咽干,渴欲饮冷,大便干结;胃不受纳,无以化生精微,故形体消瘦,肌肤枯燥,五心烦热;舌红而干,或有裂纹,脉弦细数为津亏热结之象。

治法:养阴生津,泄热散结。

代表方药:沙参麦冬汤加减。方中沙参、麦冬、玉竹滋养津液,桑叶、天花粉养阴泄热,扁豆、甘草安中和胃,可加玄参、生地黄、石斛以助养阴之力,加栀子、黄连、黄芩以清肺胃之热。

加减:若肠燥失润,大便干结,可加火麻仁、瓜蒌仁、何首乌润肠通便;若腹中胀满,大便不通,胃肠热盛,可用大黄甘草汤泄热存阴,但应中病即止,以免重伤津液;若食管干涩,口燥咽干,可饮五汁安中饮以生津养胃。

3.瘀血内结证

症状:进食梗阻,胸膈疼痛,食不得下,甚则滴水难进,食入即吐。面色黯黑,肌肤枯燥,形体消瘦,大便坚如羊屎,或吐下物如赤豆汁,或便血,舌质紫黯,或舌红少津,脉细涩。

病机分析:痰瘀内结,阻于食管或胃口,道路狭窄,故进食梗阻,胸膈疼痛,食不得下,甚则滴水难进,食入即吐;面色黯黑,肌肤枯燥为瘀血之象;长期饮食难下,化源告竭,故形体消瘦;阴伤肠燥,故大便坚如羊屎;瘀热伤络,血溢脉外,则吐下物如赤豆汁,或便血;舌质紫黯,或舌红少津,脉细涩为血亏瘀结之象。

治法:破结行瘀,滋阴养血。

代表方药:通幽汤加减。方中桃仁、红花活血化瘀,破结行血用以为君药;当归、生地黄、熟地滋阴养血润燥;槟榔下行而破气滞,升麻升清而降浊阴,一升一降,其气乃通,噎膈得开。可加乳香、没药、丹参、赤芍、三七、三棱、莪术破结行瘀,加海藻、昆布、瓜蒌、贝母、玄参化痰软坚,加沙参、麦冬、白芍滋阴养血。

加减:若气滞血瘀,胸膈胀痛者,可用血府逐瘀汤;若服药即吐,难以下咽,可先服玉枢丹,可用烟斗盛该药,点燃吸入,以开膈降逆,其后再服汤剂。

4.气虚阳微证

症状:进食梗阻不断加重,饮食不下,面色㿠白,精神衰惫,形寒气短。面浮足肿,泛吐清涎,腹胀便溏,舌淡苔白,脉细弱。

病机分析:阴损及阳,脾肾阳微,饮食无以受纳和运化,浊气上逆,故进食梗阻不断加重,饮食不下,泛吐清涎;脾肾衰微,气化功能丧失,寒湿停滞,故面色㿠白,精神衰惫,形寒气短,面浮足肿,腹胀便溏;舌淡苔白,脉细弱为气虚阳微之象。

治法:温补脾肾,益气回阳。

代表方药:温脾用补气运脾汤加减,温肾用右归丸加减。常用药:前方以人参、黄芪、白术、茯苓、甘草补脾益气,砂仁、陈皮、半夏和胃降逆。可加旋覆花、代赭石降逆止呕,加附子、干姜温补脾阳;若气阴两虚,加石斛、麦冬、沙参,以滋阴生津。后方用附子、肉桂、鹿角胶、杜仲、菟丝子补肾助阳,熟地黄、山茱萸、山药、枸杞子、当归补肾滋阴。

加减:若中气下陷,少气懒言,可用补中益气汤;若脾虚血亏,心悸气短,可用十全大补汤加减。噎膈至脾肾俱败阶段,一般宜先进温脾益气之剂,以救后天生化之源,待能稍进饮食与药物,再以暖脾温肾之方,汤丸并进,或两方交替服用。在此阶段,如因阳竭于上而水谷不入,阴竭于下而二便不通,称为关格,是开合之机已废、为阴阳离决的一种表现,当积极救治。

(四)其他疗法

1.单方验方

(1)威灵仙、白蜜各 30 g,山慈菇 10 g。水煎 3 次,每煎分 2 次服,每 4 小时服 1 次。适用于痰气交阻证。

(2)韭汁、牛乳各等分,调匀,频频呷服。适用于津亏热结证。

(3)代赭石 50 g,牛膝 50 g。上药共研成微细粉末,分为 24 等份,每天 3 次,每次 1 包。适用于津亏热结证。

(4)蝼蛄、蛴螬各 7 个,广木香 10 g,当归 15 g,共为细末,用黑牛涎半碗和药,黄酒送下。适用于噎膈之瘀血内结者。

(5)山慈菇 120 g,海藻、浙贝母、柿蒂、柿霜各 60 g,法半夏、红花各 30 g,乳香、没药各 15 g,三七 18 g,共为细末。每次 6 g,加适量白蜜,每天 2 次。适用于噎膈之瘀血内结者。

2.常用中成药

(1)沉香透膈丸。

功用主治:行气散瘀。用于气滞血瘀之噎膈。

用法用量:每次 10 粒,每天 2 次,含服或温姜水送服。

(2)紫金锭。

功用主治:清热解毒、化湿散结。用于痰气交阻,湿热毒蕴之噎膈。

用法用量:每次 0.6～1.5 g,每天 2 次,温开水磨服或外用。

(3)梅花点舌丹。

功用主治:清热化痰、活血化瘀。用于痰热交阻,气血不畅之噎膈。

用法用量:每次 3 粒,每天 2 次,将药放于舌上,以口麻为度,用温黄酒或温开水送下。

(4)西黄丸。

功用主治:益气活血、软坚散结。用于瘀血内阻,气滞痰凝之噎膈。

用法用量:每次 3～6 g,每天 1 次,温开水送服。

3.针灸疗法

(1)体针:以取足阳明经、足太阴经、足阳明经、手厥阴经、任脉穴为主。

处方:天突、中脘、足三里、膏肓、膻中、膈俞、心俞、天府、乳根。

配穴:吞咽困难者,可配合天鼎、巨阙、内关、膈俞、脾俞等穴;痰气交阻者,可配合太冲、中脘、丰隆;津亏热结者,可配合天枢、照海;瘀血内阻者,可配合合谷、血海、三阴交;气虚阳微者,可配合命门、气海、关元;肝胃不和者,可配合期门、内关、阳陵泉。

操作:毫针刺,实证用泻法,虚证用补法,胃寒及脾胃虚寒宜加灸。

(2)耳针:取咽喉、食管、贲门、胃、胸。毫针中等强度刺激,或用王不留行贴压或埋针。

4.外治疗法

(1)外敷法:苍术、白术、川乌、生半夏、生大黄、生五灵脂、生延胡索、枳实、当归、黄芩、巴豆仁、三棱、莪术、连翘、防风、芫花、大戟等中药制成药膏,外敷或选穴外贴。

(2)推拿疗法:以理气开郁、化痰消瘀、滋阴养血为治疗大法,用推、按、揉、摩、拿、搓、擦等法。

取穴及部位:天突、中脘、足三里、内关、膈俞、脾俞、丰隆、照海、血海、三阴交、气海、关元。

操作:①推揉胸壁舒气法,两手掌及多指交叉分推前胸,双手掌叠揉胸骨前面,重点在剑突表

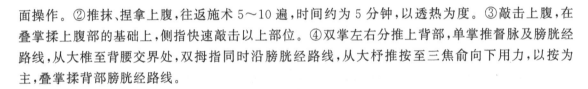

面操作。②推抹、捏拿上腹,往返施术 5～10 遍,时间约为 5 分钟,以透热为度。③敲击上腹,在叠掌揉上腹部的基础上,侧指快速敲击以上部位。④双掌左右分推上背部,单掌推督脉及膀胱经路线,从大椎至背腰交界处,双拇指同时沿膀胱经路线,从大杼推按至三焦俞向下用力,以按为主,叠掌揉背部膀胱经路线。

五、临证参考

(一)区分"噎膈"与"食管癌"的不同

噎膈之症状表现与西医的食管癌具有相似之处,但两者不完全等同。噎膈是根据症状命名的,包括了除食管癌以外的贲门痉挛、食管炎、食管狭窄等以吞咽困难为主症的其他疾病。食管癌是根据局部病理命名的,属于噎膈的范畴,是噎膈范围中的一个疾病。

(二)注意顾护津液及胃气

阴津亏耗是噎膈之本,疾病初期,阴津未必不损,使用行气、祛痰、活血之品当适当兼顾益气养阴,以免生变。后期津液枯槁,阴血亏损,治当滋阴补血。但滋腻之品亦不可过用,防滋腻太过有碍于脾胃,胃气一绝,则诸药罔效。所以养阴可选用沙参、麦冬、天花粉、玉竹等,不能用生地黄、熟地之辈,以防腻胃碍气,并配合生白术、生山药、木香、砂仁健脾益气,芳香开胃。

(三)祛邪应重视邪毒夹杂

噎膈之病的病机复杂,多兼有顽痰、瘀血、气滞、热郁诸多因素,阻碍胃气,少有单一证型,所以在治疗时应通权达变,灵活遣方用药。若顽痰凝结,宜咸以散结,可加海藻、昆布、海蛤壳、瓦楞子等以化痰消积。若久病瘀血在络,化瘀用三棱、莪术、桃仁、红花,宜配合虫类药物搜络祛邪。方中可加用全蝎、水蛭、蜈蚣、壁虎等,搜剔削坚,散结避恶解毒。若气机阻滞,胸膈痞满者,可加用枳实、厚朴、柿蒂、刀豆子等开胸顺气,降逆和胃。若津伤热结者,可加白花蛇舌草、菝葜、冬凌草、山慈菇、半枝莲、山豆根、白英等清热解毒,和胃降逆。

(四)及早检查,确定病性

噎膈的病变范围较广,故应及早做相关检查,明确疾病的性质。食管痉挛属于功能性疾病,治疗以调理气机、和胃降逆为主。食管炎、贲门炎属于炎症性疾病,治予清热解毒、理气和胃之法。食管癌、贲门癌则为恶性肿瘤,早期无转移及严重并发症,应积极采用手术治疗,配合中药益气扶正、化痰活血、解毒散结。因为这 3 种情况疾病性质不同,治疗方法也不同,预后转归也不同,须把握病性,采用相应的治疗方法,提高临床疗效。

六、预防调护

(1)养成良好的饮食习惯,保持愉快的心情,为预防之要。

(2)如进食不宜过快,不吃过烫、辛辣、变质、发霉食物,忌饮烈性酒;多吃新鲜蔬菜、水果;宜进食营养丰富的食物,后期可进食牛奶、羊奶、肉汁、蜂蜜、藕汁、梨汁等流质饮食,顾护胃气。

(3)起居有常,勿妄作劳,避触秽浊之气。

(4)树立战胜疾病的信心。

(仲静静)

第二节 呃 逆

一、概念

呃逆即打嗝,指胃失和降,气逆动膈,上冲喉间,呃呃连声,声短而频,不能自制的疾病,是一个生理上常见的现象,由横膈膜痉挛收缩引起的。发作中胸部透视可判断膈肌痉挛为一侧性或两侧性,必要时做胸部 CT,排除膈神经受刺激的疾病,做心电图判断有无心包炎和心肌梗死。疑中枢神经病变时可做头部 CT、MRI、脑电图等。疑有消化系统病变时,进行腹部 X 线透视、B 超、胃肠造影,必要时做腹部 CT 和肝胰功能检查,为排除中毒与代谢性疾病可做临床生化检查。

二、病因病机

呃逆发生的常见原因有饮食不当、情志不和、正气亏虚等几个方面。

(一)病因

1.饮食不当

如过食生冷或寒冷药物致寒气蕴蓄于胃,胃气失于和降,气逆而上动膈,故呃呃声短而频,不能自制。若过食辛热煎炒之品,或过用温补之剂、燥热之剂,阳明腑实,气不顺行,亦可动膈而发生呃逆。

2.情志不和

恼怒抑郁,气机不利,肝木犯土,胃失和降,气逆动膈。也有肝气郁结导致津液失布而滋生痰浊,忧思伤脾,脾失健运,滋生痰浊,或气郁化火,灼津成痰,亦能逆气夹痰浊上逆动膈而发生呃逆。

3.正气亏虚

素体不足,脾胃虚弱,或久病大病后,或劳倦过度,导致脾肾阳虚不能温养胃阳,清气不升,浊气不降,气逆动膈成为呃逆。

(二)病机

1.病机关键

本病病机关键在胃失和降、胃气上逆动膈。

2.病位

本病病位在胃,与肺、肾、肝有关,肺气失宣在发病过程中起到了重要作用,呃逆与肺关系密切。阴液亏虚,筋脉失养,则变生内风。膈肌失于阴液濡养,也会发生痉挛,而引起呃逆。肾气失于摄纳,引动冲气上乘夹胃气上逆动膈,发为呃逆。

3.病理因素及虚实转化

呃逆的主要病理因素不外气郁、食滞、痰饮等。

呃逆的病理性质不外虚实两方面,凡寒积于胃、燥热内盛、气逆痰阻等皆属实证。而脾胃虚弱,或胃阴不足者则属虚证。本病之初以实证为主,日久则为虚实夹杂证或纯为虚证。寒邪为病者,胃中寒冷损伤阳气,日久可致脾胃虚寒之证。热邪为病者,如胃中积热或肝郁日久化火,易于损阴耗液而转化为胃阴亏虚。气郁、食滞、痰饮为病者,皆能伤及脾胃转化为脾胃虚弱证。急危重症及年老正虚患者可致脾胃阳虚与胃阴亏虚,后期可致元气衰败,出现呃逆持续,呃声低微,气不得续的危候。

三、诊断与病证鉴别

(一)诊断依据

(1)呃逆以气逆上冲,喉间呃呃连声,声短而频,不能自制为主症,其呃声或高或低,或疏或密,间歇时间不定。

(2)本病常伴有胸膈痞闷,脘中不适,情绪不安等症状。

(3)本病多有受凉、饮食、情志等诱发因素,起病多较急。

(4)X线钡餐、胃镜检查、肝肾功能检查、B超有助于诊断。

(二)辅助检查

发作中胸部透视可判断膈肌痉挛为一侧性或两侧性,必要时做胸部CT,排除膈神经受刺激的疾病,做心电图判断有无心包炎和心肌梗死。疑中枢神经病变时可做头部CT、磁共振、脑电图等。疑有消化系统病变时,进行腹部X线透视、B超、胃肠造影,必要时做腹部CT和肝胰功能检查,为排除中毒与代谢性疾病可做临床生化检查。

(三)病证鉴别

1.呃逆与干呕

干呕与呃逆同属胃气上逆的表现,干呕属于有声无物的呕吐,乃胃气上逆,冲咽而出,发出呕吐之声。呃逆则为气从膈间上逆,气冲喉间,呃呃连声,声短而频,不能自制。

2.呃逆与嗳气

嗳气与呃逆同属胃气上逆,有声无物之证。但嗳气多见于饱餐之后或肝失疏泄,因胃气阻郁,气逆于上,冲咽而出,其特点是声长而沉缓;因饱食而致者,多伴酸腐气味,食后好发,因肝气犯胃者,多随情志而增减,可自行减轻或控制。而呃逆为胃气上逆动膈,上冲喉间,其特点为声短而频,不能自制。

四、辨证论治

(一)辨证思路

呃逆的辨证应着重围绕其发病、病程、呃声有力与否及其他伴随症状来进行。

1.辨病情轻重

呃逆辨证,首先应了解病情轻重,若属一时性气逆而致,无反复发作史,呃声响亮,无明显兼证者,则病情较轻,往往采用转移注意力或简易治疗即可痊愈;若呃逆反复发作,持续时间较长,呃声低微,伴有乏力,纳呆等虚弱证候,或出现在其他急慢性疾病过程中,简易治疗不能取效者,病情较重。若年老体虚,重病后期及急危病中,出现呃逆时断时续,呃声低微,气不得续,饮食难进,脉细沉弱者,则属元气衰败、胃气将绝之危重证。

2.辨虚实寒热

(1)实证:呃逆初起,呃声响亮有力,连续发作,脉多弦滑。若兼食滞者,则呃而脘闷嗳腐;若属气滞者,则呃而胸胁胀满;若属痰饮内停者,则呃而胸闷痰多,或心悸、目眩。

(2)虚证:呃逆时间较长,呃声时断时续,气怯声低无力。若属阳虚者,可兼畏寒,食少便溏,腰膝酸软,手足欠温,甚至四肢厥冷;若为阴虚者,可见心烦不安,口舌干燥,脉细数等证。

(3)寒证:呃声沉缓有力,胃脘不舒,得热则减,遇寒则甚,面青肢冷便溏,舌苔白润。

(4)热证:呃声响亮,声音短促,胃脘灼热,口臭烦渴,面色红赤,便秘溲赤,舌苔黄厚。

3.辨证结合临床辅助检查

如属持续时间较长,难以控制的呃逆,应在呃止后,做胸部 X 线摄片、胃肠钡剂 X 线摄片或内镜检查以排除肺部炎症、肿瘤、胃炎、胃扩张、胃癌等疾病;如兼有黄疸、神昏及鼓胀、呕血、便血者,须做肝功能及肝脏 B 超或 CT 检查,以排除肝硬化、消化道肿瘤;如兼有尿少水肿者,须做尿常规、内生肌酐清除率、肾功能、肾脏 B 超检查排除肾脏病变;若兼有中风失语表现者须做头颅 CT 检查以排除脑血管意外等疾病。

(二)治疗原则

呃逆一证,总由胃气上逆动膈而成,故应以和胃降逆平呃为基本治则,并在分清寒热虚实的基础上,分别施以祛寒、清热、补虚、泻实之法。对于重危病证中出现的呃逆,急当救护胃气。

1.调整气机,和降为顺

气机调整应以和胃降气为基本原则,结合宣降肺气、摄纳肾气。和胃之法应辨寒热虚实之不同,分别施以祛寒、清热、补虚、泻实之法,同时在此基础上,酌加降逆平呃之品。

2.辨别病机,依证变法

一般来说,实证中寒呃治宜温中祛寒,热呃宜清降泄热,饮食停滞者宜消食导滞,气机郁滞者宜顺气降逆,痰饮内停者则宜化痰蠲饮。虚证中脾胃阳虚者宜温补脾胃,降逆和胃;胃阴不足者则宜养胃生津,同时各证均可酌加平降气逆之品。对于在重病中出现的呃逆,为元气衰败之证,应急予温补脾肾,扶持元气或用益气养阴等法以顾其本。

(三)分证论治

1.胃中寒冷证

症状:呃声沉缓有力,胸膈及胃脘不舒,得热则减,遇寒则甚,口淡不渴,食少,舌苔白润,脉迟缓。

病机分析:寒邪阻遏,肺胃之气失于和降,故呃声沉缓有力,膈间及胃脘不舒。寒邪遇热则易于消散,遇寒则更增邪势,故得热则减,遇寒则甚。胃中寒冷,中阳被遏,运化迟缓,故食欲减少,口不渴。舌脉均属胃中有寒之象。

治法:温中祛寒,降逆止呃。

代表方药:丁香散。方中丁香暖胃降逆,柿蒂温中下气,二药均为祛寒降逆止呃之常用要药,高良姜温中祛寒,甘草和胃。

加减:若寒重者,加吴茱萸、肉桂以温阳散寒降逆;若夹寒滞不化,脘闷嗳腐者,可加厚朴、枳实、陈皮、半夏、茯苓等以行气化痰消滞。

2.胃火上逆证

症状:呃声洪亮,冲逆而出,口臭烦渴,喜冷饮,小便短赤,大便秘结,舌苔黄,脉滑数。

病机分析:胃火上冲,故呃声洪亮。胃热伤津,肠间燥结,则口臭烦渴而喜冷饮,便结尿赤。苔黄、脉象滑数,为胃热内盛之象。

治法:清热养胃,生津止呃。

代表方药:竹叶石膏汤加竹茹、柿蒂。方中竹叶、生石膏清泻胃火,人参可改沙参,合麦冬养胃生津,半夏、柿蒂化痰降逆,粳米、甘草调养胃气。

加减:若大便秘结,脘腹痞满,可合用小承气汤通腑泄热,使腑气通,胃气降,呃逆自止。

3.气机郁滞证

症状:呃逆连声,常因情志不畅而诱发或加重,伴胸闷纳减,脘胁胀闷,肠鸣矢气,苔薄白,脉弦。

病机分析:肝强乘胃,胃气上冲,故呃声连续。病由情志而起,故疾病发作与情志关系密切。肝脉挟胃布胸胁,肝郁气滞,故胸胁胀闷不舒。痰气交阻,胃失和降,故恶心嗳气,肠鸣矢气,胸闷。舌脉亦为气机郁滞之象。

治法:顺气解郁,降逆止呃。

代表方药:五磨饮子加减。方中木香、乌药解郁顺气,枳壳、沉香、槟榔宽中降气,可加丁香、代赭石降逆止呃,川楝子、郁金疏肝解郁。

加减:若气郁化火,心烦,便秘,口苦,舌红脉弦数者,可加山栀、黄连等泄肝和胃;若气逆痰阻,头目昏眩,时有恶心,舌苔薄腻者,可合旋覆代赭汤、二陈汤化裁,以顺气降逆,化痰和胃。

4.脾胃阳虚证

症状:呃声低缓无力,气不得续,面色㿠白,手足不温,食少困倦,泛吐清水,脘腹不舒,喜温喜按,乏力,大便溏薄,舌淡苔白,脉沉细弱。

病机分析:脾胃虚弱,虚气上逆,则呃声低弱无力,气不得续,食少困倦;甚者生化之源不足,可见面色苍白无华。阳气不布,故手足不温。舌脉为脾胃阳虚之象。

治法:温补脾胃,和中降逆。

代表方药:理中汤加吴茱萸、丁香。方中人参、白术、甘草甘温益气,干姜温中祛寒,吴茱萸、丁香温胃透膈以平呃逆,另可加刀豆子温中止呃。

加减:若呃逆不止,心下痞硬,可合用旋覆代赭汤以重镇和中降逆。如肾阳亦虚,见形寒肢冷,腰膝酸软,舌质胖嫩,脉沉迟者,可加附子、肉桂以温肾助阳;如夹有食滞,可稍佐陈皮、麦芽之类以理气化滞;若中气大亏,呃声低弱难续,食少便溏,体倦乏力,脉虚者,宜用补中益气汤。

5.胃阴不足证

症状:呃声短促而不连续,口干舌燥,烦躁不安,不思饮食,或食后饱胀,大便干结,舌红而干或有裂纹,脉细数。

病机分析:胃阴不足,失于濡润,气机不得顺降,故呃声短促而不连续。津液损伤,内有虚热,故口干舌燥,烦躁不安,口渴,大便干结。舌脉亦为胃阴不足之象。

治法:生津养胃,降逆止呃。

代表方药:益胃汤加枇杷叶、石斛、柿蒂。方中沙参、麦冬、玉竹、生地甘寒生津,滋养胃阴。

加减:加石斛以加强养阴之力,又加枇杷叶、柿蒂以和降肺胃而平呃逆。若胃气大虚,不思饮食,则合用橘皮竹茹汤以益气和中。

(四)其他疗法

1.单方验方

(1)艾条点燃放置患者床头3~5分钟;若点燃10分钟,可治疗顽固性呃逆。

(2)五味子5粒,慢慢咀嚼,3分钟可止呃。

(3)生山楂5~10个,煮熟,细嚼慢咽,并饮少量温开水,一般3~5次可止呃逆,或山楂30g水煎代茶饮。

(4)砂仁 2 g,细嚼慢咽,3 次/天。

(5)炒韭菜籽 30 g,加水 300 mL,煎至 100 mL,每天 1 次;或韭菜籽炒黄研末,每次 9 g,每天 3 次,温开水送服。

2.常用中成药

达立通颗粒。

功用主治:清热解郁,和胃降逆,通利消滞,用于肝胃郁热所致痞满证,症见胃脘胀满、嗳气、食欲缺乏、胃中灼热、嘈杂泛酸、脘腹疼痛、口干口苦,以及运动障碍型功能性消化不良见上述症状者。

用法用量:温开水冲服,1 次 1 袋,1 天 3 次。于饭前服用。

3.针灸疗法

(1)基本治疗。

治则:胃寒积滞、脾胃阳虚者温中散寒、通降腑气,针灸并用,虚补泻实;肝郁气滞、胃火上逆者疏肝理气、和胃降逆,只针不灸,泻法;胃阴不足者养阴清热、降逆止呃,只针不灸,平补平泻。

处方:以任脉腧穴为主。膈俞、内关、中脘、天突、膻中、足三里。

方义:本病病位在膈,故不论何种呃逆,均可用膈俞利膈止呃;内关穴通阴维脉,且为手厥阴心包经络穴,可宽胸利膈,畅通三焦气机,为降逆要穴;中脘、足三里和胃降逆,不论胃腑寒热虚实所致胃气上逆动膈者用之均宜;天突位于咽喉,可利咽止呃;膻中穴位近膈,又为气会穴,功擅理气降逆,使气调则呃止。

加减:胃寒积滞、胃火上逆、胃阴不足者加胃俞和胃止呃,脾胃阳虚者加脾俞、胃俞温补脾胃,肝郁气滞者加期门、太冲疏肝理气。

操作:诸穴常规针刺;膈俞、期门等穴不可深刺,以免伤及内脏;胃寒积滞、脾胃阳虚者,诸穴可用艾条灸或隔姜灸;中脘、内关、足三里、胃俞亦可用温针灸,并可加拔火罐。

(2)其他针法。

指针:翳风、攒竹、鱼腰、天突。任取一穴,用拇指或中指重力按压,以患者能耐受为度,连续按揉 1～3 分钟,同时令患者深吸气后屏住呼吸,常能立即止呃。

耳针:取膈、胃、神门、相应病变脏腑(肺、脾、肝、肾)。毫针强刺激;也可耳针埋藏或用王不留行贴压。

(3)穴位贴敷:麝香粉 0.5 g,放入神阙穴内,伤湿止痛膏固定,适用于实证呃逆,尤其以肝郁气滞者取效更捷;吴茱萸 10 g,研细末,用醋调成膏状,敷于双侧涌泉穴,胶布或伤湿止痛膏固定,可引气火下行。适用于各种呃逆,对肝、肾气逆引起的呃逆尤为适宜。

(4)穴位注射:常用穴分 2 组。①天突、内关。②中脘、足三里。治法:阿托品、1%普鲁卡因注射液、维生素 B_1 注射液、维生素 B_6 注射液。每次取 1 组穴,亦可仅取内关或足三里。1%普鲁卡因注射液每穴0.5 mL;维生素 B_1 注射液、维生素 B_6 注射液各 2 mL,予以混合,每穴 2 mL;阿托品每次仅取一侧穴,每穴 0.5 mg。如 3 小时后无效再注入另一侧穴。其余药物每天 1 次。

4.简易疗法

(1)分散注意力,消除紧张情绪及不良刺激。

(2)先深吸一口气,然后憋住,尽量憋长一些时间,然后呼出,反复进行几次。

(3)喝开水,特别是喝稍热的开水,喝一大口,分次咽下。

(4)洗干净手,将食指插入口内,轻轻刺激咽部。

（5）将含 90％氧气和 10％的二氧化碳的混合气体装入塑料袋中吸入。

（6）嚼服生姜片。

五、临证参考

（一）和降则上逆之胃气可平

呃逆病因虽有不同，但"致呃之由，总由气逆"。胃气上逆动膈即见呃逆，故治疗呃逆的基本原则是和胃、降逆、平呃。针对其病位则宜和胃，针对其病势则宜降逆平呃，这一基本原则贯穿于呃逆证治的始终。然而和降之法，各有不同，有的用丁香、吴茱萸、高良姜、生姜汁等散寒以降逆，有的用柿蒂、竹茹等辛凉以降逆，有的用旋覆花、陈皮、厚朴、沉香等顺气以降逆，有的用代赭石重镇以降逆，凡此种种，皆立意于和胃降逆之中，气逆平仄呃逆可止。

和胃降气之法，应根据兼证不同而分别施治，《证治汇补·呃逆》谓本证"治当降气化痰和胃为主，随其所感而用药。气逆者，疏导之；食停者，消化之；痰滞者，涌吐之；热郁者，清下之；血瘀者，破导之。若汗吐下后，服凉药过多者，当温补；阴火上冲者，当平补；虚而夹热者，当凉补"。系统论述了本证以和降为主的治疗大法。

张兴斌认为丁香与郁金同用，组成呃畏一二汤（丁香、郁金、柿蒂、旋覆花、赭石、法半夏、陈皮），其和降胃气的作用增强。姚庆云常用加味芍药甘草汤（白芍、炙甘草、灵仙、厚朴、木香）。认为方中芍药、甘草舒挛缓急有助于胃气的和降。

（二）活血则难愈之久呃可止

呃逆日久不愈，诸药罔效，此即《医林改错·呃逆》所谓"血府血瘀"，宜用血府逐瘀汤，并谓"一见呃逆，速用此方，无论轻重，一付即效"。

印会河认为本病来去匆匆，即"数变"之病，例属"风"之为病，宜用血府逐瘀汤加地龙、蛰虫，血行则风自灭。崔金才亦用血府逐瘀汤治疗中风并发呃逆。刘光汉用暖胃活血降逆汤（炮姜、木香、枳壳、郁金、苏子、当归、桃仁、白芍、赤芍、红花、丹参、赭石、磁石、厚朴、牛膝、麦芽）治疗流行性出血热、肝硬化、肝癌等所致本病，均取得了较好疗效。

六、预防调护

（1）寒温适宜，注意避免外邪侵袭犯胃。

（2）饮食有节，不要过食生冷及辛辣煎炸之品，患热病时不过服寒凉之药，患寒证时不妄投温燥之剂。

（3）调畅情志，以免肝气逆乘肺胃。

（4）若呃逆出现于某些急慢性疾病的过程中，则要积极治疗原发病证，这是十分重要的预防措施。

（5）呃逆的轻症，多能逐渐自愈。取嚏、饮水、转移注意力可加速痊愈。

（6）若呃逆发作频频，则饮食中要进易消化的食物，粥面中可加姜汁少许以温宣胃阳，降逆止呃。

（7）一些虚弱患者，如因服食补气药过多而呃逆频作者，可用橘皮、竹茹煎汤温服。

（仲静静）

第三节 嘈 杂

一、概念

嘈杂俗名"嘈心""烧心症",是指胃中空虚,似饥非饥,似辣非辣,似痛非痛,胸膈懊憹,莫可名状的一种病症,常兼有嗳气、吐酸等,亦可单独出现,常见于西医学的功能性消化不良、反流性食管炎、慢性胃炎和消化性溃疡等疾病中。因胃癌、胆囊炎等疾病引起的嘈杂不在本病证讨论范围。

二、病因病机

嘈杂主要由饮食不节、情志不和、脾胃虚弱和营血不足等因素导致痰热、肝郁、胃虚、血虚,从而发生嘈杂。

(一)病因

1.饮食不节

饮食不节,暴饮暴食,损伤脾胃;或过食辛辣香燥,醇酒肥甘,或生冷黏滑难消化之食物,积滞中焦,痰湿内聚,郁而化热,痰热内扰而成嘈杂。

2.情志不和

肝主疏泄,若忧郁恼怒,使肝失条达,横逆反胃,致肝胃不和,气失顺降而致嘈杂。

3.脾胃虚弱

由于脾胃素虚,或病后胃气未复,阴分受损,或过食寒凉生冷,损伤脾阳,以致胃虚气逆,扰乱中宫而致嘈杂。

4.营血不足

由于素体脾虚,或思虑过度,劳伤心脾,或因失血过多,皆能造成营血不足,使胃失濡润,心失所养,致嘈杂萌生。

(二)病机

1.病因

病因病机以脾胃虚弱为本,胃失和降为发病关键。脾胃虚弱,可导致痰饮内生,或土虚木乘,若湿热或痰热久恋,日久阴液暗耗,或热病之后津液受戕,胃阴不足,濡润失司,致和降无能;或体质素弱,形瘦胃薄,复加生冷伤胃,饥饱伤脾,中气更馁,运化无力,水饮留滞,亦可导致嘈杂发生。嘈杂的病因病机脾胃虚弱为本,痰湿、热邪、气郁等为标,胃失和降为发病关键。

2.病位

嘈杂病位在胃,其发病与脾、肝关系密切。脾主运化,胃主受纳,脾为胃运化水谷精微,脾宜升则健,胃宜降则和,而脾胃土的健运又有赖于肝木的正常疏泄。大凡经常饥饱不一或饮食不节,日积月累,脾胃运化失常,致湿热或痰热中阻,胃失通降之职;或性格内向,常常抑郁寡欢,致肝失条达,横逆犯胃,肝胃不和,胃失和降,均可引发嘈杂。

三、诊断与病证鉴别

(一)诊断依据

(1)胃脘部空虚感,似饥非饥,似辣非辣,似痛非痛,胸膈懊憹等症状,可伴有上腹部压痛。

(2)可伴有泛酸,嗳气,恶心,食欲缺乏,胃痛等上消化道症状。

(3)多有反复发作病史,发病前多有明显的诱因,如天气变化、情志不畅、劳累、饮食不当等。

(4)胃镜、上消化道钡餐等理化检查有明确的胃十二指肠疾病,并排除其他引起上腹部疼痛的疾病。

(二)辅助检查

电子胃镜、上消化道钡餐,可做急、慢性胃炎,胃十二指肠溃疡病等的诊断,并可与胃癌做鉴别诊断;幽门螺杆菌(Hp)检测、血清胃泌素含量测定、血清壁细胞抗体测定、胃蛋白酶原测定及内因子等检查有利于慢性胃炎的诊断;肝功能、血尿淀粉酶、血脂肪酶化验和肝胆脾胰彩超、CT、MRI等检查可与肝、胆、胰疾病做鉴别诊断;血常规、腹部X线检查可与肠梗阻、肠穿孔等做鉴别诊断。

(三)病证鉴别

1.嘈杂与胃痛

嘈杂是指胃内似饥非饥、似痛非痛,莫可名状的证候,常兼有嗳气、恶心、吐酸、干哕、胃痛等症。胃痛是指胃脘部感觉有隐痛、胀痛、刺痛、灼痛等不适的证候。嘈杂与胃痛的共同点:两者均属于胃脘部不适之证,其病因病机为饮食劳倦、肝气犯胃等以致损伤脾胃而发病。而鉴别的关键在于能否准确表达出症状,也就是说,嘈杂者无法清楚地说明自己的痛苦,但一般比疼痛症状较轻,也可发生于疼痛的前期;而胃痛则能准确表达清楚其部位、性质,一般发病较急,时好时犯。

2.嘈杂与吞酸

《张氏医通·嘈杂》曰:"嘈杂与吞酸一类,皆由肝气不舒……中脘有饮则嘈,有宿食则酸。"指出嘈杂与吞酸病位相同,并具有相同的肝气不舒的病机,区别在于病因不同:嘈杂为饮邪所致,而吞酸的关键在于有宿食留滞。从临床实践来看,两者的临床表现明显不同,后者常自觉有酸水上泛,前者主要是胃中空虚,似饥非饥之状,但两者也可同时出现。引起嘈杂、吞酸的原因很多,也有由同一原因的不同表现。

四、辨证论治

(一)辨证思路

1.辨虚实

本病首先当分虚实。实证分为胃热(痰热)证与肝胃不和证,虚证又可分为胃气虚、脾胃虚寒、胃阴虚及血虚。胃热者,嘈杂而兼恶心吐酸,口渴喜冷,舌质红,舌苔黄或干,脉多滑数;肝胃不和者,胃脘嘈杂如饥,似有烧灼感,胸闷懊憹,嗳气或泛酸,两胁不舒,发作与情绪关系较大,舌红,苔薄白,脉细弦;胃气虚者,嘈杂时作时止,兼口淡无味,食后脘胀,体倦乏力,舌淡,苔白,脉虚;脾胃虚寒者,嘈杂,多见泛吐清水或酸水,或兼恶心、呕恶,食少,腹胀,便溏,甚则形寒,舌淡,苔白,脉细弱;胃阴虚者,嘈杂时作时止,饥而不欲食,口干舌燥,舌质红,少苔或无苔,脉细数;血虚者,嘈杂而兼血虚征象。

2.辨寒热

次当辨寒热,胃热(痰热)证属实热证,胃阴虚证阴虚化热时,可出现五心烦热等而形成虚热证,胃气虚进一步发展,可见畏寒肢冷等而形成脾胃虚寒证。

3.辨脏腑

嘈杂病位主要在胃,但与肝、脾关系密切。辨证时要注意辨别病变脏腑的不同。如肝郁气滞致病导致肝胃不和嘈杂,其发病多与情志因素有关,痛及两胁,心烦易怒、嗳气频频;胃气虚证及脾气虚弱,中阳不振所致嘈杂,常伴食欲缺乏、便溏,面色少华,舌淡脉弱等脾胃虚弱或虚寒之征象;口苦、泛酸,食油腻后加重者,多为胃热(痰热)证。

4.辨病势缓急轻重顺逆

凡嘈杂起病急骤者,病程较短,多由饮食不节,过食生冷,暴饮暴食,饮酒恼怒、情绪激动诱发,致寒伤中阳,食滞不化,肝气郁结,胃失和降而致嘈杂;凡嘈杂起病缓慢,疼痛渐发,病程较长。多由脾胃虚弱,失于调治,或重病大病,损伤脾胃,造成中气不足,升降失司,脾虚不能运化滞浊,胃气不和而致嘈杂。

嘈杂经过正确的治疗,病邪祛除,正气未衰,嘈杂可很快好转,嘈杂持续时间缩短,复发减少,多为顺象。若治疗不能坚持,或延误诊治,或复感新病邪,急性嘈杂发展为慢性嘈杂,经常复发,间隔时间缩短,嘈杂时间可长达数年。嘈杂若失治则可延为便闭、三消、噎膈之症,故应及时诊治,谨防恶变可能。

(二)治疗原则

脾胃位居中焦,胃气宜通、宜降、宜和,通则胃气降,降则气机和,和则纳运正常,纳运和,则嘈杂自陈,故治疗嘈杂应抓住通、降、和三法。在治疗嘈杂的过程中,应时时注意顾护胃气。

(三)分证论治

1.胃热(痰热)证

症状:嘈杂而兼恶心吐酸,口渴喜冷,心烦易怒,或胸闷痰多,多食易饥,或似饥非饥,胸闷不思饮食,舌质红,舌苔黄或干,脉多滑数。

病机分析:胃热嘈杂,多由饮食伤胃,湿浊内留,积滞不化;或肝气失畅,郁而化热,气机不利,痰热内扰中宫,故出现心烦易怒、口渴,胸闷吞酸等症状;舌红苔黄,脉滑数,为热邪犯胃之象。

治法:清胃降火,和胃除痰。

代表方药:黄连温胆汤加减。方中以黄连、半夏为君,黄连直泻胃火,半夏降逆和胃化痰,与黄连配伍辛开苦降,宣通中焦;以寒凉清降的竹茹、枳实为臣,清胆胃之热,降胆胃之逆,既能泄热化痰,又可降逆和胃;佐以陈皮理气燥湿,茯苓健脾渗湿,使湿祛而痰消;取少量生姜辛以通阳,甘草益脾和胃,调和诸药,共为使药。此方应去大枣不用,因大枣性味甘温,有滋腻之性。诸药合用,可使痰热清,胆胃和,诸症可愈。

加减:胃痛者加延胡索、五灵脂;腹胀者加川厚朴、莱菔子;嗳气者加代赭石、旋覆花;泛酸者加瓦楞子、海螵蛸;纳呆者加山楂、神曲;便秘者加大黄;舌红郁热者加黄芩;苔腻湿重者加苍术、佩兰;热盛者可加黄芩、山栀等,以增强其清热和胃功效。

2.肝胃不和证

症状:胃脘嘈杂如饥,似有烧灼感,胸闷懊憹,嗳气或泛酸,两胁不舒,发作与情绪关系较大。妇女可兼经前乳胀、月经不调,舌质红,苔薄白,脉细弦。

病机分析:肝主疏泄,若忧郁恼怒,使肝失条达,横逆犯胃,致肝胃不和,气失顺降,而致嘈杂。

治法:抑木扶土。

代表方药:四逆散加减。方中佛手、枳壳、白芍、绿萼梅疏肝抑木,石斛、白术、茯苓、甘草健脾胃补中气,瓦楞子、蒲公英抑酸护膜清热。

加减:妇女兼经前乳胀,月经不调者,可予丹栀逍遥散,两胁胀痛明显者,可加香橼、延胡索以增强疏肝理气作用。

3.胃气虚证

症状:嘈杂时作时止,兼口淡无味,食后脘胀,体倦乏力,舌淡,苔白,脉虚。

病机分析:胃者水谷之海,五脏六腑皆禀气于胃,如因素体虚弱,劳倦或饮食所伤,以致胃虚气逆,扰乱中宫,故见嘈杂。

治法:补益胃气。

代表方药:四君子汤加味。方中党参、白术、茯苓、甘草长于补中气,健脾胃,怀山药、白扁豆增强健脾之效。

加减:兼气滞者,加木香、砂仁调气和中;胃寒明显者,加干姜温胃散寒。

4.脾胃虚寒证

症状:嘈杂,多见泛吐清水或酸水,或兼恶心,呕恶,食少,腹胀,便溏,甚则形寒,中脘冰冷感,水声辘辘。面色萎黄或少华,舌质淡,苔白,脉细弱。

病机分析:脾胃虚弱,失于调治,或重病大病,损伤脾胃,造成中气不足,升降失司,脾虚不能运化滞浊,胃气不和而致嘈杂。

治法:温中健脾,理气和胃。

代表方药:四君子汤合二陈汤加减。方中党参、白术、茯苓、甘草、怀山药、黄芪等益气健脾;陈皮、半夏、木香、砂仁理气和胃;炒薏苡仁、白扁豆健脾渗湿。

加减:若寒痰停蓄胸膈,或为胀满少食而为嘈杂者,宜和胃二陈煎或和胃饮。若脾胃虚寒,停饮作酸嘈杂者,宜温胃饮,或六君子汤。若脾肾阴分虚寒,水泛为饮,作酸嘈杂者,宜理阴煎,或金水六君煎。

5.胃阴虚证

症状:嘈杂时作时止,饥而不欲食,食后饱胀,口干舌燥,大便干燥,舌质红,少苔或无苔,脉细数。

病机分析:胃阴不足,胃失濡养,胃失和降,胃虚气逆,故见嘈杂,饥而不欲食,食后饱胀,口干舌燥,大便干燥,舌红,少苔或无苔,脉细数为胃阴不足之象。

治法:滋养胃阴。

代表方药:益胃汤加减。方中沙参、麦冬、生地黄、玉竹、石斛、冰糖甘凉濡润,益胃生津,冀胃阴得复而嘈杂自止。

加减:胃脘胀痛者,可加玫瑰花、佛手、绿萼梅、香橼等理气而不伤阴之品;食后堵闷者,可加鸡内金、麦芽、炒神曲等以消食健胃;大便干燥者,加瓜蒌仁、火麻仁、郁李仁等润肠通便;阴虚化热者,可加天花粉、知母、黄连等清泄胃火;泛酸者,可加煅瓦楞子、海螵蛸等以制酸。

6.血虚证

症状:嘈杂而兼面黄唇淡,心悸头晕,夜寐多梦,善忘,舌质淡,苔薄白,脉细弱。

病机分析:营血不足,心脾亏虚,胃失濡养,故见嘈杂。心失血养,故心悸,夜寐梦多;脑失血濡,故头晕,善忘;面黄唇淡,舌淡,脉细弱均为血虚之征。

治法:益气补血,补益心脾。

代表方药:归脾汤加减。方中取四君子汤补气健脾,使脾胃强健而气血自生,乃补血不离健脾之意;木香理气,生姜、大枣调和营卫,龙眼、酸枣仁、远志养心安神,用于血虚嘈杂,甚为合拍。

加减:兼气虚者,可加黄芪、党参、白术、茯苓以健脾益气;泛吐清水者加吴茱萸、高良姜;便溏甚者加薏苡仁;腹胀明显者加枳壳、厚朴。

(四)其他疗法

1.单方验方

(1)煅瓦楞 30 g,炙甘草 10 g,研成细粉末,每次 3 g,每天 3 次口服。

(2)海螵蛸 15 g,浙贝母 15 g,研成细粉末,每次 2 g,每天 3 次口服。

(3)煅瓦楞 15 g,海螵蛸 15 g,研成细粉末,每次 2 g,每天 3 次口服。

(4)鸡蛋壳去内膜洗净,炒黄,研成细粉末,每次 2 g,每天 2 次口服。

(5)龙胆草 1.5 g,炙甘草 3 g,水煎 2 次,早晚分服。

2.常用中成药

(1)香砂养胃丸。

功用主治:温中和胃。用于胃脘嘈杂,不思饮食,胃脘满闷或泛吐酸水。

用法用量:每次 3 g,每天 3 次。

(2)胃复春。

功用主治:健脾益气,活血解毒。用于脾胃虚弱之嘈杂。

用法用量:每次 4 片,每天 3 次。

(3)养胃舒。

功用主治:滋阴养胃,行气消导。用于口干、口苦、食欲缺乏、消瘦等阴虚嘈杂证。

用法用量:每次 1～2 包,每天 3 次。

(4)小建中颗粒。

功用主治:温中补虚,缓急止痛。用于脾胃虚寒,脘腹疼痛,喜温喜按,吞酸的嘈杂。

用法用量:每次 15 g,每天 3 次。

3.针灸疗法

胃热者选足三里、梁丘、公孙、内关、中脘、内庭,脾胃虚寒者选足三里、梁丘、公孙、内关、中脘、气海、脾俞,胃寒者选足三里、梁丘、公孙、内关、中脘、梁门,肝郁者选足三里、梁丘、公孙、内关、中脘、期门、太冲,胃阴不足者选足三里、梁丘、公孙、内关、中脘、三阴交、太溪。

操作:毫针刺,实证用泻法,虚证用补法,胃寒及脾胃虚寒宜加灸。

4.外治疗法

(1)取吴茱萸 25 g,将吴茱萸研末,过 200 目筛,用适量食醋和匀,外敷涌泉穴,每天 1 次,每次30 分钟。

(2)取吴茱萸 5 g,白芥子 3 g,研为细末,用纱布包扎,外敷中脘穴,每次 20 分钟,并以神灯(TDP 治疗仪)照射。

五、临证参考

(一)辨证与辨病相参

1.明确诊断,掌握预后

明确诊断是采取正确治疗的前提。嘈杂所对应的相关疾病整体预后较好,但萎缩性胃炎、胃溃疡等疾病为胃癌前状态性疾病,有潜在恶变的可能性,应根据病变的轻重程度,及时复查,明确病情的转归,及时更改治疗方案。慢性胃炎伴重度异型增生患者需及时行内镜或手术治疗;消化性溃疡注意有无合并出血、幽门梗阻或癌变者,如出现这些并发症,当中西医结合治疗。

2.判断病情的特点,注意辨证辨病相结合

嘈杂治疗上应注意辨证辨病相结合,辨证时必须注意辨别病情的轻重缓急、病性的寒热虚实,审察气血阴阳,观察整个病程中的症情转化,做到随证化裁。同时,采用理化检查以明确疾病诊断,病证结合,进一步判断疾病的特点,既不延误病情,又能针对性地指导治疗。如对于消化性溃疡,考虑到其致病因素主要为胃酸,在辨证施治的基础上可配合使用制酸护膜、生肌愈疡的药物,如白及、乌贼骨、瓦楞子、浙贝母等;对于萎缩性胃炎,应注意濡润柔养,兼以活血通络,切勿刚燥太过;对于胃食管反流病,则应注意泄肝和胃降逆。

3.结合胃镜及组织病理特点选用药物

胃镜及组织病理检查为中医辨证施治提供了更客观、更丰富的临床资料,治疗时应不忘结合胃镜病理特点治疗。如伴有幽门螺杆菌(Hp)感染的患者,特别是根除失败的患者,在西医标准三联根除 Hp 治疗方案的基础上,我们可以配合黄连、黄芩、黄芪、党参等扶正清热解毒中药治疗,以冀提高 Hp 的根除率;对于慢性萎缩性胃炎伴有肠上皮化生或异性增生者,在辨证论治的基础上,可予健脾益气,活血化瘀中药,并适当选用白花蛇舌草、半枝莲、半边莲、藤梨根等抗癌中药,并告知患者定期复查胃镜及组织病理;伴有食管、胃黏膜糜烂者,在配伍三七粉、白及、乌贼骨、煅瓦楞等制酸护膜药物。

六、预防调护

(1)注意在气候变化的季节里及时添加衣被,防寒保暖。

(2)1 日 3 餐定时定量,细嚼慢咽,避免进食过烫、过冷的食物和辛辣刺激性食品,避免进食过咸、过酸及甜腻的食物,戒烟酒等。

(3)慎用对胃黏膜有损伤的药物,如非甾体抗炎药、糖皮质激素、红霉素等。

(4)保持心情舒畅,保持正常的生活作息规律,避免劳累过度。

(仲静静)

第四节　胃　　痛

一、概念

胃痛又称胃脘痛,是以上腹胃脘部疼痛为主症的病证。本病主要涵盖了西医学中的胃十二指肠以上腹痛为主要临床表现的疾病,如急性胃炎、慢性胃炎、消化性溃疡、功能性消化不良、胃食管反流病、胃下垂、胃黏膜脱垂等。因胃癌、肝炎、胆囊炎、胰腺炎、肺炎、心肌梗死等疾病引起的上腹部疼痛不在本病证范围。

二、病因病机

胃痛主要由外邪犯胃、饮食伤胃、情志内伤和脾胃虚弱等因素导致胃气阻滞、胃失通降,不通则痛。

(一)病因

1.外邪犯胃

外感寒、热、湿诸邪,内客于胃,皆可致胃气阻滞,不通则痛。其中尤以寒邪最为多见,寒主收引,致胃脘气血凝滞不通而痛。

2.饮食伤胃

饮食不节,暴饮暴食,饥饱无常,损伤脾胃;或五味过极,辛辣无度,肥甘厚腻,过嗜烟酒,蕴湿生热,伤脾碍胃。两者皆可胃气壅滞,不通则痛。

3.情志内伤

恼怒伤肝,肝失疏泄,横逆犯胃,胃气郁滞,或气郁化火;忧思过度,脾气郁结,损伤胃气,均可引起胃痛。

4.脾胃虚弱

素体脾虚或后天饮食、劳倦、久病等原因损伤脾胃,脾胃虚弱,气血运化无力,或中阳不足,虚寒内生,胃失温养,或因热病伤阴,或因胃热火郁,灼伤胃阴,或久服香燥之品,耗伤胃阴,胃阴受损,胃失濡润,皆可发为胃痛。

(二)病机

1.病机关键

病机关键为胃气郁滞,失于和降,不通则痛。胃属六腑之一,属阳土,喜润恶燥,宜通而不宜滞,其气以和降为顺,胃痛初起多由情志郁结,肝气犯胃,气机阻滞而痛;或外感寒邪,寒凝气血,不通而痛;或饮食不节,胃腑失于和降而痛。病程日久,气郁化火,或湿而化热,热灼胃腑而痛;或久病入络,胃腑络脉瘀阻而痛。由于以上各种原因造成胃的气机阻滞,胃失和降,不通则痛,因而产生胃痛。

2.病位

病位在胃,与肝、脾密切相关,可涉及胆、肾。本病病位在胃,与肝、脾相关。脾胃同居中焦,互为表里,共为后天之本。生理上两者纳运互用,升降协调,燥湿相济,阴阳相合,病理上也相互影响,若脾气虚弱,运化失职,可致胃虚气滞而痛;若脾阳不足,寒自内生,可致虚寒胃痛;若脾润不及,胃失濡润,可致阴虚胃痛。肝与胃是木土乘克的关系,若肝气郁滞,势必克脾犯胃,致气机郁滞,胃失通降而痛;肝气久郁,或化火伤阴,或成瘀入络,或伤脾生痰,每使胃痛缠绵难愈。肝失疏泄还可累及胆腑,使胆汁通降失职,逆行入胃,灼伤胃腑。肾为胃之关,脾胃运化腐熟,全赖肾阳之温煦,若肾阳不足,可致脾肾阳虚,中焦虚寒,胃失温养而虚寒胃痛;若肾阴亏虚不能上济于胃,则胃失于濡养而阴虚胃痛。

3.病理性质

病理性质有虚实寒热之异,且可相互转化、兼夹。胃痛病理性质有虚有实,实者多属不通而痛,可由气滞、寒凝、食积、热郁、湿阻、血瘀引起;虚者多属不荣而痛,如脾胃阳虚或久病阴伤者所致。同时,虚实中又有寒热的不同,如饮食寒凉所致者,属于实寒证;中焦阳虚所致者,属于虚寒证。气郁化火或湿热内侵所致者,属于实热证,阴虚内热者属虚热证。本病主要的病理因素气滞、寒凝、食积、湿阻、热郁、血瘀等，可单一致病，常又可相兼为病，亦可相互转化，出现如气病及血、虚实夹杂等复杂情况。

4.病程

病程有新久之分，在气在血之别。胃痛初起，常由外邪、饮食、情志所致，以气机郁滞为主，病位较浅，多在气分；日久由经入络，气郁血瘀，病位较深，多为气血同病。

5.变证

病延日久，变证衍生。胃痛病延日久，可衍生变证，如胃热炽盛，迫血妄行；或瘀血阻滞，血不循经；或脾气虚弱，不能统血，均可导致胃络受损而发生出血，若出血量大，气随血脱则可发为厥脱。湿郁化热，火热内结，腑气不通，可出现腹痛剧烈拒按，大汗淋漓，四肢厥逆的厥脱危证。胃痛日久，浊痰聚瘀，结于胃脘，阳明失于和降，发为反胃，或酿毒生变，转为胃癌。

三、诊断与病证鉴别

（一）诊断依据

（1）上腹胃脘部近心窝处发生疼痛，有胀痛、刺痛、隐痛、剧痛等不同疼痛性质，可伴有上腹部压痛。

（2）常伴食欲缺乏，腹胀，恶心呕吐，嘈杂，泛酸，嗳气等上消化道症状。

（3）多有反复发作病史，发病前多有明显诱因，如天气变化、情志不畅、劳累、饮食不当等。

（4）胃镜、上消化道钡餐等理化检查有明确的胃十二指肠疾病，并排除其他引起上腹部疼痛的疾病。

（二）辅助检查

电子胃镜、上消化道钡餐，可做急、慢性胃炎，胃十二指肠溃疡病，胃黏膜脱垂等的诊断，并可与胃癌做鉴别诊断；幽门螺杆菌检测、血清胃泌素含量测定、血清壁细胞抗体测定、胃蛋白酶原测定及内因子等检查有利于慢性胃炎的诊断；肝功能、淀粉酶化验和 B 超、CT、MRI 等检查可与肝、胆、胰疾病做鉴别诊断；血常规、腹部 X 线检查可与肠梗阻、肠穿孔等做鉴别诊断；心肌酶谱、肌钙蛋白、心电图检查可与心绞痛、心肌梗死做鉴别诊断。

（三）病证鉴别

1.胃痛与真心痛

真心痛是心经病变所引起的心痛证，相当于西医学的急性冠脉综合征。真心痛多见于中老年人，有时可出现上腹痛，但多有高血压、糖尿病等病史，主要表现起病较急，当胸而痛，且多刺痛，有压榨感，动辄加重，痛引肩背，常伴心悸气短、汗出肢冷，病情危急。其病变部位、疼痛程度与特征、伴随症状及其预后等方面与胃痛有明显区别。

2.胃痛与胁痛

胁痛是以胁部疼痛为主证，可伴发热恶寒、或目黄肤黄，或胸闷太息，极少伴嘈杂泛酸，嗳气吐腐，多相当于西医学的急慢性胆囊炎、胆管炎等胆道系统感染疾病。肝气犯胃之胃痛可有攻痛连胁，但以胃脘部疼痛为主症。

3.胃痛与腹痛

腹痛是以胃脘以下，耻骨毛际以上部位疼痛为主症，多相当于西医学的急、慢性胰腺炎及外科急腹症（包括肠梗阻、腹膜炎、肠穿孔、宫外孕等），胃痛以上腹胃脘处疼痛为主症。胃处腹中，与肠相连因而在个别特殊病证中，胃痛可以影响及腹，而腹痛亦可牵连于胃，这就要从其疼痛的主要部位和如何起病来加以辨别。

4.胃痛与肠痈

肠痈(急性阑尾炎)病变初起,多表现为突发性胃脘部疼痛,随着病情的变化,很快由胃脘部转移至右下腹部疼痛为主,且痛处拒按,腹皮拘急,右腿屈曲不伸,转侧牵引则疼痛加剧,多可伴有恶寒、发热等症。胃痛患者始终局限于胃脘,一般无发热。

5.胃痛与胃癌

胃癌多以胃痛为主要症状,可伴呕血、黑便、消瘦等。若胃痛日久,反复发作,伴消瘦、呕血、黑便等症者,更需详细询问病史,注意体格检查(包括左锁骨上淋巴结的触诊),同时及时行上消化道钡餐造影和电子胃镜等检查以明确诊断。

四、辨证论治

(一)辨证思路

1.辨虚实

新病体壮,痛势急剧,痛处拒按,固定不移,食后痛甚,脉盛者多属实证,并有气滞、寒凝、食滞、火郁、湿热、血瘀之别。气滞者,痛无定处,时发时止,胃痛且胀,多由情志诱发;寒凝者,曾感受寒邪,或嗜食冷饮,得温则减,喜热饮,脉紧弦;食滞者,多有饮食不节史,可伴嗳腐泛酸、大便秘结;湿阻者,苔厚而腻,脉滑;热郁者,舌红苔黄,口臭泛酸,得热则甚,脉数;血瘀者,病久痛有定处,痛如针刺,入夜尤甚,舌紫黯或有瘀斑,脉涩。久病体虚,痛势和缓,隐隐作痛,痛处喜按,部位不定,饥而痛甚,脉虚者多属虚证,有脾胃气虚、脾胃虚寒、胃阴不足之分。脾胃气虚者,痛势绵绵,多伴有食欲欠振,纳后脘胀,神疲乏力,舌淡胖有齿印,脉弱;脾胃虚寒者,胃脘疼痛,空腹易作,得食则缓,畏寒怕冷,大便易溏,脉沉细或细弦;胃阴不足者,胃脘隐隐灼痛,饥不欲食,口干咽燥,大便干结,舌红少苔,脉细。此外,服药后的反应也可以作为虚实辨证的依据,如服用黄芪、党参、白术等补益药后,症状缓解者多为虚证,症状加重者多为实证。

2.辨寒热

寒性凝滞收引,寒者多为冷痛,又有虚实不同,实寒多有受寒或饮食寒凉史,疼痛剧烈而拒按,虚寒疼痛多病程较久,隐隐而痛,喜温喜按,伴泛吐清水,遇寒痛甚,得温痛减,饮食喜温,舌苔白滑,脉象弦紧或舌淡苔薄,脉弱等特点,虚寒者容易感受外寒,形成内外俱寒;热者多为灼痛,实证痛势急迫,虚证疼痛隐隐,伴泛酸嘈杂,遇热痛甚,得寒痛减,饮食喜冷,舌红苔黄,脉弦数或舌红有裂纹苔少,脉细弱等特点。

3.辨气血

初病在气,久病在血。初痛、胃痛且胀,痛无定处者在气,在气者有气滞气虚之分。气滞者,多为阵发,与情志相关,胀甚于痛,攻窜不定,嗳气频频,苔薄白,脉弦;气虚者,多为隐痛,空腹痛,饮食减少,大便溏薄,食后腹胀,舌淡,脉弱。久痛入络,形成血瘀证,表现为痛有定处,痛如针刺,呈持续性,入夜尤甚,舌质紫黯或有瘀斑,脉涩。又有出血病史者,常有留瘀和血虚之候,临证应注意鉴别。

4.辨脏腑

胃痛病位主要在胃,但与肝、脾密切相关,可涉及胆、肾,辨证时要注意辨别病变脏腑的不同。如肝郁气滞、肝胃郁热等致病多发病与情志因素有关,痛及两胁,心烦易怒、嗳气频频;脾气虚弱,中阳不振所致胃痛,常伴食欲缺乏、便溏,面色少华,舌淡脉弱等脾胃虚寒之征象;口苦、泛酸,食油腻后加重者,多为胆胃不和;肢冷、畏寒,小便清长,腰膝酸软者,多为久病及肾。

5.辨食滞、湿浊、痰饮

食滞、湿浊、痰饮既是胃痛的常见原因,又常发生于胃痛的演变过程中,临证应注意辨别。食滞者多有饮食不节史,因饮食不当而诱发或加重胃痛,伴脘腹胀满,按之不适,厌食,舌苔垢腻;湿困中焦多表现为胃脘疼痛伴胸脘痞闷,口黏、口甜,食欲欠振,大便溏薄,以腻苔为辨证要点;痰饮主要表现为胃中辘辘有声,或泛吐涎沫,或口吐清水,按之胃脘有振水声。

6.辨病势缓急轻重顺逆

凡胃痛起病急骤者,病程较短,多由外邪犯胃,饮食不节,过食生冷,暴饮暴食,饮酒恼怒、情绪激动诱发,致寒伤中阳,食滞不化,肝气郁结,胃失和降,不通而痛。凡胃痛起病缓慢,疼痛渐发,病程较长,多由脾胃虚弱、关系他脏,脏腑功能失调所致。

胃痛经过正确的治疗,病邪祛除,正气未衰,胃痛可很快好转,疼痛持续时间缩短,复发减少,多为顺象。若治疗不能坚持,或延误诊治,或复感新病邪,急性胃痛发展为慢性胃痛,经常复发,间隔时间缩短,胃痛时间可长达数年。胃痛反复发作,久治不愈,或未及时治疗,疼痛加重,出现消瘦、黑便,甚至呕血,病势加重,应及时诊治,谨防恶变可能。

(二)治疗原则

胃痛治疗,以"通"为关键,治则以"和胃止痛"为要,立足于一个"通"字。清·高士宗说:"通之之法,各有不同,调气以和血,调血以和气,通也;上逆者使之下行,中结者,使之旁达,亦通也;虚者使之助通,寒者使之温通……"故治疗不能局限于狭义的通法,应审证求因,辨证施治。邪盛以祛邪为急,正虚以扶正为先,虚实夹杂者,则当祛邪扶正并举。胃寒者,散寒即所谓通;食积者,消食即所谓通;气滞者,理气即所谓通;湿阻者,化湿即所谓通;热郁者,泄热即所谓通;血瘀者,化瘀即所谓通;阴虚者,养阴益胃即所谓通;阳虚者,温运脾阳即所谓通。

(三)分证论治

1.寒邪客胃证

(1)症状:胃痛暴作,恶寒喜暖,得温痛减,遇寒加重,口淡不渴,或喜热饮,舌淡苔薄白,脉弦紧。

(2)病机分析:寒邪客胃或饮食生冷,寒凝胃脘,阳气被遏,气机郁滞,故胃痛暴作;胃无热邪,故不渴;热能盛寒,故喜热饮;弦脉主痛,紧脉主寒。

(3)治法:温胃散寒,行气止痛。

(4)代表方药:香苏散合良附丸加减。前方理气散寒,适用于外感风寒,胃气郁滞;后方温胃散寒,理气止痛,适用于寒邪客胃之胃痛证。香附、苏梗、木香、陈皮、白芷、乌药行气止痛,高良姜、桂枝、干姜温胃散寒。

(5)加减:伴风寒表证者,可加苏叶、藿香、生姜、葱白等疏散风寒;伴胸脘痞闷、纳呆者,可加枳实、鸡内金、法半夏、神曲等消食导滞。

2.饮食伤胃证

(1)症状:胃胀痛拒按,不思饮食,嗳腐吞酸,甚则呕吐不消化食物,其味腐臭,吐后痛减。大便不爽,苔厚腻,脉滑。

(2)病机分析:暴饮暴食,饮食停滞,阻塞胃气,故胀痛;宿食不化,浊气上逆,故嗳腐吞酸,甚则呕吐宿食;食积阻滞,胃失通降,致肠腑传导失司,故便不爽;苔厚腻、脉滑为宿食停滞之象。

(3)治法:消食导滞,和胃止痛。

（4）代表方药：保和丸加减。神曲、山楂、莱菔子消食导滞，茯苓、半夏、陈皮化湿和胃。

（5）加减：米面食滞者，可加谷芽、麦芽以消食化滞；肉食积滞者，重用山楂，可加鸡内金以消食化积；伴脘腹胀甚者，加枳实、木香、青皮、槟榔等行气消滞；胃脘胀痛而便秘者，可合用小承气汤或改用枳实导滞丸以通腑行气；胃痛急剧拒按、伴苔黄腻而便秘者，为食积化热成燥，可合用大承气汤以泄热通腑。

3.肝气犯胃证

（1）症状：胃痛胀闷，攻撑连胁，遇情志不疏则痛作或痛甚，嗳气、矢气则舒，善太息，大便不畅，苔多薄白，脉弦。

（2）病机分析：肝气郁结，横逆犯胃，胃气阻滞，不通则痛；情志怫郁，气郁加重，故痛作或加重；嗳气、矢气则气郁暂得缓解；气滞肠腑传导不利，则大便不畅；善太息，脉弦为肝郁气滞之象。

（3）治法：疏肝理气，和胃止痛。

（4）代表方药：柴胡疏肝散加减。柴胡、白芍、川芎、香附疏肝解郁，陈皮、佛手、枳壳、甘草理气和中。

（5）加减：痛甚者，可加川楝子、延胡索加强理气止痛；胁痛明显者，可加橘络、丝瓜络、郁金以通络止痛；嗳气频频者，可加沉香、刀豆壳、旋覆花以降气；泛酸者，可加乌贼骨、煅瓦楞子中和胃酸。

4.湿热中阻证

（1）症状：胃痛急迫，脘闷灼热，嘈杂泛酸，渴不欲饮，纳呆恶心，口干口臭，小便色黄，大便不畅，舌红苔黄腻，脉滑数。

（2）病机分析：邪热犯胃，故胃痛急迫、灼热；热结湿阻，胃气上逆，故泛酸嘈杂，纳呆恶心；舌红、苔黄、脉数为里热之象，苔腻、脉滑为湿浊阻滞之象。

（3）治法：清热化湿，理气和胃。

（4）代表方药：黄连平胃散加减。黄连、黄芩清热燥湿，苍术、藿香、厚朴、陈皮运脾化湿，茯苓、薏苡仁、泽泻、车前子淡渗利湿。

（5）加减：胃热炽甚者，可加栀子、蒲公英等清泄胃热；气滞腹胀者，可加枳实、木香、佛手等理气消胀；大便不畅者，可加冬瓜子利湿导滞；恶心呕吐者，可加竹茹、旋覆花等和胃降逆；纳呆者，可加神曲、山楂、谷麦芽等消食健胃；泛酸者，可加乌贼骨、浙贝母、煅瓦楞等中和胃酸。

5.瘀血停胃证

（1）症状：痛有定处，如针刺、刀割，痛时持久，食后或入夜尤甚，或见吐血黑便，舌质紫黯，有瘀斑，脉涩。

（2）病机分析：瘀血内阻，胃络壅滞，不通则痛；瘀血有形，故痛有定处、痛时持久；进食则动其瘀，故食后痛甚；血属阴，故夜间瘀血加重；瘀血内阻，血不循经，故见吐血黑便；舌质紫黯，有瘀斑，脉涩为血瘀之象。

（3）治法：化瘀通络，理气和胃。

（4）代表方药：丹参饮合失笑散加减。前方理气化瘀，后方化瘀止痛，两方合用加强活血化瘀作用，适用于胃痛如针刺、痛有定处及久病不愈的患者。丹参、五灵脂、蒲黄活血止痛，檀香、砂仁行气和胃。

（5）加减：痛且胀者，可加陈皮、青皮、木香、枳壳、莪术等行气消胀止痛；伴胁痛者，可加川楝子、延胡索、香附、郁金等疏肝理气、活血止痛；久病正虚者，可加党参、黄芪、太子参、仙鹤草等益气活血;黑便者,可加三七、白及以化瘀止血生肌;若呕血黑便,面色萎黄,四肢不温,舌淡脉弱无力者,可加用黄土汤以温脾摄血。

6.胃阴亏虚证

(1)症状:胃脘隐隐灼痛,饥不欲食,或嘈杂、或脘痞不舒,或干呕呃逆,口干咽燥,消瘦乏力,大便干结,舌红少津,脉细数。

(2)病机分析:阴虚则生内热,虚火消谷则似饥,胃虚不能消磨水谷则不欲食;胃阴不足,胃失濡养,则嘈杂;胃虚不运,通降失施,故脘痞不舒、或干呕呃逆;津不上承,则口干;津不下行,则便干;舌红少津,脉细数为阴虚火旺之象。

(3)治法:养阴益胃,和中止痛。

(4)代表方药:一贯煎合芍药甘草汤加减。前方养阴益胃,后方缓急止痛,两方合用适用于隐隐作痛、口干咽燥、舌红少津的胃痛。沙参、麦冬、生地黄、枸杞子养阴益胃,当归养血活血,川楝子、生麦芽疏肝理气,芍药、甘草缓急止痛。

(5)加减:胃脘胀痛者,可加厚朴花、玫瑰花、佛手、绿萼梅、香橼等理气止痛;食后堵闷者,可加鸡内金、谷麦芽以消食健胃;大便干燥者,加瓜蒌仁、火麻仁、郁李仁等润肠通便;阴虚胃热者,可加石斛、知母、黄连等清泻胃火;胃脘灼痛、嘈杂泛酸者,可加煅瓦楞子或配用左金丸以制酸。

7.脾胃虚寒证

(1)症状:胃脘绵绵冷痛,喜温喜按,空腹痛甚,得食痛减,劳累或受凉后发作或加重,时呕清水或夹不消化食物,食少脘痞,口淡不渴,倦怠乏力,手足不温,大便溏薄,舌淡胖,脉沉弱。

(2)病机分析:虚则喜按,寒则喜暖,胃络借饮食之暖,以温通血脉;劳则气耗,受寒则虚寒加重;脾运迟缓,水饮停留,胃虚通降无权,故泛呕清水、宿食;脾阳不达四肢,则手足不温;大便溏薄,舌淡胖,脉沉弱,为中虚有寒,脾阳虚弱之象。

(3)治法:温中健脾,和胃止痛。

(4)代表方药:黄芪建中汤加减。本方温中散寒,和胃止痛,适用于喜温喜按之胃脘隐痛。黄芪、桂枝甘温补中,辛甘化阳;白芍、甘草缓急和营止痛;生姜、大枣温胃和中补虚。

(5)加减:泛吐清水,加干姜、半夏、茯苓、陈皮;泛酸,加左金丸、乌贼骨、煅瓦楞子;胃脘冷痛,虚寒较甚,呕吐,肢冷者,可合附子理中汤;无泛吐清水或手足不温者,可改用香砂六君子汤。

(四)其他疗法

1.单方验方

(1)乌贼骨、贝母等份研细末,每次 3 g,用于胃痛泛酸明显者。

(2)香附 6 g、高良姜 3 g,水煎服,用于胃痛寒凝者。

(3)百合 30 g、乌药 10 g,水煎服,用于阴虚胃痛。

(4)蒲公英 15～30 g,水煎服,用于热性胃痛。

(5)红花 3 g,大枣 10 枚,水煎服,用于血瘀胃痛。

(6)桃仁、五灵脂各 15 g,微炒为末,米醋为丸如小豆粒大,每服 15～20 粒,开水送服,孕妇忌服,用于血瘀胃痛。

2.常用中成药

(1)香砂养胃丸。

功用主治:温中和胃。用于不思饮食,胃脘满闷或泛吐酸水。

用法用量:每次 3 g,每天 3 次。

（2）气滞胃痛颗粒。

功用主治：疏肝理气，和胃止痛。用于情志不畅，肝气犯胃所引起的胃痛连胁，嘈杂恶心等症。

用法用量：每次 1～2 包，每天 3 次。

（3）胃苏冲剂。

功用主治：理气消胀，和胃止痛。用于胃脘胀痛。

用法用量：每次 15 g，每天 3 次。

（4）三九胃泰。

功用主治：清热化湿，理气和胃。用于湿热交阻，脾胃不和之胃痛。

用法用量：每次 1～2 袋，每天 3 次。

（5）摩罗丹浓缩丸。

功用主治：和胃降逆，健脾消胀，通络定痛。用于胃痛、胀满、痞闷、纳呆、嗳气、胃灼热等症。

用法用量：每次 8～16 丸，每天 3 次。

3.针灸疗法

（1）体针：以取足阳明、手厥阴、足太阴经、任脉穴为主。

处方：足三里、梁丘、公孙、内关、中脘。配穴：胃寒者加梁门，胃热者加内庭，肝郁者加期门、太冲，脾胃虚寒者加气海、脾俞，胃阴不足者加三阴交、太溪，血瘀者加血海、膈俞。

操作：毫针刺，实证用泻法，虚证用补法，胃寒及脾胃虚寒宜加灸。

（2）耳针：取胃、肝、脾、神门、交感。毫针中等强度刺激，或用王不留行贴压或埋针。

（3）穴位注射：取中脘、脾俞、胃俞、足三里，每次选 2 穴，用黄芪、丹参或当归注射液，每穴注射药液1 mL，每天 1 次。

4.外治疗法

（1）外敷法：①取肉桂 30 g、丁香 15 g，研为细末，用纱布包扎，外敷中脘穴，每次 10～20 分钟。②取吴茱萸 75 g，用白酒适量拌匀，用绢布包成数包，蒸 20 分钟左右，趁热以药包熨脘腹、脐下、足心，药包冷则更换，每天 2 次，每次 30 分钟或以疼痛缓解为度。

（2）推拿疗法：以行气止痛为治疗大法，用一指禅推、按、揉、摩、拿、搓、擦等法。

取穴及部位：中脘、天枢、肝俞、脾俞、胃俞、三焦俞、肩中俞、手三里、内关、合谷、足三里、气海、胃脘部、背部、肩及胁部。

操作：①患者仰卧位，医者站于一侧。用轻快的一指禅推法在中脘、天枢、气海施术，每穴 2 分钟，四指摩胃脘部 1～2 分钟，按揉足三里 2 分钟。②患者俯卧位，用一指禅推法自肝俞至三焦俞，往返施术 5～10 遍，再用较重的按揉法在肝俞至三焦俞施术，时间约为 5 分钟。最后施以擦法，以透热为度。③患者坐位，拿肩井或点按肩井，较重力按揉手三里、内关、合谷，搓肩臂和两胁，往返 10～20 遍。

加减：①病邪阻滞。用较重的点按法在大肠俞、八髎施术，时间约为 2 分钟；用擦法在左侧背部施术，以透热为度。②脏腑功能失调。用一指禅推法自天突至中脘施术，重点在膻中，按揉章门、期门，擦肾俞、命门，以透热为度。

五、临证参考

(一)辨证与辨病相参

1.明确诊断,掌握预后

明确诊断是采取正确治疗的前提。胃痛所对应的相关疾病整体预后较好,但萎缩性胃炎、反流性食管炎、胃溃疡等疾病有潜在恶变的可能性,应根据病变的轻重程度,及时复查,明确病情的转归,及时更改治疗方案。慢性胃炎伴重度异型增生患者需及时行内镜或手术治疗;消化性溃疡注意有无合并出血、穿孔、幽门梗阻或癌变者,如出血量大者应以中西医结合治疗为主。

2.判断病情的特点,注意急则治其标,缓则治其本

胃痛治疗上应注意辨证辨病相结合,辨证时必须注意辨别病情的轻重缓急,病性的寒热虚实,审察气血阴阳,观察整个病程中的症情转化,做到随证化裁。同时,采用理化检查以明确疾病诊断,病证结合,进一步判断疾病的特点,既不延误病情,又能针对性地指导治疗。如对于消化性溃疡,考虑到其致病因素主要为胃酸,在辨证施治的基础上可配合使用制酸护膜、生肌愈疡的药物,如白及、乌贼骨、瓦楞子、浙贝母等;对于萎缩性胃炎,应注意濡润柔养,兼以活血通络,切勿刚燥太过;对于胃食管反流病,则应注意泄肝和胃降逆。

同时,治疗应遵循急则治其标,缓则治其本的原则。风寒犯胃、饮食积滞、情志所伤者,病势多急,应急则治标,予温胃散寒、消食导滞、疏肝理气;素体脾虚、久病伤正、气阴两伤者,病势多缓,应缓则治本,予健脾助运、益气扶正、养阴益胃等法。若疼痛剧烈的患者(主要是胃十二指肠溃疡),出现发热、腹肌紧张、腹部压痛、反跳痛等症状体征,应注意胃肠穿孔,应及时转外科治疗。

3.结合胃镜病理特点选用药物

胃镜病理检查为中医辨证施治提供了更客观、更丰富的临床资料,治疗时应不忘结合胃镜病理特点治疗。如伴有幽门螺杆菌感染患者,特别是根除失败的患者,在西医标准根除 Hp 治疗方案的基础上,我们可以积极配合中药治疗,一般可采取扶正祛邪的方法,如黄连、黄芩和党参、干姜同用,以提高幽门螺杆菌的根除率;对于慢性萎缩性胃炎伴有肠化或异性增生者,在辨证论治的基础上,注意益气活血,并适当选用生薏苡仁、莪术、白花蛇舌草、半枝莲、仙鹤草等药物,并告知患者注意饮食的调护,避免食用腌制品;伴有食管、胃黏膜糜烂者,在配伍乌贼骨、白及等制酸护膜的基础上,酌情选用地榆、仙鹤草、炒薏苡仁、参三七等药物。

(二)注意祛除病因,用药以止痛为先

导致胃痛的病因很多,祛除致病因素是缓解疼痛的有效方法,所以在胃痛的辨治过程中要详辨病因,注意祛除病因和止痛为先的有机结合。胃痛的发病一般有诱因可寻,要详细了解以利于审因论治。如寒凝气滞,治当散寒止痛;饮食停滞,治当消食导滞;情志不畅,治当疏和气机;湿邪阻滞,治当化湿和中;中焦郁热,治当清热和中;因虚致痛,治当补虚止痛,注意气虚、阳虚和阴虚之别。又不论病因如何,中焦气机的郁滞,不通则痛,是胃痛的病机关键,故在辨证用药基础上,适当参入理气和胃、缓急止痛之品,如延胡索、炒白芍等,有助于症状的缓解。

(三)脏腑相关,治胃勿忘整体观念

1.治胃宜照顾到胃的体用特征

胃为阳明燥土,体阳而用阴,喜润恶燥,以通为用,宜降则和。胃病日久,病机虚实错杂,或寒热兼夹,治疗时应注意用药刚柔,兼筹并顾,不可过偏一端,注意忌刚用柔、忌柔用刚和刚柔并济的合理运用,从而恢复胃的正常通降功能。如胃阳虚弱,易为寒邪、饮食生冷所伤,当用辛温散寒

之品,以恢复胃的和降功能;胃阴不足者,多为久病不复,肝火劫伤胃阴或过用辛燥等,治宜养阴益胃,和中止痛,多以甘凉濡润之品以滋养胃阴,如麦冬、沙参、石斛、玉竹等,使津液复而胃得润降,则胃痛自愈。如为肝火所伤,又当结合酸甘合化,如芍药、甘草等,既能柔肝平木,又可酸甘化阴,一举两得。

2.结合脏腑辨证,注意从他脏论治

(1)肝为起病之源,胃为传病之所:肝与胃是木土乘克的关系,病理上也密切相关,"肝为起病之源,胃为传病之所",肝胃不和是胃痛最常见的证型之一,故从肝论治胃痛最为重要。叶天士提出"醒胃必先制肝""培土必先制木"的用药原则。在具体用药中,又当区分肝气郁滞、肝郁化火、肝阴不足等不同的病理机制,给予疏肝、清肝、泻肝、柔肝和平肝等治疗。如有学者提出了疏肝解郁和胃、滋阴疏肝和胃、益气疏肝健脾、抑肝扶脾止痛、疏肝理气化痰、清肝散瘀和胃、疏肝除湿散满、化瘀疏肝和络等方法,可资临证参考。

(2)邪在胆,逆在胃,胆胃相关:胆胃在生理上相互关联,共居中焦,同属六腑,泻而不藏;病理上,可因情志内伤,肝胆失疏,或因饮食不节,损伤脾胃,导致气机不畅,肝胆疏泄失常而致病。《灵枢·四时气》曰:"邪在胆,逆在胃,胆液泄则口苦,胃气逆则呕苦。"多见口苦、泛酸,食油腻后加重者等胆胃同病之象,多见于胆汁反流性胃炎。治疗时注意"通降为顺",以疏肝利胆、和胃降逆为基本大法,配伍柴胡、黄芩之品,或合以温胆汤加减。

(3)脾胃以膜相连,互为表里,为气机升降之枢纽,治疗过程中应注意调理脾胃的升降:在生理上,脾胃同居中焦,脾体阴而用阳,以升为健;胃体阳而用阴,以降为和,两者阴阳相合,升降相因,为气机升降之枢纽。病理情况下,脾胃气机升降失常,脾气不能升清,则胃气不能降浊;胃气失于和降,则脾的运化功能失常,表现为气机不利,不通则痛。治疗时注意调畅中焦气机,恢复脾胃受纳运化之职,以合"治中焦如衡,非平不安"的用药原则,常用的方法有补中益气法、益气养阴法、辛开苦降法、和胃降逆法,升降相合法(如配伍桔梗、枳壳)等。由于脾胃的升降和肺气的宣肃有关,故用药时亦可适当掺入宣调肺气之品,如枇杷叶、杏仁、桔梗等,以助胃气的和降。

(4)肾为胃之关,脾胃运化腐熟,全赖肾阳之温煦,若肾阳不足,可致脾肾阳虚,中焦虚寒,胃失温养而虚寒胃痛;若肾阴亏虚不能上济于胃,则胃失于濡养而阴虚胃痛。治疗胃痛时注意治肾,适当参以补肾之品。

(四)治血治气,以平为要

胃为多气多血之腑,初病在经,久病入络,气滞血瘀,证见胃痛久发,痛处固定,舌有紫气,脉弦或涩,应根据病情,或调气以和血,调血以和气,或气血同治。然症有轻重,瘀有深浅,治亦当有所区别,活血药有养血活血、活血散瘀、破瘀散结和搜剔通络的不同,应当根据证候的虚实和病情的轻重不同选择应用。

(五)证多兼杂易变,临证宜加详察

临床上多以复合性证候为主,很少见到单一证候者,且可因体质、药物、饮食、天气等多种因素而发生寒热虚实的转化,因此疾病发展过程中多易出现虚实寒热夹杂等证候,治疗应善于抓主症,解决主要矛盾,因虚致实者当以补虚为主,佐以祛邪,因实致虚者当以祛邪为主,佐以补虚。注重"观其脉症,知犯何逆,随证治之"。

六、预防调护

(1)注意在气候变化的季节里及时添加衣被,保持室内温暖、空气流通,防止受寒。

（2）1 日 3 餐定时定量,细嚼慢咽,可少吃多餐,平常尽量不吃零食,避免进食过烫、过冷的食物和辛辣刺激性食品,避免进食不易消化的食物,如坚硬、粗糙、油腻及粗纤维的食品,戒烟酒等。

（3）慎用对胃黏膜有损伤的药物,如阿司匹林、水杨酸类、保泰松、吲哚美辛、激素、碘胺、红霉素、四环素、利血平等。

（4）保持心情舒畅,保持正常的生活作息规律,避免劳累过度。

（仲静静）

第五节 呕 吐

一、概念

呕吐是指胃失和降,气逆于上,迫使胃内容物从口中吐出或仅有干呕恶心为主症的一种病证。有声有物谓之呕,有物无声谓之吐,有声无物谓之干呕。呕与吐常同时发生,故一般合称为呕吐。本病涵盖了西医学的胃肠道、肝胆胰疾病等引起的反射性呕吐。其他如因精神心理因素引起的神经性呕吐,梅尼埃病、晕动症等前庭障碍性疾病所导致的呕吐,脑血管疾病等引起的中枢性呕吐,某些全身性疾病引起的呕吐如心力衰竭、糖尿病酮症酸中毒、急性肾盂肾炎、尿毒症、肿瘤及肿瘤化学治疗（简称化疗）引发的呕吐,霍乱、药物中毒等引起的呕吐,妊娠呕吐,均不在此证范畴。

二、病因病机

呕吐的发生多因外邪侵袭、饮食不节、情志失调和脾胃虚弱等因素导致胃失和降,胃气上逆。

（一）病因

1.外邪侵袭

感受六淫之邪,或秽浊之气,内扰胃腑,浊气上逆,胃失和降而致呕吐。

2.饮食不节

食入不洁之品,或暴饮暴食,温凉失宜,食积胃脘,损伤脾胃;恣食生冷油腻或辛辣刺激之品,食滞内阻,均可使脾胃升降失司、浊气上逆而致呕吐。

3.情志失调

因七情不和,郁怒伤肝,肝气郁结,横逆犯胃,胃失和降;或因忧思过度,脾运失常,食停难化,胃气壅滞,均可致胃气上逆而致呕吐。

4.脾胃虚弱

脾胃素虚,正气不足,或因后天饮食不当、情志失调、劳倦过度、病后体虚等诱因,致脾胃受损,积聚胃中;或因药食不当,长期服用苦寒败胃之品,中阳不足,虚寒内生,胃失温养濡润;或因久服辛辣温燥之品或久呕不愈,胃阴不足,胃失濡润,胃失和降,胃气上逆所致。

（二）病机

1.病机关键为胃失和降,气逆于上

胃居中焦,主受纳腐熟水谷,其气以降为顺,以通为用。外邪、食滞、痰饮、气郁等邪气犯胃,干于胃腑;或因脾胃虚弱,正气不足,使胃失温养濡润致胃失和降,胃气上逆而发为呕吐。

初病多实,日久损伤脾胃,可由实转虚;或脾胃素虚,复因饮食等外邪所伤,或脾虚生痰饮,因虚致实,出现虚实并见的证候。无论邪气犯胃,或脾胃虚弱,发生呕吐的病机关键均为胃失和降,胃气上逆。

2.病位在胃,与肝脾密切相关,可涉及胆、肾

呕吐病位在胃,与肝脾相关。脾胃为水谷之海,气血生化之源,脾升胃降,同处中焦,对立统一,共司纳化之职,从而使气血充盈,营卫调和。若脾失健运,则胃气失和,升降失职;或脾阳不足,虚寒内生,胃失温润,均可上逆致呕。肝与胃一升一降,肝宜升,胃宜降,肝木条达,中土疏利,五脏安和。若肝气郁结,木抑土壅,或肝气太过,木旺乘土,横逆犯胃,均使胃失和降,气逆于上致呕。足少阳胆,秉肝之气,主持枢机,性喜疏泄。阳气内外通达,气机上下升降,若邪犯少阳,枢机不利,疏泄失常,胆气犯胃,致胃气不降,则逆而作呕。肾为"先天之本",脾胃为"后天之本",肾与脾胃在生理功能上互存互助。肾气亏虚,失于化气行水,水聚于内,上攻于胃,冲逆于上,则发为呕吐。

3.病性有虚实之分,且可相互转化,兼杂致病

呕吐的病理性质无外乎虚实两类,实者由外邪、饮食、痰饮、气郁等邪气犯胃,致胃失和降,胃气上逆而发;虚者由气虚、阳虚、阴虚等正气不足,使胃失温养濡润,不得润降,胃气上逆所致。一般来说,初病暴病多实,若呕吐日久,损伤脾胃,中气不足,可由实转虚;亦有脾胃素虚,复因饮食、情志所伤,或成痰生饮,则又可因虚致实,出现虚实夹杂的复杂病机。

4.病程有新久之分,治疗有难易之别

暴病呕吐,多属邪实,常由外邪、饮食、情志所致,病位较浅,正气未虚,治疗较易;久病呕吐,多属正虚或虚实夹杂,病程较长,病位较深,易反复发作,较为难治。

5.病延日久,易生变证

呕吐病久,或失治误治,日久不愈,多耗气伤津,引起气随津脱等变证。如久病、大病之中见呕吐而食不得入,面色㿠白,肢厥不温,脉微细欲绝,为阴损及阳,脾胃之气衰败,真阳欲脱之危证。

三、诊断与病证鉴别

(一)诊断依据

(1)以呕吐食物、痰涎、水液诸物,或干呕无物为主症,1天数次不等,持续或反复发作。

(2)常伴有恶心,纳谷减少,胸脘痞胀,泛酸嘈杂、或胁肋疼痛等症。

(3)起病或急或缓,常先有恶心欲吐之感,多由气味、饮食、情志、冷热等因素而诱发。

(4)上消化道X线检查及内镜检查、腹部B超、头颅CT、妊娠试验等常有助于诊断及鉴别诊断。

(二)辅助检查

电子胃镜、上消化道钡餐可作出急、慢性胃炎,胃十二指肠溃疡病,胃黏膜脱垂等的诊断,并可与胃癌作鉴别诊断;肝功能、淀粉酶化验和B超、CT、MRI等检查,可与肝、胆、胰疾病作鉴别诊断;血常规、腹部X线检查,可与肠梗阻、肠穿孔等作鉴别诊断;心肌酶谱、肌钙蛋白、心电图检查,可与心绞痛、心肌梗死作鉴别诊断。育龄妇女应化验小便,查妊娠试验。如患者暴吐,呈喷射状,应做头部CT或MRI,以排除颅脑占位性病变;肾功能检查以排除肾衰竭和尿毒症所致呕吐。

（三）病证鉴别

1.呕吐与反胃

反胃亦属胃部病变，是胃失和降、气逆于上而成，也有呕吐的临床表现，所以可属呕吐范畴，但因又有其特殊的表现和病机，因此又当与呕吐相区别。反胃多系脾胃虚寒，胃中无火，难于腐熟，食入不化所致。表现为食饮入胃，滞停胃中，良久尽吐而出，吐后转舒。古人称"朝食暮吐，暮食朝吐"。而呕吐是以有声有物为特征，病机为邪气干扰，胃失和降所致，实者食入即吐，或不食亦吐，并无规律，虚者时吐时止，或干呕恶心，但多吐出当天之食。

2.呕吐与噎膈

噎膈虽有呕吐症状，但以进食梗阻不畅，或食不得入，或食入即吐为主要表现，食入即吐是指咽食不能入胃，随即吐出。呕吐病在胃，噎膈病在食管。呕吐病程较短，病情较轻，多能治愈，预后良好。噎膈伴有食入即吐，则病情较重，病程较长，治疗困难。

3.呕吐与呃逆

两者均因胃气上逆所致，尤其注意与有声无物之干呕相鉴别。呃逆指喉间呃呃连声，声短而频，令人不能自止的病症，多为胃气上逆动膈，膈间气机不利，上冲于喉间所致，一般无物吐出。呕吐的病位在胃，多伴有呕吐物。干呕虽无物吐出，多伴有恶心，冲逆之气从咽而出，其声长而浊。

四、辨证论治

（一）辨证思路

1.辨虚实

实证呕吐，多因外邪、饮食、情志因素，病邪犯胃所致，发病急骤，病程较短，呕吐量多。因外感者，突发呕吐多伴有表证，脉实有力；因食滞者，呕吐物多酸腐臭秽，脘腹满闷，吐后得舒；因气逆者，呕吐吞酸，嗳气频频，胸胁胀痛，与情志刺激有关；因痰饮者，呕吐清水痰涎，脘闷不适，不思饮食。虚证呕吐，常为脾胃虚寒、胃阴不足而成，起病缓慢，病程较长，呕而无力，时作时止，吐物不多，酸臭不甚。若脾胃气虚者，常伴有精神萎靡，倦怠乏力，脉弱无力；若胃阴不足者，可有时作干呕，口干咽燥，舌红苔少，脉细数。

2.辨寒热

外感寒邪，过食生冷，寒邪客胃，损伤胃气，胃气痞塞，气逆于上，突发呕吐，兼发热恶寒，头身疼痛；日久可致脾阳不足，寒从内生，寒凝气滞，无力行使和降之职，可见泛吐清水，腹痛喜温喜按。伤寒伏热不解，过食辛辣之物，热邪犯胃，胃火上逆致呕，呕吐苦水、酸水，舌红苔黄；热病日久，胃阴不足，胃失濡养，不得润降，上逆致呕，见呕吐量少，或时作干呕，饥不欲食，舌红少苔，脉细数。

3.辨脏腑

呕吐病位在胃，与肝胆、脾、肾相关，辨证时要注意辨别病变脏腑的不同。如肝气犯胃的呕吐多与情志因素有关，嗳气频频，胸胁胀痛；若伴有口苦、咽干，胸胁苦满等少阳枢机不利的症状，多为胆气犯胃；脾胃虚弱，中焦虚寒所致呕吐，常伴腹痛喜按，完谷不化，面色少华，精神不振，舌淡脉弱等征象；长期呕吐，伴有肢冷，小便清长，腰膝酸软者，多为久病及肾。

4.辨呕吐物

呕吐物的性质常反映病变的寒热虚实、病变脏腑等，所以临证时应仔细询问，甚至亲自观察。

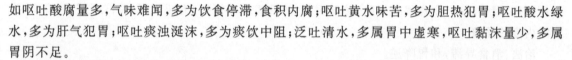

如呕吐酸腐量多,气味难闻,多为饮食停滞,食积内腐;呕吐黄水味苦,多为胆热犯胃;呕吐酸水绿水,多为肝气犯胃;呕吐痰浊涎沫,多为痰饮中阻;泛吐清水,多属胃中虚寒,呕吐黏沫量少,多属胃阴不足。

5.辨可吐与止呕

呕吐一证,要注意原发病因,不可见呕止呕,本病既是病态,又是祛除胃中之邪的一种反应。一般病理反应的呕吐可用降逆止呕之剂,祛除病因,和胃止呕,以达收邪止呕之效。若胃中有痈脓、痰饮、食滞、毒物等有害之物时,不可妄用止呕之法,因为这类呕吐是机体的保护性反应,是邪之去路,邪去则呕吐自止。若呕吐不畅时,尚可选用探吐之法,因势利导,使邪去病除。

6.辨可下与禁下

呕吐病需灵活辨证,审因论治,正确处理可下与禁下的原则。病在胃不宜攻肠(禁下),以免引邪内陷,且呕吐尚能排出积食、败脓等,若属虚者更不宜下,兼表者下之亦误。但若确属胃肠实热,大便秘结,腑气不通,而致浊气上逆,气逆作呕者,可用下法,通其便,折其逆,使浊气下行,呕吐自止。

呕吐辨证应根据病史、病程、呕吐特点及伴随症状,以分清寒热、虚实、食积、气郁、外感、内伤等。呕吐经正确治疗,邪去正复,此为顺证。若失治误治,或感新邪,可使本病反复发作,虚实寒热之间,相兼为病。若实证失于调治,可转化为虚证;虚证复受外邪、食积、气郁等所伤又可致虚实夹杂。寒吐日久化热,可变为热吐;热吐久不愈也可伤阳,而形成寒热错杂之证。

(二)治疗原则

呕吐基本治疗原则为"和胃降逆止呕"。根据虚实进行辨证论治,实者重在祛邪,分别施以解表、消食、化痰、理气之法,辅以和胃降逆之品以求邪去胃安呕止之效;虚者重在扶正,分别施以益气、温阳、养阴之法,辅以降逆止呕之药,以求正复胃和呕止之功;虚实并见者,则予攻补兼施。

(三)分证论治

1.实证

(1)外邪犯胃证。

症状:突然呕吐,吐出有力,起病较急,如感受风寒,常伴有发热恶寒,头身疼痛,舌苔薄白,脉浮紧;如感受夏秋暑湿之邪,呕吐频繁,胸脘痞满,不思饮食或腹痛泄泻,或头昏如蒙,舌质红,苔黄腻,脉濡数。

病机分析:外邪犯胃,胃失和降,上逆为病。感受风寒或暑湿,秽浊之气,内扰胃腑,胃失和降,浊气上逆,故呕吐势急;恶寒发热、头痛,苔白,脉浮,为感受外邪的征象。

治法:解表祛邪,降逆和胃。

代表方药:藿香正气散加减。方中藿香、紫苏、厚朴疏邪化浊,制半夏、陈皮、茯苓、大腹皮和胃降逆。

加减:若风寒重者,恶寒无汗,头痛者,可加防风、羌活、荆芥、生姜等散寒解表;若胸闷腹胀兼宿食者,去白术、大枣、甘草,加神曲、鸡内金、麦芽消积导滞;积滞较甚、腹满便秘者,可加制大黄、枳实之类;心烦口渴者,去香燥甘温之品,加黄连、佩兰、荷叶清暑解热。

(2)饮食停滞证。

症状:呕吐酸腐,脘腹满闷拒按,得食更甚,吐后反舒,嗳气厌食,大便臭秽,或溏或结,舌苔厚腻,脉滑实。

病机分析:饮食不节,食滞内阻,脾胃受损,气机升降失司,胃气壅滞,浊气上逆致呕吐酸腐;

食积湿热,阻于胃肠,中焦气机受阻,传导失司,故脘腹胀满拒按,大便不调;舌苔厚腻,脉滑实,为食滞内停的征象。

治法:消食导滞,和胃降逆。

代表方药:保和丸加减。方中神曲、山楂、莱菔子消食化滞,陈皮、半夏、茯苓和胃降逆,连翘清散积热。

加减:若食积较重,可加谷芽、麦芽、鸡内金等加强消食和胃之功;若积滞化热,腹胀便秘,可用小承气汤通腑泄热,使浊气下行,呕吐自止;若食已即吐,口臭而渴,胃中积热上冲,可用竹茹汤清胃降逆,多再加黄连、栀子清热泻火;若饮食停滞兼有脾胃虚弱者,可用枳术丸消食健脾;若食滞兼湿热内阻胃肠者,可选用枳实导滞丸;若误食不洁、酸腐败物,而见腹中疼痛,欲吐不得者,可因势利导,用烧盐方或瓜蒂散探吐祛邪。

(3)痰饮内阻证。

症状:呕吐多为清水痰涎,胸脘痞闷,不思饮食,头昏目眩,或心悸,或呕而肠鸣有声,苔白腻,脉滑。

病机分析:饮食不节,或素体脾虚,脾失健运,聚而生痰饮,停于胃中,胃失和降,故呕吐清水痰涎,脘闷食少;痰饮上干清阳,故头晕心悸;苔白腻,脉滑,为痰饮停滞的征象。

治法:温化痰饮,和胃降逆。

代表方药:小半夏汤合苓桂术甘汤加减。前者半夏、生姜和胃降逆;后者茯苓、桂枝、白术、甘草健脾燥湿,温化痰饮。

加减:若脾气受困,脘闷不食,可加砂仁、白豆蔻、苍术开胃醒脾;若气滞腹痛者,可加厚朴、枳壳行气除满;兼有心下痞、头眩心悸、先满后呕等,用小半夏加茯苓汤降逆止呕,行水消痞;若兼有口苦胸闷,舌苔黄腻,脉滑实有力者,用黄连温胆汤和胃降逆,清热化痰。

(4)肝气犯胃证。

症状:呕吐吞酸,嗳气频作,胃脘不适,胸胁胀满,烦闷不舒,每因情志不遂而病情加剧,舌边红,苔薄白,脉弦。

病机分析:肝失疏泄,郁结横行,肝气犯胃,胃失和降,气逆于上,故呕吐吞酸,嗳气;肝性条达,布胁肋,情志不遂,肝气不舒则见胸胁胀痛,病情加剧;苔薄白,脉弦,为气滞肝旺的征象。

治法:疏肝和胃,降逆止呕。

代表方药:四逆散合半夏厚朴汤加减。前方疏肝解郁和脾,适用于肝脾不和,阳气内郁者;后方行气散结,降逆化痰,用于气郁痰阻,情志不畅者。方中柴胡、枳壳、白芍疏肝理气,厚朴、紫苏行气开郁,半夏、茯苓、生姜、甘草和胃降逆止呕。

加减:若气郁化火,心烦口苦咽干,可合左金丸清热止呕;若肝郁化火兼脾胃气滞,蕴湿生痰者,可用越鞠丸行气解郁,宽中除胀;若胸胁胀痛明显,可用柴胡疏肝散疏肝解郁;若兼腹气不通,大便秘结,可用大柴胡汤清热通腑;若气滞血瘀,胁肋刺痛,可用膈下逐瘀汤活血化瘀。

(5)胃肠积热证。

症状:呕吐酸苦,吐势急,胸中烦热,口渴喜冷饮,小便黄,大便干燥,舌红苔黄,脉滑实。

病机分析:实热积于胃肠,气机升降失常,在上胃气不降,且火性炎上,故呕吐势急;在下肠传导失司,且热伤津亏,肠失濡润,故大便干燥;胃络上通于心,热随胃的经脉逆走于上,故胸中烦热;热灼胃津,故口渴,舌红苔黄;热积胃中,阳气有余,故脉洪数。

治法:通腑泄热,和胃降逆。

代表方药:大黄甘草汤加减。方中大黄荡涤肠胃实热,甘草缓急和胃,使攻下而不伤正。

加减:若胃中积热明显者,可加竹茹、生姜、半夏、葛根等清热和胃降逆;若食积湿热明显者,可加枳实、黄连、黄芩、山楂、麦芽、莱菔子等消食导滞,清热化湿;若余热未尽,留扰胸膈兼有呕吐者,可用栀子生姜豉汤以清宣郁热,降逆止呕。

(6)胆热犯胃证。

症状:呕吐苦水,寒热往来,胸胁苦满,纳少,心烦口苦,咽干不适,舌质红,苔薄白,脉弦。

病机分析:邪犯少阳,少阳相火内郁,胆气横逆,胆热犯胃,胃失和降,胆味为苦,胆气上逆,故呕吐苦水;少阳枢机不利,疏泄失司,胆热内郁,故有寒热往来,胸胁苦满,咽干等邪犯少阳病症。

治法:和解少阳,降逆止呕。

代表方药:小柴胡汤加减。方中柴胡、黄芩解少阳胆经郁热,半夏、生姜和胃降逆止呕,人参、甘草、大枣健脾益气和胃。

加减:若兼呕吐嗳气,胸胁胀满,可用柴胡疏肝散疏肝和胃,降逆止呕;若兼阳明里实,见呕吐心下急,用大柴胡汤和解少阳、通里攻下;若兼邪热炽盛,见呕吐下利,用黄芩加半夏生姜汤;因寒热互结中焦,脾胃升降失调,所致呕而肠鸣下利、心下痞满,用半夏泻心汤辛开苦降,调中寒热。

2.虚证

(1)脾胃气虚证。

症状:饮食稍多即易呕吐,时作时止,面色萎黄,倦怠乏力,大便溏薄,舌质淡,薄白,脉细弱。

病机分析:病后或饮食不节,内伤脾胃,脾虚不运,胃气上逆致呕;脾胃为气血生化之源,脾胃虚弱,故面色少华,倦怠乏力;舌质淡,薄白,脉细弱均为脾气虚气血不足的征象。

治法:补气健脾,和胃降逆。

代表方药:香砂六君子汤加减。方中党参、白术、茯苓、炙甘草共奏补中健脾,益气养胃之功,陈皮、半夏降逆和胃止呕,砂仁、木香理气和中。

加减:若食滞不化,嗳腐酸臭,可加麦芽、神曲、鸡内金等消食和胃;若胃虚气逆,心下痞硬,干噫食臭,可用旋覆代赭汤降逆止呕;若脾虚湿盛泄泻,可加泽泻、薏苡仁、白扁豆等健脾化湿;若中气大亏,少气乏力,可用补中益气汤补中益气;若病久及肾,肾阳不足,腰膝酸软,肢冷汗出,可用附子理中汤加肉桂、吴茱萸等温补脾肾。

(2)脾胃阳虚证。

症状:呕吐频频,口泛清水,腹中冷痛,喜温喜按,纳少,面色无华,精神不振,四肢不温,完谷不化,舌质淡,苔白,脉沉迟无力。

病机分析:恣食生冷,或素体脾虚,损伤脾阳,脾胃虚寒,致脾阳虚不能温暖胃肠,寒气自内而生,胃失濡降,故呕吐频;脾阳不足,运化失健,则纳食减少;阳虚阴盛,寒从中生,寒凝气滞,故腹痛喜温喜按;阴寒之气内盛,水湿不化,见口泛清水,大便溏泄,甚则完谷不化。

治法:温中健脾,祛寒降逆。

代表方药:理中汤加减。方中干姜温中散寒,人参、甘草补中益气,助干姜温运中焦,振奋脾阳;白术健脾燥湿。

加减:若脾阳不振,畏寒肢冷,可加附子、干姜,或用附子理中丸或桂附理中丸温中健脾;若巅顶头痛,干呕吐涎沫或食谷欲呕,或呕而胸满,少阴吐利,手足逆冷,烦躁者,可用吴茱萸汤温肝暖胃,降逆止呕。

(3)胃阴不足证。

症状:呕吐反复发作,呕吐量少,或仅唾涎沫,时作干呕,口燥咽干,胃中嘈杂,似饥而不欲食,舌红少津,脉细数。

病机分析:热病,或过食辛辣温燥之品等,耗伤胃阴,胃阴不足,津亏失于润降,故呕吐或干呕;津不上润,则口燥咽干;胃阴不足,胃失濡养,故饥不欲食;舌红少津,脉细数为胃阴不足的征象。

治法:滋养胃阴,降逆止呕。

代表方药:麦门冬汤加减。方中人参、麦冬、粳米、甘草滋养胃阴,半夏降逆止呕。

加减:若阴虚甚,五心烦热者,可加麦冬、石斛、知母养阴清热;若倦怠乏力,烦热口渴,可用益胃汤以益胃生津;若呕吐较甚,可加橘皮、竹茹、枇杷叶;若阴虚便秘,可加火麻仁、瓜蒌仁润肠通便。若虚弱少气,呕逆烦渴,或虚烦不得眠,发热多汗,可用竹叶石膏汤清热生津,益气和胃。

(四)其他疗法

1.单方验方

(1)藿香 12 g,半夏 9 g,水煎服,用于治疗外邪犯胃的呕吐。

(2)饭锅巴如掌大 1 块,焙焦研细末,用生姜汤送下,适用于饮食停滞之呕吐。

(3)黄连 3 g,苏叶 3 g,水煎服,可用于治疗胃热呕吐者。

(4)干姜 6 g,炙甘草 3 g,水煎服,治疗胃虚寒呕吐。

(5)百合 75 g,用清水浸一夜,洗净后加水煮熟,再取蛋黄入百合汤中,兑少量冰糖,温服,适用于胃阳不足呕吐。

(6)乌梅肉 120 g,蜂蜜 120 g,熬膏。每天 3 服,每服 30 mL,适用于胃阴不足之呕吐。

2.常用中成药

(1)藿香正气胶囊。

功用主治:解表化湿,理气和中。用于外感风寒,内伤湿滞,头痛昏重,胸膈痞闷,呕吐腹泻等症。

用法用量:每次 1.2 g,每天 2 次。

(2)保和丸。

功用主治:消食和胃。用于食积停滞,脘腹胀满,嗳腐吞酸,嘈杂不适。

用法用量:每次 8 丸,每天 3 次。

(3)戊己丸。

功用主治:泻肝和胃,降逆止呕。用于肝火犯胃、肝胃不和所致的胃脘灼痛,呕吐吞酸、口苦嘈杂等症。

用法用量:每次 3~6 g,每天 2 次。

(4)木香顺气丸。

功用主治:健脾和胃,行气化湿。用于湿浊中阻,脾胃不和所致的胸膈痞闷、脘腹胀痛、呕吐恶心、嗳气纳呆。

用法用量:每次 6~9 g,每天 3 次。

(5)平胃丸。

功用主治:健脾燥湿,宽胸消胀。用于脾胃湿盛,不思饮食,脘腹胀满,恶心呕吐,吞酸嗳气等症。

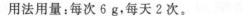

用法用量:每次 6 g,每天 2 次。

(6)香砂养胃丸。

功用主治:温中和胃。用于不思饮食、胃脘满闷、泛吐清水等症。

用法用量:每次 8 丸,每天 3 次。

3.针灸疗法

(1)体针:以胃之募穴、背俞穴,足阳明经穴,手厥阴经穴为主。

处方:中脘、胃俞、内关、足三里。

配穴:外邪犯胃加外关、合谷解表散邪,饮食停滞加梁门、天枢消食和胃,肝气犯胃加太冲、期门疏肝理气,胆热犯胃加阳陵泉、足临泣,脾胃气虚加脾俞、气海,脾胃阳虚加脾俞、关元,胃阴不足加脾俞、三阴交。

操作:毫针法,各穴均常规针刺;脾胃气虚、阳虚者可行艾条灸、温针灸;每天 1 次,呕吐甚者每天可治疗 2 次。

(2)耳针:根据病变部位取胃、贲门、幽门、十二指肠、肝、胆、脾、神门、交感,每次选用 2～4 穴,毫针浅刺,亦可埋针或用王不留行贴压。

(3)穴位注射:取足三里、至阳、灵台等穴。每穴注射生理盐水 1～2 mL。

(4)穴位敷贴:取神阙、中脘、内关、足三里等穴。切 2～3 mm 厚生姜片如硬币大,贴于穴上,用伤湿止痛膏固定。

4.外治疗法

(1)外敷法:①大蒜适量,捣烂,敷于足心。②炒吴茱萸 30 g,葱、姜各少许,共捣烂,敷脐眼,外用纱布覆盖。③蓖麻仁 30 g,捣烂,敷于涌泉穴。④棉花子适量,炒焦研末,先将桐油煮沸,把棉花子末放入调匀,布包热敷于脐上。

(2)推拿疗法:以降逆止呕为治疗原则,主要手法有一指禅推法、点按法、摩法、指揉法等。

取穴及部位:中脘、天枢、神阙、脘腹部、脾俞、胃俞、膈俞、背部两侧膀胱经、内关、足三里。

操作:腹部,患者屈膝仰卧位,用轻快的一指禅推法沿腹部任脉从上而下往返治疗,尤其在中脘穴,时间约 5 分钟;用掌摩法在上腹部做顺时针方向治疗,时间约 3 分钟;点按中脘、天枢、神阙穴,每穴 2～3 分钟。背部,患者俯卧位,用一指禅推法沿背部两侧膀胱经,往返操作 5～8 遍;用指揉法在脾俞、胃俞、膈俞穴治疗,以有酸胀感为度。四肢,用指揉法在内关、足三里穴治疗,每穴约 1～2 分钟。

加减:实证呕吐者,可用指揉、点按背俞穴上的压痛敏感点,并根据病邪性质,选不同的穴位治疗。外邪犯胃者,可重手法按压、指揉内关、合谷和胃止呕,掌揉膀胱经并拿捏肩井疏散表邪;饮食积滞者,点按内关、揉摩腹部消食导滞;肝气犯胃者,配合肝俞、胆俞至症状缓解,点按期门、内关、太冲等穴;虚证呕吐者,掌揉膀胱经,以脾俞、胃俞为主,一指禅推天枢、关元,指揉足三里、上巨虚、下巨虚、三阴交,得气为度。脾胃虚寒者,可配以擦法,使热透胃脘为佳。

五、临证参考

(一)分析临床特点,审证求因

1.详查虚实,明确诊断

呕吐辨证不外乎虚实,通过虚实辨证,可以了解病体的邪正盛衰,为治疗提供依据。病变初期,多因外邪、饮食、情志等伤人致病,此时正气多不虚,可抗邪于外,治疗上遵循"实邪宜除"的原则,针对不同病因予以疏解表邪、消食通利、疏肝和胃等治法,同时注重开结和降。若先天禀赋不足或疾病失治误治,引起人体正气亏虚者,治疗上应遵循"虚呕宜补",针对气血阴阳不足,给予相应治疗,同时注重温通柔润。对于虚实夹杂者,治应"攻补兼施",并以补虚为主,泻实为辅。临床用药需明辨虚实,并结合胃的生理病理特点适当运用芳香降逆之品,以达悦脾和胃之效。

2.不同疾病呕吐特点不同

在临床治疗过程中通过辨析外在的表现,通过内外相袭整体性规律,探求疾病的实质。呕吐因胃气上逆所致,胃中之物多随上逆之气吐出,不同病因病机所致的呕吐不尽相同。因此,可根据呕吐物的性质、形态等来辨胃腑的寒热虚实;根据呕吐的呕势观察邪气的进退出入,病邪的深浅轻重。外邪、食滞或胃肠有热等所致的实证之呕吐,吐势多急;脾胃虚弱等致纳运不化,食积气滞之虚证呕吐,吐势多缓。从西医学角度看,结合呕吐的特点、呕吐物的性质和相应的实验室检查,对疾病的诊断也具有重要的提示意义。如喷射状呕吐为颅内高压性呕吐的特点,反射性或周围性呕吐常伴有恶心,呕吐为非喷射性;呕吐物带发酵、腐败气味,多提示胃潴留;带粪臭味多提示低位小肠梗阻;含大量胆汁者提示梗阻平面多在十二指肠乳头以下,含大量酸性液体者多有胃泌素瘤或十二指肠溃疡。

3.根据病情特点,审因论治

呕吐相关的疾病病情轻重不一,急性胃肠炎导致的呕吐,诊治较易,预后佳。但幽门梗阻、肠梗阻等导致的呕吐,如不解除梗阻,单纯止吐反可加重病情,这两者均为腑气不通所致,中医辨证属实热积滞于肠胃,腑气不通,气逆于上,选用大黄甘草汤加减通腑泄热。急性胰腺炎所致呕吐,西医学研究认为该病主要治疗手段为禁食水,抑制胰酶活性,临床研究发现早期口服柴芩承气汤或留置胃管减压并注入柴芩承气汤,可显著缩短住院时间。由于呕吐病因繁杂,可涉及西医学的多种疾病,在临床上应详细询问病史,仔细检查,总结呕吐特点。在降逆止呕的基础上,根据不同病情进行相应治疗。

(二)明确可吐与止呕,可下与禁下

临证见呕吐患者,应区别不同情况,予以正确处理,不可一味止呕。一般来说,呕吐一证,多为病理反应,可用降逆止呕之剂,在祛除病因的同时,和胃止呕,以达祛邪止呕之效。但若属人体自身祛除有害物质的一种保护性反应,如胃中有食积、痰饮、痈脓而致呕吐者,不应止呕,待有害物质排出,再辨证治疗;若属误食毒物所致的呕吐,应按中毒治疗,这类呕吐应予解毒,并使邪有出路,邪去毒解则呕吐自止,止呕则留邪,于机体有害。

仲景有"患者欲吐者,不可下之"之戒,呕吐一般不宜用下法。兼表邪者,下之则邪陷入里;脾胃虚者,下之则伤脾胃;若胃中无有形实邪,下之则伤胃气;呕吐排痈脓等有害物质时,可涌吐,而不宜下。但临床上应辨证论治,若确属胃肠实热,大便秘结,腑气不通,而致浊气上逆作呕者,可用下法,通其便,折其逆,使浊气下降,呕吐自止。

(三)从整体出发,调整脏腑平衡

1.胃以通为用,以降为顺

胃主受纳水谷,以通为用,以降为顺。降则和,不降则滞,反升则逆,通降是胃的生理特点的集中体现。治疗上重在调运气机,不宜壅塞脾胃升降之气。呕吐皆因胃失和降所致,治疗上应承胃腑下降之性,疏塞通滞,引浊下行。若肝气犯胃,应理气通降,可用香附、陈皮、枳壳、佛手、柴胡等;若饮食积滞停胃,应消食化滞通降,可用山楂、莱菔子、厚朴等;若胃肠积热,应通腑泄热,用大黄、枳实、瓜蒌、大腹皮等;若脾胃虚寒者,应辛甘通阳,可用黄芪、生姜、桂枝、甘草等,若胃阴不足

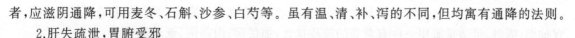

者,应滋阴通降,可用麦冬、石斛、沙参、白芍等。虽有温、清、补、泻的不同,但均寓有通降的法则。

2.肝失疏泄,胃腑受邪

肝与胃,脏腑功能相关,一主疏泄藏血,性喜条达,一为多气多血之腑主受纳运化,通降为顺;五行之理相系,肝属木,胃属土,木能疏土;肝胃经络相连,肝足厥阴之脉,"挟胃属肝络胆",肝脉通畅,胃气和降。若七情所伤,肝气被郁,肝失于条达疏泄,最易侵及胃腑,使胃失和降,上逆为呕。故在治疗上疏泄厥阴以和肝,调理阳明以降胃气。临床应用时应注意用药升降之别,柔润之宜,肝气当升,胃气须降,又因肝体阴而用阳,胃为阳脏,喜润恶燥,调理肝胃用药柔润相宜。

3.胆胃同为阳腑,同气相求

胆胃同居中焦,相与为邻,均有降为顺,以通为用的六腑特性,同主水谷之运化。若胆经受热,失于转枢,横逆克伐胃土,使胃失和降,出现一系列呕吐苦水,口苦,脘胁疼痛等症状,治疗上应通顺阳明胃腑,清泄少阳胆热,同时注意"胆随胃降"的特点,适量加用沉降和胃之品。

4.肾气通于胃,久病及肾

肾阳为胃纳之动力,肾阴为胃阴之化源。胃气以降为顺,这种通降作用既依赖肺之肃降功能,还须肾气的摄纳和温煦作用。若呕吐日久,肾气虚衰,使肾失摄纳,浊气上逆,胃失和降,则致呕吐。故在治疗呕吐时,适当应用滋补肾阴或温补肾阳之品。

(四)呕吐服药时的注意事项

(1)服中药汤剂要注意药温适度,可采用小量频服法,即先让患者服一小口试探,若吐就让其吐出,如此两三次后,一般就可适应,然后再一次服下,就不会再吐。

(2)服药前可先饮一小口生姜汁,或在服用的中药汤剂中加入适量的生姜汁(生姜 10~15 g 洗净切碎捣拦,加少量白开水泡 10 分钟应用)。生姜有良好的止呕功能,能明显减轻呕吐症状。

(3)因高热或肝胃火盛而呕逆者,若采用凉药温服法,以顺应疾病之性,便可减轻呕吐现象。

(4)去滓再煎首见于《伤寒论》《金匮要略》,其适应证均有呕吐症状或得药则剧吐的临床表现。临床报道认为,再煎可减轻药物异常气味或毒不良反应,从而减少对咽、胃等得不良刺激,且通过再煎还可使药液浓缩,减少服用量,便于服用。

(五)呕吐日久易生变证

顽固性呕吐日久,多伤津耗气,引起气随津脱等变证。需结合临床实际,可进行补充液体,或静脉注射生脉注射液,或口服淡盐水等治疗。

(六)用药经验

(1)治呕半夏、生姜为首选之药:治疗呕吐当以降逆为主。止呕者当首推半夏、生姜。《伤寒论》《金匮要略》中,仲景止呕方必用半夏,而且以之为君,不用生姜者仅大半夏汤一方。而《医宗金鉴》则明谓"呕吐,半姜为圣药"。临床亦证实,半夏止呕之功效非他药所能及,近代实验研究证明生姜有协同半夏止呕的功效,二药相伍(即小半夏汤)可谓相得益彰。

(2)不辨寒热,用大黄甘草汤。"食已即吐者,大黄甘草汤主之"出自《金匮要略·呕吐哕下利病脉证治》,历代医家多以方测证,从火、热立论。据临床疗效分析,大黄甘草汤的辨证要点,应为食已即吐,临床不必拘于阳明胃热腑实证,无论寒热虚实,内伤外感、宿食痰饮,均可服用此方。

(3)寒热错杂者,黄芩干姜茶频服(黄芩 3 g,酒大黄 3 g,吴茱萸 3 g,干姜 3 g):方中黄芩、酒大黄清热通腑、降胃气,吴茱萸、干姜温中止呕。

六、预防调护

(1)避免风寒暑湿之邪或秽浊之气的侵袭,生活有节,适量进行锻炼。

（2）注意饮食卫生，不可暴饮暴食，忌食生冷油腻、酸腐不洁之品，不宜食用辛辣刺激之品，不宜抽烟、喝酒，可适量服用一些有营养的流质饮食，如稀粥、山药粥、薏米粥等。

（3）注重精神情志调养，避免过度精神刺激，保持心情舒畅。

（4）对于呕吐剧烈者，应卧床休息，并密切观察病情变化。在选药方面，尽量选用芳香悦胃之品。服药方法，应少量频服，或在药中加入少量姜汁，以助药力。对于神昏及年老体弱，呕吐频繁者，应注意防止呕吐物误吸，必要时可插入胃管。

（仲静静）

第六节　反　　胃

一、概念

反胃是指饮食入胃，宿谷不化，经过良久，由胃反出的病证。反胃一证，古称"翻胃"，亦名"胃反"，以朝食暮吐、暮食朝吐、吐出不消化食物为其特点。本病主要涵盖了西医学中的以反胃为主要临床表现的胃十二指肠疾病，如幽门痉挛、幽门梗阻等疾病。由于胆囊疾病、颈椎病等疾病引起的反胃不在本病症范围。

二、病因病机

反胃多因饮食不节，或嗜食生冷，或忧思劳倦太过，或服寒凉药太多中阳受损，导致脾胃受伤，饮食入胃，停而不化，逆而吐出，发为本证。本病日久可致气滞、血瘀、痰凝而成，继而导致症状加重。

（一）病因

1.酷饮无度，伤于酒食

饮酒过度或多食辛香燥热之品，胃内积热，热久伤阴，以致郁热停聚胃脘，发为本病。

2.纵食生冷，败其中阳

嗜食生冷，饮食不节，损伤脾胃，失其运化功能，气血无以化生，而致气血两亏；久则阳气亦衰，而见脾胃虚寒的表现。脾胃既伤，病延旷日致中焦虚寒不能消化谷食。又脾运不旺，痰饮谷食阻于下脘，宿食不化不能下导终致尽吐而出。

3.七情忧郁，痰瘀互结

思伤脾，脾伤则气结，气结则津液不能输布，聚而成痰；怒伤肝，肝伤则气郁，气郁则血液不能畅行，积而为瘀，痰瘀互结，阻隔胃气，而引起食入良久反吐而出。

（二）病机

反胃的基本病机是肝失疏泄，气机郁滞，脾不健运致气滞痰瘀阻于胃脘，胃失通降，气逆而上，反胃而出。

1.病机关键在于脾伤

本病病位于胃，本乃脾伤。脾伤指脾主运化水谷精微功能减退，脾运正常饮食水谷无以停聚，反胃者往往畏惧纳谷，精微摄入减少，导致肾精亏、肾气衰、肾阳虚，见下焦火衰。

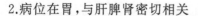

2.病位在胃，与肝脾肾密切相关

饮食物的受纳与运化无不与肝气疏利息息相关，肝气条达则脾气健旺，脾气升清，胃气降浊。若肝气郁结甚而横逆犯胃，可致脾胃产生脾运失健、胃失和降现象。又脾与胃相连以膜，其性一湿一燥，气机一升一降，功能一运一纳，协调配合共同完成饮食水谷在体内的代谢。肝脾二脏的生理功能正常与否决定着胃腑能否执行"传化物而不藏"的生理功能。反胃长久，脾胃失其后天之本，使肾精乏源肾阳虚亏，下焦无火以腐熟水谷，促使病情加剧。

3.当辨其新久及所致之因

治反胃之法，当辨其新久及所致之因，或以酷饮无度，伤于酒湿，或以纵食生冷，败其真阳；或因七情忧郁，竭其中气，总之，无非内伤之甚，致损胃气而然。若寒在上焦，则多为恶心，或泛泛欲吐者，此胃脘之阳虚也。若寒在中焦，则食入不化，每食至中脘，或少顷或半日复出者，此胃中之阳虚也。若寒在下焦，则朝食暮吐，或暮食朝吐，乃以食入幽门，丙火不能传化，故久而复出，此命门之阳虚也。故凡治此者，必宜以扶助正气，健脾养胃为主。但新病者胃气犹未尽坏，若果饮食未消，则当兼去其滞；若有逆气未调，则当兼解其郁；若病稍久，或素体禀弱之辈，则当专用温补，不可标本杂进，妄行峻利，开导，消食，化痰等剂，以致重伤胃气，必致不起也。

三、诊断与病证鉴别

（一）诊断依据

（1）脘腹胀满，朝食暮吐，暮食朝吐，或一两时而吐，或积至1天1夜，吐出不消化食物。

（2）常伴食欲缺乏、腹胀、嘈杂、泛酸、嗳气等上消化道症状，振摇腹部，可听到辘辘的水声。

（3）多有反复发作病史，发病前多有明显的诱因，如情志不畅、劳累、饮食不当等。

（4）胃镜、上消化道钡餐等理化检查有明确的胃十二指肠疾病，并排除其他引起反胃的疾病。

（二）辅助检查

电子胃镜、上消化道钡餐可做急、慢性胃炎，胃十二指肠溃疡病，幽门水肿、梗阻，胃癌等诊断；肝功能、淀粉酶化验和B超、CT、MRI等检查可与肝、胆、胰疾病作鉴别诊断；血常规、腹部X线检查可与肠梗阻等作鉴别诊断；颈椎摄片或MRI等检查可与颈椎病作鉴别诊断。

（三）病证鉴别

1.反胃与噎膈

反胃与噎膈皆有"食入即吐"的症状，但噎膈的特征是"食噎不下，故反而上出"，反胃则是"朝食暮吐，暮食朝吐，宿谷不化"。

2.反胃与呕吐

反胃与呕吐都有呕吐的症状，但呕吐以"有声有物，吐无定时"为其特征，而反胃以饮食入胃，宿谷不化，经过良久，由胃反出为特征。

四、辨证论治

（一）辨证思路

临证辨治应肝、脾、胃三者结合，以疏肝健脾治其本，通降和胃治其标。做到疏而不伤正气，补而不碍运气，降而不伐胃气。急性反胃多是邪盛，辨治较易。慢性反胃多因正虚，更须详察细辨。用药须轻灵，固护胃气，不悖"慢性病有方有守"之古训。如因肿瘤毒瘀等致病，宜合清热解毒化瘀散结和络之品。

(二)治疗原则

治疗各种因素所致的反胃,总的治则离不开和胃降逆。

(三)分证论治

1.肝胃不和证

症状:反胃发作频繁,逢恼怒或抑郁则复发或加重,伴两胁隐痛,攻窜不定,时有太息,舌淡苔薄,脉弦或弦滑。

病机分析:土虚木贼,肝气横逆犯胃,每致胃失和降,故反胃频作;肝性条达,布两胁,情志不遂,肝气不疏则见两胁隐痛,攻窜不定,时有太息,病情加剧;苔薄白,脉弦或弦滑,为气滞肝旺的征象。

治法:疏肝理气,和胃降逆。

代表方药:柴胡疏肝散合香苏饮。前方疏肝理气,解郁散结适用于肝气郁滞者;后方疏肝解郁,降逆止呕适用于肝胃不和者。方中柴胡疏肝解郁,制香附理气疏肝,陈皮、枳壳理气行滞,苏梗开胸顺气、降逆止呕,芍药、甘草养血柔肝,缓急止痛。

加减:若兼见脾胃气滞,加半夏、黄连、木香,辛开苦降,宽中除胀;若肝郁化火,心烦口苦咽干,加黄连、吴茱萸、焦山栀清泻肝火和胃;若兼腹气不通,大便秘结,加大黄、枳实、厚朴清热通腑;若气滞血瘀,胁肋刺痛,可加延胡索、当归、赤芍行气活血。

2.脾胃虚寒证

症状:食后脘腹胀满,朝食暮吐,暮食朝吐,吐出宿食不化,吐后即觉舒适,神疲乏力,面色少华,舌淡、苔薄,脉细缓无力。若兼见面色㿠白,四肢清冷,舌淡白,脉沉细,为久吐累及肾阳。

病机分析:饮食失调,或过食生冷,损伤脾阳,脾胃虚寒,致脾胃不能消谷,饮食不化,停滞胃中,故食后脘腹胀满,朝食暮吐,暮食朝吐,吐出宿食不化;脾阳不足,脾阳不能实四肢,故神疲乏力;脾阳不运,气血不能上呈,故面色少华;若久病及肾,肾阳不足,不能温养脏腑,则出现面色㿠白,四肢清冷。

治法:温中健脾,和胃降逆。

代表方药:丁蔻理中汤。方中丁香、肉豆蔻温中降逆,干姜温中祛寒,白术健脾燥湿,人参补气益脾,甘草和中补土。诸药合用,具有温中健脾、降逆止呕之功。

加减:若肾阳不足,畏寒肢冷,可加附子、肉桂补火助阳;若兼胃虚气逆,呕吐甚者,加旋覆花、代赭石降逆止呕;兼见吐甚而气阴耗伤者,酌加沙参、麦冬养胃润燥。

3.胃中积热证

症状:食后脘腹胀满,朝食暮吐,暮食朝吐,吐出宿食不化及酸腐稠液,面红,心烦口渴,便秘尿赤,舌干红,苔黄厚腻,脉滑数。

病机分析:邪热壅滞胃府,不降则滞,反升为逆,胃气上逆,故见脘腹胀满,朝食暮吐,暮食朝吐,吐出宿食不化及酸腐稠液;且火性炎上,热灼胃津,故面红、心烦口渴;热伤津亏,肠失濡润,故便秘尿赤;实热积于胃中,故舌干红,苔黄厚腻;热积胃中,阳气有余,故脉滑数。

治法:清胃泄热,降逆止吐。

代表方药:竹茹汤。方中葛根清泻胃火,生津止渴;半夏降逆止呕;竹茹善清胃热,止呕吐;生姜和胃止呕,与半夏、竹茹合用,增其降逆止呕之力。

加减:若兼大便秘结者,加大黄、枳实、厚朴清热通腑;热甚伤阴者,加生地黄、玄参、石斛滋阴润燥;兼气阴两伤者,可加麦冬、茯苓、玉竹以养阴和胃。

4.痰浊阻胃证

症状:脘腹胀满,食后尤甚,上腹或有积块,朝食暮吐,暮食朝吐,吐出宿食不化,或为痰涎水饮,眩晕,心悸,苔白滑,脉滑数。

病机分析:脾失健运,水湿内停而为痰为饮,痰饮之邪停于中焦则脘腹胀满,食后尤甚;痰浊阻滞胃脘,胃气不和,故见上腹积块,朝食暮吐,暮食朝吐,吐出宿食不化,或痰涎水饮;津液布散失常,脑窍失养则眩晕,痰阻心气则心悸;苔白滑,脉滑数为痰浊内蕴的征象。

治法:涤痰化浊,和胃降逆。

代表方药:导痰汤。方中天南星燥湿化痰,祛风散结;枳实下气行痰;半夏燥湿祛痰;橘红消痰顺气;茯苓渗湿,甘草和中。全方共奏燥湿化痰、行气开郁之功。

加减:若口苦口腻,舌苔黄腻,痰郁化热者,加黄连、黄芩清热燥湿,藿香、佩兰芳香化浊;兼见胸脘痞闷者,可加枳壳、瓜蒌宽胸理气化痰。

5.瘀血内结证

症状:脘腹胀满,食后尤甚,上腹有积块,坚硬且推之不移,朝食暮吐,暮食朝吐,吐出宿食不化,或吐血便血,或上腹胀满刺痛拒按,舌质黯红或有瘀点,脉弦涩。

病机分析:瘀血内结于胃,故上腹有积块,坚硬且推之不移;胃口梗阻不畅,故见脘腹胀满,食后尤甚,朝食暮吐,暮食朝吐,吐出宿食不化;瘀血阻络,血溢脉外,可见吐血便血;舌黯红或有瘀点,脉弦涩为血亏瘀结的征象。

治法:活血化瘀,和胃降逆。

代表方药:膈下逐瘀汤。方中川芎、当归、赤芍活血;桃仁、红花、五灵脂化瘀;牡丹皮清血热;香附、乌药、枳壳、延胡索理气止痛,和胃降逆。

加减:若呕吐甚者,可加旋覆花、代赭石、半夏、竹茹降逆止呕;脘腹有积块者,可加三棱、莪术、鳖甲、夏枯草祛瘀软坚;若呕吐物夹有血丝或血块者,可加三七、仙鹤草等止血凉血之品。

(四)其他疗法

1.单方验方

(1)将麦冬洗净绞汁1盏、生地煮绞汁100 g,和生姜汁半盏,三样汁一起下到薏苡仁、白米中,煮成稀粥来食用。

(2)新鲜韭汁1匙和牛奶1杯煮沸,口服。

(3)用牛奶6份,韭汁、生姜汁、藕汁、梨汁各1份,混合煮食。

(4)刺猬皮砂炒,研成细末,与高良姜等分,研和成为蜜丸,每次服6 g,1天2次,饭前服。

(5)蒲公英(干品)5～7 g,切细,水煎服。

(6)半夏6 g,生姜6 g,水煎服。

(7)制大黄6 g,甘草12 g,水煎服。

(8)芦根12 g,白茅根12 g,水煎服。

2.常用中成药

附子理中丸,每次1丸,每天2次。

3.针灸疗法

(1)针刺疗法:取脾俞、胃俞、中脘、章门、关元、足三里等穴,针刺可用平补平泻法。

(2)灸法:主穴取脾俞、胃俞、中脘。用艾条温和灸,各灸5～10分钟,每天灸1次,10次为1个疗程。

五、临证参考

(一)辨证与辨病相参

治疗上应注意辨证辨病相结合,辨证时必须注意辨别病情的轻重缓急,病性的寒热虚实,审察阴阳气血,观察整个病程中的证情转化,做到随证化裁。同时采用相应的理化检查以明确疾病诊断,病证结合,进一步判断疾病的特点,既不延误病情,又能有针对性地指导治疗。

(二)注意祛除病因,辨证施治用药

针对胃腑蕴热,当以清热泻火、理气平冲之法。如唐·孙思邈《备急千金要方·胃腑方》云:"治胃反,食即吐,上气方:芦根、茅根,各二两,细切。"寒气凝滞当以温通,如明·皇甫中《明医指掌·翻胃证》云:"下焦有寒者,其脉沉而迟,其症朝食暮吐、暮食朝吐,小便清,大便闭而不通,治法当以通其闭塞,温其寒气。"脾胃气虚当健脾和胃,如清·陈念祖《医学从众录·膈症反胃》云:"食入反出,脾失其消谷之能,胃失其容受之能,宜理中汤温脾,加麦芽以畅达一阳之气,与参术消补同行,土木不害,而脾得尽其所能。"癌毒瘀结当予活血化瘀、消痰散结,如清·张锡纯《医学衷中参西录·论胃病噎膈治法及反胃治法》载:"于变质化瘀丸中加生水蛭细末八钱。"较早地创制了活血化瘀法治疗反胃。

(三)治血治气,以平为要

胃为多气多血之腑,初病在经,久病入络,气滞血瘀、痰凝为患。应根据病情,或调气以和血,调血以和气,或气血同治。戴原礼曰:"翻胃证,血虚者,脉必数而无力。气虚者,脉必缓而无力。气血俱虚者,则口中多出沫,但见沫大出者,必死。有热者脉数而有力,有痰者脉滑数,二者可治。血虚者,四物为主。气虚者,四君子为主。热以解毒为主,痰以二陈为主。"

六、预防调护

(1)少吃多餐,细嚼慢咽,饮食宜清淡流质,避免进食过烫、过冷的食物和辛辣刺激性食品,避免进食不易消化的食物,如坚硬、粗糙、油腻及粗纤维的食品,戒烟酒等。

(2)保持心情舒畅,保持正常的生活作息规律,劳逸结合,可适当参加健身活动。

(仲静静)

第七节　吐　　酸

一、概念

吐酸是指胃中酸水上泛,随即吐出的病证,历代尚有"醋心""噫醋"之称。本病主要涵盖了西医学中的以吐酸为主要临床表现的食管、胃十二指肠疾病,如胃食管反流病、急性胃炎、慢性胃炎、功能性消化不良、胃及十二指肠球部溃疡等疾病。

二、病因病机

吐酸的病因主要与饮食、情志有关。"肝失疏泄、胃失和降、胃气上逆,酸水泛溢"是本病主要

病机。

(一)病因

1.外感风寒

寒邪犯胃,胃阳被遏,湿浊内停,郁而化热为酸。

2.情志因素

郁怒伤肝,肝木疏泄失常,气机阻滞,横逆犯胃,肝郁化热;或思虑过度,损伤脾胃,脾阳不足,痰浊内聚,酿而成酸。

3.内伤饮食

饮食不洁,或过食肥甘厚味醇酒煎炸食物,损伤脾胃,食不消化,湿热内生;或过食生冷,中阳受伤,致胸膈痞塞,胃气不和而致本症。

4.脾胃虚弱

先天不足或劳倦内伤,脾胃受损,中焦失运,谷不消化,酿而为酸。

(二)病机

1.病位

病位在脾胃,与肝胆关系密切。《灵枢·四时气》云:"邪在胆,逆在胃。"张景岳在《景岳全书·吞酸》曰:"腹满少食,吐涎呕恶,吞酸嗳气,谵语多思者,病在脾胃。"刘完素在《素问玄机原病式·六气为病·吐酸》中说:"酸者,肝木之味也。由火盛制金,不能平木,则肝木自甚,故为酸也。"《四明心传》云:"凡为吞酸,尽属肝木,曲直作酸也。"明·秦景明《症因脉治、外感吐酸水、内伤吐酸水》论及的"呕吐酸水之因,恼怒忧郁,伤肝胆之气,木能生火,乘克脾胃则饮食不能消化遂成酸水浸淫之患矣"。

2.病机关键

肝气郁结,横逆犯胃,胃失和降是本病病机的关键。《症因脉治》认为:"呕吐酸水之因,平时郁结,水饮不化,外被风寒所束,上升之气,郁而成积,积之既久,湿能生热,湿盛木荣,肝气太盛,遂成木火之化,因吞酸、吐酸之症作矣",而"恼怒忧郁,伤肝胆之气,木能生火,乘胃克脾,则饮食不能消化,停积于胃,遂成酸水浸淫之患矣"。

3.病理因素

郁热与痰阻是本病的重要病理因素。《素问·至真要大论》指出:"诸呕吐酸,暴注下迫,皆属于热。""少阳之胜,热客于胃,烦心心痛,目赤欲呕,呕酸善饥"。《医宗金鉴》云:"干呕吐酸苦,胃中热也。"《诸病源候论·噫醋候》认为"噫醋"是"上焦有停痰,脾胃有宿冷,故不能消谷,谷不消则胀满而气逆,所以好噫而吞酸,气息醋臭"。明·龚信在《古今医鉴·梅核气》中将其病机描述为:"始因喜怒太过,积热蕴隆,乃成厉痰郁结,致斯疾耳"。

三、诊断与病证鉴别

(一)诊断依据

(1)吐酸以酸水由胃中上泛,从口吐出为主要诊断依据。

(2)常伴有胃痛,嗳气,腹胀,嘈杂易饥等上消化道症状。

(3)多有反复发作病史,发病前多有明显的诱因,如外感风寒、饮食不当,情志不畅等。

(4)胃镜、上消化道钡餐等理化检查有明确的胃十二指肠疾病,并排除其他引起吐酸的疾病。

（二）辅助检查

电子胃镜、上消化道钡餐，可做急、慢性胃炎，胃十二指肠溃疡病，上消化道肿瘤等诊断；肝功能、淀粉酶化验和 B 超、CT、MRI 等检查可与肝、胆、胰疾病作鉴别诊断。

（三）病证鉴别

1.吐酸与嘈杂

吐酸与嘈杂在病因病机上有许多相同之处，但临床表现不一致。吐酸是胃中不适，口吐酸水为主要临床表现的病证。嘈杂是胃中空虚，似饥非饥，似辣非辣，似痛非痛，胸膈懊恼，不可名状，或得食而暂止，或食已而复嘈为主要临床表现的病证。

2.吐酸与呕吐

吐酸与呕吐同属胃部疾病，吐酸即是呕吐酸水的临床表现，可属呕吐的范畴，但因其又有特殊的表现和病机，因此又当与呕吐相区别。呕吐是胃失和降，气逆于上，胃中之物从口吐出的病证，以有物有声为特征，病机为邪气干扰，胃虚失和所致。吐酸多由肝气郁结，胃气不和而发，属于热者，多由肝郁化热而致；属于寒者，可由寒邪犯胃，或素体脾胃虚寒而成；饮食停滞者嗳腐吞酸，是由食伤脾胃之故。

四、辨证论治

（一）辨证思路

本病多由肝气郁结，胃气不和而发，其中有偏寒、偏热之差异。属于热者，多由肝郁化热而致；属于寒者，可由寒邪犯胃，或素体脾胃虚寒而成。饮食停滞之泛酸噫腐者，是由食伤脾胃之故。临床首当辨寒热，次辨病在肝在胃，再辨是否兼夹食滞或痰湿。

（二）治疗原则

吐酸的临床治疗，常以调肝为其根本，但必须根据寒热证型，或泄肝和胃，辛开苦降，或温中散寒，和胃制酸，夹食加消导和中，兼痰配化痰祛湿，并可适当加入海螵蛸、煅瓦楞子等制酸药。病位均不离脾、胃、肝三者，基本病机在于中焦升降失常，胃气上逆而致病。正是基于这种认识，"疏肝理气，和胃降逆"乃是治疗本病的基本原则。

（三）分证论治

1.肝胃郁热证

症状：吐酸时作，胃脘灼热，口苦而臭，心烦易怒，两胁胀闷，舌红，脉弦数。

病机分析：肝郁化火，横逆犯胃，胃失和降，浊气上泛，故见吐酸时作；肝脉布胁肋，故两胁胀闷；肝火上炎则口苦、心烦易怒；胃火炽盛则口臭、胃脘灼热；舌红苔黄，脉象弦数乃肝胃火郁的征象。

治法：疏肝泄热，降逆和胃。

代表方药：逍遥散合左金丸。前方疏肝解郁，健脾和营适用于肝气不疏者；后方清泻肝火，降逆止呕适用于肝火犯胃者。方中柴胡疏肝解郁；当归、白芍养血柔肝；白术、茯苓健脾去湿；生姜、炙甘草温中益气；薄荷少许，助柴胡疏肝清热；黄连清肝火，泻胃热；吴茱萸疏肝解郁，和胃降逆。

加减：热甚者，可加黄芩、焦山栀；泛酸甚者，加煅瓦楞子、海螵蛸；大便秘结者，加虎杖、全瓜蒌；不寐者，加珍珠母、夏枯草。

2.脾胃虚寒证

症状:吐酸时作,兼吐清水,口淡喜暖,脘闷食少,少气懒言,肢倦不温,大便时溏,舌淡苔白,脉沉弱或迟缓。

病机分析:脾胃虚寒,胃气不和,浊阴上逆故见吐酸时作、兼吐清水;脾阳不足,运化失健,则脘闷食少;脾胃气虚,纳运乏力,则少气懒言;阳虚阴盛,寒从中生,故口淡喜暖,肢倦不温;阴寒之气内盛,水湿不化,见大便溏泄。

治法:温中散寒,和胃制酸。

代表方药:吴茱萸汤合香砂六君子汤。前方温中补虚,降逆止呕适用于肝胃虚寒,浊阴上逆者;后方益气健脾,行气化痰适用于脾胃气虚,痰阻气滞者。方中人参致冲和之气,白术培中宫,茯苓清治节,甘草调五脏,陈皮以利肺金之逆气,半夏以疏脾土之湿气,木香以行三焦之滞气,砂仁以通脾肾之元气,吴茱萸温胃暖肝、和胃降逆,生姜温胃散寒、降逆止呕。

加减:胃气上逆者加旋覆花、代赭石;嗳气频繁者,加白蔻、佛手;若病久及肾,肾阳不足,腰膝酸软,肢冷汗出,可加附子、肉桂温补脾肾。

3.湿阻脾胃证

症状:吐酸时作,喜唾涎沫,时时欲吐,胸脘痞闷,嗳气则舒,不思饮食,舌淡红,苔白滑,脉弦细或濡滑。

病机分析:湿浊中阻,脾胃不和,升降失常,胃气上逆,故吐酸时作、时时欲吐;湿阻气滞,则胸脘痞闷、嗳气则舒;湿邪伤脾,脾运失健,则不思饮食;津液布散失常则喜唾涎沫;舌淡红,苔白滑,脉弦细或濡滑为脾虚湿滞的征象。

治法:化湿和胃,理气解郁。

代表方药:藿香正气散。方中藿香和中止呕;半夏曲、陈皮理气燥湿,和胃降逆以止呕;白术、茯苓健脾运湿;大腹皮、厚朴行气化湿;紫苏、白芷醒脾宽中,行气止呕;桔梗宣肺利膈,又助化湿;生姜、甘草、大枣,调和脾胃。

加减:湿浊留恋,苔腻不化者,可加苍术、佩兰化湿醒脾;湿郁化热,舌苔黄腻者,可加黄连、黄芩清热化湿;大便稀溏者,加山药、白扁豆健脾止泻。

4.食滞胃腑证

症状:胃脘饱胀,嗳腐吞酸,甚至呕恶,宿食上泛,纳谷乏味或不思饮食,舌苔黄腻,脉滑实。

病机分析:暴饮暴食,损伤脾胃,脾胃纳化失常,中焦气机受阻。食浊内阻则胃脘饱胀、纳谷乏味或不思饮食;胃失和降,胃气上逆,胃中腐败谷物上泛,故嗳腐吞酸、甚至呕恶,宿食上泛;舌苔黄腻,脉滑实是食滞内停的征象。

治法:宽中行滞,健脾助消。

代表方药:保和丸。方中山楂消油腻肉积;神曲消酒食陈腐之积;莱菔子消面食痰浊之积;陈皮、半夏、茯苓理气和胃,燥湿化痰;连翘散结清热。诸药合用,有消食导滞、理气和胃之功。

加减:若积滞化热,腹胀便秘,可用小承气汤通腑泄热;胃中积热上冲,可用竹茹汤清胃降逆;若饮食停滞兼有脾胃虚弱者,可用枳术丸消食健脾;若饮食停滞兼有湿热内阻者,可用枳实导滞丸消积导滞,清利湿热。

(四)其他疗法

1.单方验方

(1)煅牡蛎、煅鸡蛋壳,研末口服,每次 4.5 g,每天 3 次,治胃酸过多。

（2）海螵蛸 120 g，砂仁 30 g，共研末，每次 3 g，每天 2 次，开水送服，治胃寒、吐酸。

（3）吴茱萸 9 g（开水泡去苦水），生姜 3 g，水煎服，治恶心吐酸。

2.常用中成药

（1）胃苏冲剂，每次 1 包，每天 3 次，口服。

（2）健胃愈疡片，每次 4 粒，每天 3 次，口服。

（3）舒肝片，每次 4 粒，每天 2 次，口服。

（4）温胃舒胶囊，每次 3 粒，每天 2 次，口服。

3.针灸疗法

针刺中脘、内关、足三里。热证加刺阳陵泉，用泻法；寒证用补法，并加艾灸。

五、临证参考

（一）辨属寒属热

本病属肝失条达，横逆犯胃，致胃气上逆为患，临床应首辨寒热。如《素问·至真要大论》云："诸呕吐酸，暴注下迫，皆属于热。"明代《医灯续焰·吞酸吐酸》云："吞酸与吐酸，是皆形寒胃冷……故统宜温中散寒，令郁滞开而病自愈矣。"提出以温中散寒为主治疗该病。《证治汇补·吐酸》云："初因标寒，宜暂与辛温反佐以开发之；久成郁热，宜以寒凉清解，或分利之；结散热去，则气自通和，酸亦自已也。"指出本病应分阶段治疗。

（二）辨属虚属实

临床上应根据虚实的不同合理用药。如张璐《张氏医通》言："嘈杂与吐酸一类……肝木摇动中土。故中土扰扰不宁……盖土虚不禁木所摇，故治法必当补脾运痰，土厚载物，则风木自安，不必用伐肝之剂，六君子汤为专药，火盛作酸，加吴茱萸、川黄连。"提出以六君子汤补脾运痰为主治疗本病。俞根初《重订通俗伤寒论·清凉剂》载："或吐黏涎，或呕酸汁，或吐苦水，或饥不欲食，食即胃满不舒，甚则胀痛，或嘈杂心烦。故以芩、连、橘、半，苦降辛通，调和肝胃为君；臣以竹茹、枳实，通络降气；佐以赤苓、碧玉，使胃中积聚之浊饮从小便而泄；使以姜、沥二汁，辛润涤痰，以复其调畅之性。此为清肝和胃，蠲痰泄饮之良方。"提到应用清肝和胃法治疗该病。

六、预防调护

（1）进食应细嚼慢咽，避免吃刺激性及促进胃液分泌的食物，如多纤维的芹菜、韭菜、黄豆芽、海带和浓缩果汁等。辣椒、芥末、烈性酒、咖喱、胡椒粉、蒜、薄荷等也不宜食用。此外，甜食、红薯在胃内易产酸，也要尽量少食。

（2）避免吃生冷及不易消化的食物。饭菜要软、烂，容易消化，以减轻胃的负担。

（3）减少脂肪摄入，脂肪可延缓胃排空，刺激胆囊收缩与分泌，降低食管括约肌压力，烹调以煮、炖、烩为主，不用油煎、炸。

（4）日常膳食中应有足够的营养素，如蛋白质和易消化的食物。因为蛋白质能中和胃酸，有利于减少胃酸和修复病灶。

（仲静静）

第八节 吐 血

一、概念

吐血是血从胃中经口吐出或呕出,血色多黯红,多夹有食物残渣,并常伴脘胁胀闷疼痛的病证。本病主要涵盖了西医学中的导致上消化道出血的疾病,其中以胃十二指肠溃疡出血及肝硬化所致的食管、胃底静脉曲张破裂最多见,其次亦见于食管炎、急性胃炎、慢性胃炎、胃黏膜脱垂症等疾病。因某些全身性疾病如血液病、尿毒症、应激性溃疡等引起的吐血等,也可以参考本节辨证论治。

二、病因病机

吐血主要属胃的病变。胃为水谷之海,乃多气多血之腑,若因饮食不节,劳倦内伤,或其他脏腑影响,均可使胃络损伤引起吐血。

(一)病因

1.饮食不节,热伤胃络

平素饮食不节,嗜食辛辣炙煿之品,致燥热蕴结于胃;或嗜食肥甘,饮酒过度,致湿热郁结于胃,燥热、湿热均可化火,灼伤胃络,血随胃气上逆而成吐血之症。若因暴饮暴食,使脾胃升降失司,运化失健,食滞内结,化火损伤阳络,亦可致吐血。

2.情志内伤,肝火犯胃

郁怒伤肝,或情志抑郁,肝气郁结,郁而化火,肝火犯胃,损伤胃络,迫血上行,或素有胃热,复因肝火扰动,气逆血奔而上逆以致吐血。

3.劳倦内伤,脾胃虚弱

劳倦过度,损伤脾胃,或久病脾虚,脾气虚弱,统血无权,血液外溢上逆而为吐血;或脾胃素虚,复因饮冷,致寒郁中宫,脾胃虚寒,不能摄血,血溢脉外而致吐血。

4.肝胃久病,胃络瘀阻

胃痛或肝病日久不愈致气滞血瘀,或久病入络,脉络瘀阻,血脉血络阻滞,血行不畅可致血不循经,外溢上逆而为吐血。

5.热病久病,阴虚火旺

热病之后或久病阴津耗伤,或气火内郁日久阴津耗伤,阴血不足,虚火内生,阴虚火旺,灼伤胃络,血溢上逆而为吐血。

总之,引起吐血之因,总由胃热、脾虚,火热灼伤胃络,或气虚血失统摄而妄溢于外。

(二)病机

1.发病

火热灼伤胃络所致之吐血,一般发病较急骤;而由久病入络,气滞血瘀或脾气虚弱,血不循经引起者则发病多较缓慢。

2.病位

本病病位主要在胃,与肝、脾关系密切。

3.病性

本病病性有实有虚。实者以火热、瘀阻为多,虚者以气虚、阴虚常见。

4.病势

吐血日久,无论何种证型均可致气血亏耗,甚而出现气随血脱之证。

5.病机转化

吐血以火热、脾虚、瘀阻为主要病机,新病吐血,一般以火热实证为多见。日久可耗阴伤气,而转化为阴虚火旺或气阴两虚的吐血,若出血量多,血失气伤,可致气亏血耗,甚则气随血脱之证。因火热、脾虚所致之吐血,血溢脉外,离经之血可停而为瘀,或久病入络,均可导致瘀阻胃络,从而出现虚实相因,虚实夹杂,吐血缠绵难愈的情况。

三、诊断与病证鉴别

(一)诊断依据

(1)发病较缓,吐血前多有恶心、胃脘不适、头晕等先兆症状。血从胃或食管而来,随呕吐而出,常夹有食物残渣等胃内容物,血多呈紫红、紫黯色,也可以呈鲜红色,大便常色黑如漆或呈黯红色。

(2)有胃痛、胁痛、黄疸、癥积等宿疾。

(3)脘腹有压痛,肠鸣音活跃。出血量多者心率增快,血压下降,面色苍白。

(二)辅助检查

实验室检查呕吐物、大便潜血试验、上消化道钡餐造影、纤维胃镜和B超检查等有助于明确诊断。

(三)病证鉴别

1.吐血与咳血

咳血的病位在肺与气道,而吐血的病位在胃与食管。咳血之血色鲜红,常伴泡沫痰液;吐血之血色紫黯,常混有食物残渣。咳血之前多伴有喉痒、胸闷之兆,血常随咳嗽而出;而吐血常伴胃脘不适、恶心等症状,血随呕吐而出。咳血的患者常有咳嗽、肺痨、喘证或心悸等旧疾,而呕血则往往有胃痛、胁痛、黄疸、臌胀等既往史。

2.吐血与鼻腔、口腔及咽喉出血

吐血经呕吐而出,血色紫黯,夹有食物残渣,常有胃病史。鼻腔、口腔及咽喉出血,血色鲜红,不夹食物残渣,在五官科做有关检查即可明确具体部位。

四、辨证论治

血得热则妄行,故吐血一证,初起大多由热迫血上行,虽有胃热和肝火之别,但两者均属实证。吐血量多或日久不愈者,每易由实证转为虚证,而出现中气虚弱、气虚血亏,以致脾肾两虚等虚损证候。亦有出血量多,正气已虚而热邪未清,或脉络瘀滞等虚实夹杂的证候。临床辨证时应当详查证情,分清虚实,结合病情标本缓急。然后确立治则,进行治疗。

(一)辨证思路

1.辨有火无火

火盛破血妄行或火热灼伤胃络而致的吐血,一般多见心烦、面红、血色较红、脉数等症。有火者大多属实,或虚中夹实。无火者即气虚,多有中气虚弱或气血亏虚的症状。实证者一般多为初起,久病则多虚证。而有火者,当辨实火虚火,实火如热伤营血,胃火内炽,湿热伤胃,肝火犯胃等证;虚火引起的吐血,主要为阴虚火旺。

2.辨虚实

辨别吐血的虚实,主要是根据病程、临床证候及血色。新病吐血,大多属实;久病多虚。实者症见胃脘部疼痛,胀满不舒,出血量多,血色较红或紫黯,夹有血块,苔黄脉数;虚者症见脘痛绵绵或不痛,吐血色淡或紫黯不鲜,舌淡脉虚等。

(二)治疗原则

吐血一证,病情较急,尤其是出血多者,往往危及生命。所以根据证候的不同,审证求因,辨证施治,具有十分重要的意义。针对其主要病机,吐血的治疗以清火降逆、凉血止血、活血化瘀、益气摄血为主要治则。吐血初起,以热盛所致者为多,故当清火降逆,但应注意治胃治肝之别。吐血量多时,容易导致气随血脱,当急用益气固脱之法。气虚不摄者,则当大剂健脾益气,以复统摄之权。吐血之后及日久不止者,则需补养心脾,益气生血。

(三)分证论治

1.胃热壅盛证

症状:脘腹胀满,甚则作痛,吐血色红或紫黯,或夹食物残渣,口臭便秘,舌红,苔黄腻,脉滑数。

病机分析:嗜食辛辣或炙煿之品,燥热蕴积于胃,热伤胃络,迫血上溢,而致吐血色红,若有瘀结则色紫黯;热结于胃,胃失和降,饮食不化,故脘腹胀闷,甚则作痛;胃热熏蒸则口臭,便秘;苔黄腻,脉滑数亦为胃热之征。

治法:清胃泻火,化瘀止血。

代表方药:泻心汤合十灰散加减。泻心汤清胃泻火,十灰散凉血止血,兼能化瘀。方中黄连、黄芩清热泻火;大黄泄热通腑,降火消瘀;大小蓟、侧柏叶、茜草根、白茅根清热凉血止血;牡丹皮、栀子清热凉血。诸药效专力宏,清降之中使胃火去而血络和,吐衄得止。

加减:如恶心呕吐,加代赭石、竹茹、旋覆花;胃痛者,加三七末、白及末;泛酸者,加乌贼骨;热伤胃阴者,加石斛、天花粉;积滞者症见嗳腐吞酸夹不消化食物,加山楂、神曲、莱菔子消食导滞,降气消痰;饮酒过多,积热动血者,可加葛黄丸以泻火止血。

2.肝火犯胃证

症状:吐血色红或带紫,口苦胁痛,寐少梦多,烦躁易怒,舌质红绛,脉象弦数。

病机分析:暴怒伤肝,肝火横逆犯胃,损伤阳络,则吐血色红或带紫;肝胆之火上逆,则口苦胁痛;肝火扰乱心神,则出现心烦易怒,多梦少寐;舌质红绛,脉弦数,为肝火上逆耗伤胃阴之象。

治法:泻肝清胃,凉血止血。

代表方药:龙胆泻肝汤加减。方中龙胆草泻肝经之实火,黄芩、山栀苦寒泻火止血,柴胡、甘草疏肝调中,木通、泽泻、车前草清利湿热,当归、生地黄滋阴养血,还可加白茅根、藕节、墨旱莲、茜草凉血止血。

加减:如吐血不止,兼见胸脘满闷,口渴不欲饮者为有瘀血,可合花蕊石散或加三七末调服以化瘀止血;吐酸者,合左金丸;嗳气频作者,加沉香;胁痛者,加郁金。

3.瘀阻胃络证

症状:胃脘疼痛,痛有定处而拒按,痛如针刺或刀割,吐血紫黯,舌质紫,脉涩。

病机分析：气滞日久或久病伤络，而致瘀血凝滞，瘀阻胃络故胃脘疼痛，痛有定处而拒按；瘀阻之处，脉络受伤，胃气失和，升降失司，血随胃气上逆则吐血紫黯；舌质紫，脉涩为血行不畅之征。

治法：活血化瘀，理气止痛。

代表方药：血府逐瘀汤加减。本方由四逆散与桃红四物汤加味而成，桃红四物汤活血祛瘀，四逆散疏肝解郁，配以桔梗开胸膈之气，牛膝引血下行，一升一降，使气机升降调和。可加茜草、小蓟或参三七以增强止血散瘀的功效。

加减：胃脘刺痛者，加延胡索、乳香、没药；兼寒者，加艾叶炭、炮姜炭；兼热者，加大黄、虎杖；兼气虚者，加党参、黄芪；兼血虚者，加当归、鸡血藤。

4.脾虚不摄证

症状：吐血缠绵不止，时轻时重，血色淡，或伴胃痛隐隐喜温喜按，神疲乏力，心悸气短，面色苍白，舌质淡，脉细弱。

病机分析：劳倦过度或饮食不节，饥饱失调，损伤脾胃，脾气虚弱，统摄无权，血无所主而妄行于外，故吐血缠绵不止，血色黯淡；中气虚弱，气血运行不畅，则胃脘隐痛，喜温喜按；气随血去，气血亏虚，心失所养则心悸气短；气虚血亏不能上荣于面，则面色苍白；舌质淡，脉细弱为气血双亏之象。

治法：健脾益气，摄血止血。

代表方药：归脾汤加味。方中人参、茯苓、白术、甘草健脾益气，黄芪、当归益气生血，龙眼肉、酸枣仁、远志补血养心，木香理气醒脾。加炮姜温阳止血，阿胶养血止血。

加减：偏于脾阳虚者，加炮姜、炮附子、灶心黄土，或用黄土汤加减；兼有肝郁者，加佛手、郁金、柴胡等。

5.阴虚火旺证

症状：胃痛隐隐，吐血量多、色红，面色潮红，盗汗，口渴引饮，烦躁不安，头晕心悸，耳鸣，少寐，大便黑或干黑，舌红少苔，脉细数。

病机分析：热病之后或因气郁化火，津液耗伤，以致胃失濡养，故胃痛隐隐；阴虚火旺，灼伤胃络则吐血色红；津少上承则口渴引饮；虚火扰动则潮热盗汗、耳鸣、少寐、烦躁不安；肠道失润则大便干燥；舌质红，脉细数为阴虚火旺之象。

治法：滋阴清热，凉血止血。

代表方药：玉女煎加味。方中石膏、知母清胃热；地黄滋肾阴；麦冬清热养阴；牛膝导热下行，助降上炎之火而止上溢之血。酌加牡丹皮、侧柏叶、茅根、墨旱莲、藕节、紫珠草以凉血止血。

加减：兼气虚者加党参，或合生脉散；阴虚甚者，加龟甲、玄参；潮热者，选加地骨皮、青蒿、鳖甲、白薇；盗汗者，加五味子、牡蛎、浮小麦等；烦躁难眠者，加酸枣仁、知母。

上述五种证候的吐血，若吐血量多，出现面色青白，心慌气短，汗出肢冷，舌质淡，脉细数无力等症，为气随血脱之重危证候。当急用独参汤益气固脱，或参附汤益气回阳固脱，并可加三七粉、云南白药、阿胶等止血。

（四）其他疗法

1.单方验方

（1）生地黄 12 g，大黄粉 3 g，水煎服。滋阴止血，可用于各种证候的轻症吐血。

（2）藕节、大蓟各 15 g，水煎服。凉血止血，可用于各种证候的轻症吐血。

（3）白及、侧柏叶（或乌贼骨）各 30 g 共研细末,每天 2 次,每次 3～6 g,用温开水调服。收敛止血,可用于各种证候的轻症吐血。

（4）白及粉,每次 3～6 g,每天 2～4 次。收敛止血,可用于各种证候的轻症吐血。

（5）生地黄、地榆、白及各 15 g,水煎服。收敛止血,可用于各种证候的轻症吐血。

2.常用中成药

（1）云南白药。

功用主治:化瘀止血,活血止痛。适用于瘀阻胃络所致的吐血及黑便。

用法用量:每次 0.25～0.50 g,每天 4 次。

（2）紫地宁血散。

功用主治:清热凉血,收敛止血。适用于胃中积热所致吐血、便血。

用法用量:每次 8 g,每天 3～4 次。

（3）胃血宁口服液。

功用主治:收敛止血。适用于各种原因导致的轻症吐血、便血。

用法用量:每次 20 mL,每天 2 次。

（4）溃平宁颗粒。

功用主治:止血止痛,收敛生肌。适用于郁热所致的胃痛、吐血及黑便。

用法用量:每次 4 g,每天 3～4 次。

（5）止血宝颗粒。

功用主治:凉血止血,祛瘀消肿。适用于郁热所致的咳血、吐血。

用法用量:每次 1 袋,每天 2～3 次。

3.针灸疗法

（1）体针:以取足阳明、足太阴经穴为主。

处方:足三里、公孙、膈俞、内关。

配穴:胃热者,加内庭;肝火者,加行间;久病体虚者,加关元、气海、隐白。

操作:足三里、公孙用补法,膈俞、内关用泻法。配穴按虚补实泻法操作。隐白可用灸法。

（2）耳针或耳穴贴压法:取耳穴心、肺、肾、神门、肝、脾、肾上腺及出血相应部位(如胃出血用胃区)。

（3）穴位注射:取血海、足三里穴,用卡巴克络(安络血)或血凝酶(立止血)做穴位注射。

4.外治疗法

（1）贴敷疗法:①生栀子 15 g,生大黄 15 g,陈米醋适量。生药研极细末,醋调成膏状,敷脐。每天1次,待脐发痒,吐血止时可去掉,2 天为 1 个疗程。适用于胃热炽盛之吐血。②生地黄15 g,咸附子 15 g。将药烘干,共研细末,过筛,用醋或盐水调成膏,敷双足涌泉穴。每天 1 次,3 天为 1 个疗程。适用于肝火犯胃之吐血。

（2）推拿按摩疗法:①因热迫血行出血者,让患者取坐位,医者以双手拇指点按郄门,以清营凉血;施用提拿足三阴法,点按血海、内庭、上巨虚,以清阳明胃热,通腑下气,泻肠胃火,清营凉血止血,适合于胃热壅盛者。②肝火犯胃者,可让患者坐位,医者以双手拇指点按肝俞、膈俞,以调理肝经,调和气血;施用揉拿手三阴法,点按内关、大陵,以和胃宽胸、清营凉血;复取仰卧位,点按中脘,以和胃降逆;以双手拇指点按期门,以疏泄肝气,降逆;施用提足三阴法,点按太冲、行间,以泻肝经之热,共达泻肝清热、凉血止血之效。③气虚血溢者,可让患者取坐位,医者以双手拇指点按脾俞,以健脾。再取仰卧位,施用点鸠掐里法,加点中脘、气海,以扶助元气,培补中土,健脾和胃,培元补气,共达健脾益气、摄血止血;施用提足三阴法,提拿足三阳法,点按阴陵泉、公孙,以健脾和胃,补脾统血。

五、临证参考

(一)灵活运用血证治疗法则

中医药治疗对于治疗吐血病,唐荣川提出的"止血、消瘀、宁血、补虚"的四大法则,确有其指导意义。这四大法则,既分阶段性,又有其统一性。治疗出血,止血当然为第一大法。出血期的止血法则可再辨证基础上灵活选用。清热止血法,药用仙鹤草、茜草根、侧柏叶、紫珠草、生地黄、玄参等;祛瘀止血法多选用三七、炒蒲黄、五灵脂、花蕊石;温中止血法用炮干姜、伏龙肝、艾叶等。而针对脉络损伤这一出血的主要病理结果,临床上常加用收敛止血药如白及、地榆,同时适当选择炭类药、收敛止血药。在出血期,其他三法可灵活运用,但需辨证准确,药物配伍得当。特别应该指出的是静止期的治疗非常重要,因此期治疗不当容易再度出血。静止期运用宁血大法首推清热地黄汤,在此基础上,还应适当加用少量止血药物,也可根据出血后的虚证表现,适度选用益气补血药,初期可用太子参、西洋参益气养阴,何首乌、阿胶养血补血,避免在余热未清时过早运用峻补药物助火动血,这对防止再出血,平稳进入恢复期大有帮助。恢复期采用益气活血、益气补血等法以防复发。四法也可在出血时同时采用。在治血过程中不忘治气,以平肝泄胃为主,使肝气不逆,胃气顺畅。但在出血过程中选用理气药不宜过多,应避免用过于温燥的药物治疗血热妄行的出血,因温燥药易燥火动血;理气药宜选用枳壳、川楝子、延胡索、郁金为宜。

(二)出血诱因多,止血非上策

诱发出血的原因是多种多样的,诸凡影响气血运行的一切因素,都可以引起出血,而瘀血滞留,阻隔脉络,又是出血的病理实质。所以在治疗时,应当审证求因,针对引起出血的原因,使瘀血消散,气血调和,血证才能真正治愈。对于行气(活血)而止血的治疗方法,并非局限于单纯使用活血的药物,而是泛指消除一切引起气血运行不畅的法则,也就是广义的行血(活血)概念,比如血热壅结而致瘀血者,则用凉血活血剂,气虚血滞而致瘀血者,则用益气升阳剂等;针对病因,谨守病机,疏通气血,令其条达,使瘀血消散,经络疏浚,血归循经,并根据具体情况和需要,佐以凉血止血的药物以治其标,标本兼顾,则出血可止。另外,中医药在治疗吐血时,中药剂型方面应多样化,服药方法可1天多次,给药途径可同时采用多种,目的只有一个,就是尽快止血。

(三)治疗当以补脾健胃为主

虚证吐血的根本原因是脾胃虚弱,其脉象多见涩细而弱,右脉尤弱,脾为气血生化之源,又主统血,人体血液运行的正常生理是由脾胃气健维持的。若是脾胃气虚,血液传布失常,则就会发生血液停蓄,可由劳倦、饮食、情志等因素而致血液涌动,发生吐血。故治疗上应以补脾健胃为主,一则温补脾气可以使后天之本充足,全身脏腑得到温养,使龙雷之火不上越,达到预防吐血的作用;一则补脾健胃可以消除血液停蓄这个状态,从而使血液运行恢复正常,不致在情志等因素引动下发生吐血;一则补脾健胃可以使饮食运化正常,气血生化有源,使机体及时补生新血,恢复健康。

(四)分清标本缓急,灵活施治

本病的主要病机为火热、脾虚及瘀阻,如出血量大可出现气随血脱之证;临证要重视标本变化,权衡标本轻重缓急;根据病情的矛盾变化,详析病机,明确病因,辨清病位,知常达变,灵活施治;急则治其标,予以止血为先,重视清热降气,待出血停止,以缓则治其本图之,灵活运用消瘀、宁血、补虚法则,防止再次出血至为重要。

六、预防调护

增强体质,避免情志刺激,调摄生活起居、饮食适宜,防止暴饮暴食,忌辛辣刺激之品及过量饮酒,是预防吐血发生和反复发作的重要方面。

在吐血发生时,应使患者情绪安定,卧床休息,并给予精神安慰,消除恐惧及忧虑。大吐血时宜禁食。血止后,给予流质和半流质饮食,并宜少吃多餐,以防伤络出血。饮食不宜过热,以免血热妄行,更使吐血不止。多食蔬菜、豆类等清淡而富有营养食物及藕、梨、橘子等水果,对防止出血和早日恢复健康有一定帮助。

（仲静静）

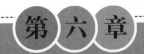

妇科疾病

第一节 痛 经

凡在经期或经行前后出现周期性小腹疼痛,或痛引腰骶,甚至剧痛晕厥者,称为痛经,亦称"经行腹痛"。

痛经,汉代张仲景《金匮要略·妇人杂病脉证并治》曾有本病的相关描述,如"带下,经水不利,少腹满痛,经一月再见"。隋代巢元方《诸病源候论》立有"月水来腹痛候",已将本病作为一个独立病症进行论述。宋代以后,对本病的论述日臻完善,如宋代陈自明《妇人大全良方》说:"妇人经来腹痛,由风冷客于胞络冲任……用温经汤",简要阐述了本病的病因和治法。而明代张景岳《景岳全书·妇人规》则认为:"经行腹痛,证有虚实。实者或因寒滞,或因血滞,或因气滞,或因热滞;虚者有因血虚,有因气虚。然实痛者多痛于未行之前,经通而痛自减;虚痛者多痛于既行之后,血去而痛未止,或血去而痛益甚。大都可按可揉者为虚,拒按拒揉者为实。"张氏不仅较为详细地归纳了本病的常见病因,且提出了据疼痛时间、性质、程度"辨虚实之大法",对后世临证多有启迪。至清代,很多妇科专著,在此基础上又有所发展,如《医宗金鉴·妇科心法要诀》指出,痛经有寒、热、虚、实之不同,应加鉴别。其后《傅青主女科》认为痛经涉及肝、脾、肾三脏,病因主要有肝郁、寒湿、肾虚。治疗有解郁、化湿、补肾三大方法,并分别立宣郁通经汤、温脐化湿汤、调肝汤等,这些方剂今天仍为妇科临床所常用。

西医学将痛经分为原发性痛经和继发性痛经。原发性痛经又称功能性痛经,是指生殖器官无器质性病变者;继发性痛经则是由于生殖器官器质性疾病,如子宫内膜异位症、子宫腺肌症、盆腔炎、子宫发育异常、子宫过度前曲或后倾、宫颈狭窄、膜样排经等所导致。原发性痛经以青少年多见,继发性痛经则常见于育龄期妇女。本节讨论的痛经,包括西医学的原发性痛经和继发性痛经。

一、病因病机

痛经一证有情志所伤、起居不慎、六淫伤害等不同致病因素。在经期、经期前后特殊的生理状态下,受到上述致病因素的影响,导致冲任瘀阻或寒凝经脉,使气血运行不畅,胞宫气血流通受阻,"不通则痛";或冲任胞宫失于煦濡,"不荣则痛"。其病位在冲任、胞宫,病变在气血,表现为痛证。其所以随月经周期发作,是与经期及经期前后气血变化有关。经期或经期前后,血海由满盈而外溢,气血盛实而骤虚,冲任胞宫气血变化较平时急剧,致病因素乘时而作,即可发生痛经。其常见病机有气滞血瘀、寒湿凝滞、湿热瘀阻、气血虚弱、肝肾亏损等。

(一)气滞血瘀

平素性情抑郁或恚怒伤肝,肝郁气滞,血行失畅,瘀滞冲任;或因经期产后(包括堕胎小产),余血内留,蓄而成瘀,经行之际气血下注冲任,胞脉气血壅滞更甚,"不通则痛",于是发为痛经。诚如《张氏医通》所云:"经行之际……若郁怒则气逆,气逆则血滞于腰腿心腹背肋之间,遇经行时则痛而重。"

(二)寒湿凝滞

经期产后,感受寒邪,或过食寒凉生冷,或久居寒湿之地,寒湿客于胞中,与血相搏,以致气血凝滞不畅,临经气血下注,胞宫胞脉气血更加壅滞,而为痛经,此亦"不通则痛"。

(三)湿热瘀阻

素体湿热内蕴,或经期产后,摄生不慎感受湿热,与血相搏,流注冲任,蕴结胞中,当经前经期气血下注之时,胞宫胞脉气血壅滞更甚,致使经行腹痛。

(四)气血虚弱

素体虚弱,气血不足;或大病久病,耗伤气血;或脾胃虚弱,化源匮乏,气血不足,经后冲任气血愈虚,不能濡养胞宫、胞脉,故使痛经,此所谓"不荣作痛"。《宋氏女科秘书》所说"经行后作痛者,气血虚也,治当调养气血",即指此类病证。

(五)肝肾亏损

先天肾气不足,或房劳过度,或多次堕胎小产,伤及肝肾,导致精血亏虚,冲任不足,经后血海愈加空虚,胞宫、胞脉失养,"不荣则痛",因而痛经。故《傅青主女科》谓:"妇人有少腹疼于行经之后者……是肾气之涸。"

综上所述,痛经的发病机理主要是气血失调,经脉不利。病位主要在冲任二脉、胞宫,与肝肾有关。病性有实有虚。虚者,主要因气血虚弱、肝肾亏损而起;实者主要由气滞血瘀、寒湿凝滞、湿热瘀阻所致。各种致病因素可单独成因,也可相兼为病,临证常见相互转化。发作时实证多虚证少,非发作期有实有虚,也有虚实夹杂者。

二、诊断要点

(一)病史

经行腹痛,随月经周期而发作。

(二)症状

经期或经行前后小腹疼痛,痛及腰骶,甚则晕厥。好发于青年未婚女子。

(三)检查

1.腹部触诊

腹软,一般无反跳痛。

2.妇科检查

功能性痛经者,妇科检查多无阳性体征,部分患者可有子宫极度屈曲或宫颈口狭窄。子宫内膜异位症多有痛性结节,子宫粘连、活动受限,或伴有卵巢囊肿;子宫腺肌症的患者子宫多呈均匀

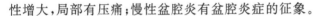

性增大,局部有压痛;慢性盆腔炎有盆腔炎症的征象。

3.辅助检查

基础体温测定呈双相曲线;血清前列腺素测定显示有异常增高;超声检查原发性痛经多无盆腔器质性病变;腹腔镜、子宫输卵管碘油造影、宫腔镜检查有助于明确痛经的原因。

三、鉴别诊断

(一)辨明原发性痛经与继发性痛经

原发性痛经多见于初潮后及青年未婚未育的女性,妇科检查无明显生殖器官器质性病变;继发性痛经多发于已婚或经产妇,以子宫内膜异位症引起者为多见。鉴别明确,有助于针对病因治疗。

(二)与异位妊娠相鉴别

若患者有短暂停经史,又见腹痛、阴道流血,应与异位妊娠鉴别。异位妊娠多有停经史和早孕反应,妊娠试验阳性;B超检查可见子宫腔外有孕囊或包块存在;后穹隆穿刺或腹腔穿刺阳性;内出血严重时,患者有休克、血色素下降。痛经可出现剧烈的腹痛,但无上述妊娠征象。

(三)与胎动不安相鉴别

胎动不安也有停经史和早孕反应,妊娠试验阳性。妇科检查,子宫体增大如停经月份,变软,B超检查可见子宫腔内有孕囊和胚芽,或见胎心搏动。痛经无停经史和早孕反应,妊娠试验阴性,妇科检查及B超也无妊娠征象。

痛经还须与发生在经期或于经期加重的内、外、妇诸科引起腹痛症状的疾病如急性阑尾炎、结肠炎、膀胱炎、卵巢囊肿蒂扭转等鉴别。尤其是患者疼痛之性质、程度明显有别于既往经行腹痛征象时,或腹部见肌紧张或反跳痛体征者,更需审慎,注意详问病史,结合妇科检查及相关辅助检查,作出诊断与鉴别。

四、辨证

痛经主要依据临床表现,结合疼痛性质及月经情况进行辨证。①首先辨痛经发生的时间:一般而言,痛在经前或经期,多属实证;痛在月经将净或经后,多属虚证。②继辨疼痛的性质、程度:若为隐痛、喜揉喜按者属虚;掣痛、绞痛、刺痛、拒按者属实;灼痛得热反剧属热,冷痛得热痛减属寒;痛甚于胀,持续作痛为瘀;胀甚于痛,时痛时止属气滞。③再辨痛之部位:痛在少腹多属气滞,病在肝;痛在小腹多与血瘀有关;若痛及腰脊多病在肾。④最后辨经量、经色、经质:经行不畅,色暗有块,块下痛减者为血瘀;经色淡、质稀为气血虚弱;经色深红、质稠多为湿热壅滞。此为辨证之大要,临证需结合兼症、舌脉及体质因素和病史,综合分析、详细审辨。

(一)气滞血瘀

证候:经前或经期小腹胀痛拒按,或伴乳胁胀痛,经血量少不畅,色紫暗有块,块下痛减,舌质紫暗或有瘀点,脉沉弦或涩。

分析:肝郁气滞,冲任胞宫气血瘀滞,经行之际气血下注冲任,胞脉气血壅滞更甚,故经前或经期小腹胀痛拒按,经血量少,行而不畅;经血瘀滞,故色紫暗有块;块下瘀滞稍通,故腹痛暂减;肝气郁滞,经脉不利,故乳胁胀痛。舌紫暗或有瘀点、脉沉弦或涩为气血瘀滞之征。

(二)寒湿凝滞

证候:经行小腹冷痛,得热则舒,经量少,色紫暗有块,或见形寒肢冷,小便清长,苔白,脉细或沉紧。

分析:寒湿伤及下焦,客于胞中,气血凝滞不畅,故经行小腹冷痛;寒得热化,瘀滞暂通,故得热痛减;血被寒凝,行而不畅,因而经血量少,色暗有块;寒邪内盛,阻遏阳气,故形寒肢冷,小便清长。苔白、脉细或沉紧为寒湿凝滞之候。

(三)湿热瘀阻

证候:经前或经期小腹疼痛,或痛连腰骶,或感腹内灼热,月经量多质稠,色鲜红或紫,有小血块,或伴小便短赤,带下黄稠。舌质红,苔黄腻,脉滑数。

分析:湿热蕴结冲任,气血失畅,经期气血下注冲任,胞宫、胞脉气血壅滞更甚,故经前或经期小腹疼痛,痛连腰骶,有灼热感;湿热伤于冲任,迫血妄行,故经量多,色鲜红或紫,质稠有血块;湿热下注,伤及带脉,则带下黄稠;湿热熏蒸下焦,故小便短少黄赤。舌红、苔黄腻、脉滑数均为湿热之象。

(四)气血虚弱

证候:经期或经后小腹隐痛喜按,经行量少质稀,形寒肢疲,头晕眼花,心悸气短。舌质淡,苔薄,脉细无力。

分析:气血本虚,经行后冲任气血更虚,胞宫、胞脉失养,故经期或经后小腹隐痛喜按;气血亏虚,冲任不足,血海不充,故经量少,色淡质清稀;气血亏虚,不能上荣头面、温养四肢,故形寒肢疲,头晕眼花;血虚心神失养,故心悸气短。舌淡、苔薄、脉细弱均为气血虚弱之象。

(五)肝肾亏损

证候:经期或经后小腹绵绵作痛,经行量少,色红无块,腰膝酸软,头晕耳鸣。舌淡红,苔薄,脉细弦。

分析:肝肾亏损,精血不足,行经之后,血海空虚,胞脉失养,故经期或经后小腹绵绵作痛;精亏血少,故经行量少,色红无块;肾虚精亏,清窍失养,故头晕耳鸣;腰为肾之府,膝为筋之府,肝肾亏虚,则腰膝酸软。舌淡红、苔薄、脉细弦为肝肾亏损之征。

五、治疗

(一)中药治疗

1.气滞血瘀

治法:理气行滞,化瘀止痛。

处方:膈下逐瘀汤。

方中香附、乌药、枳壳、延胡索行气止痛;五灵脂、当归、川芎、桃仁、红花、赤芍、丹皮活血化瘀;甘草调和诸药。痛甚,加血竭化瘀止痛;恶心呕吐,加吴茱萸、半夏、陈皮和胃降逆;若肝郁化热,见口苦、经质黏稠者,加夏枯草、山栀清泻肝火。

另外,可选用益母草膏,每次 10 g,每天 3 次。

2.寒湿凝滞

治法:温经散寒,化瘀止痛。

处方:少腹逐瘀汤。

方中官桂、干姜、小茴香温经暖宫;当归、川芎、赤芍活血祛瘀;蒲黄、五灵脂、没药、延胡索化瘀止痛。诸药合用,可温经散寒,活血祛瘀,使寒散血行,冲任、子宫血气调和流畅,自无疼痛之虞。若痛甚而厥、冷汗淋漓者,加附子、细辛回阳散寒;冷痛甚者,加艾叶、吴茱萸、沉香行气止痛;

带多湿重者,宜加苍术、茯苓、薏米以散寒除湿;恶心呕吐者,去没药,加藿香、半夏、陈皮和胃降逆。

若伴神疲气短、面色无华、痛欲呕恶、舌淡、脉沉等症,可用温经汤益气养血、温阳散寒。

另外,可选用痛经丸,每次 6～9 g,每天 1～2 次。

3.湿热瘀阻

治法:清热利湿,化瘀止痛。

处方:清热调血汤加车前子、薏米、败酱草。

方中黄连清热燥湿;丹皮、生地、白芍清热凉血;当归、川芎、桃仁、红花、莪术活血化瘀;延胡索、香附行气活血止痛;车前子、薏米、败酱草以清热除湿。诸药合用,清热利湿,化瘀止痛。若经量多或经期长者,去莪术、川芎,酌加地榆、槐花、黄芩凉血止血;带下黄稠者,加黄柏、土茯苓、椿白皮清热除湿止带;若湿浊不化、口腻纳少,加佩兰、藿香、神曲等芳香化湿。

4.气血虚弱

治法:益气养血,调经止痛。

处方:圣愈汤加鸡血藤、桂枝、艾叶、甘草。

方中人参、黄芪补气生血;熟地、白芍、当归养血和血;川芎、鸡血藤、桂枝、艾叶温经止痛;炙甘草和中缓急。全方共奏补气养血、温经止痛之功。若腰酸不适,加菟丝子、杜仲补肾壮腰;纳呆、脘腹痞闷者,加木香、砂仁行气醒脾;疼痛明显者,加延胡索以行气止痛;精血虚甚者,加菟丝子、山茱萸、枸杞子补养精血。

另外,可选用八珍益母丸,每次 9 g,每天 2 次。

5.肝肾亏损

治法:补益肝肾,养血止痛。

处方:调肝汤加黄芪、熟地。

方中巴戟天、山茱萸补肾益精;当归、熟地、阿胶滋肝养血;黄芪、山药补脾生血;白芍、甘草缓急止痛。诸药合用,共奏调肝补肾、益精养血、缓急止痛之效。腰骶酸痛,加菟丝子、桑寄生、杜仲补肾强腰;经血量少、色暗,加鹿角胶、枸杞子滋阴养血填精;头晕耳鸣,健忘失眠,酌加枸杞子、制何首乌、酸枣仁、柏子仁养血安神;夜尿多,小便清长者,加益智仁、桑螵蛸、补骨脂补肾固涩。若属先天不足,发育不良者,可选加减苁蓉菟丝子丸以益气养血、补肾益冲。

另外,可选用六味地黄丸,每次 9 g,每天 2～3 次。

(二)针灸治疗

基本处方:关元、三阴交、地机、次髎。

关元属任脉经穴,为任脉与足三阴经交会穴,可温经散寒、行气活血、补益肝肾、调补冲任;三阴交为肝、脾、肾三经交会之处,可调理全身气血;地机是足太阴脾经郄穴,为血中之气穴,可调血通经止痛;次髎可调气活血,为治疗痛经的经验效穴。

加减运用:气滞血瘀加合谷、太冲,诸穴均用泻法,以调气活血,通经止痛;寒湿凝滞加水道,诸穴均用补法,并加灸法,可达散寒除湿、温经止痛之效;湿热瘀阻加中极、行间,诸穴均用泻法,以清湿热;气血虚弱加足三里、血海、脾俞、气海,诸穴均用补法,可加灸法,以补气血,益冲任;肝肾亏损加肾俞、肝俞、足三里,诸穴均用补法,以补肝肾,益精血,精血充沛,胞脉得濡而痛经可除。

痛经的治疗时间,一般宜在经前3～5天开始,连续3个周期以上,平时应针对病因调理。

另外可选用:①耳针,取内分泌、神门、内生殖器、交感、肾,每次选 2～3 穴,留针 15～

30 分钟,留针期间,捻转 1～3 次,也可用耳穴埋针、耳穴贴压法;②穴位注射疗法,取关元、中极、三阴交、足三里、肾俞、次髎,每次选 2～3 穴,用当归、丹参、红花注射液或 0.25% 普鲁卡因注射液、维生素 B_{12} 注射液,每穴注药 1～2 mL,每天 1～2 次;③灸法,取关元、气海、子宫,艾条灸,每穴 10～20 分钟;④腕踝针,取双下,留针 20～30 分钟,也可固定后留针 1～2 天。

（王再贤）

第二节 闭 经

温带地区,女子年逾 18 岁,月经尚未初潮;或月经周期已正常建立,又连续中断 6 个月以上,排除生理性停经者,称闭经。前者称原发性闭经,后者称继发性闭经。妊娠期、哺乳期、绝经期停经,属生理性停经,不属闭经范畴。有的少女初潮后两年内月经未能按时而至,或有的妇女由于生活环境突然改变,偶见一、两次月经不潮,又无其他不适者,可暂不作病论。本节所言闭经包括了中枢神经、下丘脑、垂体前叶、卵巢、子宫的功能性或部分器质性病变所引起的月经闭止。至于先天性发育异常,如无子宫、无阴道、无卵巢或处女膜闭锁等器质性病变所致闭经,非药物治疗所能奏效,不属本节讨论范围。

中医学对闭经的认识大约可划分为四个阶段。第一阶段为医学创始时期至隋代,此阶段主要是对病因病机探索。《内经》许多章节对闭经原因进行论述,认识到闭经可由纵欲、大脱血、心理失调等因素,导致心、脾、肝、肾功能紊乱而引起,还提出了“以四乌贼骨-芦茹丸”治疗血枯经闭。东汉张仲景《金匮要略》提出,闭经是“妇人之病,因虚、积冷、结气为诸经水断绝”。隋巢元方《诸病源候论》指出,血枯是由于“劳伤血气”“劳伤过度”“唾血、吐血、下血”。

第二阶段为唐宋金元,主要是对治疗的探讨,各医家根据自己实践经验,独树治疗风格,总结出仍适用于今天临床的验方。唐代孙思邈仅《备急千金要方》便列举了治疗闭经的药方 31 首。宋陈自明的《妇人大全良方》对闭经从病因、病机至辨证治疗做了较为系统的综合,他认为养气益血才是治疗的根本,批评有些医家盲目使用活血通经药,“譬犹索万金于乞丐之人,虽捶楚并下,不可得也。但服以养气益血诸药,天癸自行。”

金元时期四大家对闭经的认识及治疗上都有独特之处。刘河间在“河间六书”把闭经的原因也主要归结于“火”。张子和把吐、下法用于治疗闭经。如用吐法,“妇人月事不来,室女亦同,心火盛,可用茶调散吐之”。如用下法,“妇人月事沉滞,数月不行……急宜服桃仁承气汤加当归,大作剂料服,不过三服立愈”。李东垣《东垣十书》提出经闭有三,把脾胃久虚列为首要原因。朱丹溪对闭经的治疗并不拘泥于养阴,主张“治宜生血补血”,“宜调心气,通心经”。并首次提出痰阻闭经乃“躯脂满闭经,治以导痰汤加黄连、川芎”。

第三阶段,明代,是总结提高阶段。明李梴在《医学入门》中,把错综复杂的闭经病因病机统分虚实两类。概括“凡此变证百出,不过血滞与枯而已”,并进一步拟定治疗原则,血滞经闭或推陈出新,或清之宣之,或开郁行气等法;而血枯经闭,则列举补中益气、十全大补之类。张景岳的《景岳全书·妇人规》以虚实为纲,把闭经分血枯与血隔两类,指出“阻隔者,因邪气之隔滞,血有所逆也。枯竭者,因冲任之亏败,源断其流也”。强调对血枯治疗,“欲其不枯,无如养营;欲以通之,无如充之”。并注重冲任亏败、肾气虚弱在闭经病理环节中的作用。

第四阶段,清代,为继续发展阶段。傅青主的《傅青主女科》明确提出"肾气本虚,又何能盈满而化经水外泄耶"。叶天士对闭经重奇经八脉,冲任用药上主张用血肉有情之品;重精神因素,善于调肝,怡悦情怀;重调脾胃,采用"扶持中土,望其加谷";充分认识干血痨的严重性,并认为"极难调治";还提出血蛊闭经。

一、主要病机

月经正常来潮是肾气盛、天癸至、任脉通、冲脉盛、胞宫出纳精气的完整生理过程。这过程以肾气盛、天癸至为根本,以脏腑气血为基础。因此,凡是引起肾、冲任、胞宫本身功能下降,或破坏它们之间功能协调,都可产生闭经。

闭经的病理机制虽然复杂,但概括起来可分虚实两类。

虚者多由于精亏血枯,无经可下。可由于先天禀赋不足、多产房劳、哺乳过久,或可由于脾胃虚弱生化不足,也可由于劳瘵引致肺燥阴伤,中焦虚火引致津枯,失血引致血枯,上述诸种因素若导致肾气虚、肾精亏、天癸不至或至而不充、血海空虚、任脉不通、冲脉不盛,则胞宫无经可下,而产生闭经。

实者多由于阻滞血隔,经行受阻。如感受风冷,寒凝血滞;忧愁郁怒、气机郁结;躯肥脂满,痰湿壅塞;症瘕积聚,瘀血内阻等,导致肾郁而开合失司、天癸不至、冲任阻滞、胞宫闭塞,产生闭经。

虚实两类在一定条件下可发生转化,或兼杂而见。

现代研究表明,引起闭经的原因有全身性疾病、下丘脑-垂体两者功能失调或器质性病变、卵巢功能失调或器质性病变、子宫性、药源性及其他内分泌功能紊乱等。

全身性疾病:主要有营养不良、慢性消耗性疾病、结核、糖尿病等。

下丘脑闭经:可有功能性和器质性两大类。功能性的可由特发性因素、精神神经因素及运动、体重等引起的;器质性有退行性损害、肿瘤、脑膜炎、脑炎等。

垂体性闭经:垂体前叶器质性病变或功能失调,如西蒙-席汉综合征、垂体肿瘤等。

卵巢性闭经:先天性卵巢发育不全或缺如,如 Turner 综合征;卵巢早衰,卵巢组织破坏及卵巢肿瘤等。

子宫性闭经:子宫发育不良、幼稚型子宫、子宫内膜遭受严重破坏或严重感染、子宫腔粘连等。

其他内分泌功能紊乱:肾上腺皮质功能失调、甲状腺功能失调及糖尿病性闭经。

此外,尚有高催乳素血症及多囊卵巢综合征亦可出现闭经。

二、诊断与鉴别诊断

(一)诊断要点

闭经的诊断依据是女子年逾 18 周岁,月经尚未初潮;或女子已行经而又中断 6 个月以上,排除了妊娠期、哺乳期、绝经期等生理性停经。诊断并不很困难,但要确定引起闭经的原因、病变的部位及诊断程序却有一定难度。因此,在诊断时既要注意闭经的出现,又要观察全身症状;既要进行一般的妇科检查,又要进行特殊的辅助检查。并且在检查过程中要注意循序渐进,探本求源的顺序。

1.病史

(1)月经史:有无初潮,初潮时间,月经期、量、色、质的状况,本次停经时间,伴随停经所出现症状。

(2)孕产史:有无流产史,流产过程的异常情况;有无生育史,过程是否顺利,出血多寡;有无避孕及避孕措施等。

(3)既往史:身体生长发育过程,如营养状况,有无罹患过某些急慢性疾病,如结核、糖尿病;接受过哪些药物治疗,有无精神刺激、环境改变及工作学习紧张等诱因。

2.临床表现

注意下腹部有无周期性进行性胀痛,有无择食、恶心、晨吐等早孕反应,有无溢乳、头胀痛、视力障碍等症状。

3.检查

(1)全身检查:注意第二性征发育表现,精神、营养状况,身高、体重、四肢躯干比例、五官生长特征、毛发分布、有无畸形,乳房发育及挤压乳头有无溢乳,颈部及腹股沟有无肿块等。

(2)妇科检查:注意外生殖器发育是否正常,阴道是否通畅,黏膜色泽性状;子宫大小,有无压痛,活动度如何;附件有无包块结节,包块性状与邻近器官的关系等。

4.辅助检查

检查原则应由简及繁,由易及难,由一般到特殊。

(1)子宫功能检查:主要了解子宫、子宫内膜状态及功能。

药物撤退试验:先作孕激素试验,若阴性反应,应进一步作雌激素试验。

诊断性刮宫:刮取子宫内膜作病理学检查,可了解子宫内膜对卵巢激素的反应,刮出物同时可作结核菌培养。

子宫输卵管碘油造影:用以诊断生殖系统发育不良、畸形、结核及宫腔粘连等病变。

子宫镜检查:诊断有无宫腔粘连,可疑结核病变,应常规取材送病理学检查。

(2)卵巢功能测定:通过基础体温测定、阴道脱落细胞检查、宫颈黏液结晶检查、血甾体激素测定,可了解体内性激素水平,从而提示卵巢功能是否正常,有无衰竭等。

(3)垂体功能检查:若雌激素试验阳性提示患者体内雌激素水平低落,为确定原发病因在卵巢、垂体或下丘脑,需做以下检查。

血 FSH、LH、PRL 放射免疫测定:了解垂体功能,及提示引起卵巢功能减退的原因可能在垂体或下丘脑。

垂体兴奋试验:将 LHRH 静脉注射后,用放射免疫法测定 LH 含量,通过 LH 值变化,区别下丘脑或垂体病变。

(4)血清自身免疫抗体测定:最近有报道用 ELISA(enzyme linked immunsorbent assay)方法测定抗卵巢抗体、抗 FSH 受体抗体、抗甲状腺抗体,以协助诊断卵巢早衰及其原因。

5.影像学检查

为确定蝶鞍区占位病变,往常行头颅侧位 X 线摄片,现用电子计算机断层扫描(CT),或磁共振成像(MRI),以诊断空泡蝶鞍、垂体微小腺瘤等。

6.其他检查

疑有先天性畸形者,应进行染色体核型分析及分带检查。考虑闭经与甲状腺功能异常有关时测定血 T_3、T_4、TSH。闭经与肾上腺功能有关时可作尿 17-酮、17-羟类固醇或血皮质醇测定。

(二)鉴别诊断

隐经是体内有正常性周期变化,但由于下生殖道先天性异常或后天性损伤而出现阴道阻塞,

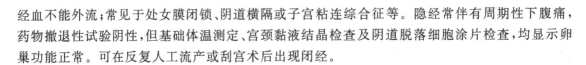

经血不能外流;常见于处女膜闭锁、阴道横隔或子宫粘连综合征等。隐经常伴有周期性下腹痛,药物撤退性试验阴性,但基础体温测定、宫颈黏液结晶检查及阴道脱落细胞涂片检查,均显示卵巢功能正常。可在反复人工流产或刮宫术后出现闭经。

三、因证辨治

引起闭经原因颇为复杂,证候繁多,可分虚实两纲,虚证多由于肾虚、气血亏损、阴虚血燥,实证多由于气滞血瘀、痰湿阻滞。

辨证要点:从病因辨,虚证多由于先天不足,或后天失调,久病伤身,气血精津液耗损。实证多由于外界环境刺激,精神抑郁,或病理产物壅塞。从全身症状辨,虚证多见形体单薄,全身羸弱,气血虚衰,脏腑功能低下。实证多见形体壮实。从闭经病程辨,虚证常见月经后期、稀发、量少、色淡质薄而渐闭止的病理过程。实证多是月经突然闭止。

治疗闭经总则为通补兼施,视其虚实而选择重补轻通,重通轻补,先补后通或先通后补。治疗程序为先审其病因,继而审其病位,再审其虚实,一般而论,虚证宜补而通之。首用补法,待补到一定程度,病者感腹胀腰酸、乳房胀、白带多而稠时,再把握时机,寓通于补,适当加入活血通经药物,可望经血来潮。实证宜通而调之;首审其病因病机而渐消症结。但亦要寓补于通,切忌滥用通破,适当加入补益之品。否则,不仅不能通经,反而易耗伤气血,使病情更加复杂。

(一)肾虚证

病因病机:肾气为月经来潮原动力,如先天禀赋不足,或幼时多病,身体羸弱,肾气未能按时充盛化生天癸,天癸未能按时而至,任脉不通,冲脉不盛,则月经迟迟未能来潮,称原发性闭经。或天癸曾至,而因身体诸脏病久及肾;或生活调摄失节,房劳过度,堕胎产密损伤肾气,天癸至而复止,冲任无由激发而月经停闭;或经来渐迟、量少,最终闭止。

主要证候:年逾18岁月经仍未至,或月经周期曾正常建立,而渐后期、稀发、色淡质稀而停闭。全身发育欠佳,第二性征较差,性欲低下。偏肾气虚者,尚见反应迟钝,面色苍黄无华或晦暗,表情呆滞,腰酸腿软,倦怠乏力,畏寒脚冷,尿多或夜尿;舌质淡、苔薄白或白滑,脉沉细。偏肾阴虚者,尚见五心烦热,午后潮热,头晕耳鸣腰酸,舌质红,苔白干,脉细数。

辨证依据:有先天发育不良及后天伤肾耗精病史;原发性闭经,或病程较长,可有经量渐少,经期延长以至停闭史,第二性征发育不良,性功能下降,头晕耳鸣,腰腿疲软;若兼见倦怠乏力,畏寒脚冷,尿多或夜尿,舌质淡,苔白滑,脉沉细为肾阳虚;若兼见五心烦热,午后潮热,舌质红,苔白干,脉细数为肾阴虚。

治法:补肾益精、养血调经。

方药归肾丸加鸡血藤、首乌。

偏肾阳虚者,加巴戟、紫河车、鹿角霜。偏肾精不足者,加阿胶、龟甲、生地、麦冬。服用一段时间后,若患者感腰酸、下腹胀、白带多,加用四物汤及活血之品助其通经。

(二)气血亏损证

病因病机:引起气血亏损原因不外两途。一是失血过多,入不敷出;一是生化不足,无源无流。失血过多多见于长期慢性失血,或急性大出血,尤其多产、堕胎小产或产后出血,虫蛊耗血,血亏未能填充肾精,冲任血海无由充盈,精血亏少而致闭经。生化不足多由于饮食营养匮乏,血液生化无源;或因饮食劳倦损伤脾胃,运化失职未能化水谷精微为营血。仓廪薄,肾精乏源补充,天癸竭少,冲任不盈,血海不满,以致月经由后期量少而渐停闭。需注意的是,尽管月经主要成分是血,但月经是否停闭,经量多少与血液贫盛并不是简单正比关系,只有在气血亏损,殃及肾精之化生、天癸之至盛、血海之充盈时才会影响月经。

主要证候:大失血后,月经骤然停止。或经量渐少,色淡质薄,经来延期、稀发,以至停闭。身体屡弱,面色苍白无华,言语低微,动则气喘,头晕目眩,心悸健忘,失眠多梦,甚则毛发脱落不泽,肌肤干燥,乳房松软,性欲低下,阴道干涩,带下稀少。舌质淡,苔薄白,脉细无力。

辨证依据:有大失血、贫血及慢性消耗疾病病史;继发性闭经,大失血后月经骤停,或病程较长,有经量渐少,经期延长以至停闭,第二性征退化,面色不荣,头晕目眩,心悸气短,神疲乏力;舌质淡,苔薄白,脉细无力。

治法:益气养血,健脾补肾调经。

方药:人参养荣汤。白芍、当归、陈皮、黄芪、肉桂、人参、白术、甘草、熟地、五味子、茯苓、远志。

此型闭经虽由气血虚弱引起,但由于精生血、血化精,精血同源而互生,故亦有肾虚冲任不足之病理过程,因此,治疗时尚需加补肾益精之品,如淫羊藿、巴戟天、肉苁蓉、枸杞子等。若大失血后见毛发脱落,神志淡漠,阴道干涩,尤需添加补肾之品,如鹿茸、紫河车、鹿角霜等。服用一段时间后,若见诸证均见改善,白带增多,可适当加强活血补血类,如鸡血藤、丹参、益母草、川芎之类,旨在通经。此外,尚需审气血亏损之因而治之;因慢性失血者,宜止其血;因脾虚者,宜加强健脾;因虫积者,亦要治虫。

(三)阴虚火旺证

病因病机:可因劳瘵灼金或胃火消烁。若骨蒸潮热,火刑肺金,阴虚肺燥,金水不能相资,且虚火亦可直灼肾阴,肾精亏虚,无精化血,月经源流衰少而渐至不行。又因足阳明胃经乃水谷之海,冲脉之所系。若素体阴虚或病中消,胃火炽盛,灼烁煎熬,津液枯竭,中焦乏源取汁化气,冲任枯竭,不能化生月经而致月水不行。

主要证候:经来困难、量少、渐而闭止。骨蒸潮热、盗汗,五心烦热,咳嗽,唾血,咯血,口燥咽干,形体消瘦,气短喘促,甚则肌肤甲错,下腹胀满按之如揉面状,阴道干涩,白带干少。舌红苔少,脉细数。

辨证依据:有结核,或其他慢性消耗性疾病、内分泌功能紊乱病史;经来困难、量少、渐而闭止;第二性征退化,五心烦热,潮热盗汗,口干舌燥;舌红苔少,脉细数。

治法:养阴清热调经。

方药:加减一阴煎(生地、熟地、白芍、知母、麦冬、地骨皮、甘草)加黄精、丹参、枳壳。

骨蒸潮热甚者加青蒿、鳖甲。咳嗽甚者加川贝、百合、五味子。咯血、唾血加阿胶、白及。病程日久,病情严重者加龟甲胶、鳖甲胶、桑椹子、女贞子。有月经征兆时加丹皮、赤芍、茺蔚子以助通经。

(四)气滞血瘀证

病因病机:气郁血滞,忧愁恼怒,情怀不畅;或生活环境改变,机体尚难适应;或精神紧张等因素,令致肝气郁结,气郁及肾,肾郁不宣,天癸亦郁而难至。气为血帅,气机失畅,血滞不行,冲任受阻,经闭不通;亦可寒凝血瘀,经期产后,调摄失宜,感受寒凉,寒气客于血室,肾阳被郁,气乱血凝,冲任通盛受阻而致月水不下。

主要证候:常先见经来困难疼痛,先后不定期,后渐至停闭,或骤然闭经。精神抑郁,烦躁易怒,胸胁胀闷,喜叹息,下腹胀痛。或畏寒肢冷,下腹冷痛,得温则舒。舌紫黯有瘀点,脉沉涩或沉弦。

辨证依据：有精神刺激、生活紧张或生活环境突然变化、遇感风寒雨冷史；原发或继发性闭经，经闭骤然，或经来困难疼痛，先后不定期，渐至停闭；精神紧张，易于激惹，胸胁胀满，小腹胀痛，精神抑郁；舌质紫黯，脉沉涩或沉弦。

治法：理气解郁，温经活血。

方药：逍遥散。

气滞甚加青皮、木香、香附。血瘀甚加桃仁、红花，或改用血府逐瘀汤。偏寒凝加桂枝、小茴香。若治疗一段时间，效果不著，月经未见复潮，则宜健脾理气调理，寓补于通。尤需注意的是，气郁者首重精神调养，注重心理因素，先解其郁。

(五)痰湿阻滞证

病因病机：饮食失节，劳倦内伤，脾阳不运，聚湿生痰；或肾虚气化不利，水液失调，停聚而致痰湿。痰脂湿浊蕴集子宫，胞脉不通，月事不来。此外，尚有症瘕积聚，血瘀阻滞，或手术损伤，经血通道闭塞不通而致闭经。

主要证候：月经后期量少而渐停闭。形体肥胖或四肢粗壮，呕恶痰多，胸脘满闷或面目浮肿，神疲倦怠，头晕目眩，带下量多而清稀。舌质淡，苔白滑，脉弦滑。

辨证依据：有寒凉刺激、饮冷伤脾史，原发或继发性闭经，闭经前可有后期量少而渐停闭过程；性欲下降，形体肥胖，神疲嗜睡，头晕目眩，胸闷泛恶多痰，带下量多；苔白腻，脉濡或滑。

治法：豁痰除湿，调气活血通经。

方药：苍附导痰丸。

究其痰湿壅滞，多与脾肾虚气化不良有关，是本虚标实。因此，兼脾虚者加白术、党参、扁豆。除湿祛痰后，亦有必要佐入补肾治本，如菟丝子、补骨脂、仙茅、巴戟天、淫羊藿类。服药一段时间，见腰酸、下腹似有月经征兆时，加用川牛膝、鸡血藤、茺蔚子、益母草助其通经。

四、多种疗法

(一)心理疗法

医师主动热情关心患者，了解患者生活经历、个性特征和心理状态，分析引起闭经精神因素，引导患者克服精神障碍，解除精神负担，把心理治疗结合到各种治疗中去。

(二)西医疗法

1.人工周期疗法

适用于先天性卵巢发育不全、卵巢功能减退性闭经。

2.促排卵治疗

用于下丘脑、垂体性闭经。

3.溴隐亭应用

多用于高催乳激素血症伴垂体肿瘤。

4.皮质激素使用

对于卵巢早衰而血清自身免疫抗体阳性者，常用肾上腺糖皮质激素类药物，可给予可的松口服，每天 15～50 mg，或泼尼松，每天 5～10 mg，同时加用小剂量雌激素口服，如炔雌醇，每天 0.01～0.04 mg，或己烯雌酚，每天 0.5～1 mg，连服 3 周，停药 1 周后再开始新的周期，连续 3 个周期，有恢复排卵及妊娠报道，但亦有认为尚无肯定疗效，不宜长期服用。

(三)手术疗法

对于垂体腺瘤,仍主张用溴隐亭治疗,若服用药品效果不明显时,也有考虑经蝶窦切除肿瘤的手术治疗。近年来采用伽马刀治疗垂体微腺瘤,效果更好而损伤极小。由于子宫颈和子宫腔受损粘连,导致闭经,可采用分离术。对于粘连严重者可在术后放置宫内节育器。

(四)效验方

1.促排卵汤

成分:菟丝子、淫羊藿、巴戟天、枸杞子、熟地、熟附子、当归、党参、甘草。

功用:补肾益精,培本调经。

适应证:肾虚经闭。

阴虚者加用干地黄、女贞子、桑椹子、五味子等;阳虚者加用桂枝、仙茅、补骨脂、艾叶等。适时选用川芎、丹参、鸡血藤、牛膝等活血通经之品。

2.健脾益肾消脂汤

成分:炒当归、生地、白芍、川芎、淫羊藿、巴戟肉、仙茅、石菖蒲、白芥子、生山楂、茯苓、炒白术、怀牛膝。

功用:健脾益肾、化痰消脂调经。

适应证:痰湿闭经。

3.资肾通经汤

成分:柏子仁、川断、黄柏、熟地、淫羊藿、当归、赤芍、丹参、泽泻、牛膝、茺蔚子。

功用:温脾肾,清虚热,通胞脉,交心肾。

适应证:肾阴虚闭经,伴见虚烦不眠、心悸健忘、头晕咽干等症。

(五)中成药

1.滋肾育胎丸

功用:补肾益精、调经种子。

适应证:肾虚闭经。

2.乌鸡调经丸

功用:补肾益气、养血调经。

适应证:虚证闭经。

(六)食疗法

(1)益母草干品 15 g 或鲜品 60 g,红糖 30 g,煎水服,每天 1 剂,连用 4~6 剂。

(2)红花 9 g,黑豆 90 g,红糖 60 g,水煎服。

(3)当归 9 g,鲜益母草 60 g,大枣 6 枚,黑糯米一把熬粥。每天服,连服 4~6 天。

(七)针灸治疗

1.体针

取三阴交、关元,虚证配足三里、血海、肾俞;实证配太冲、中极。

2.耳针

子宫、内分泌、卵巢、皮质下、神门、交感等穴。

(王再贤)

第三节 经间期出血

在两次月经中间,出现周期性的少量阴道流血者,称为"经间期出血"。其特点是阴道流血发生在经间期,即排卵之时,在基础体温(BBT)低温相与高温相交替期,一般在高温相时流血自止,少数可延续到高温相后数天,甚至至月经来潮,一般量甚少,也有流血较多者,甚至如平素经量;可偶然出现,也可反复发作,迁延多时。常与带下伴见。

排卵期中医称为"氤氲之时""的候""真机",明代王肯堂《证治准绳·女科·胎前门》引"袁了凡先生云:天地生物,必有氤氲之时。万物化生,必有乐育之时。此天然之节候,生化之真机也。……丹溪云:一月止有一日,一日止有一时。凡妇人一月经行一度,必有一日氤氲之候,……此的候也,……顺而施之则成胎矣。"已认识到此期是女子易受孕期,即"排卵期"。西医的围排卵期出血可参照本病治疗。

一、病因病机

本病的发生与月经周期中的气血阴阳消长转化有密切关系。主要病因病机是阴虚、湿热、血瘀或阳虚的因素,使阴阳转化不协调,损伤阴络,冲任不固,血溢脉外,遂发生经间期出血。

月经的周期演变是以月为准,《本草纲目·月水》中指出:"女子,阴类也,以血为主,其血上应太阴,下应海潮。月有盈亏,潮有朝夕,月事一月一行,与之相符,故谓之月水、月信、月经。经者常也,有常轨也。"《景岳全书·妇人规》亦指出:"月以三旬而一盈,经以三旬而一至,月月如期,经常不变,故谓之月经。"月经周期包括月经期(行经之时)、经后期(经净后至排卵前)、经间期(排卵期)、经前期(排卵后至行经前)。

月经周期中气血阴阳的消长转化具有月节律,周而复始,循环往复。月经的来潮标志着一个新的周期开始,因月经来潮后,阴血偏虚,故经后期是阴长之期,此期精血渐充(卵泡生长),阴血渐复(子宫内膜增生)。经间期即排卵期,此期精血已达充盛(卵泡成熟),阴长至极,达重阴之状(子宫内膜增厚疏松,宫颈黏液稀薄呈拉丝状),阴阳互根互用,重阴转阳,阳由阴生,气由精化,氤氲之状萌发,"的候"到来,卵子排出,是月经周期中阴阳转化的重要时期。此时,若阴阳顺利转化,则达到新的平衡;若转化不利,阴阳失衡,血海扰动,则有动血出血之虞。

(一)肾阴虚

先天禀赋不足,天癸未充,或欲念不遂,阴精暗耗,或房劳多产,精血耗损,肾阴不足,阴虚火旺,虚火偏盛,氤氲之时,阳气内动,虚火与阳气相煽(虚火借萌动之阳气之势),损伤冲任,扰动血海,迫血妄行,出现经间期出血。若阴虚日久,阴损及阳,统摄无权,血海不固,则反复发作。

(二)湿热

情怀不畅,肝气郁结,横逆犯脾,脾失运化,水湿停滞,流注下焦,蕴而生热,或感湿化热,或湿热侵袭,经间期阳气内动,引动湿热,损伤冲任,扰动血海,以致出血。

(三)血瘀

经期产后,失于调摄,瘀血内留,或寒凝血瘀,或热灼血瘀,或七情所伤,气机阻滞,血行不畅,久而成瘀,致瘀血阻滞冲任胞脉,氤氲之时,阳气内动,瘀血与之搏于冲任,血不循经,以致出血。

(四)肾阳虚

经间阴阳转化期阴精不足,阴虚及阳,或阴阳两虚而偏阳虚,则血液未能得到有力统摄。此外,肾阳不足无以蒸腾肾阴,化生肾气,影响胞宫的固藏,故致出血。

肾阴不足是经间期出血的基本病机,阴虚不能重阴转阳,排卵不利,可兼湿热及瘀血。

二、诊断要点

(一)病史

多为育龄期女性,可有月经不调史,如月经先期、经期延长,或堕胎、小产史。

(二)症状

在两次月经中间,一般是周期的第12～16天出现少量阴道流血,持续2～3天或数天则自止,也可迁延多日,甚至至月经来潮,或偶然出现,或反复发作,或点滴流血,或流血较多,甚至如平素经量。可伴带下增多,质黏透明如蛋清样,或赤白带下,腰酸,一侧少腹胀痛,乳房胀痛。

(三)检查

1.妇科检查

宫颈黏液透明,呈拉丝状,夹有血丝。

2.其他检查

测量基础体温,在低、高温相交替时出血,一般在基础体温升高后则出血停止,亦有高温相时继续出血,甚者至经潮者;血清雌、孕激素水平通常偏低。

三、鉴别诊断

本病属于西医的围排卵期出血。主要应与月经不调中的月经先期、月经过少,以及带下病中的赤带相鉴别。

(一)月经先期

月经先期的特点是月经周期的缩短,或经量正常,或伴有经量过多、过少,在基础体温由高温下降时出血;而经间期出血一般较月经量少,出血时间有规律地发生于基础体温低高温交替时。

(二)月经过少

月经过少的特点是每次月经量均明显减少,甚或点滴而下;经间期出血则发生在两次正常月经的中间,可与正常月经呈现为阴道流血量一次多一次少的规律。

(三)赤带

赤带主要指宫颈出血,无周期性,持续时间较长或反复发作。妇科检查可见宫颈接触性出血、宫颈赘生物等;经间期出血有周期性,一般2～3天可自行停止。

四、治疗

(一)辨证论治

本病的辨证要点是根据阴道流血的量、色、质,结合全身症状与舌脉辨虚实。若阴道流血量少,色鲜红,质黏者,多为肾阴虚证;若阴道流血量稍多,赤白相兼,质稠者,多为湿热证;若阴道流血量时多时少,色黯红,或紫黑如酱,则为血瘀证;若阴道流血量稍多,色淡红,质稀者,多为肾阳虚证。临证时还需参考体质情况。治疗原则以补肾阴,平衡肾中阴阳为主,促进阴阳的顺利转化。根据阴阳互根的关系,要注意阳中求阴,使阴得阳升而泉源不竭,补阴不忘阳,使阴精的充盛有阳气的蒸腾化生而源源不断。治疗时机重在经后期。一般以滋肾养血为主,虚者补之,热者清之,湿者除之,瘀者化之,出血时可适当配伍一些固冲止血药物。

1.肾阴虚证

(1)主要证候:两次月经中间阴道少量流血,色鲜红,质黏,头晕耳鸣,夜寐不宁,五心烦热,腰膝酸软,大便秘结。舌红,苔少,脉细数。

(2)证候分析:肾阴不足,阴虚火旺,虚火内生,经间期氤氲之时,阳气内动,虚火借萌动之阳气,损伤冲任,扰动胞宫,冲任不固,胞宫不宁,则阴道少量流血,虚火灼伤阴液,故阴道流血色鲜红而质黏;虚火上扰清窍,则头晕耳鸣;虚火扰心,则夜寐不宁,五心烦热;腰为肾之府,肾主骨,肾虚则腰膝酸软。舌红,脉细数为肾阴不足之征。

(3)治法:滋肾养阴,固冲止血。

(4)方药。

两地汤(《傅青主女科》)合二至丸(《医方集解》)。

两地汤成分:生地,玄参,白芍,麦冬,阿胶,地骨皮。

二至丸成分:女贞子,墨旱莲。

两地汤中生地、玄参清热养阴凉血,生地还能凉血止血,麦冬、白芍、阿胶滋阴养血,阿胶还能养血止血,地骨皮清虚火。二至丸中女贞子滋补肝肾之阴,清退虚热,墨旱莲养阴止血。两方合用,共奏滋肾养阴,清热凉血,固冲止血之效。

若阴虚及阳,阴阳两虚,经间期出血反复不愈,量稍多,色淡红,质稀,神疲乏力,夜尿频数,舌淡红,苔白,脉细者,治宜滋肾助阳,固摄止血。方用大补元煎(《景岳全书》)。

大补元煎成分:人参,山药,熟地,杜仲,当归,山茱萸,枸杞,炙甘草。

方中人参大补元气,熟地、山茱萸、山药肾肝脾三阴并补,枸杞补益肝肾,当归养血和血,人参与熟地相配,即是景岳之两仪膏的组成,大补精气,杜仲温肾助阳,甘草调和诸药。诸药配合,功能滋肾助阳,阴阳双补,固摄冲任以止血。

(5)临床研究:运用二至丸加减治疗经间期出血的临床研究较多,多为疗效观察的研究,或配合两地汤,或配合六味地黄丸,或配合逍遥散,或配合八正散,均取得较好疗效,也有运用两地汤合一贯煎治疗的临床疗效研究。对于阴虚体质者可用左归丸治疗。

2.湿热证

(1)主要证候:两次月经中间阴道少量流血,色深红,质黏腻,平时带下量多,色黄,小腹作痛,神疲乏力,胸胁满闷,口苦纳呆,溺黄便溏。舌红,苔黄腻,脉滑数。

(2)证候分析:湿热蕴结于任带下焦,经间期重阴转阳,阳气内动,引动湿热,扰动冲任,胞宫不宁,固藏失职,则阴道少量流血;湿热与血搏结,则色深红,质黏腻;湿热蕴结胞宫,气机阻滞,不通则痛,则小腹作痛;湿热下注,损伤任带,任带失约,则带下量多而色黄;湿性重浊,则神疲乏力;湿热熏蒸,则胸胁满闷,口苦纳呆。舌红,苔黄腻,脉滑数,均为湿热之象。

(3)治法:清利湿热。

(4)方药。

清肝止淋汤(《傅青主女科》)去阿胶、红枣,加小蓟、茯苓。

成分:当归,白芍,生地,丹皮,黄柏,牛膝,制香附,阿胶,黑豆,红枣。

方中当归、白芍、生地养血柔肝;丹皮清肝泻火;香附疏肝解郁;黄柏清热燥湿;黑豆补肾;阿胶、红枣养血,因其滋腻温燥,易恋湿生热,故去之;牛膝引药下行。加小蓟以清热止血,茯苓以利水渗湿,增强清利湿热止血之功。

若出血增多,宜去牛膝、当归,加侧柏叶、荆芥炭以止血;带下多而黄稠,则加马齿苋、椿根皮以清热化湿。

(5)临床研究:湿热证经间期出血的临床研究中,清肝止淋汤、易黄汤、八正散合二至丸均能取得较好疗效。

3.血瘀证

(1)主要证候:经间期出血量时或稍多,时或甚少,色黯红,或紫黑如酱,少腹胀痛或刺痛;情志抑郁,胸闷烦躁。舌黯或有瘀斑,脉细弦。

(2)证候分析:瘀血阻滞于冲任,经间期重阴转阳,阳气内动,与之相搏,损伤脉络,络伤血溢,血不循经,则经间期出血;瘀血内阻,则出血量时或稍多,时或甚少,色紫黯;血瘀气滞,不通则痛,则少腹胀痛或刺痛;气机不畅,故情志抑郁;舌黯或有瘀斑,脉细弦,均为血瘀之征。

(3)治法:化瘀止血。

(4)方药。

逐瘀止血汤(《傅青主女科》)。

成分:生地,大黄,赤芍,丹皮,当归尾,枳壳,桃仁,龟甲。

方中当归尾、桃仁、赤芍活血祛瘀;大黄、丹皮清热祛瘀;枳壳行气散结,生地、龟甲养阴止血。全方有活血祛瘀,养阴止血之效。

若出血偏多时,宜去赤芍、当归尾,合失笑散(蒲黄、五灵脂)以祛瘀止血,或大黄改大黄炭;若少腹痛甚,则加延胡索、香附以行气止痛;若兼湿热,带下黄者,加红藤、败酱草以清利湿热;若兼脾虚,纳呆便溏者,去生地、桃仁、大黄,加白术、陈皮、砂仁以健脾和胃;若兼肾虚,腰膝酸软者,加续断、桑寄生以补益肾气。

(5)临床研究:逐瘀止血汤治疗血瘀型经间期出血,可取得较好疗效。临床常用活血化瘀法与滋阴法、温肾法、清热法等配合治疗。

4.肾阳虚证

(1)主要证候:经间期出血,量少,色淡,质稀,腰痛如折,畏寒肢冷,小便清长,大便溏薄,面色晦暗。舌淡黯,苔薄白,脉沉弱。

(2)证候分析:经间期氤氲之时,重阴转阳,阳气欲动,然肾阳不足,命门偏弱,冲任不固,胞宫固藏失职,则阴道少量流血,色淡而质稀;腰为肾之府,阳虚则腰痛如折;阳气不足,失其温煦之功,则畏寒肢冷;肾阳虚,主司二便之功失健,则小便清长、大便溏薄。舌淡黯,苔薄白,脉沉弱为肾阳不足之征。

(3)治法:补肾益阳,固冲止血。

(4)方药。

健固汤(《傅青主女科》)合二至丸加减。

健固汤成分:人参,白术,茯苓,薏苡仁,巴戟天,女贞子,墨旱莲。

方解:方中人参、巴戟天温补肾阳;女贞子、墨旱莲养阴清热止血;白术、茯苓、薏苡仁健脾益气,以后天补先天,固摄冲任。全方共奏补益肾阳,固冲止血之效。

方药:肾气丸《金匮要略》。

成分:干地黄,山药,山茱萸,茯苓,泽泻,丹皮,桂枝,附子(炮)。

方解:桂枝、炮附子温阳祛寒;地黄、山茱萸补益肾阴,以助重阴之功,得桂枝、炮附子辛热之性,重阴转阳,阳气萌动,桂附得地黄、山茱萸滋阴之功,引动阳气,促阴阳顺利转化;山药、茯苓健脾渗湿,泽泻泄肾中水邪;牡丹皮清肝胆相火;均使补而不滞。诸药合用,共成补肾益阳之效。

(5)临床研究:经间期出血属肾阳虚证的临床研究不多,主要为临床个案报道。

(二)中成药

1.六味地黄丸

适应证:肾阴虚型经间期出血。

2.左归丸

适应证:肾阴虚型经间期出血。

3.肾气丸

适应证:肾阳虚型经间期出血。

4.宫血宁胶囊

适应证:湿热型、血瘀型经间期出血。

5.云南白药胶囊

适应证:血瘀型经间期出血。

(三)针灸疗法

1.体针疗法

(1)主穴:关元,曲池,合谷,血海,阴陵泉,足三里,三阴交,公孙,太冲,内庭,隐白,肾俞,子宫穴。

(2)操作:三阴交、公孙、足三里,用补法,其余诸穴可用泻法,或平补平泻,留针30分钟,肾阳虚证可用灸法。月经中期前1周开始治疗,每天1次,7天为1个疗程,连续2个疗程。

2.耳针疗法

取子宫、内分泌、卵巢、肝、脾、肾等。每次取2~3穴,中等刺激,留针15~20分钟,隔天一次,也可耳穴贴压。

3.三棱针疗法

(1)取穴:在阳关穴至腰俞穴间任选一点,以位置较低者为好。

(2)操作:用三棱针挑刺,挑刺深0.1~0.15 cm,其范围不宜过大,挑治后用消毒敷料覆盖,每月1次,连续挑刺3次为1个疗程。

五、临证思路

经间期是月经周期中阴阳转化的重要阶段。此期阴长至重,阳气萌发,从而由阴转阳,呈氤氲之状,是受孕之真机的候,亦即排卵期。若阴阳不能顺利转化,氤氲之状加剧,则可导致这一时期出血。因此,经间期出血往往是阴未盛,阳偏亢,阴阳转化不顺之征。

若经间期出血仅见点滴,1~2天即净,偶尔发生1~2次,且无其他症状者,对生育尚无影响。如果出现有规律地反复发生,迁延不愈,或出血稍多,时间稍长,并伴有其他症状,基础体温呈不典型双相,从低温相向高温相转变期体温波动较大,可影响生育,应进行积极调治。

对于经间期出血的治疗,其重要意义不在于止血,而是经间期之前预防调理,促进阴阳的顺利转化,亦即是促进顺利排卵,从而避免经间期再次发生出血。因经间期出血,一般出血不多,止血法不是主法和常法,只占次要地位,本病在临床上以肾阴虚证最为常见,经间期出血的阴虚是指阴分随着经后期的后移而不能逐步充盈达到最高峰,或即便能达到高峰,但不能维持。另外,在阴分高涨或持续高涨时,湿浊就显得较盛;祛除湿浊有利于冲任血气的活动和制约,所以利湿浊、调气血也是经间期出血的主要治法。只有气虚出血偏多者,才考虑运用止血的方法。

滋养肾阴,务求使阴精充盛,天癸按期而至,然补阴者,常须配伍补阳之品,所谓"善补阴者,必于阳中求阴,则阴得阳升而泉源不竭"。在滋阴之中,加入少许补气温阳益精之品,如菟丝子、鹿角霜等,以利于阴阳转化。血瘀证可单独出现,亦可与阴虚或阳虚证相兼并见。瘀阻冲任,多挟热而动血,调治奇经,须通涩并用,逐瘀止血汤中以龟甲养阴止血,大黄活血化瘀,即有此意。湿热证有湿偏重或热偏重之别。湿浊偏重者,阻滞气机,影响气血的流畅,当以利湿化浊为主;热偏重者,易伤胞脉,当以清热养血为先,固冲止血。本病虽有阴虚、湿热、血瘀或阳虚等证候之别,却多有热象,且多种证候错杂出现,如阴虚的同时伴见湿热、血瘀,或阴虚的同时兼有阳虚、血瘀,故临证往往需多种治法灵活配合使用,不可拘于一法一方。其病因虽有不同,但往往受情志影响而发病,治疗过程中应注意情志疏导,舒缓紧张情绪。解郁清热可选加钩藤、莲子心、郁金等清心安神之品。饮食宜清淡,忌滋腻、辛燥,以提高疗效。该病的治疗可在经期或月经干净后开始治疗,并连续 3 个周期,以巩固疗效。

六、预后转归

本病经适当治疗,多数预后良好。若迁延日久,出血量增加、持续时间延长者,可发展为月经不调、崩漏,亦可影响受孕,引起不孕症。

(王再贤)

第四节 卵 巢 癌

一、概述

卵巢癌是来自卵巢上皮、生殖细胞、性腺间质及非特异性间质的原发性恶性肿瘤,是妇科常见的恶性肿瘤之一。临床以食欲缺乏、腹胀、腹痛、腹部肿块等为主要表现,随病情进展会出现转移所造成的症状。

卵巢癌占女性常见恶性肿瘤的 2.4%～5.5%,占妇科恶性肿瘤的 23%。其发病率仅次于子宫颈癌,位列妇科恶性肿瘤的第 2 位,但死亡率则居妇科恶性肿瘤的首位。卵巢癌以北美、斯堪的纳维亚和北欧国家发病率最高,而非洲国家和部分东亚国家(如中国)较低。不同国家之间年龄标化发病率可相差 4.5 倍,而死亡率差别不大。估算的年龄标化死亡率在发展中国家为 2.8/10 万妇女,在发达国家为 6.2/10 万妇女。2008 年美国的卵巢肿瘤新发病例约为 21 650,死亡病例为 15 520。在我国,北京城区 1993－997 年卵巢癌的发病率为 5.6/10 万,上海城区 1996－1999 年卵巢癌的发病率为 6.88/10 万,发病率较前均明显升高。卵巢癌多见于中老年妇女,高峰年龄在 50～60 岁,早期诊断困难,总的 5 年生存率在 20%～30%。

卵巢癌的发病可能与生殖、月经、激素、饮食及遗传等因素相关。不育或妊娠次数少及使用促排卵药物等可使卵巢癌发生的危险性增加;绝经年龄晚可轻度增加患卵巢癌的危险;长期口服避孕药可降低卵巢癌的发病危险,相反,绝经后的激素替代疗法可能增加发病危险;高动物脂肪饮食可增加患病危险;在所有发病危险因素中,遗传因素是最重要的危险因素之一,具有卵巢癌家族史的一级亲属(包括母女、姐妹)患卵巢癌的危险性较一般人群高 50%,有遗传性卵巢癌综合征(hereditary ovarian cancer syndrome,HOCS)家族史的妇女患卵巢癌的概率高达 20%。

在中医古代文献中没有卵巢癌的病名,卵巢癌属于中医文献的"症瘕""积聚""肠覃"等范畴。《广韵》曰:"症,腹病也。"《说文解字》曰:"瘕,女病也。"症瘕,指一切腹内结块,或胀,或痛,或满,甚或出血的一类病证。文中描述了症瘕的临床表现,与现代卵巢癌的表现相符。宋代陈言《三因极一病证方论·妇人女子众病论证治法》曰:"多因经脉失于将理,产褥不善调护,内作七情,外感六淫,阴阳劳逸,饮食生冷,遂致营卫不输,新陈干忤,随经败浊,淋露凝滞,为症为瘕。"明代张景岳的《景岳全书》指出:"淤血留滞作症,唯妇人有之,其证则或由经期,或由产后,凡内伤生冷,或外受风寒,或恚怒伤肝,气逆而血留;或忧思伤脾,气虚而血滞;或积劳积弱,气弱而不行;总由血动之时,余血未净,而一有所逆,则留滞日积而渐以成症矣。"此处大体说明了症瘕的病因病机。明代《医学正传》记载:"其与瘕独见于脐下,是为下焦之疾,故常得于妇人。大凡腹中有块,不问积聚症瘕,俱为恶候,均可视为寻常等疾而不求医早治,若待胀满已成,胸膜鼓急,虽仓扁复生,亦莫能救其万一。"认为症瘕治疗困难,预后不佳。

卵巢癌作为女性常见恶性肿瘤之一,发病率及死亡率高,早期发现困难,治疗难度大,因此强调早诊断、早治疗、多学科综合治疗,中医药作为肿瘤治疗的方法之一,在长期的治疗实践中摸索和积累了许多经验,取得了较好的疗效。

二、病因病机

中医肿瘤学强调脏腑虚弱,冲任督带失调是卵巢癌发病的首要内因,复加六淫、七情、饮食劳逸相互作用、相互影响,导致本病。其发病病因病机可有下面几方面。

(一)禀赋不足,脏腑虚弱

患者先天禀赋不足,正气内虚,邪毒外侵,留而不去,阻滞气血津液的正常运行和输布,或脏腑虚弱,正气亏虚,气血津液运行输布失常,均可导致淤血、痰饮内生,积聚胞宫生为本病。

(二)饮食不节,损伤脾胃

患者平素饮食不节,脾胃受损,运化失常,痰湿内停,积聚胞中,发为本病。

(三)情志内伤,肝气不舒

患者平素情志失调,肝气郁结,气滞血瘀,阻于胞中,症瘕内生。

(四)冲任督带失调

根据冲任督带的生理功能与女子的女子胞关系密切,冲任督带功能失调则可导致气血的功能失调,导致气滞血瘀,积聚成块阻滞胞宫,或气血亏虚,气虚不能推动血液运行,淤血停滞胞中,发为本病。

总之,卵巢癌的发生,是由于先天禀赋不足,外邪内侵,七情饮食内伤,脏腑经络功能失调,气机紊乱,血行瘀滞,痰饮内停,有形之邪阻于冲任督带,结聚胞宫而成。病位在胞宫,与肝脾肾三脏、冲任督带四脉关系密切。是一种全身属虚,局部属实的疾病。

三、诊断

(一)诊断要点

1.临床表现

以 40～60 岁之间的女性在绝经期前后出现不明原因的胃肠道症状、消瘦、下腹疼痛或不适、腹部包块、不规则阴道出血为诊断要点。早期卵巢癌可无明显临床表现,Goff 等发现 95％的患者在诊断为卵巢癌之前有临床症状出现,分别为腹部症状(77％)、胃肠道症状(70％)、疼痛(58％)、泌尿系统症状(34％)。只有 11％的 Ⅰ/Ⅱ 期患者和 3％的 Ⅲ/Ⅳ 期患者在诊断前无症状。Olson 等报道 93％的患者至少出现一种症状,最常见的为腹部胀满和压迫感(71％)、腹痛或后背痛(52％)以及无力(43％)。

(1)腹胀:是卵巢癌最常见的主诉,也是卵巢癌常见的首发症状之一。常因包块使腹压、盆压增高或腹水所致。

(2)腹痛:也是卵巢癌常见的临床症状。肿瘤压迫邻近组织或侵犯到邻近组织的神经和血管常表现为持续性钝痛或胀痛,阵发性加剧。如肿瘤发生扭转、破裂、出血和/或感染,则腹痛较甚,甚至出现急腹症表现。

(3)盆腹部包块:是患者的主诉之一。卵巢肿瘤位于盆腔时,妇检扪及肿物在子宫一侧或双侧,肿瘤增大时可进入腹腔。恶性肿瘤表面可呈结节状,实性或囊实性,如未侵及周围组织,则表现为一活动性包块,若侵犯周围组织,则表现为一固定、不规则、边界不清的包块。若包块巨大,可引起腹部膨隆,腹部视诊即可发现。

(4)压迫症状:当肿瘤不断生长压迫胃肠道时,可引起胃部不适、消化不良及轻微的消化道功能失调,盆腔脏器受压,可使乙状结肠、直肠、膀胱、子宫移位,常见肛门坠胀、排尿困难等。肿瘤向腹膜后生长,可压迫髂静脉,引起一侧下肢水肿;压迫输尿管时,可导致输尿管扩张、肾盂积水。腹压过大时膈肌上升,影响胸廓运动和呼吸,出现呼吸困难、心悸。

(5)阴道出血:卵巢癌多数不会引起阴道出血,但值得注意的是卵巢子宫内膜样癌患者常出现不规则阴道出血。

(6)转移症状:卵巢癌腹盆腔转移常出现腹水征,腹水多为血性,淡红或暗红色,细胞学检查可找到癌细胞,大量腹水时移动性浊音阳性。卵巢癌肿物压迫肠道或腹膜转移与肠道发生粘连,常出现肠梗阻征象,多表现为不完全性肠梗阻,随着疾病进展可发展为完全性肠梗阻。卵巢癌远处转移多见于肺、肝、腹盆腔及锁骨上淋巴结,可出现相应症状,肺和/或胸膜转移可并发胸腔积液。

(7)恶病质:恶病质通常指的是肿瘤患者因脂肪和蛋白质的大量消耗而导致严重消瘦、无力、贫血、全身衰竭等症状,通常是由逐渐增大的肿瘤包块和肠梗阻所致。

2.经带胎产史及家族史

月经初潮早、未婚不育者,有家族史,尤其是直系亲属中有卵巢癌病史或遗传性卵巢癌综合征者需高度警惕。

3.影像学诊断

以单侧或双侧盆腔附件区出现实性密度不均匀包块为典型表现。通过 B 超、CT、MRI 等检查有助于早期诊断。

4.病理学诊断

通过病理学检查以明确诊断,指导治疗。获取病理学标本的手段有阴道后穹隆吸液涂片、子宫直肠窝穿刺吸液或冲洗液、腹水找癌细胞、细针穿刺活检、腹腔镜及手术。

(二)辅助检查

1.影像学检查

(1)B超检查:经济、易行且无损伤,是目前卵巢癌首选的筛选诊断技术。能发现妇检时不能扪及的卵巢小肿块,并显示肿块的部位、大小、质地,分辨肿瘤的囊实性。B超还可以探及腹水及腹盆腔内播散病灶,帮助确定卵巢癌的播散部位如肝、脾、肾等。卵巢癌的B超表现为壁不规则、厚分隔、乳头状突起、含有实性成分、部分有邻近器官受累。彩超、多普勒扫描能显示恶性肿瘤常有的新生异常血管,这些血管有特异性低阻性;肿块中心有血流、分隔、乳头状突起、不均质性。

(2)X线检查:胸片检查可帮助发现胸腔积液;腹平片可发现囊性畸胎瘤内钙化灶;胃肠钡餐和钡灌肠检查有助于了解胃肠道有无受侵,有无肠梗阻;泌尿道造影检查可明确膀胱和输尿管受压或被侵犯的情况。

(3)CT检查:CT能发现B超难以发现的小病灶,且分辨率高,能显示原发灶、淋巴结、腹腔内外的转移情况,可行CT引导穿刺活检以明确诊断,且CT分期较临床分期更为准确。卵巢癌CT表现可见形态多种多样,多囊性病变伴有厚分隔,实性囊壁或间隔,部分囊性、实性肿块,分叶状、乳头状实质性肿块;部分囊腺瘤含脂肪;肿块外轮廓不规则,界限不清,不规则钙化;囊壁、实性成分强化。卵巢转移癌与原发性肿瘤区别困难,可有两种以上肿瘤并存,偶尔CT不能区分肿块源于卵巢或子宫。

(4)MRI检查:MRI相比于CT最大的优势在于良好的软组织对比,无放射性,可直接多平面成像。卵巢癌的MRI直接征象:实性肿块或实性成分为主,壁厚度超过3 mm,间隔厚度超过3 mm和/或结节状、疣状突起,坏死;MRI间接征象:盆腔脏器或盆壁受累,腹腔、肠管、网膜侵犯,腹水,淋巴结肿大。

(5)正电子发射计算机断层显像(PET):是一种应用前景良好的影像学检查技术,采用2-(F)-fluoro-2-dexy-D-glucose(FDG)做标志物探测肿瘤组织瘤细胞的葡萄糖酵解率,若FDG摄取率超过正常2.5倍,常提示为恶性,能区分坏死,但常难以区分肿瘤和术后炎性反应。

2.病理学检查

(1)阴道后穹隆吸液涂片检查:阳性率仅为33%左右,检查方便,可重复性好,损伤小,如能排除子宫、输卵管癌则可成为卵巢癌的诊断指标之一。

(2)子宫直肠窝穿刺吸液或冲洗液检查:无炎性、粘连、瘢痕者可进行。

(3)腹水检查:可经腹壁穿刺取液,取腹水量200 mL送检,癌细胞发现率可达50%以上。如出现间皮细胞、砂粒体或黏液卡红阳性细胞,亦为恶性肿瘤的特征。

(4)细针穿刺活检检查:在B超或CT引导精确定位下行肿瘤组织细针穿刺活检,准确率达到85%~95%。但穿刺因穿破肿瘤囊壁,引起囊内液体外溢,易致肿瘤扩散。

(5)腹腔镜检查:在诊断不明确时,可通过腹腔镜检查了解盆腔肿块的大小与性质,还可对可疑部位做活检,吸取腹腔液体做细胞学检查,观察腹膜及脏器表面的情况及了解横膈膜的情况,以做出较正确的诊断、分期及治疗方案。

(6)术中活检:不作为常规病理学检查手段,常用于剖腹探查术中以明确诊断。

3.生物标记物检测

部分卵巢癌患者的血清和切除的肿瘤组织中含有一种或多种生物活性物质,可作为卵巢癌诊断、辅助检查、预后判断和疗效预测的指标。CA125是最常用的检测卵巢癌复发的指标,其敏感性、特异度、阳性预测价值高,但阴性预测价值差。卵巢癌患者达临床完全缓解后,若血清CA125水平持续升高,虽然处于正常范围内,仍可预示卵巢癌的复发,比临床或影像学提示复发早3~6个月。其他指标如癌胚抗原(CEA)、CA19-9、甲胎蛋白(AFP)、卵巢癌相关抗原(OCA)、巨噬细胞集落刺激因子（M-CSF）、OVX1、溶血磷脂酸（LPA）、NB70/K 等。上述指标的联合检测可提高早期卵巢癌的检出率，如联合运用 CA125、M-CSF、OVX1 检测，对发现早期卵巢癌的敏感性高达 98％。CEA、CA125、CA19-9 等指标的动态观察，可作为疗效及预后的判断。

（三）临床分型

分为卵巢上皮癌、卵巢性索间质肿瘤、卵巢恶性生殖细胞肿瘤、卵巢转移性肿瘤，具体如下。

1.卵巢上皮癌

（1）浆液性癌：包括浆液性乳头状囊腺癌及乳头状癌，50％为双侧卵巢同时发生，易腹盆腔播散，可伴大量腹水，是最常见的上皮性卵巢癌。肿瘤切面为囊实性，囊内液为浆液性，囊内壁常有多个质脆的乳头或实性结节，半数以上可见外生乳头。此类型患者预后较差。

（2）黏液性癌：较浆液性癌少见，双侧卵巢受累发生率 10％～20％。大部分肿瘤为多房，实性或部分囊性，囊内含胶状黏液，很少外生性乳头，实质区组织乳白或淡红色，结构致密，质脆。该类患者预后较浆液性癌好。

（3）子宫内膜样癌：我国较少见，双侧卵巢受累发生率 30％左右。肿瘤多为实性，切面灰白色，质脆，囊性者内有大片乳头状物，约 1/5 的病例合并子宫内膜癌。预后较好。

（4）恶性勃勒纳（Brenner）瘤和移行细胞癌：均属纤维上皮癌，均较少见，多发于中老年妇女，肿瘤为囊实性或实性。恶性 Brenner 瘤镜下为良性或交界性 Brenner 瘤结构浸润间质，常合并钙化。移行细胞癌组织学类似膀胱移行细胞癌，不具有良性、交界性的区域，可并存腺癌、鳞癌成分。两者预后均较差。

（5）透明细胞癌：少见。肿瘤多为单侧性，可呈实性或囊实性，分叶状，切面鱼肉状，可有大小不等的囊腔。镜下见透明细胞、鞋钉样细胞和嗜酸性粒细胞。此型预后差。

2.卵巢性索间质肿瘤

卵巢性索间质肿瘤包括由性索间质来源的颗粒细胞、卵泡膜细胞、成纤维细胞、支持间质细胞发生的肿瘤。许多性索间质肿瘤能分泌类固醇，因而产生内分泌症状。以颗粒细胞瘤和卵泡膜细胞瘤多见，此两种肿瘤常混合存在，可分泌雌激素。肿瘤为实性，多为单侧，切面灰白或间黄色。二者预后均较好。

3.卵巢恶性生殖细胞肿瘤

（1）胚胎性癌：高度恶性，常合并其他生殖细胞肿瘤，血清甲胎蛋白（AFP）和人绒毛膜促性腺激素（HCG）均可阳性。肿瘤体积较大，有包膜，出血坏死常见。

（2）内胚窦瘤（卵黄囊瘤）：恶性度很高，生长极快，转移率高，血清 AFP 阳性，HCG 阴性。肿瘤细胞多可排列成网状和铁丝圈样、内胚窦样（Schiller-Duval 小体）及腺体结构等，胚胎性癌无此结构，细胞内外亦可见 PAS 阳性点滴。

（3）未成熟畸胎瘤：发生率次于或近似于内胚窦瘤。肿瘤多为单侧性巨大肿物，切面囊实性，多彩状。组织成分复杂，未分化的胚胎组织大多为神经上皮，尚有 3 个胚层来源的其他组织，如胶质、软骨等。此瘤复发和转移率高，但复发瘤可自未成熟向成熟转化，其规律性酷似正常胚胎的生长和发育。复发越晚，瘤组织向成熟转化程度越高，这种向成熟发展的过程需要一定时间。

（4）无性细胞瘤：是国外资料中最常见的卵巢恶性生殖细胞肿瘤，国内报道多较未成熟畸胎瘤少见。单侧性多，双侧占 10％～20％，实性，表面光滑，分叶状，切面粉红至棕褐色。

4.卵巢转移性肿瘤

由于卵巢丰富的淋巴和血运，使其成为一个很容易生长转移瘤的器官。一些原发于消化道或乳腺的肿瘤常首先转移到卵巢,库肯勃(Krukenberg)瘤或称印戒细胞癌是其中重要的一种。来源于生殖器官以外的卵巢转移瘤一般均保持卵巢原形,呈肾形或椭圆形,表面光滑,包膜完整,切面实性胶样,多为双侧性。卵巢转移癌患者一般较年轻,多见于绝经前,预后差,5年生存率仅10%左右。

(四)临床分期

卵巢癌 FIGO 分期

Ⅰ期:病灶局限于卵巢。

Ⅰa期:病灶局限一侧卵巢,包膜完整,表面无肿瘤;腹水或腹腔冲洗液未找到恶性细胞。

Ⅰb期:病灶局限于双侧卵巢,包膜完整,表面无肿瘤;腹水或腹腔冲洗液未找到恶性细胞。

Ⅰc期:病灶局限于一侧或双侧卵巢,并伴有下述任何一项:包膜破裂;卵巢表面有肿瘤;腹水或腹腔冲液中找到恶性细胞。

Ⅱ期:病灶累及一侧或双侧卵巢,伴盆腔转移。

Ⅱa期:病变扩展或转移至子宫或输卵管;腹水或腹腔冲洗液未找到恶性细胞。

Ⅱb期:病变扩展至其他盆腔器官;腹水或腹腔冲洗液未找到恶性细胞。

Ⅱc期*:Ⅱa或Ⅱb期病变,腹水或腹腔冲液中找到恶性细胞。

Ⅲ期**:病灶累及一侧或双侧卵巢,并有显微镜下证实的盆腔外腹腔转移,和/或区域淋巴结转移。

Ⅲa期:显微镜下证实的盆腔外腹腔转移。

Ⅲb期:盆腔外腹腔转移灶最大径线≤2 cm。

Ⅲc期:盆腔外腹腔转移灶最大径线>2 cm,和/或区域淋巴结转移。

Ⅳ期***:腹膜腔外的远处转移。

注:*需要了解包膜是自发术中破裂,检出细胞来自腹水或是腹腔洗液。

**肝包膜转移为Ⅲ期。

***肝实质转移为Ⅳ期;胸腔渗出液必须有恶性细胞才能分为Ⅳ期。

(五)中医辨证分型

1.证候要素

临床上卵巢癌虚实夹杂,可数型并见,在既往研究基础上,结合文献报道以及国内中医肿瘤专家意见,卵巢癌可分为以下6种证候要素。

(1)气虚证。

主症:腹痛绵绵,神疲乏力,少气懒言。

主舌:舌淡胖。

主脉:脉虚。

或见症:食少纳呆,形体消瘦,气短,自汗,畏寒肢冷。

或见舌:舌边有齿印,苔白滑,苔薄白。

或见脉:脉细弱,脉沉细。

(2)血虚证。

主症:面色无华,头晕眼花,爪甲色淡白,少腹胀满。

主舌:舌淡。

主脉:脉细。

或见症:心悸怔忡,失眠健忘,月经闭止或阴道出血色淡量少。

或见舌:苔白,苔薄白。

或见脉:脉沉细,脉细弱。

(3)气滞证。

主症:少腹胀满,痛无定处。

主舌:舌淡红。

主脉:脉弦。

或见症:烦躁易怒,口苦咽干,嗳气,少腹包块,攻撑作痛,腹胀胁痛。

或见舌:舌边红,苔薄白,苔薄黄,苔白腻或黄腻。

或见脉:脉弦细。

(4)血瘀证。

主症:少腹包块,刺痛固定,肌肤甲错。

主舌:舌黯。

主脉:脉涩。

或见症:面色黧黑,唇甲青紫,阴道出血色黯瘀,或夹血块。

或见舌:舌紫黯或见瘀斑、瘀点,舌边青紫,舌下脉络曲张。

或见脉:脉细涩,或脉结代。

(5)热毒证。

主症:口苦身热,尿赤便结。

主舌:苔腻。

主脉:脉滑。

或见症:面红目赤,便秘,小便黄,出血,疮疡痈肿,口渴饮冷,发热。

或见舌:舌淡或红,苔白腻或黄腻。

或见脉:脉细滑,脉滑数。

(6)阳虚证。

主症:面色㿠白,畏寒肢冷,少腹冷痛。

主舌:舌淡,苔白。

主脉:脉沉迟。

或见症:倦怠乏力,少气懒言,小便清长,或短少色淡,大便溏泄,身体浮肿,眩晕,口淡不渴,痰涎清稀,面色㿠白或黧黑,局部冷痛喜温喜按,精神萎靡。

或见舌:舌胖大、苔滑。

或见脉:脉细弱。

2.辨证方法

(1)符合主症 2 个,并见主舌、主脉者,即可辨为本症。

(2)符合主症 2 个,或见症 1 个,任何本证舌、脉者,即可辨为本证。

(3)符合主症 1 个,或见症不少于 2 个,任何本证舌、脉者,即可辨为本症。

3.辨证分型

见表 6-1。

表 6-1　卵巢癌辨证分型

治疗阶段	手术阶段	化疗阶段	放疗阶段	单纯中医治疗阶段
辨证分型	气血亏虚	脾胃不和	气阴两虚	气滞血瘀
	脾胃虚弱	气血亏虚	热毒瘀结	痰湿蕴结
		肝肾阴虚		肝肾阴虚
				气血两虚

四、治疗原则

(一)中西医结合治疗原则

卵巢癌目前仍以手术治疗为主,辅以放疗、化疗、内分泌治疗、靶向治疗,具备条件的患者宜采用中西医结合的治疗方式。西医治疗根据 NCCN 指南原则进行。中医根据治疗阶段的不同,可以分为以下 4 种治疗方法。

1.中医防护治疗

适应人群:围手术期、放化疗、内分泌治疗、靶向治疗期间的患者。

治疗原则:以扶正为主。

治疗目的:减轻手术、放化疗、内分泌治疗、靶向治疗等治疗手段引起的不良反应,促进机体功能恢复,改善症状,提高生存质量。

治疗手段:辨证汤药±口服中成药±中药注射剂±其他中医治法。

治疗周期:围手术期,或与放疗、化疗、内分泌治疗、靶向治疗等治疗手段同步。

2.中医加载治疗

适应人群:有合并症,老年 PS 评分 2,不能耐受多药化疗而选择单药化疗的患者。

治疗原则:以祛邪为主。

治疗目的:提高上述治疗手段的疗效。

治疗手段:中药注射剂±辨证汤药±口服中成药±其他中医治法。

治疗周期:与化疗同步。

3.中医巩固治疗

适应人群:手术后无须辅助治疗或已完成辅助治疗的患者。

治疗原则:扶正祛邪。

治疗目的:防止复发转移,改善症状,提高生存质量。

治疗手段:辨证汤药+口服中成药±中药注射剂±其他中医治法。

治疗周期:3 个月为 1 个治疗周期。

4.中医维持治疗

适应人群:放化疗后疾病稳定的带瘤患者。

治疗原则:扶正祛邪。

治疗目的:控制肿瘤生长,延缓疾病进展或下一阶段放化疗时间,提高生存质量,延长生存时间。

治疗手段:中药注射剂±辨证汤药±口服中成药±其他中医治法。

治疗周期:2 个月为 1 个治疗周期。

（二）单纯中医治疗原则

适应人群：不适合或不接受手术、放疗、化疗、内分泌治疗、靶向治疗的患者。

治疗原则：扶正祛邪。

治疗目的：控制肿瘤生长，减轻症状，提高生存质量，延长生存时间。

治疗手段：中药注射剂＋口服中成药±辨证汤药±中医其他疗法。

治疗周期：2个月为1个治疗周期。

五、治疗手段

（一）辨证汤药

1.手术结合中医治疗

（1）脾胃虚弱。

临床表现：腹部不适或疼痛按之舒适，面浮色白，纳呆，恶心欲呕，消瘦，便溏，恶风自汗，口干不多饮。舌质淡，苔薄或薄腻，脉细或细弦。

治疗原则：健脾理气，益气和胃。

中药汤剂：补中益气汤加减。

药物组成：炙甘草、黄芪、人参、白术、升麻、柴胡、当归、陈皮。

辨证加减：若胃阴亏虚，加沙参、石斛、玉竹；若兼痰湿证者，加茯苓、半夏、薏苡仁、瓜蒌。

（2）气血亏虚。

临床表现：腹痛绵绵，面色少华，神疲乏力，头晕目眩，畏风怕冷，胃纳欠佳，自汗。唇甲苍白，舌质淡白，苔白，脉沉细无力。

治疗原则：益气养血，扶正祛邪。

中药汤剂：八珍汤加减。

药物组成：党参、黄芪、白术、茯苓、当归、熟地、白芍、川芎、大枣、黄精、鸡内金、麦芽。

辨证加减：兼痰湿内阻者，加半夏、陈皮、薏苡仁；若畏寒肢冷，食谷不化者，加补骨脂、肉苁蓉、鸡内金；若动则汗出，怕风等表虚不固之证，加防风、浮小麦。

2.放疗结合中医治疗

（1）热毒瘀结。

临床表现：腹部皮肤肿痛、破溃，下腹隐痛，或胀满不适，口干舌燥，烦闷不安，或见阴道黄色、黏稠分泌物，或见尿频、尿急、尿痛、血尿、排尿不畅；或见大便频繁、黏液血便，甚或便血、肛门灼热、里急后重；舌红或绛，苔黄腻，脉滑数或脉弦。多见于放射性皮炎、膀胱炎、直肠炎等。

治疗原则：清肠燥湿，活血解毒。

中药汤剂：芍药汤合八正散加减。

药物组成：芍药、当归、黄连、木香、大黄、黄芩、肉桂、车前子、瞿麦、山栀子仁、通草、灯心草、炙甘草。

辨证加减：皮肤肿痛、破溃者，用黄连、黄柏、虎杖煎汤外敷；腹部胀痛者，加小茴香、五灵脂；尿血者，加大小蓟、白茅根、生地黄、丹皮；大便频繁、便血、里急后重者，加白头翁、秦皮、马齿苋、地榆炭；腹泻后脱肛者，加三奇散（黄芪、枳壳、防风）。

（2）气阴两虚。

临床表现：头晕目眩，腰膝酸软，目涩梦多，耳鸣耳聋，气短乏力；或手足心热、午后潮热、颧红、小便短赤;或便下不爽、肛门脱垂;舌质红或绛红,苔少或无苔、或有裂纹,脉细或细数。多见于放射性损伤后期,或迁延不愈,损伤正气者。

治疗原则:益肾滋阴。

中药汤剂:知柏地黄汤加减。

药物组成:熟地黄、山茱萸、山药、泽泻、茯苓、丹皮、知母、黄柏。

辨证加减:潮热、盗汗者,加女贞子、墨旱莲、丹皮、浮小麦;气虚不摄,便下不爽、便血、肛门脱垂者,加黄芪、阿胶、升麻、三七粉;兼血虚者,加阿胶、当归、丹参。

3.化疗结合中医治疗

(1)脾胃不和。

临床表现:呕吐嗳气,脘腹满闷不舒,厌食,反酸嘈杂。舌边红,苔薄腻,脉弦。

治疗原则:疏肝理气,和胃降逆。

中药汤剂:四逆散合半夏厚朴汤加减。

药物组成:柴胡、白芍、枳壳、厚朴、法半夏、茯苓、苏梗、生姜、甘草。

辨证加减:脾胃蕴热者,加生地黄、丹皮、黄连。夹痰湿者,加白扁豆、薏苡仁、佩兰。

(2)气血亏虚。

临床表现:面色少华,头晕目眩,倦怠乏力,口淡不渴,胃纳不佳。舌淡,苔白,脉细。

治疗原则:益气养血。

中药汤剂:八珍汤加减。

药物组成:党参、白术、当归、白芍、黄芪、茯苓、鸡血藤、枸杞子、熟地黄、炙甘草。

辨证加减:兼痰湿内阻者,加半夏、陈皮、薏苡仁;若畏寒肢冷,食谷不化者,加肉桂、干姜、鸡内金。

(3)肝肾阴虚。

临床表现:腰膝酸软,耳鸣,五心烦热,颧红盗汗,口干咽燥,失眠多梦。舌红,苔少,脉细数。

治疗原则:滋补肝肾。

中药汤剂:六味地黄丸加减合玉女煎加减。

药物组成:熟地黄、山茱萸(制)、山药、泽泻、牡丹皮、茯苓、石膏、麦冬、知母、生地、牛膝、黄柏、丹皮、甘草。

辨证加减:若阴虚内热重者,加墨旱莲、女贞子、生地。

4.放化疗后结合中医治疗

手术后已完成辅助治疗的患者,采用中医巩固治疗,能够防止复发转移,改善症状,提高生存质量;放化疗完成后疾病稳定的带瘤患者,采用中医维持治疗,能够控制肿瘤生长,延缓疾病进展或下一阶段放化疗时间,提高生存质量,延长生存时间。

辨证论治同"单纯中医治疗"。

5.单纯中医治疗

对于不适合或不接受手术、放疗、化疗、内分泌治疗、靶向治疗的卵巢癌患者,采用单纯中医治疗,发挥控制肿瘤,稳定病情,提高生存质量,延长生存期的作用。

(1)气滞血瘀。

临床表现:少腹包块,坚硬固定,胀痛或刺痛,痛而拒按,夜间痛甚,或伴胸胁不舒,月经不调,甚则崩漏,面色晦暗,肌肤甲错。舌质紫黯有瘀点,瘀斑,脉细涩。

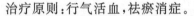

治疗原则:行气活血,祛瘀消症。

中药汤剂:少腹逐瘀汤合桂枝茯苓丸加减。

药物组成:小茴香、干姜、延胡索、没药、当归、川芎、官桂、赤芍、蒲黄、五灵脂、桂枝、茯苓、牡丹皮、白芍、桃仁。

腹部肿块坚硬者,加土鳖虫、水蛭;阴道出血过多者,加仙鹤草、阿胶、三七末;身热口干苦者,加蒲公英、苦参;腹胀甚者,加枳实、九香虫;腹水多者,加大腹皮、八月札、猪苓;潮热、盗汗、口干者,加鳖甲、女贞子、山萸肉、知母;胁痛者加玄胡、白芍、郁金等。

(2)痰湿蕴结。

临床表现:少腹部胀满疼痛,痛而不解,或可触及质硬包块,胸脘痞闷,面浮懒言,带下量多质粘色黄。舌淡胖或红,舌苔白腻,脉滑或滑数。

治疗原则:健脾利湿,除痰散结。

中药汤剂:二陈汤加减。

药物组成:半夏、陈皮、茯苓、甘草。

辨证加减:少腹包块坚硬者,加鳖甲、穿山甲、乳香、没药、山慈姑、夏枯草;身倦乏力重者,加白术、黄芪;大便干硬秘结者,加生大黄、麻子仁、白芍。

(3)肝肾阴虚。

临床表现:下腹疼痛,绵绵不绝,或可触及包块,头晕目眩,腰膝酸软,四肢无力,形体消瘦,五心烦热,月经不调。舌红少津,脉细弦数。

治疗原则:滋补肝肾。

中药汤剂:知柏地黄丸加减。

药物组成:知母、黄柏、熟地黄、山药、山茱萸、牡丹皮、茯苓、泽泻。

辨证加减:腹胀痛者,加川楝子、延胡索、水红花子;血虚阴伤者,加党参、首乌、山萸肉;腹胀,腹大如鼓者,加大腹皮、川楝子、车前草。

(4)气血两虚。

临床表现:腹痛绵绵,或有少腹包块,伴消瘦,倦怠乏力,面色苍白,惊悸气短,动则汗出,食少无味,口干不多饮。舌质淡红,脉沉细弱。

治疗原则:益气养血,滋补肝肾。

中药汤剂:人参养荣汤加减。

药物组成:人参、白术、黄芪、熟地黄、大枣、川芎、远志、白芍、五味子、茯苓、陈皮、甘草。

辨证加减:阴道出血不止者,减川芎,加三七,阿胶。

(二)卵巢癌常用中成药

1.桂枝茯苓丸

活血化瘀,缓消瘀块;适用于妇人宿有症块,妊娠后漏下不止,胎动不安,或血瘀经闭,行经腹痛,产后恶露不尽;用于早期卵巢癌术后辅助治疗。口服,每次9丸,每天1~2次。2月为1个疗程。

2.紫龙金片

扶正祛邪,破瘀散结,解毒抑瘤。适用于中晚期卵巢癌。口服,每次3~4粒,每天3次。1月为1个疗程。

191

3.榄香烯乳注射液

活血解毒，散结止痛。适用于癌性胸、腹水及某些恶性实体瘤，与放化疗同步治疗，可增强疗效，可用于介入、腔内化疗及癌性胸腹水的辅助治疗；每次 0.4～0.6 g，加入 5％葡萄糖或生理盐水 250 mL 静脉滴注，每天 1 次，5～7 天为 1 个疗程。

4.艾迪注射液

清热解毒、消瘀散结。适用于原发性肝癌、肺癌、肠癌、鼻咽癌、泌尿系统肿瘤、恶性淋巴瘤、妇科恶性肿瘤等多种肿瘤的治疗。每次 50～100 mL，加入 0.9％氯化钠注射液或 5％～10％葡萄糖注射液 400～500 mL 中静脉滴注，每天 1 次，10～15 天为 1 个疗程。

5.复方苦参注射液

清热利湿，凉血解毒，散结止痛。适用于癌肿疼痛、出血。每次 16～20 mL，加入生理盐水 250 mL 中静脉滴注，每天 1 次，总量 200 mL 为 1 个疗程，连续应用 2～4 个疗程。

6.华蟾素注射液

解毒，消肿，止痛。适用于中晚期肿瘤。每次 20～40 mL，加入生理盐水或 5％葡萄糖注射液 500 mL 静脉滴注，每天 1 次，10～15 天为 1 个疗程。

7.其他可用于卵巢癌晚期或有虚证表现的扶正中药注射液

参芪扶正注射液、参麦注射液、生脉注射液、黄芪注射液、香菇多糖注射液和猪苓多糖注射液等。

(三)中药贴敷疗法

将药物贴敷于体表某部，透过药物透皮吸收、穴位刺激发挥作用，从而达到调节免疫、控制病灶、康复保健等目的。

1.注意事项

(1)贴敷前要详细询问病史及皮肤过敏史。局部皮肤溃烂、过敏及慢性皮疹、皮炎等禁用外敷治疗。

(2)中药敷贴时间以 2～4 小时为宜，一般不超过 6 小时。

(3)使用过程中，若患者出现辛辣烧灼感或瘙痒应立即取下药贴，根据患者皮肤反应给予对症处理。

2.中药贴敷方

(1)香药酒。

药物成分：乳香、没药、冰片各 30 g，红花 10 g。

用法用量：将上药放入 90％乙醇溶液 500 mL 中浸泡 3 天后，取少量澄清液备用。用棉签蘸适量药水搽于痛处，每天可反复使用，疗程不限。

功效主治：活血止痛。适用于卵巢癌腹痛者。

(2)活血逐水汤。

药物成分：玄胡 40 g，乳香、没药、芫花、桃仁、血竭各 20 g。

用法用量：将上方煎至 100 mL，加冰片 3 g 调匀后外敷于腹部。

功效主治：活血止痛，利水消肿。适用于晚期卵巢癌疼痛伴腹水者。

(3)薏苡附子败酱散。

药物成分：生薏米 30～60 g、败酱草 15～30 g、熟附子 5～10 g。

用法用量：上药加水煎 2 次，分 3 次将药液温服，药渣加青葱、食盐各 30 g，加酒炒热，乘热布包,外敷患处,上加热水袋,使热气透入腹内,每次 1 小时,每天 2 次。如热象重者,附子减半量,加红藤 30 g、蒲公英 15 g、地丁 15 g、制大黄(后下)10 g;发热重者,加柴胡 10 g、黄芩 10 g;湿象重者,加土茯苓 30 g、泽兰 10 g、苍术 10 g;血瘀重者,加三棱 12 g、莪术 12 g、失笑散 12 g;包块坚硬者,加王不留行 10 g、水蛭 5 g、蜈蚣 2 条。

功效主治:清热利湿散结,适用于卵巢癌见腹部包块者。

(4)独角莲敷剂。

药物成分:鲜独角莲(去皮)。

用法用量:将独角莲捣成糊状,敷于肿瘤部位,上盖玻璃纸,包扎固定,24 小时更换一次(用干独角莲研细末,温水调敷也可)。

功效主治:解毒散结止痛。适用于各种卵巢癌包块坚硬、疼痛者。

(5)加味双柏散。

药物成分:侧柏叶、大黄、黄柏、泽兰等 100～200 g。

用法用量:用蜜糖水调成糊状,微波炉加热至皮肤不觉烫为度,敷于肿瘤处或疼痛部位,上盖玻璃纸,包扎固定,4 小时后取走药物。

功效主治:活血祛瘀,消肿止痛。适用于卵巢癌包块坚硬、疼痛者;亦可用于卵巢癌所致腹水、肠梗阻出现腹胀痛者。

(四)中药灌肠疗法

将煎煮的中药以肛管滴注于直肠,通过直肠黏膜对药物的吸收,起到清热解毒、活血通络的作用,能促进局部黏膜修复,达到改善症状、调节免疫等目的。

1.注意事项

(1)便血量多、肠壁巨大溃疡并肠壁变薄者,灌肠疗法有肠穿孔的风险,需慎用。

(2)肠道肿物巨大,合并直肠梗阻,肛管难以通过者,不宜使用灌肠疗法。

(3)避免使用质地较硬、管口边缘锐利的胶管灌肠。

(4)为达最佳疗效,现多采用保留灌肠法,灌肠液滴速以 40～60 滴/分为宜,灌肠后嘱患者保留灌肠液 30 分钟以上再排出。

2.中药灌肠方

药物成分:生大黄 20 g,黄柏 15 g,山栀子 15 g,蒲公英 30 g,金银花 20 g,红花 15 g,苦参 20 g。

用法用量:将上方药物加水 800 mL,煎至 200 mL。从肛门插入导尿管 20～30 cm 深,注药后保留 30～60 分钟,每天 1 次。

功能主治:清热解毒,凉血活血。用于卵巢癌放疗后局部炎症、疼痛、肿胀者。

(五)非药物疗法——针灸

处方:取足厥阴肝经,足阳明经,任脉经穴为主。关元、气海、中极、天枢、三阴交、太冲。

方义:关元、中极、气海疏通胞宫,调理冲任;天枢是治疗症瘕的经验穴并理气活血;太冲、三阴交疏肝健脾,活血行气。

辨证配穴:气滞血瘀型加肝俞、膈俞、血海以行气散瘀。痰湿蕴结型加脾俞、足三里、丰隆以补益脾胃,除湿化痰。肝肾阴虚型加肝俞、肾俞、太溪以滋补肝肾。气血两虚型加足三里、血海以补气养血,可灸。

随症配穴:胁痛者,加阳陵泉;小腹痛甚加次髎。

操作:毫针针刺,补泻兼施。每天 1 次,每次留针 30 分钟,10 次为 1 个疗程。虚证可加灸。

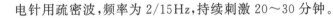

电针用疏密波,频率为 2/15Hz,持续刺激 20～30 分钟。

六、预防与调护

(一)预防

(1)定期普查普治:卵巢癌治疗的重点在于早期发现肿瘤,早期患者常无明显症状,为早期诊断带来很大的不便,故定期普查尤为重要。

(2)所有卵巢实性肿块,尤其是表面高低不平者,或大于 6 cm 的囊肿,应立即行手术治疗。

(3)绝经后发现子宫内膜腺瘤样增生或内膜腺癌,应注意卵巢有无肿物,并及早行手术治疗。

(4)盆腔炎性肿块,尤其是怀疑盆腔结核或子宫内膜异位性肿块,经治疗无效,不能排除肿瘤的可能性时应手术探查。

(5)早期卵巢癌易漏诊,因手术中常见到外观光滑,表面平整误以为是良性肿瘤者,结果病理切片检查已有恶性变,故手术中应准确鉴别肿瘤性质,切下的标本应立即剖开仔细检查,疑有恶性可能者,即送冰冻切片检查,并根据病理结果,结合临床表现,决定手术范围,术后将所有标本再次送检,以明确诊断。

(二)调护

(1)使患者保持积极乐观的精神,树立战胜疾病的信心,忌悲观紧张情绪,协助患者调节心理适应过程。

(2)协助患者接受各种诊断检查及治疗。

(3)补充营养与水分,协助克服化疗引发的不良反应,如骨髓功能抑制、消化功能紊乱、脱发等。

(4)尽量避免外源性化学制品对身体的刺激,特别是滑石粉、石棉类等,注意外阴部清洁,经期及性生活的卫生。

(5)注意勿使腹部受挤压,检查时动作要轻柔。要节制性生活。

(6)多食富营养易消化的食物及新鲜蔬菜、水果,保证大小便通畅。

(7)维持适当的活动与休息。

七、研究进展

卵巢癌是女性生殖器官三大恶性肿瘤之一,其死亡率居女性生殖系统肿瘤首位。早期卵巢癌几乎无明显自觉症状,患者就诊时多已为中晚期。由于缺乏有效的早期诊断方法,该病 5 年存活率仍较低,在 30％～40％之间,对患者生命构成严重威胁。卵巢癌的治疗以手术为主,辅以放疗、化疗、中医药治疗及生物治疗等综合性治疗。近年来,在上述治疗过程中,中医药的参与能够明显提高患者生存质量和存活期。

(一)病因病机

根据文献记载,我国古代医家对卵巢癌的病因、规律及转归均有了一定认识。如《灵枢·水胀》认为其病因为"寒气客于肠外"即"肠覃何如……寒气客于肠外,与卫气相搏,气不得荣,因有所系,癖而内著,恶气乃起,息肉乃生。其始生也,大如鸡卵,稍以益大,至其成,如怀子之状,久者离岁,按之则坚,推之则移,月事以时下,此其候也。"现代亦有人就其病因进行研究,谭开基等认为,卵巢癌的病因:正气先虚,脏腑之气虚弱,六淫邪毒乘虚而入,客于肠外与卫气相搏,留而不去;饮食不节,损伤脾胃,令食饮不消,聚结于内,脾虚生痰,痰湿凝成块;湿郁化热,湿热蕴结不

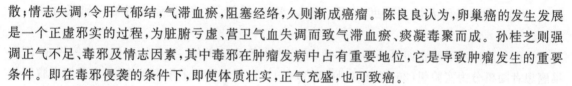

散;情志失调,令肝气郁结,气滞血瘀,阻塞经络,久则渐成癥瘤。陈良良认为,卵巢癌的发生发展是一个正虚邪实的过程,为脏腑亏虚、营卫气血失调而致气滞血瘀、痰凝毒聚而成。孙桂芝则强调正气不足、毒邪及情志因素,其中毒邪在肿瘤发病中占有重要地位,它是导致肿瘤发生的重要条件。即在毒邪侵袭的条件下,即使体质壮实,正气充盛,也可致癌。

(二)治疗进展

1.辨证论治

目前关于卵巢癌的中医辨证分型尚不统一,临床上多按医家的临证经验而划分证型和组方用药。辨证分型主要按卵巢癌的病因病机及症状体征归类分型。如郁仁存将本病分为以下数型:湿热郁毒型、气虚血瘀型、痰湿凝聚型、气阴两虚型。孙桂芝将本病分为四型:肝气郁结型、肝气虚型、肝肾阴虚型以及阴虚型。潘天慧等则认为治疗应重在益气养阴、化瘀解毒、扶正祛邪,主张化疗期间即可服用益气养阴解毒汤加减治疗,以减少化疗的毒性和不良反应;在化疗间歇期服用益气扶正消癥汤加减治疗。王希波等主张在化疗前1周左右可以有针对性地服用以益气健脾为主,滋补肝肾为辅之药物;化疗期间可加用和胃降逆之药,如陈皮、姜半夏、姜竹茹等,以缓解恶心呕吐等脾失健运证候;化疗后元气大伤,脾肾亏虚,气血虚弱,加之邪毒内伏,可在补肾健脾、益气养血的同时,加用祛瘀解毒之药,如红藤、大黄、白花蛇舌草等。

2.治疗方案

中医药治疗卵巢癌的循证医学研究尚处于起步阶段,现有的研究表明,中医药在放疗、化疗期间,手术及放化疗后,以及在复发难治卵巢癌、卵巢癌并发恶性腹水等方面具有一定作用。桂枝茯苓丸、鳖甲煎丸、大黄䗪虫丸等经典名方名药在临床上长久应用,并且已研发上市了多种中成药,如艾迪注射液、康艾注射液、复方斑蝥胶囊等。

中医治疗卵巢癌根据患者邪正盛衰,采用扶正化瘀解毒为主的治疗。放化疗期间以扶正为主,病情初期,患者体力状况尚可者,可兼顾化瘀解毒治疗以增强疗效。如刘爱武等将120例卵巢癌术后患者分为治疗组(增免抑瘤方+化疗组)90例,对照组(单纯化疗组)30例,结果表明,治疗组晚期卵巢癌的5年生存率(50%)高于对照组(33.3%),治疗组治疗1年后的生活质量高于对照组($P<0.05$),而2年后的生活质量与对照组差异无显著性意义($P<0.01$)。夏亲华等以扶正培本、化瘀解毒为基本方治疗卵巢癌,中药联合腹腔化疗取得了较好的近期疗效,提高了化疗完成率,降低了化疗的不良反应,提高了生存质量和生存率。潘天慧等观察手术、化疗配合中药治疗原发性卵巢癌的临床疗效,随机将原发性卵巢癌分为2组,对照组为术后接受化疗,治疗组为术后接受化疗并同时服用中药治疗。结果发现中药能提高手术、化学治疗原发性卵巢癌的疗效,并减少其消化道毒性和不良反应。于华香等将自拟方参芪扶正败毒丸与化疗药物联合运用,观察卵巢癌200例治疗后局部病灶变化(CR+PR+NC),观察组有效率85.84%,明显优于对照组58.75%($P<0.01$);3年、5年生存率(65.46%,39.65%)显著优于对照组(45.38%,28.73%)($P<0.05$,$P<0.01$)。提示中医参与的卵巢癌治疗对于提高患者的生活质量、生存期及机体免疫功能均有帮助。

对于复发难治卵巢癌,多程治疗后的晚期卵巢癌患者,单纯中医药治疗也可成为一种治疗选择。如苗厚润等报道以中药化瘤丸为主治疗晚期卵巢癌44例,完全缓解6例,部分缓解18例,总缓解率为54.5%。郁仁存常以清热利湿、解毒散结为法治疗晚期卵巢癌,常用方药为:半枝莲30 g、龙葵30 g、白花蛇舌草30 g、白英30 g、川楝子12 g、车前草30 g、土茯苓30 g、瞿麦15 g、败酱草30 g、生薏米30 g、大腹皮10 g。毒热盛者加蛇莓、草河车、苦参,腹胀甚者加木香、槟榔、大腹皮、枳实,肿块坚硬者加土鳖虫、山甲、莪术、水蛭、桃仁、虻虫,腹痛甚者加白屈菜、白芍、炙甘草。

中医外治法对于改善卵巢癌临床症状,治疗腹水等并发症有一定作用。侯玉娜等将69例卵巢癌患者随机分为实验组(36例)和对照组(33例)。对照组单纯采用腹腔化疗,实验组在腹腔化疗的基础上加博生癌宁透皮治疗贴外用。贴敷部位:神阙、中极、三阴交及卵巢病灶区,每天2～4贴。结果显示,实验组患者腹痛、腹水、恶心等临床症状均不同程度地减轻或消失,总有效率为91.6%,优于对照组(60.61%,$P<0.05$)。金庆满等采用中药膏(黄芪80 g,猪苓50 g,石吊兰50 g,商陆20 g,千金子6 g,薏苡仁50 g,桃仁40 g,红花30 g,莪术30 g,沉香10 g,槟榔10 g)外敷联合腹腔灌注化疗治疗卵巢癌腹水30例,并与单纯腹腔灌注化学治疗30例对照观察。结果显示,治疗组腹水改善有效率86.7%,临床症状改善率80.0%;对照组分别为56.7%、63.3%,2组比较差异均有统计学意义($P<0.01,P<0.05$);治疗组生活质量高于对照组($P<0.05$),白细胞下降、胃肠道反应、腹痛及肾功能损害等不良反应发生率均低于对照组($P<0.05$)。陈兰英等对卵巢癌术后患者予理气汤(丹参、当归、木香、陈皮、厚朴、茯苓、青皮、生大黄、姜半夏各10 g,番泻叶6 g),于术后24小时开始由胃管注入并夹闭胃管2小时,停胃肠减压后改口服,联合针灸(取足三里常规针刺)治疗卵巢癌术后40例,并与术后常规治疗40例对照观察。结果显示,治疗组肠功能恢复时间、首次排气时间明显早于对照组($P<0.05$)。

此外,大多数基础研究停留在细胞水平,如大黄素、芹菜素对人卵巢癌HO-8910PM细胞均有一定的毒性;苦参素能抑制卵巢癌细胞增殖,诱导卵巢癌细胞凋亡。中医药治疗卵巢癌的作用机制有待于深入研究。

3.存在问题及展望

辨证论治是中医学的核心和特色,目前中医治疗卵巢癌仍然坚持辨证论治,辨证与辨病相结合。但关于卵巢癌的中医辨证分型尚不统一,临床上多以医家的临证经验而划分证型和组方用药。由于卵巢癌的病情复杂严重,辨证标准未能统一,不利于临床研究和应用。此外,缺乏前瞻性大样本调查资料,从现有资料来看,治疗多为个人经验或认识,缺乏临床大样本研究依据。卵巢癌患者晚期较多,合并腹水、肠粘连、肠梗阻等急症较为常见,单纯中医药治疗的安全性未经系统评估,单纯应用中药有一定的风险,使患者难以依从,目前提倡中西医结合治疗。西医治疗卵巢癌的研究已上升到分子基因靶点水平,因而随着研究的深入和中西医这两种模式的契合点的精确定位,治疗卵巢癌会有广阔的发展空间。我们相信,随着广大医务人员的不断探索和实践,中医治疗卵巢癌必定会有更广阔的发展前景。

(王再贤)

第七章
常见疾病的针灸推拿治疗

第一节 中 风

中风病又称卒中,是在气血内虚的基础上,遇有劳倦内伤、忧思恼怒、嗜食厚味、烟酒等诱因,进而引起脏腑阴阳失调,气血逆乱,直冲犯脑,脑脉闭阻或血溢脉之外所致。临床以突然昏仆、半身不遂、口舌㖞斜、言语謇涩或不语、偏身麻木为主症,并具有起病急、变化快如风邪善行数变的特点,好发于中老年人的一种常见病。

中风急性期标实证候突出,急则治其标,当以祛邪为主。常用醒神开窍、平肝息风、清化痰热、化痰通腑、活血通络等治疗方法。闭证当以祛邪开窍醒神法治疗;脱证则以扶正固脱为法;内闭外脱者,醒神开窍与扶正固脱可以兼用。恢复期与后遗症期多为虚实夹杂,治宜扶正祛邪,常用育阴息风、益气活血等法。

中风病所涉及内容与西医学脑血管病基本相似,脑血管病可以分为缺血性和出血性两大类,由于病变性质、部位和范围的不同,可以表现出不同的症状和体征。不论是缺血性还是出血性的,均可以参照本节进行辨证论治。

脑血管病是严重危害人类健康的重大疾病。据中国卫健委统计中心发布的人群监测资料显示,无论是城市或农村,脑血管病近年在全死因顺位中都呈现明显前移的趋势。城市居民脑血管病死亡已上升至第一、第二位,农村地区在 20 世纪 90 年代初脑血管病死亡列第 3 位,20 世纪 90 年代后期升至第 2 位。从国家"七五"攻关计划以来,作为重大疾病,脑血管病是国家攻关课题和各类重大研究项目的重点研究内容。随着人口老龄化的进程加速,脑血管病的临床和基础研究,将作为医学研究的重大课题持续进行下去并不断向前发展。

中医预防与治疗中风病有悠久的历史,积累了较为丰富的经验,具有鲜明的特色,具有一定的优势。中医防治脑血管病的研究,从临床治疗经验的汇总、发掘,到循证医学理论指导下的大样本证候学特点的系统化研究,再到中医综合治疗方案的规范化临床试验,从基础理论到临床实践的研究均取得较大的进展。已经完成的国家"十五"攻关课题结果显示,治疗脑梗死和脑出血的中医综合治疗方案已经建立,并在初步的临床实践中得到验证。中医治疗中风病的研究,已经形成相对较为成熟的,可以相对独立的研究体系。

从所造成损伤范围的角度看,脑血管病的病损涉及意识、运动、语言、智能、情绪、感觉等多系统,研究对象不仅仅局限在运动障碍。随着研究的不断深化,越来越多的学者趋向于将脑血管病定义为一个"综合征"。而随着这一认识的不断强化,研究方向越分越细,研究内容更趋向复杂。脑血管病后的智能和情绪改变引起更多的重视,血管性痴呆、卒中后抑郁已经成为独立的研究对象,相应的中医药诊断、治疗研究已经展开,部分研究已经取得初步成果。

从疾病病程角度看,脑血管病的临床和基础研究的重点一直在病变发生之后,即脑梗死或脑出血的急性期和恢复早期。随着研究的不断深化,对脑血管病认识水平的不断提高,研究重心发生位移,同时出现前移和后移的趋势。重心前移是指预防,出现短暂脑缺血发作的积极治疗,关注脑血管病高危因素的有效控制,以致高危人群早年生活习惯的改善。重心后移是指康复,脑血管病发生后复杂的病理机制,难以逆转的级联反应过程,直接导致治疗的难度,多数患者的功能损害不可避免,所以病变的损坏过程停止后,病情稳定后的功能重建不可回避,成为这一阶段的重点问题。

中风病康复涉及功能、能力和社会障碍等多层次,主症、兼症及并发症等多方面的问题,是中医药发挥特色和优势的重要位点。针灸促进偏瘫康复的疗效已经获得较为充分的临床证据。中药内服、外用,以及推拿等中医方法与康复训练相结合,可以从多角度、多方面解决偏瘫康复的问题,提高偏瘫康复的疗效。进一步规范化的临床研究,进一步深化的中医药作用机制探讨,更为广泛的国际合作研究,将更加明确中医药在中风病偏瘫康复中的特色和优势。

一、诊断标准

(一)中医诊断标准

1.疾病诊断

(1)主症:偏瘫、神识昏蒙、言语謇涩或不语、偏身感觉异常、口舌㖞斜。

(2)次症:头痛、眩晕、瞳神变化、饮水发呛、目偏不瞬、共济失调。

(3)急性起病,发病前多有诱因,常有先兆症状。

(4)发病年龄多在 40 岁以上。

具备两个主症以上或一个主症两个次症,结合起病、诱因、先兆症状、年龄即可确诊;不具备上述条件,结合影像学检查结果也可确诊。

根据中风病的病理特点,中风分为缺血性中风和出血性中风,前者主要指缺血性脑血管病,后者主要指出血性脑血管病。

2.分期标准

(1)急性期:发病 4 周以内。

(2)恢复期:发病 4 周以上。

(3)后遗症期:发病 1 年以上。

(二)西医诊断标准

1.短暂性脑缺血发作

(1)为短暂的、可逆的、局部的脑血液循环障碍,可反复发作,少者 1～2 次,多至数十次。多与动脉粥样硬化有关,也可以是脑梗死的前驱症状。

(2)可表现为颈内动脉系统和/或椎基底动脉系统的症状和体征。

(3)每次发作持续时间通常在数分钟至 1 小时,症状和体征应该在 24 小时以内完全消失。

2.蛛网膜下腔出血

其主要是指动脉瘤、脑血管畸形或颅内异常血管网症等出血引起。

(1)发病急骤。

(2)常伴剧烈头痛、呕吐。

(3)一般意识清楚或有意识障碍,可伴有精神症状。

(4)多有脑膜刺激征,少数可伴有脑神经及轻偏瘫等局灶体征。

(5)腰穿脑脊液呈血性。

(6)CT 扫描应作为首选检查。

(7)全脑血管造影检查可帮助明确病因。

3.脑出血

(1)常于体力活动或情绪激动时发病。

(2)发作时常有反复呕吐、头痛和血压升高。

(3)病情进展迅速,常出现意识障碍、偏瘫和其他神经系统局灶症状。

(4)多有高血压病史。

(5)CT 扫描应作为首选检查。

(6)腰穿脑脊液多含血和压力增高(其中 20%左右可不含血)。

4.动脉粥样硬化性血栓性脑梗死

(1)常于安静状态下发病。

(2)大多数发病时无明显头痛和呕吐。

(3)发病较缓慢,多逐渐进展,或呈阶段性进行,多与脑动脉粥样硬化有关,也可见于动脉炎、血液病等。

(4)一般发病后 1~2 天内意识清楚或轻度障碍。

(5)有颈内动脉系统和/或椎基底动脉系统症状和体征。

(6)应做 CT 或 MRI 检查。

(7)腰穿脑脊液一般不应含血。

5.脑栓塞

(1)多为急骤发病。

(2)多数无前驱症状。

(3)一般意识清楚或有短暂性意识障碍。

(4)有颈动脉系统和/或椎基底动脉系统症状和体征。

(5)腰穿脑脊液一般不含血,若有红细胞可考虑出血性脑梗死。

(6)栓子的来源可为心源性或非心源性,也可同时伴有其他脏器、皮肤、黏膜等栓塞症状。

6.腔隙性梗死

(1)发病多由高血压动脉硬化引起,呈急性或亚急性起病。

(2)多无意识障碍。

(3)应进行 CT 或 MRI 检查,以明确诊断。

(4)临床表现都不严重,较常见的为纯感觉性卒中、纯运动性轻偏瘫、共济失调性轻偏瘫、构音不全-手笨拙综合征或感觉运动性卒中等。

(5)腰穿脑脊液无红细胞。

7.无症状性脑梗死

为无任何脑及视网膜症状的血管疾病,仅为影像学所证实,可视具体情况决定是否作为临床诊断。

二、鉴别诊断

(一)口僻

口僻又称吊线风。口僻以口眼㖞斜、目不能闭、口角流涎为主要临床表现,起病突然,一年四季均可发生,以春秋两季为多见,发病年龄以青壮年为多,发病前多有明显的局部受凉、风吹等诱因。其与中风的临床表现、起病原因、发病年龄等明显有别。中风也有以口眼㖞斜为主要表现者,但多以中老年人为主,且多伴有言语謇涩或不语、偏身麻木或神昏等症。

(二)痫病

痫病患者虽起病急骤,突然昏仆倒地,但神昏多为时短暂,移时自行苏醒,醒后如常人。中风患者昏仆倒地,其神昏症状重,持续时间长,多难以自行苏醒,多遗留明显后遗症。痫病患者多伴有肢体抽搐、口吐白沫、四肢僵直、两手握拳、双目上视、小便失禁,一般无半身不遂、口舌㖞斜等症,发病者以儿童、青少年居多,且有多次相似发作的病史可寻。应当注意的是,少数中风先兆发作的患者,与部分痫病的发作相似。如年龄在40岁以上,首次发作者,应注意观察,并进行必要的检查,以资鉴别。

(三)厥病

厥病的突然昏仆、不省人事,需与中风相鉴别。但厥病神昏时间短暂,同时常伴四肢逆冷,一般移时苏醒,醒后无半身不遂、口舌㖞斜等中风特有的症状。而中风多遗留明显后遗症。

(四)痉病

痉病以四肢抽搐、项背强直,甚至角弓反张为主症,病发中也可伴有神昏,应与中风阳闭相鉴别。痉病神昏多出现于抽搐之后,而中风者多病起即有神昏,而后出现抽搐。痉病者抽搐时间长,中风者抽搐时间短。痉病者无半身不遂、口舌㖞斜等中风后遗症。

(五)痿病

痿病有肢体痿痪、活动无力,但多起病缓慢,以双下肢痿或四肢痿为多见,或有患肢肌肉萎缩,或见筋惕肉瞤。中风的肢体痿痪多起病急骤,且以瘫痪不遂为多见。痿病者起病时无神昏,中风者常有不同程度的神昏,据此多可鉴别。

三、证候诊断

(一)风痰火亢证

(1)主症:半身不遂,口舌㖞斜,言语謇涩或不语,感觉减退或消失,发病突然。

(2)次症:头晕目眩,心烦易怒,肢体强急,痰多而黏,舌红,苔黄腻,脉弦滑。

(二)风火上扰证

(1)主症:半身不遂,口舌㖞斜,言语謇涩或不语,感觉减退或消失,病势突变,神识迷蒙。

(2)次症:颈项强急,呼吸气粗,便干便秘,尿短赤,舌质红绛,舌苔黄腻而干,脉弦数。

(三)痰热腑实证

(1)主症:半身不遂,口舌㖞斜,言语謇涩或不语,感觉减退或消失。

(2)次症:头痛目眩,咳痰或痰多,腹胀便干便秘,舌质黯红,苔黄腻,脉弦滑或偏瘫侧弦滑而大。

(四)风痰瘀阻证

(1)主症:半身不遂,口舌㖞斜,言语謇涩或不语,感觉减退或消失。

(2)次症:头晕目眩,痰多而黏,舌质黯淡,舌苔薄白或白腻,脉弦滑。

(五)痰湿蒙神证

(1)主症:半身不遂,口舌㖞斜,言语謇涩或不语,感觉减退或消失,神昏痰鸣。

(2)次症:二便自遗,周身湿冷,舌质紫黯,苔白腻,脉沉缓滑。

(六)气虚血瘀证

(1)主症:半身不遂,口舌㖞斜,言语謇涩或不语,感觉减退或消失。

(2)次症:面色㿠白,气短乏力,自汗出,舌质黯淡,舌苔白腻或有齿痕,脉沉细。

(七)阴虚风动证

(1)主症:半身不遂,口舌㖞斜,言语謇涩或不语,感觉减退或消失。

(2)次症:眩晕耳鸣,手足心热,咽干口燥,舌质红瘦,少苔或无苔,脉弦细数。

四、病因病机

(一)病因

1.正气虚衰

年老体衰,或久病气血亏损,元气耗伤,则脑脉失养。气虚则运血无力,血流不畅,而致脑脉瘀滞不通;阴血亏损,则阴不制阳,阴亏于下,阳亢于上,阳化风动,夹痰浊、瘀血上扰清窍,邪气滞留于虚损之脑脉而形成下虚上实,突发本病。

2.劳倦内伤

烦劳过度,易使阳气升张,引动风阳,造成内风旋动,则气火俱浮,迫血上涌,或兼夹痰浊、瘀血上壅清窍;或血之与气并走于上,壅胀脑脉,终成大厥、昏仆之候;因此而中风者,病情多重。

3.饮食不节

嗜食肥甘厚味,辛香炙烤之物,或饮酒过度,以致脾胃受伤,脾失运化,痰浊内生,郁久化热,痰热互结,壅滞经脉,上蒙清窍。

4.五志所伤,情志过极

七情失调,肝失调达,肝气郁结,气机郁滞,血行不畅,瘀结脑脉;暴怒伤肝,则肝阳暴张,或心火暴盛,风火相煽,血随气逆,上冲犯脑。凡此种种,均易引起气血逆乱,上扰脑窍而中风。

5.痰浊

多因脾失健运,或肝旺克脾,或肝郁化火,炼液成痰。痰浊日久化热,痰热互结,壅滞血脉,上蒙清窍而成中风。

6.瘀血

多因正气虚衰,气虚运血无力,血脉瘀滞;或暴怒伤肝,肝阳暴亢,血随气逆,上壅清窍,瘀结于脑脉;或肝气郁结,气滞血瘀,发为本病。

此外,气候骤变、烦劳过度、情志相激、用力不当等均可诱发或加重本病。

(二)病机

1.发病

起病多急。在活动状态下发病,尤其是在用力不当或情绪激动时发病。多突然昏仆或无昏

201

仆而突发半身不遂、口舌喝斜、舌强言謇或不语、偏身麻木,多于短期内病情发展至严重程度。而于安静或睡眠状态下发病者,部分可呈渐进性加重,发病前可有头晕、头痛、手足麻木或无力、一时性言语不利、阵阵心悸等先兆症状。

2.病位

病位在脑髓血脉,涉及心、肝、脾、肾等多个脏腑。

3.病性

病性属本虚标实。中风急性期以风、火、痰、瘀等标实证候为主,常由于脑络受损,神机失用,而导致多脏腑功能紊乱,出现清窍闭塞、腑气不通、痰瘀互阻、血脉不畅等诸多证候,如《黄帝内经》中所述的"主不明,则十二官危"。恢复期及后遗症期则表现为虚实夹杂或本虚之证,气虚、阴虚证候逐渐明显,以气虚血瘀、肝肾阴虚为多,也可见气血不足、阳气虚衰之象,而痰瘀互阻往往贯穿中风病的始终。

4.病势

若初起时,仅见半身不遂、口舌喝斜、舌强言謇、神志清醒,则清窍尚未被蒙塞,病情尚轻。如果病情进一步发展,渐至神昏、清窍不开、神昏日重,则病情危笃,甚则合并呕血、便血、厥脱等病证,即难救治。

5.病机转化

在疾病的发展过程中,病机转化迅速是中风病的主要特点。其病机转化决定于内风、邪热、痰浊、瘀血等病邪与人体正气相争及其消长变化的结果。急性期,邪气盛,脑脉痹阻或血溢于脑脉之外,清窍蒙塞,如果正气不衰,经过辨证论治,邪热清,内风息,痰浊化,瘀血祛,神明逐渐恢复,半身不遂诸症也可逐渐减轻。如平素体弱,正气先衰,或邪气过盛,气血逆乱,窍闭不开,脏腑功能紊乱,则正气耗伤,终至元气败脱,阴阳离决。恢复期,虽然病邪大减,但正气亦已大伤,已无神昏窍闭,但由于正气虚衰,其半身不遂诸症仍然存在,尤其是年老体衰、肾精大伤、髓海空虚之人,每见呆痴之症。

中风初起时,内热征象多不明显,但内风禽动,痰浊、瘀血内蕴,阳气郁积,多有化热趋势。内热既盛,一是邪热灼伤正气,二是能炼液为痰,三则化风迫血,从而加重气血逆乱上冲之势。这在中风的病机转化中是一个值得重视的问题。

在中风病的发病和演变过程中,风和火是体现中风病疾病层面的证候要素,其发展变化与疾病的变化密切相关,而痰、瘀是体现证候层面的证候要素。

6.证类病机

风痰火亢证:痰热瘀血夹风火,上犯于脑,以致清窍闭塞,神明失司。故本证患者神昏较重,甚至昏聩无知。正邪交争剧烈,阳热内扰、外犯,内扰则胸腹灼热,外犯则邪闭经脉,阳气不宣,而见四肢厥冷。甚则窍闭不开,脏腑功能紊乱,气机升降失常,浊阴上逆,胃失和降而见呕吐、呃逆、头痛;邪热迫血,可见呕血、便血;严重者气机闭塞不通,可见喘促等症。

风火上扰证:多因平素气恼劳碌,阴阳失调,肝失调达,气机不畅,肝气郁结,久郁化火,复因情志相激,易于肝阳上亢,风火相煽,鼓荡气血,逆乱上冲犯脑,故见眩晕头痛、面红目赤、烦躁易怒。本证邪实,最易扰乱神明,而致清窍闭塞,转化为中脏腑证,素体阳盛、体壮实者多见此证,平素时有风阳旋动之象,复因情志相激,烦劳过度,引动风阳上扰,气逆血乱,上冲清窍,神明扰动而成。临证常见恍惚、迷蒙,甚或神昏、半身不遂、口舌喝斜等;风阳扰动,筋脉失养,故患肢瘫痪而强痉拘急。于急性期本证变化最为迅速。

痰热腑实证:平素饮食不节,嗜好膏粱厚味及烟酒等易生痰浊、内热之物,则脾胃受伤,运化失司,痰浊内生;若阳盛之体,则痰瘀化热,痰热互结,夹风阳之邪上扰清窍,痹阻脑脉而发本病。痰滞中焦,则升降功能失常,腑气不通,脘腹胀满,大便秘结。本证于急性期比较多见,腑气不通是临床的主要表现。如果痰热互结,糟粕存聚不下,不能及时去除,中焦阻塞,清阳不升,浊阴不降,常可导致清窍闭塞,使病情加重。

风痰瘀阻证:由于老年体衰,或劳倦内伤,致使脏腑功能失调,内生痰浊、瘀血,借助肝风上窜之势,留滞于虚损之脑脉,影响神气的出入通达,故见半身不遂、口舌㖞斜、舌强言謇、偏身麻木。本证临床最为常见,一般病情稳定。

痰湿蒙神证:素体阳虚,湿痰内蕴,复因烦劳过度,或情志相激,致风阳内旋,湿痰借助风阳上逆之势,蒙塞清窍,阻滞神明出入之路而为本证。湿痰阴邪,易伤阳气,故本证者虽易有神昏不语,但多静而不烦、肢体瘫软、面白唇黯。湿郁痰阻,久郁化热,可转化为阳闭证;若湿浊内盛,阳气衰微,元气败脱,又可化生厥脱之候。

气虚血瘀证:乃因平素体弱,或久病体虚,或正邪相争耗伤正气;气为血之帅,气虚则无力运血,血行不畅瘀滞脑脉发为中风。除有半身不遂、口舌㖞斜等中风表现外,还见气短乏力、面色㿠白、困倦、口角流涎、自汗出、手足肿胀,多以心脾气虚为主;若兼有气虚者,可有小便失禁、腰酸腿软。

阴虚风动证:素体肝肾阴虚,阴不制阳,内风翕动。一则由于肝肾阴血不足,脑髓失养而空虚;二则内风旋动,气逆血乱,上犯虚损之脑髓血脉而发为本病,见半身不遂、口舌㖞斜、心烦、手足心热等症。本证多见于年老体衰之人。阴虚多生内热,内热灼伤阴精,则阴虚日甚。病久则阴损及阳,终致阴阳俱损。临床上单纯阴虚风动者并不多见,每多夹有气虚、血瘀、痰浊为患,但总以阴虚为主。

中风不伴神志障碍者,其基本病机为正气未衰,风火、痰浊、瘀血、腑实等实邪不甚,以致内外二因交互作用,造成气血逆乱,上犯于脑,邪气滞于脑之经脉,或脑脉损伤,故见偏身麻木、半身不遂、口舌㖞斜、言语謇涩等。

若病情恶化,可转化为神明受损,其基本病机为风痰、瘀血、邪热等实邪交互作用,鼓荡气血,逆气上冲,血随气涌,上犯于脑,堵塞神明出入之路,造成脑体受损,神气伏匿不出而为患。故临床必有神昏或昏聩等清窍蒙塞、神明失司等症。本证多见于急性期,起病时即现神昏者,邪气炽盛,正气虚衰,病情危笃;由其他病变演化而来者,多因调护失宜,或失治误治,正不胜邪而致病进,每见于病发数天之后。在恢复期或后遗症期,如因复中者,治疗颇难。

中风患者病情危笃临终之时,常由闭证转化而来。发病时即表现为闭证者甚为少见。痰热内闭清窍,日久窍闭不开,耗伤正气,阳气衰微。故临床除见神昏、昏聩等清窍蒙塞的症状外,还见有五脏真阳之耗竭、元气败脱的表现,如冷汗淋漓、目合口开、舌卷囊缩、气息低微、脉微欲绝。本证属中风危候,多难救治。

五、临床治疗

(一)分证论治

1.辨证思路

(1)辨病性:根据发病年龄,起病形式,临床特点结合影像学检查结果辨病性,以明确是缺血性中风还是出血性中风。

（2）辨病位深浅：根据《金匮要略》提出的中络、中经、中腑、中脏的概念,临床可将中风病分为中经络、中脏腑。中经络者病位浅、病情轻,不伴意识障碍;中脏腑者病位深、病情重,伴有意识障碍。一般缺血性中风起病相对较缓,多无意识障碍,以中经络者为主,少数患者可进行性加重而出现意识障碍,移行为中脏腑;出血性中风多发病急骤,重者起病即见神昏,直中脏腑,轻者,仅表现为半身不遂等症而无意识障碍。临床应注意判别病位及病机的转化,如急性期中脏腑者,可因邪盛正衰,而成元气败脱之证,或病情好转,而转化为中经络。起病为中经络者,可渐进加重,发展为中脏腑,出现意识障碍。若患者虽病发时无意识障碍,但表现为饮水发呛,吞咽不能,声音嘶哑,甚或发音不能,也属病入脏腑,可迅速出现意识障碍,危及生命。正如沈金鳌所说:"盖中脏者,病在里,多滞九窍。"

（3）辨病势顺逆：临床应注意观察中风患者神志及瞳神的变化,根据"神"的变化以判断病势的顺逆。如起病时神清,而逐渐神识昏蒙者,则病势为逆;如发病即神昏,治疗后意识逐渐转清,则病势为顺;或虽见神昏,而正气未衰,瞳神正常,呼吸均匀,脉象实而有力,则尚有转机之势;若昏聩不知,瞳神异常,出现呃逆、呕血、抽搐、高热等变证,则病势凶险,难以救治。

（4）辨闭证、脱证：闭证为邪气内闭清窍,属实证。症见神昏、牙关紧闭、口噤不开、肢体强痉。阳闭者,伴面赤身热,气粗口臭,躁扰不宁,舌苔黄腻,脉弦滑数;阴闭者,伴面白唇黯,静卧不烦,四肢不温,痰涎壅盛,舌苔白腻,脉沉滑或缓。

脱证为五脏阳气外脱,属危候。症见昏聩不知,目合口开,四肢松懈瘫软,肢冷汗多,二便自遗。

中风急性期标实证候突出,急则治其标,当以祛邪为主。常用醒神开窍、平肝息风、清化痰热、化痰通腑、活血通络等治疗方法。闭证当以祛邪开窍醒神法治疗;脱证则以扶正固脱为法;"内闭外脱"者,醒神开窍与扶正固脱可以兼用。恢复期与后遗症期多为虚实夹杂,治宜扶正祛邪,常用育阴息风、益气活血等法。

2.分证论治

（1）风痰火亢：半身不遂,口舌㖞斜,言语謇涩或不语,感觉减退或消失,头晕目眩,发病突然,心烦易怒,肢体强急,痰多而黏,舌红,苔黄腻,脉弦滑。

病机分析：由于肝肾阴虚,肝阳偏亢,阴阳失衡,上盛下虚,平素出现头晕头痛、耳鸣眼花、少眠多梦、腰腿酸软等症,或表现为面部烘热、心中烦躁、易怒、走路脚步不稳等,若遇诱因触动即可使肝阳暴张,内风动越,风盛化火,风火上扰清窍,横窜经络。因肝属厥阴风木之脏,体阴而用阳;肾藏精,主骨生髓通于脑,若肝肾阴虚,阴不制阳,则肝阳妄亢而生风,风为阳邪,逢刚暴躁怒等情志骤变相激之时,必致肝风旋转动越;另一方面,肝主疏泄,最喜条达,若郁怒忧思,致气郁不畅,郁而化火,风火相煽,上扰清窍,自然可见眩晕头痛、面红耳赤、口苦咽干、心烦易怒等症,如邪热充斥三焦,还可见尿赤便干。风火内窜经络,气血逆乱,可见半身不遂、口舌㖞斜、舌强言謇或不语、偏身麻木等症。舌质红或红绛是阴液不足的表现,舌苔薄黄系风阳化热,脉弦有力则为肝风内盛的象征。

治法：平肝泻火通络。阳亢者,宜平宜降;火热者,当涤当清。

常用方：天麻钩藤饮（《太平惠民和剂局方》）合镇肝息风汤（《医学衷中参西录》）加减。天麻、钩藤、夏枯草、生石决明、川牛膝、黄芩、山栀子。加减:头痛头晕者,加菊花、桑叶;心烦易怒者,加牡丹皮、赤芍;便干、便秘者加生大黄。一般可根据病情调整其用量,于急性期可每天1剂,分2次服,或每天2剂,分4次服用。

常用中成药:清开灵注射液,40 mL加入0.9%氯化钠注射液250 mL中,静脉滴注,每天1～2次,10～14天为1个疗程。清热解毒,活血化瘀,醒脑开窍。用于中风急性期风痰火亢证。

针灸。①治法,平肝潜阳,泻火安神。②配穴:百会、风池、合谷、太冲、三阴交、四神聪(用三棱针点刺出血)。③方义:百会穴系手足三阳经与督脉之会,足厥阴肝经的循行又上出额,与督脉会于巅。正因如此,百会穴对中风半身不遂、口噤不开、昏迷、心烦等,具有明显的主治效用,具有清热开窍、平肝息风之功。合谷为人身四总穴之一,是大肠经原穴,在此与百会、风池、太冲配穴,疏风通经活络,醒神安神,在主方中与肩髃、曲池、手三里配穴,治疗上肢不遂。太冲穴是足厥阴肝经的俞穴,也是肝经原穴,具有疏肝理气、活血降逆、潜镇的功效,凡眩晕、头痛、血压升高等皆属其主治范围。风池是足少阳胆经在头部要穴,是手少阳三焦经、足少阳胆经与阳维脉之会穴,具有疏风醒脑、调气和血的功效。以上百会、风池、合谷、太冲4穴共用,再加三阴交,对于肝阳暴亢、风火上扰证的中风,有平肝潜阳、泻火安神的功效。除此,如表现肝阳亢、肝火盛、血压高等明显症状者,可用三棱针点刺经外奇穴四神聪,使少有出血,以增强平肝泻火安神的作用。

临证参考:本证以邪热、痰浊、瘀血等邪实为主,故以祛邪为先。病情重者,多需采用综合措施积极抢救。患者窍闭神昏、口噤不开者,口服汤剂困难,则需用静脉滴注、鼻饲、灌肠等多途径给药,进行救治。临床要合理应用金石、介类等重镇降逆之品。

(2)风火上扰:半身不遂,口舌㖞斜,言语謇涩或不语,感觉减退或消失,病势突变,神识迷蒙,颈项强急,呼吸气粗,便干便秘,尿短赤,舌质红绛,舌苔黄腻而干,脉弦数。

病机分析:本证多表现为阳闭轻证。平素所见眩晕、麻木之症是因肝肾阴虚,风火上扰,风痰阻络而成,本证在阴虚阳亢的基础上,遇到激烈的情绪变化,如气恼暴怒则病情于顷刻之间突变,此由五志化火引动肝风,使风火相煽上扰清窍,即见神识恍惚、迷蒙。半身不遂而肢体强痉拘急是因风火炽盛夹痰浊、血瘀窜扰经脉所成。便干便秘乃由风火上攻而清浊升降失常,以致胃肠腑气不畅的症状。舌质红绛是阴虚火旺的表现,舌苔黄腻而干可知风火痰浊亢盛,脉弦滑大数是邪实病重、风火痰瘀猖獗之征象。

治法:清热息风,开窍醒神。

常用方:羚羊角汤合天麻钩藤饮(《太平惠民和剂局方》)加减。羚羊角、明天麻、钩藤、生石决明、黄芩、山栀子、天竺黄、川牛膝、丹参、生大黄。加减:夹有痰浊者,加石菖蒲、远志、郁金;头痛甚者,加菊花、夏枯草;呕吐者,加半夏、旋覆花、代赭石。

常用中成药:清开灵注射液40 mL加入0.9%氯化钠或5%的葡萄糖注射液250 mL中,静脉滴注,每天1～2次,10～14天为1个疗程。清热解毒,活血化瘀,醒脑开窍。用于中风急性期风火上扰证。牛黄清心丸:每次1丸,灌服或鼻饲,每天1～2次。益气养血,镇惊安神,化痰息风。用于烦躁不安,舌红苔黄,大便秘结者。

针灸:①治法,清热息风,开窍醒神。②配穴:劳宫、涌泉。③方义:遇中风闭证,见风火上扰清窍时,除主方外,加劳宫、涌泉二穴。劳宫穴为手厥阴心包经的荥穴,具有清心醒神之功效。涌泉穴为足少阴肾经井穴,具有通关、开窍、安神、镇静的作用,与主方中的水沟、十二井穴配合,对肢体强痉拘急能起到缓解作用。

临证参考:风阳火邪上扰神明是本证的基本病机。邪热上扰神明,进一步发展有邪闭心窍之趋势。因此,祛邪以防闭窍是治疗的关键。待病情稳定,神志恢复,治疗重点则当调理气血,以促进半身不遂等症的好转。风火之邪易夹血上逆,每加用凉血降逆之品,以引血下行。

(3)风痰瘀阻:半身不遂,口舌㖞斜,言语謇涩或不语,感觉减退或消失,头痛目眩,咯痰或痰多,腹胀便干便秘,舌质黯红,苔黄腻,脉弦滑或偏瘫侧弦滑而大。

病机分析:中年以后,阴虚则内风易动,气虚则痰湿内生,风痰相搏,进而壅滞经脉,致使血行不畅而生血瘀,此属风痰瘀血痹阻脉络发为中风,头晕目眩之症,可于未发之前即有,发病之后加重,但也有不少患者,病发后以半身不遂为主,自觉症状很少。舌质黯淡是血瘀之象。舌苔如见白腻为内蕴痰湿,脉弦为肝阳亢肝风动的表现,脉弦滑为中风常见的脉象。

治法:活血祛瘀,化痰通络。

常用方:化痰通络汤(《临床中医内科学》)加减。茯苓、半夏、天竺黄、胆南星、天麻、紫丹参、香附、酒大黄。加减:若半身不遂重者可加天仙藤、伸筋草、鸡血藤以增强活血通络之力;或言语謇涩明显者可酌加菖蒲、玉蝴蝶。痰多质黏者加浙贝母、天竺黄、黄芩等;瘀血重,舌质紫黯或有瘀斑者,加桃仁、红花、赤芍以活血祛瘀;舌苔黄腻,烦躁不安等有热象者,加黄芩、山栀以清热泻火;头痛、眩晕者,加菊花、夏枯草以平肝泻火。

常用中成药:醒脑静脉注射射液 20 mL 加入 0.9% 氯化钠注射液或 5% 葡萄糖注射液 250 mL 中,静脉滴注,每天 1 次,10～14 天为 1 个疗程。醒神止痉,清热凉血,行气活血,解毒止痛。用于中风病急性期风痰瘀阻证。牛黄清心丸:每次 1 丸,灌服或鼻饲,每天 1～2 次。益气养血,镇惊安神,化痰息风。用于烦躁不安,舌红苔黄,大便秘结者。

针灸。①治法,祛风化痰,活血通络。②配穴:百会、风池、中脘、足三里、丰隆、血海。③方义:本方除用百会、风池相配,疏肝息风,通经活络外,重点选择中脘、足三里、丰隆、血海四穴。中脘是胃经的募穴,同时又是八会穴中的腑之会穴,手太阳小肠、手少阳三焦、足阳明胃及任脉数经的交会穴,位置在腹部,是治疗脾胃疾病的要穴,常与足阳明胃经合穴足三里相配,以增健脾胃、调气和血。丰隆是胃经的络穴,别走足太阴脾,有化湿降逆、祛痰之功效。血海属脾经,专有调和气血、活血的功效。以上诸穴配合,对于风痰瘀血、痹阻脉络,能起到祛风化痰,活血通络的作用。

临证参考:可据症、舌、脉,以分辨内风、痰浊、瘀血的轻重程度,决定平肝息风、化痰通络、活血化瘀等药物的使用,一般以化痰、活血化瘀为主。风痰互结,瘀血阻滞,日久易从阳化热,故临证时用药不宜过于燥烈,以免助热生火。如病久体虚者,又当佐以扶正之品。

(4)痰热腑实:半身不遂,口舌喝斜,言语謇涩或不语,感觉减退或消失,头痛目眩,咯痰或痰多,腹胀便干便秘,舌质黯红,苔黄腻,脉弦滑或偏瘫侧弦滑而大。

病机分析:本证虽以突然半身不遂为主症,但兼症、舌苔、脉象对判别证候的属性极为重要。根据舌、脉症状进行辨证分析,当属痰热腑实证,推其病因病理,可能有两种情况。一种是素有血瘀又蕴痰湿,气血不足的患者,遇情志劳累等诱因使气机逆乱于心胸,进而痰湿郁积中焦而化热,痰热阻滞,升降失职渐致腑气不通;另一种由于肝阳素盛又兼平时饮食不节,嗜酒过度或劳倦内伤致使脾失健运,聚湿生痰,痰郁化热。此是内蓄痰热的患者,遇到情志火极,内风动越之时,则出现内风夹痰夹火窜扰经脉,痰热阻滞即可使胃肠气机不能顺降而成腑实,进而可以影响气血的运行布达。总之,无论是由血瘀而致气滞痰阻,还是痰热导致气滞血瘀,皆是风夹痰浊、瘀血窜扰经络,而引起半身不遂,偏身麻木,口舌喝斜。又因痰热夹滞阻滞中焦,使传导功能失职,升清降浊受阻,导致腑气不通而便干便秘。再者脾运力薄清阳不升则可发生头晕、眩晕,并见痰多等症。如风痰阻于舌本,气血行涩,脉络不畅则造成语言謇涩。舌苔黄、黄腻、脉弦滑均属痰热,脉大为病进,偏瘫侧脉弦滑而大,说明偏瘫由痰湿阻络,正邪交争而成。

治法:化痰通腑。

常用方:星蒌承气汤(《临床中医内科学》)加减。胆南星、全瓜蒌、生大黄、芒硝。加减:热象明显者,加山栀子、黄芩;年老体弱津亏者,加生地黄、麦冬、玄参。

常用中成药:清开灵注射液 40 mL 加入 0.9％氯化钠注射液 250 mL 中,静脉滴注,每天 1～2 次,10～14 天为 1 个疗程。清热解毒,活血化瘀,醒脑开窍。用于中风急性期痰热腑实证。

复方芦荟胶囊:每粒 0.5 g,每次 1～2 粒,每天 1～2 次。调肝益肾、清热润肠、宁心安神。用于大便秘结不通者。清肝泄热,润肠通便,宁心安神。用于心肝火盛,大便秘结,腹胀腹痛,烦躁失眠。

针灸。①治法,化痰通腑,清热通窍。②配穴:曲池、合谷、中脘、大横、支沟。③方义:曲池、合谷穴泻阳明之热,清热保津。中脘与脾经、阴维之会穴大横相配合,可调大肠腑气而通便。特别是支沟穴的应用。由于三焦之经脉循行于上中下三焦,支沟穴是三焦经的经穴,有调理脏腑气机、行气通便的特殊效用,与风池、合谷、中脘、大横合用,进一步加强了本组处方化痰通腑、清热通窍的作用,以除其痰热,使腑气得通,气血调和,通经活络。

临证参考:正确掌握和运用通下法是治疗本证的关键。针对本证腑气不通而采用化痰通腑法,一可通畅腑气,祛瘀通络,输布气血,使半身不遂等症进一步好转;二可清除阻滞于胃肠的痰热积滞,使浊邪不得上扰神明,气血逆乱得以纠正,达到防闭入脱之目的;三可急下存阴,以防阴竭于内,阳脱于外。掌握通下的时机,也是很重要的,一般认为,腑气不通即可使用本法治疗,不必等到痰热腑实已成,痞、满、燥、实、坚诸症悉备才用。舌苔黄腻、脉弦滑、便秘是本证的三大主要特征。芒硝、大黄剂量一般以 10～15 g 为宜,以大便通泻、涤除痰热积滞为度,不宜过量,待腑气得通,再改用其他治疗方法。大便得以通泻之后,痰热证在,并有血络瘀阻,故应清化痰热活络,药用全瓜蒌、胆南星、丹参、赤芍、鸡血藤等。如因痰热阻滞再次出现腑实证者,可再次给予通腑泄热之剂,腑气通后再拟清化痰热活络;见头晕者可加钩藤、菊花、珍珠母。如果舌质转红而烦躁不安,甚至彻夜不眠者,属痰热内蕴而阴液内耗,此时治疗最难,可以适当加入鲜生地、沙参、麦冬、玄参等育阴药,但不宜过多,恐有碍于涤除痰热。临床见痰热渐化之后转为气虚血瘀证者最多,然而在痰热刚刚化净的时候,虽有气虚见症,益气药物应以甘平或甘微温之品最适宜,药如太子参、茯苓、生山药、白扁豆等,注意避免过分甘温壅滞气机的药物。至恢复期纯属虚证而无热象者,可以考虑黄芪、党参等药的使用,可选用补阳还五汤加减。再者,本证总以半身不遂为主症,其症必由邪扰脉络,血瘀不行而成,因此本证治疗也应重视活血化瘀治法的应用。在具体运用方面应注意以下几点:一是早期血瘀必兼气滞,或气滞而导致血瘀者,此时应在活血药物中加入香附、郁金等理气行气的药物;二是病久常有气虚兼证,属于气虚血瘀者,应加入黄芪、党参、太子参等补气药,因补气可以推动血行。

(5)痰湿蒙神:半身不遂,口舌㖞斜,言语謇涩或不语,感觉减退或消失,神昏痰鸣,二便自遗,周身湿冷,舌质紫黯,苔白腻,脉沉缓滑。

病机分析:本证患者多有阳虚阴盛的素质,在正气不足内蕴湿痰的情况下遇有肝风触动,导致风夹湿痰上壅清窍而成的内闭之证。因湿痰属阴,邪从阴化故成阴闭,所以症见痰涎壅盛、面白唇黯、四肢不温等症,半身不遂而肢体松懈瘫软是气虚、阳虚的表现,舌质黯淡是血瘀滞涩,正气不足的征象。

治法:温阳化痰,醒神开窍。

常用方:涤痰汤(《证治准绳》)加减。制半夏、陈皮、枳实、茯苓、淡竹茹、胆南星、石菖蒲、远志。加减:寒象明显者,加桂枝以温阳化痰。

常用中成药:醒脑静脉注射射液 20 mL 加入 0.9％氯化钠注射液或 5％葡萄糖注射液

250 mL中,静脉滴注,每天1次,10～14天为1个疗程。醒神止痉,清热凉血,行气活血,解毒止痛。用于中风病急性期痰湿蒙神证。苏合香丸:温通开窍、行气止痛,以往用于中风痰厥、突然昏倒、不省人事、牙关紧闭、口舌㖞斜等症。苏合香丸为蜜丸,每丸重3g,口服或鼻饲每次1丸,每天1～2次。芳香开窍、行气温中。用于痰湿蒙塞心神的阴闭。

针灸:①治法:温阳化湿,豁痰开窍醒神。②配穴:水沟、承浆、劳宫、涌泉、中脘、气海、足三里、丰隆。③方义:本方主治痰湿蒙塞心神,仍属中风闭证,但兼症表现出明显的阳虚之象,因此除主方外,其配穴中突出应用了中脘、气海、足三里,以调中补虚,振奋元阳,合丰隆,共奏降逆利湿、化痰醒神的功效。此时配合灸气海、中脘,加强助阳温化寒湿之力。方中水沟穴与承浆穴合用,加强了水沟穴的回阳、开窍之功,具有较强的镇静作用。

临证参考:痰湿属阴邪,非温阳通达不能除之。治疗多选辛开温化之剂,但不可过用温燥及辛香走窜之品。如有化热倾向者,当佐清泄之剂。

中风若发病急,病情重,或治疗不当,最后表现为元气败脱,神明散乱的脱证,其临床症状:突然神昏、昏聩、肢体瘫软,手撒肢冷汗多,重则周身湿冷,二便自遗,舌痿,舌质紫黯,苔白腻,脉沉缓或沉微。

因元气败脱而神明失养故见神昏,甚则昏聩;肢体瘫软是元阳大衰不能充润所致;手撒肢凉汗多,重则周身湿冷,大便自遗,小便失禁,舌痿甚至不能吞咽,均属元阳耗竭命门火衰的表现;舌质紫黯、苔白腻是阳虚血瘀痰盛之征;脉沉主里,脉微主阳衰、少气、阴阳气血俱虚。治疗当急以益气回阳救逆为法。药用参麦注射液40 mL加入25%葡萄糖注射液40 mL中静脉注射,15分钟1次,直至厥脱恢复;也可同时灌服由人参、附子组成的参附汤。若汗出不止者,加山茱萸、黄芪、龙骨、牡蛎以敛汗固脱;兼有瘀滞者,加丹参。本证属中风危候,当采用综合治疗措施进行抢救。

脱证常由闭证转化而来。若治疗及时,正气渐渐恢复,正邪交争也能使脱证转化为闭证,这是病情向好转的方向转化。在闭、脱转化的过程中,常可见到闭、脱互见的证候。若闭证中出现了汗出、遗尿等脱证症状,是病情有转重的趋势。若脱证经急救出现肢体强痉、脉转弦滑,是正气渐复正邪相争的征象。

(6)气虚血瘀:半身不遂,口舌㖞斜,言语謇涩或不语,感觉减退或消失,面色㿠白,气短乏力,自汗出,口角流涎,心悸,便溏,手足肿胀,舌质黯淡,舌苔白腻或有齿痕,脉沉细。

病机分析:本证所见气短、乏力、自汗出,通常被称为气虚的三大主症。面色㿠白是中气不足,不能荣华于颜面的表现。口角流涎一症,既因脾虚湿盛,又有气弱唇缓的缘故;心悸为心气虚,便溏为脾气虚,至于手足肿胀多在中风2周以后出现,此因气虚血阻,手足筋脉、肌肤失于气血的温煦、濡养而成。舌质黯淡为气虚血瘀之象,脉沉为阳气不足的征象。

治法:益气活血。

常用方:补阳还五汤(《医林改错》)加减。炙黄芪、红花、川芎、桃仁、当归、赤芍、地龙。加减:气虚明显者,加党参、太子参;言语不利者,加远志、石菖蒲、郁金以祛痰利窍;心悸喘息,加桂枝、炙甘草;肢体麻木者,加木瓜、伸筋草、防己以舒筋通络;肢体瘫软无力者,加续断、桑寄生、杜仲、牛膝;小便失禁者,加桑螵蛸、益智仁;血瘀重者,加莪术、水蛭等破血通络之品。

常用中成药:参麦注射液40 mL加入5%葡萄糖液250 mL中,静脉滴注;参麦注射液补气生津,止渴固脱。用于各种原因所致的气虚、津亏,表现为眩晕、晕厥、自汗、心悸、口渴、脉微等厥证、虚证;丹参注射液活血化瘀,通络止痛,适用于胸痹、肝郁等病;以及冠心病、心绞痛、慢性迁延性肝炎、自主神经功能紊乱等。灯盏花素注射液：50 mg 加入 0.9％氯化钠注射液 250 mL 中，静脉滴注，每天 1 次，14 天为 1 个疗程。灯盏花素注射液适用于脑梗死后遗症，冠心病，心绞痛。苦碟子注射液：40 mL 加入 0.9％氯化钠注射液 250 mL 中，静脉滴注，每天 1 次，14 天为 1 个疗程。苦碟子注射液适用于脑梗死急性期，冠心病，心绞痛。

针灸：①治法：益气活血，通经活络。②配穴：中脘、气海、关元、足三里、脾俞、膈俞。③方义：本方要点在于调理气血，气充则瘀血可行。中脘、气海、关元皆属任脉，气海为人身气之海，肓之原，既有补肾之功，又有健脾之效，使元气充溢。关元穴是手太阳小肠之募穴，又是足三阴经与任脉之会穴，三焦元气由此所生，有培肾固本、补益元气的功效。中脘、气海、关元三穴，再与足三里配合，为培元固本、补中益气之要穴。脾俞、膈俞属足太阳膀胱经背俞穴，脾俞为脾气之转输处，气血生化之源，能益气和营，膈俞是全身之血会，共奏益气活血通经活络之功。

临证参考：本证多见于恢复期和后遗症期。根据气虚的程度决定黄芪的用量，一般用量在 15～45 g，重者可用至 75 g。如急性期仅有气短乏力之症，而血瘀络阻突出，且有血瘀化热的趋势，则不宜重用黄芪，改用太子参、生山药、茯苓等甘平益气之品。本方尤多用于风痰瘀血、痹阻脉络证患者经调治转化为气虚血瘀证，此类证的治疗除服用益气活血方药外，应配合针灸、推拿疗法和加强肢体功能锻炼，以促进偏瘫恢复。

(7)阴虚风动：半身不遂，口舌㖞斜，言语謇涩或不语，感觉减退或消失，眩晕耳鸣，手足心热，咽干口燥，舌质红瘦，少苔或无苔，脉弦细数。

病机分析：本证是由肝肾阴虚，肝阳偏亢形成上实下虚之证，又因情志刺激，化火灼阴，进而内风旋动，夹痰窜扰脉络而致半身不遂诸症。头晕耳鸣一症发病前后可出现此阴虚阳亢之征，失眠烦躁、手足心热是心、肝、肾阴液不足，虚火妄亢所致。舌质红绛少苔、无苔当属阴虚，黯红者属阴虚血虚，脉弦主肝风，脉细主血少，数脉为里热。

治法：育阴息风。

常用方：镇肝息风汤（《医学衷中参西录》）加减。生白芍、玄参、天门冬、生龙骨、生牡蛎、代赭石、明天麻、钩藤、白菊花。加减：夹有痰热者，加天竺黄、竹沥、川贝母以清化痰热；心烦失眠者，加黄芩、山栀子以清心除烦，加夜交藤、珍珠母以镇心安神；头痛重者，加生石决明、夏枯草以清肝息风。若见口角抽动，手足拘挛抽搐，或恢复期有肢体强痉拘急，宜加入全蝎、天麻、僵蚕等息风止痉。

常用中成药：生脉注射液 60 mL 加入 0.9％氯化钠注射液或 5％葡萄糖注射液 250 mL 中，静脉滴注，每天 1 次，14 天为 1 个疗程。益气养阴固脱。用于中风急性期气阴亏虚，阴气欲脱之证。

针灸：①治法：育阴潜阳，息风通络。②配穴：四神聪、神门、三阴交、心俞、肾俞、照海、太溪、涌泉。③方义：本证属阴虚阳亢内动。配穴的作用重点在于育阴息风。方中心俞、肾俞属足太阳膀胱经背俞穴。其中心俞疏通经络，调理气血，宁心安神；肾俞滋补肾阴，益智聪耳。照海、太溪、涌泉皆为足少阴肾经俞穴，照海为八脉交会之一，通于阴跷脉，具有泻火安神，通调经脉的作用。太溪是肾经的俞穴，也是本经的原穴，有补肾益阴，通利三焦之功。涌泉穴为肾经之井穴，主要起潜镇安神，通关开窍的作用。心俞、肾俞、照海、太溪、涌泉几穴配用，主要在于益阴息风、潜镇安神。这些俞穴，再配以四神聪镇静安神，配心经原穴神门及脾之三阴交，加强健脾以育阴，安神宁心的作用。

临证参考：风动之因在于阴液不足，故急当治其标，待标实一去即当扶正，滋阴敛阳以固其本。还需注意肝为刚脏，性喜条达而恶抑郁，故临床证时宜加麦芽、茵陈以顺应肝胆升发之性。因滋阴潜镇之品易碍胃气，故宜适当选用健脾养胃之品。本证可见于急性期，也可见于恢复期。在急性期若及时给予滋阴息风之剂，迅速平息内风，于1～2周后即可进入恢复期，并且预后较好。恢复期见阴虚风动证多由肝阳暴亢，风火上扰证转变而来。也有少数病例由痰热腑实证经治腑气已通，痰浊渐消，而邪热更炽，灼伤阴液，致使内风旋动转化为阴虚风动证。恢复期的阴虚风动证，精神护理最为重要，遇有情志刺激，心肝火旺即可触动内风，发为复中，若反复中风2次以上，预后不佳，致残率高。

（二）按主症辨证论治

临床上，中风患者多表现为某些症状比较突出，针对主症的治疗往往是临床的重点，中风病的主症为：突然昏仆、半身不遂、口舌㖞斜、言语謇涩或不语、偏身麻木。

1.神昏

临床表现：神昏是以神识不清，不省人事，甚则对外界刺激毫无反应为临床特征的常见内科急症，也为中风病常见并发症之一。

治法：闭证宜开窍息风。阳闭者佐以清肝，阴闭者益以祛痰。脱证宜扶正回阳固脱。

（1）闭证：阳闭，羚羊角汤加减。羚羊角、龟甲、生地黄、牡丹皮、白芍、柴胡、薄荷、蝉衣、菊花、夏枯草、石决明。阴闭，涤痰汤（《奇效良方》）加减。制半夏、制南星、陈皮、枳实、茯苓、人参、石菖蒲、竹茹、甘草、生姜。

（2）脱证：大剂量的参附汤（《正体类要》）合生脉散（《内外伤辨惑论》）加减。人参、炮附子、麦冬、五味子。

加减：闭证，阳闭有抽搐，加全蝎、蜈蚣、僵蚕；痰多加竹沥、天竺黄、胆南星；痰多昏睡者加郁金、菖蒲。阴闭风证明显者加天麻、钩藤以平肝息风。脱证：汗出不止者，加黄芪、煅龙骨、煅牡蛎、山茱萸以敛汗固脱。

常用中成药：醒脑静注射射液20 mL加入0.9％氯化钠注射液或5％葡萄糖注射液250 mL中，静脉滴注，每天1次，10～14天为1个疗程。醒神止痉，清热凉血，行气活血，解毒止痛。用于中风病急性期神昏闭证患者。清开灵注射液：40 mL加入0.9％氯化钠注射液或5％葡萄糖注射液250 mL中，静脉滴注，每天1次，10～14天为1个疗程。清热解毒，活血化瘀，醒脑开窍。用于中风病急性期神昏闭证患者。参附注射液：100 mL加入0.9％氯化钠注射液250～500 mL中，静脉滴注，每天1次，10～14天为1个疗程。回阳救逆。用于中风中脏腑神昏阳气欲脱者。安宫牛黄丸：清热解毒，醒神开窍。每次1丸，灌服或鼻饲，每天1～2次。清热开窍，豁痰解毒。用于中风神昏证属邪热内陷心包，痰热内闭清窍的阳闭者。苏合香丸：温通开窍、行气止痛，以往用于中风痰厥、突然昏倒、不省人事、牙关紧闭、口舌㖞斜等症。苏合香丸为蜜丸，每丸重3 g，口服或鼻饲每次1丸，每天1～2次。芳香开窍、行气温中。用于中风病神昏痰湿蒙塞心神的阴闭者。

针灸：①闭证，取穴，水沟、十二井穴、内关、合谷、太冲。阳闭加风池、劳宫，阴闭加丰隆、公孙。②脱证，取穴，百会、水沟、风池、内关、合谷、太冲、神阙、关元、足三里。

临证参考：神昏一症，最为危急，需积极救治。临床遇到突然神昏的患者，首先要判断是否为中风神昏，其次要辨别是闭证还是脱证，是阴闭还是阳闭，是阴脱还是阳脱。准确辨证是施治的前提。

2.偏身麻木

临床表现：平常头晕眼花，急躁易怒，心烦口苦，因情志刺激突然偏身麻木，甚而一侧手足活动不灵，舌质稍见红色或舌边尖红，舌苔薄黄，脉细弦数。

治法：清肝散风，活血通络。

(1)常用方：清肝息风饮（验方）加减。夏枯草、黄芩、天麻、胆南星、菊花、钩藤、赤芍、草红花、鸡血藤、地龙、乌梢蛇、薄荷、防风。加减：伴有气血亏虚者，加丹参。

(2)常用中成药：活血通脉胶囊，每次 4 粒，每天 3 次。活血化瘀。可用于癥瘕痞块、血瘀闭经，跌打损伤见有眩晕、胸闷、心痛、体胖等属于痰瘀凝聚者。现代多用于冠心病、心绞痛、急性心肌梗死、高脂血症、脑血栓、肾动脉粥样硬化、肾病综合征等。

(3)针灸取穴：极泉、肩髎、曲池、外关、合谷、风市、阳陵泉、足三里、解溪、太冲。刺法每天针刺1 次，12 次为 1 个疗程，极泉穴不留针，余穴得气后留针 30 分钟，每隔 10 分钟行针 1 次。

临证参考：气虚则麻，血虚则木。临证时辨气虚、血虚，治以补气、补血。

3.口舌喝斜

临床表现：突然口舌喝斜，重则口角流涎，咀嚼时食物滞留于患侧齿颊之间，或言语不清，少数患者可见偏身麻木或一侧肢体力弱，舌苔多见薄白而腻，或舌苔薄黄，脉细弦或弦滑者。

治法：祛风化痰通络。

(1)常用方：化痰通络汤（《临床中医内科学》）加减。茯苓、半夏、白术、胆南星、天竺黄、天麻、香附、丹参、大黄。加减：瘀血重，舌质紫黯或有瘀斑，加桃仁、红花、赤芍；舌苔黄腻，有热象者，加黄芩、山栀；头晕、头痛，加菊花、夏枯草。痰瘀阻络，易从阳化热，故用药不宜过于温燥，以免助阳生热。

(2)针灸取穴：下关、地仓、颊车、迎香、承浆。

临证参考：以口舌喝斜为主症的中风病要与口僻鉴别。口僻以口眼喝斜、目不能闭、口角流涎为主要临床表现，起病突然，一年四季均可发生，以春秋两季为多见，发病年龄以青壮年为多，发病前多有明显的局部受凉、风吹等诱因。中风以口眼喝斜为主要表现者，多为中老年人，且多伴有言语謇涩或不语，偏身麻木或神昏等症。

4.半身不遂

半身不遂，也称偏瘫，指半侧躯干及手足不灵，活动受限。正如金元刘河间所说："或留一偏，遂使手足不遂，言语謇涩。"

(1)正气不足，脉络瘀阻：以患肢偏废不用，瘫软无力为主，可兼有偏身麻木、口舌喝斜、言语謇涩等症，也可出现乏力、气短、自汗、心悸、食少、便溏、手足胀、下肢重等气虚的症状。

治法：益气、活血、通络。

常用方：补阳还五汤（《医林改错》）加减。黄芪、桃仁、红花、当归、川芎、地龙、赤芍。加减：气虚明显者，加党参、太子参；言语不利，加远志、石菖蒲、郁金；心悸、喘息，加桂枝、炙甘草；肢体麻木，加木瓜、伸筋草；下肢瘫软无力，加续断、桑寄生、杜仲、牛膝；小便失禁者加桑螵蛸、益智仁；血瘀重者，加莪术、水蛭、鬼箭羽、鸡血藤等破血通络之品。

常用中成药：参麦注射液 40 mL 加入 5％葡萄糖液 250 mL 中，静脉滴注；参麦注射液补气生津，止渴固脱。用于各种原因所致的气虚、津亏，表现为眩晕、晕厥、自汗、心悸、口渴、脉微等厥证、虚证；丹参注射液活血化瘀，通络止痛，适用于胸痹，肝郁等病；以及冠心病，心绞痛，慢性迁延性肝炎，自主神经功能紊乱等。灯盏花素注射液：50 mg 加入 0.9％氯化钠注射液 250 mL 中，静脉滴注,每天1次,14天为1个疗程。灯盏花素注射液适用于脑梗死后遗症,冠心病,心绞痛。苦碟子注射液:40 mL加入0.9%氯化钠注射液250 mL中,静脉滴注,每天1次,14天为1个疗程。苦碟子注射液适用于脑梗死急性期,冠心病,心绞痛。

针灸。①上肢:肩髃、极泉、曲池、尺泽、少海、手三里、合谷、太渊、内关、外关、腕骨。②下肢:环跳、足三里、阳陵泉、昆仑、委中、三阴交。

临证参考:半身不遂是中风病的主症之一,其辨证尚需结合伴随的症状进行,单纯的半身不遂症状对于疾病的诊断有意义,对于证候的诊断并没有意义。

(2)血虚风盛,脉络瘀阻:半身不遂,以患肢强痉屈伸不利,甚至僵硬拘挛为主,也可兼有偏身麻木、口舌㖞斜、言语謇涩等症,并可出现头晕耳鸣、两目干涩、腰腿酸痛、心烦失眠、心悸盗汗等血虚阴虚,风阳内盛的症状。

治法:养血平肝,息风活络。

常用方:四物汤(《太平惠民和剂局方》)合天麻钩藤饮(《杂病证治新义》)加减。当归、赤芍、白芍、生地黄、川芎、钩藤、天麻、生石决明、桑寄生、川牛膝、杜仲、菊花、白蒺藜、丹参、鸡血藤。加减:头晕头痛加菊花,心烦易怒加牡丹皮、赤芍;便干便秘加生大黄;若出现神识恍惚为风火上扰清窍,可配合服用安宫牛黄丸或牛黄清心丸;若出现呕血,可加用凉血降逆之品以引血下行。

常用中成药:苦碟子注射液40 mL加入0.9%氯化钠注射液250 mL中,静脉滴注,每天1次,14天为1个疗程。苦碟子注射液适用于脑梗死急性期,冠心病,心绞痛。

针灸。①上肢:肩髃、极泉、曲池、尺泽、少海、手三里、合谷、太渊、内关、外关、腕骨、肩风。②下肢:环跳、足三里、阳陵泉、昆仑、委中、三阴交。

临证参考:本证半身不遂为气血亏虚,感受外风,瘀血阻络所致,治疗总在养血祛风的基础上应用活血通络之品。

5.言语不利

(1)风痰阻络:言语不清或失语。可兼有半身不遂、偏身麻木、口舌㖞斜、喜忘喜笑等症,舌苔白腻,脉弦滑或滑缓。本证以舌强言謇为主症,可以独有此症,也可兼有半身不遂。

治法:祛风降痰,宣窍活络。

常用方:解语丹(《医学心悟》)加减。天麻、全蝎、白附子、制南星、天竺黄、菖蒲、郁金、远志、茯苓、太子参、半夏、陈皮。加减:伴有情志不畅、喜忘喜笑者,加疏肝解郁之品。

常用中成药:醒脑静脉注射射液20 mL加入0.9%氯化钠注射液或5%葡萄糖注射液250 mL中,静脉滴注,每天1次,10~14天为1个疗程。醒神止痉,清热凉血,行气活血,解毒止痛。用于中风病急性期言语不利患者。

针灸:哑门、金津、王液、神门透通里、上廉泉、前廉泉、列缺、舌面点刺。

临证参考:言语不利严重影响患者的生存质量,在药物治疗的同时可以积极配合语言康复训练促进患者语言功能的恢复。

(2)肾精亏虚:音哑甚至不能出声,舌体痿软也可偏歪不正。兼见偏瘫肢体瘫软,腰膝酸软,心悸气短,或便秘或遗尿,舌质黯淡,舌苔薄白,脉细无力,两尺脉弱。

治法:滋阴补肾利尿。

常用方:左归饮(《景岳全书》)加减。熟地黄、枸杞子、山茱萸、茯苓、怀山药、炙甘草、菖蒲、郁金、丹参、当归尾。加减:腰膝酸软者加杜仲、牛膝,心悸气短者加党参。

常用中成药:生脉注射液60 mL加入0.9%氯化钠注射液或5%葡萄糖注射液250 mL中,

静脉滴注,每天 1 次,10～14 天为 1 个疗程。益气养阴固脱。用于中风急性期气阴亏虚,阳气欲脱之证。

针灸:哑门、金津、王液、神门透通里,上廉泉、前廉泉、列缺、舌面点刺。

临证参考:言语不利严重影响患者的生存质量,在药物扶正治疗的同时可以积极配合语言康复训练促进患者语言功能的恢复。

(三)西医治疗

1.脑梗死

急性脑梗死病灶由完全性缺血的中心坏死区和仍存在侧支循环的缺血半暗带组成,若迅速恢复血流,缺血半暗带中的大量神经细胞仍可恢复功能。但如果超过有效时间即再灌注时间窗(6 小时之内),脑损伤可继续加剧,产生再灌注损伤。目前认为其机制主要包括自由基过度形成和自由基"瀑布式"级联反应、神经细胞内钙超载、兴奋性氨基酸细胞毒性作用、炎性因子参与和酸中毒等一系列变化,导致神经损伤。因此,超早期溶栓抢救缺血半暗带、积极采取脑保护措施减轻再灌注损伤是急性脑梗死的治疗关键。

应根据不同的病因、发病机制、临床类型、发病时间等确定针对性强的治疗方案,实施以分型、分期为核心的个体化治疗。在一般内科支持治疗的基础上,可酌情选用改善脑循环、脑保护、抗脑水肿降颅压等措施。通常按病程可分为急性期(2 周～1 个月)、恢复期(1～6 个月)和后遗症期(6 个月以后)。

(1)溶栓治疗:缺血性脑卒中发病 3 小时内,无溶栓禁忌证者,应用重组组织型纤溶酶原激活物(rt-PA)的静脉溶栓疗法,不仅显著减少了患者死亡及严重残疾的危险性,而且还大大改善了生存者的生活质量。我国"九五"攻关的随机双盲研究结果表明,对脑 CT 无明显低密度改变、意识清楚的急性缺血性脑卒中患者,在发病 6 小时之内,采用尿激酶静脉溶栓治疗是比较安全、有效的。

动脉溶栓较静脉溶栓治疗有较高的血管再通率,但其优点被耽误的时间所抵消。

(2)降纤治疗:在发病早期使用,包括类蛇毒制剂,常用的有巴曲酶、降纤酶,一般隔天 1 次,共3 次,剂量为 10 U、5 U、5 U,需在用药前后监测纤维蛋白原(FIB)。很多证据显示脑梗死急性期血浆中纤维蛋白原和血液黏滞增高。国内一项多中心、随机、双盲、安慰剂平行对照研究,入组者为发病72 小时内的颈内动脉系统脑梗死患者,结果显示巴曲酶治疗急性脑梗死有效,可显著降低纤维蛋白原水平,症状改善快且较明显,不良反应少,但亦应注意出血倾向。

(3)抗凝治疗:抗凝治疗的目的主要是防止缺血性卒中的早期复发、血栓的延长及防止堵塞远端的小血管继发血栓形成,促进侧支循环。美国的 TOAST 试验显示类肝素不降低卒中复发率,也不缓解病情的发展。但在卒中亚型分析时发现类肝素可能对大动脉硬化型卒中有效。作为辅助治疗,静脉溶栓后使用肝素,可以增加血管再通率,但是出血并发症也增加。国外多数研究认为溶栓后 24 小时内不主张使用抗凝治疗。使用抗凝治疗时,应该密切监测,使用抗凝剂量要因人而异。

(4)抗血小板制剂:两个大型研究结果(IST、CAST)显示缺血性卒中早期使用阿司匹林对于降低病死率和残疾率有一定效果。多数无禁忌证的不溶栓患者应在卒中后尽早(最好 48 小时内)开始使用阿司匹林;溶栓的患者应在溶栓 24 小时后使用阿司匹林,或阿司匹林与双嘧达莫缓释剂的复合制剂。推荐剂量阿司匹林肠溶片每天 150～300 mg,4 周后改为预防剂量。

(5)扩容:对一般缺血性脑梗死患者而言,对于脑血流低灌注所致的急性脑梗死如分水岭梗死可酌情考虑扩容治疗,但应注意可能加重脑水肿、心功能衰竭等并发症。

(6)神经保护剂:已经进行了许多实验和临床研究,探讨了各种神经保护剂的效果,不少神经保护剂在动物实验时有效,但缺乏有说服力的大样本临床观察资料。目前常用的有胞磷胆碱、吡拉西坦(脑复康)、钙通道阻滞剂等。亚低温可能是有前途的治疗方法,有关研究正在进行,高压氧也可使用。

2.脑出血

脑出血的治疗主要是对有指征者应及时清除血肿、积极降低颅内压、保护血肿周围脑组织。

一般治疗:①卧床休息,一般应卧床休息2~4周,避免情绪激动及血压升高。②保持呼吸道通畅,昏迷患者应将头歪向一侧,以利于口腔分泌物及呕吐物流出,并可防止舌根后坠阻塞呼吸道,随时吸出口腔内的分泌物和呕吐物,必要时行气管切开。③吸氧,有意识障碍、血氧饱和度下降或有缺氧现象[PO_2<8.0 kPa(60 mmHg)或 PCO_2>6.7 kPa(50 mmHg)]的患者应给予吸氧。④鼻饲,昏迷或有吞咽困难者在发病第2~3天即应鼻饲。⑤对症治疗,过度烦躁不安的患者可适量用镇静药;便秘者可选用缓泻剂。⑥预防感染,加强口腔护理,及时吸痰,保持呼吸道通畅;留置导尿时应做膀胱冲洗,昏迷患者可酌情用抗生素预防感染。⑦观察病情,严密注意患者的意识、瞳孔大小、血压、呼吸等改变,有条件时应对昏迷患者进行监护。

调控血压:脑出血患者血压的控制应视患者的年龄、既往有无高血压、有无颅内压增高、出血原因、发病时间等情况而定。脑出血患者不要急于降血压,应先降颅内压后,再根据血压情况决定是否进行降血压治疗。血压≥26.7/14.7 kPa(200/110 mmHg)时,在降颅压的同时可慎重平稳降血压治疗,使血压维持在略高于发病前水平或 24.0/14.0 kPa(180/105 mmHg)左右;收缩压在 22.7~26.7 kPa(170~200 mmHg)或舒张压 13.3~14.7 kPa(100~110 mmHg),暂时尚可不必使用降压药,先脱水降颅压,并严密观察血压情况,必要时再用降压药。血压降低幅度不宜过大,否则可能造成脑低灌注。收缩压<22.0 kPa(165 mmHg)或舒张压<12.7 kPa(95 mmHg),不需降血压治疗。血压过低者应升压治疗,以保持脑灌注压。

降低颅内压:颅内压升高是脑出血患者死亡的主要原因,因此降低颅内压为治疗脑出血的重要任务。脑出血的降颅压治疗首先以高渗脱水药为主,如甘露醇或甘油果糖、甘油氯化钠等,注意尿量、血钾及心肾功能。可酌情选用呋塞米、清蛋白。建议尽量不使用类固醇,因其不良反应大,且降颅压效果不如高渗脱水药。应用脱水药时要注意水及电解质平衡。

止血药物:一般不用,若有凝血功能障碍可应用,时间不超过1周。

亚低温治疗:亚低温治疗是辅助治疗脑出血的一种方法,初步的基础与临床研究认为亚低温是一项有前途的治疗措施,而且越早用越好。

康复治疗:早期将患肢置于功能位,如病情允许,危险期过后,应及早进行肢体功能、言语障碍及心理的康复治疗。

手术治疗:自发性脑出血患者哪些需手术治疗、手术方法及手术治疗的时机,目前尚无定论。手术目的主要是尽快清除血肿、降低颅内压、挽救生命,其次是尽可能早期减少血肿对周围脑组织的压迫,降低致残率。主要采用的方法有以下几种:去骨瓣减压术、小骨窗开颅血肿清除术、钻孔穿刺血肿碎吸术、内镜血肿清除术、微创血肿清除术和脑室穿刺引流术等。

(四)其他中医疗法

1.中药熏洗

中药煎汤熏洗直接作用于患侧肢体,有舒筋活络、缓解疼痛、减轻肿胀等多种作用,对缓解痉挛同样有很好的效果。

(1)适应证及方药:熏洗疗法主要适用于中风偏瘫的恢复期和后遗症期。根据患肢肌张力的不同选用不同的药物。对于肌张力增高手足拘挛者,选用伸筋草、透骨草、豨莶草、白芍、生甘草、木瓜、萆薢、汉防己、桑桂枝、红花、川乌、川椒等;而肌张力低下手足弛缓者,选用生黄芪、小茴香、鸡血藤、紫石英、苍术、红花、透骨草等。

(2)熏洗方法:对于中风偏瘫的患者主要以熏洗患侧局部为主,分上肢熏洗和下肢熏洗。在药液温度较高时,先以蒸气熏患肢,或以药液浸湿毛巾敷于患肢,主要是肩、肘、腕、手及髋、膝、踝关节等处。当药液温度下降到能浸浴时(一般为37~44 ℃),再将患侧主要是手足浸浴。浸浴的时间为20~30分钟。一剂药液可反复加热使用5~6次。

2.推拿

推拿疗法是中医学中的重要组成部分,它是医师运用各种手法作用于人体体表或作某些特定的肢体活动来防治疾病和恢复功能的治疗方法。具有疏通经络、调和气血、扶正祛邪、滑利关节、促进康复的作用。被动的肌肉按摩和关节牵张活动都可以通过牵张反射不断地向高级中枢输入促通信号,实现功能重组或再塑,从而抑制低级中枢控制的异常活动,实现高级中枢控制的独立运动。

(1)常用推拿手法:按法、摩法、推法、拿法、揉法、搓法、搓法、摇法、拍打法。

(2)常用穴位:上肢穴位有肩髃、肩髎、肩井、臂臑、曲池、尺泽、少海、大陵、阳谷、阳溪、手三里、合谷等。下肢穴位有环跳、风市、髀关、阳陵泉、足三里、血海、梁丘、委中、委阳、承山、三阴交、悬中、解溪、太溪、昆仑等。其他穴位有风池、风府、缺盆、膈俞、肝俞、肾俞等。

(五)急证的处理

1.吐血、呕血

吐血、呕血为中风急危重症之一,常见于临终前患者,由阴阳离决,阳气大衰失于固摄,血随气逆而成。也有见于肝阳妄亢,风阳内动挟胃气溃逆之时者,此与呃逆并见。

(1)阴阳离决,阳气暴衰固摄无权:表现为骤然呕吐大量黯咖啡色血液,旋即昏聩,目珠固定或上翻,或斜视,舌卷囊缩,口唇爪甲发绀,四肢厥冷,面色晦黯,脉由洪大滑数转为沉细或沉微欲绝。本证抢救多需参附注射液、参麦注射液等静脉滴注。但病势凶险,常来不及救治,数分钟内患者即呼吸、心跳停止。即使积极争取时间采用中西医综合抢救措施,密切观察病情,全力抢救,目前也极难取得成功。

(2)肝阳上亢协胃气冲逆:表现为吐血黯咖啡色或鲜血,每次数10 mL或100~200 mL,神识迷蒙或昏迷,面红目赤,烦躁不安,便干尿赤,舌质红苔薄黄,或少苔、无苔,脉细弦数。

治法:凉血止血为先,继而平肝潜阳。

方药:犀角地黄汤加减。

水牛角30 g,生地黄30 g,赤芍15 g,牡丹皮9 g。水煎取150 mL,分2~3次鼻饲或灌服。

还可用血宁冲剂。其处方由大黄、黄连、黄芩等药组成,应急止血。取用6 g,以白开水调匀,鼻饲或灌服。

若吐血已止,可给天麻钩藤饮加减治疗,以平肝潜阳息风,防再次出血。

2.抽搐

部分中风患者在急性期神昏、昏聩时,出现肢体强痉抽搐,此属变证,病势危重,必须积极救治,否则有伤性命之虞。此类抽搐多由风火痰瘀邪盛,肝阳妄亢生风,内风旋动而成。可兼见躁扰不宁,面红目赤,舌质红、红绛或黯红,脉弦滑而大。治疗时,应先用加味止痉散(由全蝎、蜈蚣、珍珠组成),每次 3 g,用白开水调匀鼻饲;再应用清开灵注射液 40 mL,加入 5％或 10％葡萄糖溶液 250～500 mL 中,静脉滴注,同时给予灯盏花素注射液 40 mL,加入 5％或 10％葡萄糖溶液 250～500 mL 中,静脉滴注,以清热化痰,凉血解痉,宣开清窍。若抽搐可止,则改用天麻钩藤饮或镇肝息风汤加减预防再次发作。对发作时面唇青黯晦滞,脉微欲绝者,应采用中西医综合措施抢救,或许能够转危为安。

(六)变证治疗

1.呃逆

呃逆可见于中风的中脏腑急性期,也可见于中经络之重证向中脏腑转化的过程中,所以此类呃逆患者多处于神识迷蒙或昏迷的状态,呃声急促而不连续,甚至床动身摇,因呃逆不能进饮食,痛苦极大。还可兼见大便秘结或大便自遗。论其病因多在大病之初,血气奔并于上,骤然升降逆乱,风火痰热损伤胃气胃阴。缘胃之气阴受创致逆气上冲而生呃逆。此属重证,随病势恶化还能导致胃气败绝。还有因气机升降失常之后,痰热壅阻胃肠导致腑实,胃气难以顺降则折返上越演致频繁呃逆。另外,中脏腑之痰湿蒙塞心神证与元气败脱、心神散乱证,病必及肾,由肾气失于摄纳,引动冲气上乘,挟胃气动膈而生呃逆之证。综观呃逆轻重差别极为明显,出现于中风中脏腑急性期的呃逆,绝不同于一般,多为病势危笃或向危重转化的一种表现,是属土败胃绝之险象,其病预后较差,若能及时恰当救治,或能转危为安。应该指出,发生于恢复期的呃逆,或虽在急性期,在病情逐步好转时发生的呃逆,其治疗较易而预后较好,两者需要分清。

(1)胃气阴两伤:呃声短促不连续,唇燥舌干,神昏烦躁,大便干结而难,舌质红或红绛,苔黄燥或少苔,脉细弦数。

治法:益气养阴,和胃止呃。

常用方:人参粳米汤。

西洋参 6 g,优质粳米 30 g。先煮西洋参取 100 mL,再煮粳米,取米汤 400 mL,兑匀成 500 mL,分2～4 次鼻饲或灌服,每天 1 剂。

本证多见于中风急性期,是阳闭证的并发证候,应在平肝清肝、息风化痰、凉血开窍治疗阳闭的同时,配以益气养阴,和胃止呕。如胃阴得复,胃气得以顺降,一般呃逆也较易得到控制。

(2)痰热腑实,浊气不降:呃声洪亮有力,口臭烦躁,甚至神昏谵语,便秘尿赤,腹胀,舌红苔黄燥起芒刺,脉滑数或弦数而大。

治法:通腑泄热,和胃止呕。

常用方:大承气汤加味。

生大黄、芒硝、厚朴、枳实、沉香粉。

2.戴阳证

戴阳证是中风最危险的变证,属急性期脱证的临终表现。王永炎通过临床总结发现戴阳以元气败脱、心神散乱证最为多见。患者昏迷,无论此脱证是由阳闭或阴闭转变而来,此时已呈现出四肢冰凉、周身湿冷、手撒遗尿、脉微沉细等阳气大衰,阴寒内盛的征象。多出现于上午9时至午后 1 时之间,发现患者突然颜面潮红可延至头部也潮红,其两颊泛红颜色稍浓,但触摸面颊不热,四肢厥冷如故,脉沉微衰如故。戴阳证的基本病机是邪盛正虚,阴阳格拒。论其治疗原则当为调和阴阳,扶正祛邪,但病势凶险,顷刻之间患者即被夺走生命。

六、疗效评定标准

(一)神经功能评价

1.脑卒中患者临床神经功能缺损程度评分标准

意识(最大刺激、最佳反应)两项提问:①年龄;②现在是几月。(相差两岁或一个月都算正确)

2.美国国立卫生研究院卒中量表(NIHSS)(见表 7-1)

表 7-1　美国国立卫生研究院卒中量表

项目	评分标准与分值
意识	0=清醒　　1=卷睡　　2=昏睡　　3=昏迷
提问(月份、年龄)	0=均正确　　1=1 项正确　　2=均不正确
执行指令(握手、睁闭眼)	0=均正确　　1=1 项正确　　2=均不正确
眼球运动	0=正常　　1=凝视障碍　　2=同向偏斜
视野	0=正常　　1=部分偏盲　　2=完全偏盲
面瘫	0=无　　1=轻瘫　　2=部分　　3=完全
上肢活动	0=上举 90° 10 秒　　1=上举 90° <10 秒　　2=上举<90° 10 秒　　3=不能抗引力
下肢活动	0=抬起 30° 5 秒　　1=抬起 30° <5 秒　　2=抬起<30° 5 秒　　3=不能抗引力
共济运动	0=正常　　1=1 肢共济失调　　2=2 肢共济失调
感觉	0=正常　　1=部分丧失　　2=完全丧失
忽视	0=无　　1=视、听或触觉忽视　　2=超过 1 项
构音障碍	0=无　　1=轻视　　2=不能被听懂
语言	0=正常　　1=轻度失语　　2=重度失语　　3=完全失语

(二)运动功能评价

1.Twitchell-Brunnstrom 脑卒中运动恢复阶段(见表 7-2)

表 7-2　Twitchell-Brunnstrom 脑卒中运动恢复阶段

阶段	肩臂	手	下肢
Ⅰ	无任何运动	无任何运动	无任何运动
Ⅱ	仅出现协同运动的模式	仅有极细微的屈曲	仅有极少的随意运动
Ⅲ	可随意发起协同运动	可作勾状抓握,但不能伸指	在坐和站位上,有髋、膝、踝的协同性屈曲
Ⅳ	出现脱离协同运动的活动: 1.肩 0°肘屈 90°的情况下,前臂可旋前旋后 2.在肘伸直的情况下肩可前屈 90° 3.手背可触及腰骶部	能侧捏及松开拇指,手指有随意的小范围的伸展	在坐位上可屈膝 90°以上,可使足后滑倒椅子下方。在足跟不离地的情况下能背屈踝

续表

阶段	肩臂	手	下肢
V	出现相对独立于协同运动的活动： 1.肘伸直时肩可外展90° 2.在肘伸直，肩前屈30°～90°的情况下，前臂可旋前和旋后 3.肘伸直，前臂中立位，臂可举过头	可作球状和圆柱状抓握，手指可作集团伸展，但不能单独伸展	健腿站，病腿可先屈膝后伸髋；在伸直膝的情况下，可背屈踝，可将踵放在向前迈一小步的位置上
VI	运动协调近于正常，手指指鼻无明显辨距不良，但速度比健侧慢（≤5秒）	所有抓握均能完成，但速度和准确性比健侧差	在站立上可使髋外展到超出抬起该侧骨盆所能达到的范围；在坐位上，在伸直膝的情况下可内外旋下肢，合并足的内、外翻

2.修订的 Ashworth 痉挛评定级（见表 7-3）

表 7-3　修订的 Ashworth 痉挛评定级

0	无肌张力的增加
Ⅰ	肌张力轻度增加：受累部分被动屈伸时，在 ROM 之末时呈现最小的阻力或出现卡住和释放
Ⅰ*	肌张力轻度增加：在 ROM 后50％范围内出现突然卡住，然后 ROM 的后50％均呈现最小的阻力
Ⅱ	肌张力较明显地增加：ROM 的大部分时，肌张力较明显地增加，但受累部分仍能较易地被移动
Ⅲ	肌张力严重增高：被动运动困难
Ⅳ	僵直：受累部分被动屈伸时呈现僵直状态而不能动

（三）日常生活能力评价

采用 ADL、修订 Rankin。

1.BartherlADL 指数（见表 7-4）

表 7-4　BartherlADL 指数

项目	独立	部分独立	需极大帮助	完全依赖
进食	10	5	0	
洗澡	5	0		
整容	5	0		
穿衣	10	5	0	
大便	10	5	0	
小便	10	5	0	
用厕	10	5	0	
转移	15	10	5	0
步行	15	10	5	0
上下楼梯	10	5	0	

2.修订 Rankin 量表(见表 7-5)

表 7-5　修订 Rankin 量表

0	完全没有症状
1	除轻微症状,未见明显残障。能完成所有经常从事的职责和活动
2	轻度残障,生活可以自理,但是不能完成所有以前的可以进行的活动
3	中度残障,需要一些协助,但行走不需要协助
4	重度残障:离开他人协助不能行走,不能照顾身体需要
5	严重残障:卧床不起、大小便失禁、须持续护理和照顾

七、护理与调摄

加强护理是提高临床治愈率、减少并发症、降低病死率和病残率的重要环节。急性期患者宜卧床休息,并密切观察病情变化,注意神志、瞳孔、呼吸、脉搏、血压的情况。尤其是中脏腑患者要密切观察病情,重点注意神志、瞳神、气息、脉象等情况,以了解闭泄、脱泄的转化。保持呼吸道通畅和肠道的通畅。勤给患者翻身拍背,做好口腔护理,防止肺部、口腔、皮肤及泌尿系统感染。应注意偏瘫急性期患者的良肢位设计,对于抑制肢体痉挛、预防肩关节半脱位、早期诱发分离运动等起重要作用。患者神志转清或病情稳定后,即尽早进行系统、正规的言语及肢体功能的康复训练,可配合针灸、推拿等中医传统方法,语言不利者,宜加强语言训练,以循序渐进为原则。

八、预后与转归

脑卒中的预后不良,复发率高。多数患者遗留有肢体功能障碍、感觉障碍、语言障碍,部分患者遗留智能减退、情感障碍,病情严重者持续昏迷或死亡。为社会和家庭带来了沉重的负担。

脑卒中的复发相当普遍,卒中复发导致患者已有的神经功能障碍加重,并使病死率明显增加。首次卒中后 6 个月内是卒中复发危险性最高的阶段,所以在卒中首次发病后有必要尽早开展二级预防工作。二级预防包括以下方面:正确评估首次卒中发病机制,血压管理,抗血小板聚集,抗凝治疗,其他心脏病的干预,颈动脉狭窄的干预,高半胱氨酸血症的干预,卒中后血压、血脂与血糖的管理等。

中医中风病的预防,在于慎起居、节饮食、远房帏、调情志。慎起居,是生活要有规律,注意劳逸适度,重视进行适宜的体育锻炼。节饮食是指避免过食肥甘厚味、烟酒及辛辣刺激食品。远房帏是指节制性生活。调情志是指经常保持心情舒畅,稳定情绪,避免七情伤害。

九、康复评定

脑卒中康复评定的目的是确定患者的障碍类型及程度,以便拟定治疗目标、治疗方案,确定治疗效果及进行预后预测等。脑卒中急性期和恢复早期患者病情变化较快,评定次数应适当增加,恢复后期可适当减少。全面评定之间应视情况多次进行简便的针对性单项评定。

(一)功能评定

瘫痪评定常采用 Brunnstrom 评测法及 Fugl-Meyer 评测法,肌张力评定多采用改良的 Ashworth 评定法。失语症评定可采用波士顿诊断性失语检查(Boston diagnostic aphasia examination,BDAE)、西方失语成套测验(Western aphasia battery,WAB)、汉语失语成套测验(aphasia battery of Chinese，ABC）。构音障碍评定可采用 Frenchay 构音障碍评定。吞咽障碍评定可采用饮水试验、咽唾液试验及视频荧光造影检查。失认症和失用症评定尚无成熟的成套测验方法，多采用单项评定，如 Albert 试验、线性二等分试验、空心十字试验等。意识障碍评定多采用 Glasgow 昏迷评分。智力评定常采用简明精神状态检查（mini mental status examination，MMSE）。抑郁评定可采用美国流行病学调查中心的抑郁量表（center of epidemiological survey-depression Scale，CES-D）。

（二）活动能力评定

多采用 Barthel 指数和功能独立性评定（ftmetional independence meas-ure，FIM）。

（三）社会参与评定

可采用生活满意度或生活质量评定，如简明健康调查量表（SF-36）。

（四）影响康复和预后的因素评定

如伴发病、社会背景、环境及资源、脑卒中和冠心病危险因素等。

十、康复措施

脑卒中康复的目标是通过以运动疗法、作业疗法为主的综合措施，最大限度地促进功能障碍的恢复，防治失用和误用综合征，减轻后遗症；充分强化和发挥残余功能，通过代偿和使用辅助工具等，以争取患者达到生活自理；通过生活环境改造，精神心理再适应等使患者最大限度地回归家庭和社会。

（一）脑卒中康复医疗的原则

（1）脑卒中康复的适应证和禁忌证：多是相对的。对于可以完全自然恢复的轻症患者（TIA 和 Rind）一般无需康复治疗，但高龄体弱者在卧床输液期间，有必要进行一些简单的预防性康复治疗（如关节被动活动），以防止出现失用性并发症。对于重度痴呆、植物状态等重症患者，即使强化康复治疗也难以取得什么效果，重点是加强护理，防治并发症。介于两者之间的情况才是康复治疗的适应证。一般认为病情过于严重或不稳定者（如意识障碍、严重的精神症状、病情进展期或生命体征尚未稳定等），或伴有严重合并症或并发症者（如严重感染、急性心肌梗死、重度失代偿性心功能不全、不稳定性心绞痛、急性肾功能不全等），由于不能耐受、配合康复治疗或有可能加重病情等，不宜进行主动性康复训练，但抗痉挛体位、体位变换和关节被动运动等预防性康复手段，只要不影响抢救，所有患者均可进行。一旦这些禁忌证稳定、得到控制或好转，则多又成为主动康复的适应证。

（2）康复医疗是一个从急性期至后遗症期的连续过程，既要注意急性期预防性康复，恢复期促进恢复的康复，又要注意后遗症期的维持和适应性康复。应该充分利用社区资源进行社区康复。

（3）由有经验的、多学科康复组实施康复以确保最佳的康复效果。采用标准化的评价方法和有效的评价工具。采取目标指向性治疗，在充分进行预后预测的基础上，由患者、家属和专业人员共同制订实用可行的家庭和社会复归目标。以证据为基础的干预应以功能目标为基础。

（4）由于脑卒中患者障碍的复杂性及单一治疗效果的局限性，应采用综合的治疗和刺激手段。治疗环境应尽可能与家庭及社区的环境相近。治疗小组成员之间应加强交流与协作，避免脱节与相互矛盾。康复过程由学习和适应构成，宜让患者反复练习难度分级的各种任务，以使其学会（重获）丧失的技能。患者要与环境相互适应，必要时采取适当的补偿策略。应及时纠正心理障碍，激发患者的康复欲望（动机）和康复训练的兴趣等。对患者和家属进行针对性的教育和培训,使家属积极参与康复计划。

(5)康复评价和干预应从急性期开始,一旦患者神志清楚、病情稳定,就应该开始主动性康复训练,以便尽可能地减少废用(包括健侧)。某些误用很难纠正,故早期正确的训练非常重要。应首先着眼于患侧的恢复性训练,防止习得性失用,不宜过早地应用代偿手段。康复训练要达到足够的量才能取得最佳效果,但宜从小量开始,在不引起或加重异常运动反应的前提下,逐渐增加活动量,可采取少量多次的方法,以免患者过度疲劳或引起危险。

(6)进行伴发病和危险因素的管理对确保康复效果和患者生存至关重要。

(二)急性期的康复治疗

急性期在此是指病情尚未稳定的时期。因严重合并症或并发症不能耐受主动康复训练者及因严重精神症状、意识障碍等不能配合康复训练者,康复处理基本同此期。此期应积极处理原发病和并发症,以便尽可能减少脑损伤并尽快地顺利过渡到下一个康复阶段;制订并实施脑卒中危险因素管理计划,预防脑卒中复发。本期康复的目的主要是预防失用性并发症。

(1)保持抗痉挛体位:其目的是预防或减轻以后易出现的痉挛模式。取仰卧位时,头枕枕头,不要有过伸、过屈和侧屈。患肩垫起防止肩后缩,患侧上肢伸展、稍外展,前臂旋后,拇指指向外方。患髋垫起以防止后缩,患腿股外侧垫枕头以防止大腿外旋。本体位是护理上最容易采取的体位,但容易引起紧张性迷路反射及紧张性颈反射所致的异常反射活动,为"应避免的体位"。"推荐体位"是侧卧位:取健侧侧卧位时,头用枕头支撑,不让向后扭转;躯干大致垂直,患侧肩胛带充分前伸,肩屈曲 90°～130°,肘和腕伸展,上肢置于前面的枕头上;患侧髋、膝屈曲似踏出一步置于身体前面的枕头上,足不要悬空。取患侧侧卧位时,头部用枕头舒适地支撑,躯干稍后仰,后方垫枕头,避免患肩被直接压于身体下,患侧肩胛带充分前伸,肩屈曲 90°～130°,患肘伸展,前臂旋后,手自然地呈背屈位;患髋伸展,膝轻度屈曲;健肢上肢置于体上或稍后方,健腿屈曲置于前面的枕头上,注意足底不放任何支撑物,手不握任何物品(图 7-1)。

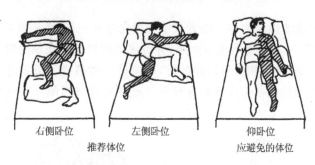

| 右侧卧位 | 左侧卧位 | 仰卧位 |
| 推荐体位 | | 应避免的体位 |

图 7-1 抗痉挛体位

(2)体位变换:主要目的是预防褥疮和肺感染,另外由于仰卧位强化伸肌优势,健侧侧卧位强化患侧屈肌优势,患侧侧卧位强化患侧伸肌优势,不断变换体位可使肢体的伸屈肌张力达到平衡,预防痉挛模式出现。一般每 60～120 分钟变换体位一次。

(3)关节被动运动:主要是为了预防关节活动受限(挛缩),另外可能有促进肢体血液循环和增加感觉输入的作用。先从健侧开始,然后参照健侧关节活动范围进行患侧运动。一般按从肢体近端到肢体远端的顺序进行,动作要轻柔缓慢。重点进行肩关节外旋、外展和屈曲,肘关节伸展,腕和手指伸展,髋关节外展和伸展,膝关节伸展,足背屈和外翻。在急性期每天做两次,每次每个关节做3～5遍,以后视肌张力情况确定被动运动次数,肌张力越高被动关节运动次数应越多。较长时间卧床者尤其要注意做此项活动。

(4)饮食管理:有意识障碍和吞咽障碍者经口进食易发生吸入性肺炎,通常需靠静脉补充营养,如3天后仍不能安全足量地经口进食,可鼻饲营养。另外要加强口腔护理。

(5)二便管理:此期患者易出现尿潴留、失禁及便秘,必要时可予导尿,应用开塞露、缓泻剂等。注意预防尿路感染和褥疮。

(6)加强呼吸管理,防治呼吸系统并发症;预防静脉血栓、褥疮等。

(7)对家属进行脑卒中及其护理和康复知识的宣教和培训。

由于翻身和关节被动运动只能预防褥疮、肺炎和关节挛缩,并不能预防失用性肌萎缩等其他失用,也没有明显促进功能恢复的作用,所以要尽早地开始下一阶段的主动训练。

(三)恢复期的康复治疗

恢复期是指病情已稳定,功能开始恢复的时期。一般而言,患者意识清楚、生命体征稳定且无进行性加重表现后1～2天,就应该开始主动性康复训练。在不伴有意识障碍的轻症脑卒中,病后第2天就可在严密观察下开始主动训练,但开始活动量要小。由于蛛网膜下腔出血和脑栓塞近期再发的可能性大,对未行手术治疗的蛛网膜下腔出血患者,要观察1个月左右才谨慎地开始康复训练。在脑栓塞患者康复训练前如查明栓子来源并给予相应处理,应在向患者及家属交代有关事项后再开始训练比较稳妥。

主动性康复训练应遵循瘫痪恢复的规律,先从躯干、肩胛带和骨盆带开始,按坐位、站位和步行,以及肢体近端至远端的顺序进行。一般把多种训练在一天内交替进行,有所偏重。此期要应用各种偏瘫康复技术促进功能的恢复。关于患侧肢体训练,在软瘫期要设法促进肌张力和主动运动的出现;在出现明显痉挛后要降低痉挛,促进分离运动的恢复,改善运动的速度、精细程度和耐力等。要注意非瘫痪侧肌力维持和强化。

1.床上翻身训练

这是最基本的躯干功能训练之一。患者双手手指交叉在一起,患侧拇指在上,双上肢腕肘伸展("Bobath握手",见图7-2),先练习前方上举,并练习伸向侧方。在翻身时,交叉的双手伸向翻身侧,头和躯干翻转,至侧卧位,然后返回仰卧位,再向另一侧翻身。每天进行多次,必要时训练者给予帮助或患者利用床栏练习。注意翻身时头一定要先转向同侧。向患侧翻身较容易,很快就可独立完成。

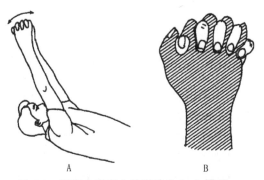

图 7-2 脑卒中早期上肢训练 Bobath 握手

A.健肢带动患肢作肩的屈伸和左右旋转,便于移动身体重心,进行体位转移和平衡训练;B.双手十指交叉,病侧阴影部分拇指压在健侧拇指上方

2.桥式运动

其目的是训练腰背肌群和伸髋的臀大肌,为站立做准备。患者取仰卧位,双腿屈曲,足踏床,慢慢地抬起臀部,维持一段时间后慢慢放下(双桥式运动);在患者能较容易地完成双桥式运动后,让患者悬空健腿,仅患腿屈曲,足踏床抬臀(单桥式运动),见图7-3。如能很好地完成本动作,那么就可有效地防止站位时因髋关节不能充分伸展而出现臀部后突。训练早期多需训练者帮助固定下肢并叩打刺激臀大肌收缩。

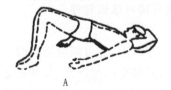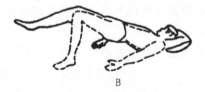

A   B

图7-3　桥式运动

A.双桥式运动;B.单桥式运动

3.坐位训练

坐位是患者最容易完成的动作之一,也是预防直立性低血压、站立、行走和一些日常活动所必需的。在上述训练开始的同时就应进行。

由于老年人和较长时间卧床者易出现直立性低血压,故在首次取坐位时,不宜马上取直立(90°)坐位。可用起立平台或靠背架,依次取30°、45°、60°、80°坐位(或平台直立位),如前一种体位能坚持30分钟且无明显直立性低血压表现,可过渡到下一项,如已能取80°坐位30分钟,则以后取坐位和站位时可不考虑直立性低血压问题。理论上应避免床上半坐位,以免强化下肢伸肌优势。

坐位训练包括坐位平衡训练和耐力训练。在平衡训练的同时耐力也随之得以改善。进行坐位训练时,要求患者双足踏地或踏在支持台上,这对预防尖足内翻非常必要。另外,一定要在无支撑或无扶助下练习,否则难以取得好的效果。

静态平衡训练要求患者取无支撑下床边或椅子上静坐位,髋关节、膝关节和踝关节均屈曲90°,足踏地或借助支持台,双足分开约一脚宽,双手置于膝上。训练者协助患者调整躯干和头至中间位,当感到双手已不再用力时松开双手,此时患者可保持该位置数秒,然后慢慢地倒向一侧。随后训练者要求患者自己调整身体至原位,必要时给予帮助。静态坐位平衡在大多数患者很快就可完成,然后让患者双手手指交叉在一起,伸向前、后、左、右、上和下方并伴有重心相应的移动,此称为自动态坐位平衡训练。当患者在受到突然的推拉外力仍能保持平衡时(被动态平衡),就可认为已完成坐位平衡训练。此后坐位训练主要是耐力训练。在坐位训练的同时,要练习坐位和卧位的转换训练。从健侧坐起时,先向健侧翻身,健侧上肢屈曲置于身体下,双腿远端垂于床边后,头向患侧(上方)侧屈,健侧上肢支撑慢慢坐起。从患侧坐起时稍困难些,也要用健侧上肢支撑坐起,不过要求躯干有较大的旋转至半俯卧位。由坐位到卧位的动作相反。

4.站位训练

一般在进行自动态坐位平衡训练的同时开始站位训练。对一般情况较差、早期进行此训练有困难者,可先站起立平台;躯干功能较好、下肢功能较差者可用长下肢支具。也可利用部分减重支持装置进行站位平衡训练。

起立训练要求患者双足分开约一脚宽,双手手指交叉,上肢前伸,双腿均匀持重,慢慢站起。

此时训练者坐在患者前面,用双膝支撑患者的患侧膝部,双手置于患者臀部两侧帮助患者重心前移,伸展髋关节并挺直躯干。坐下时动作相反。要注意防止仅用健腿支撑站起的现象。

静态站位平衡训练是在患者站起后,让患者松开双手,上肢垂于体侧,训练者逐渐除去支撑,让患者保持站位。注意站位时不能有膝过伸。患者能独自保持静态站位后,让患者重心逐渐移向患侧,训练患腿的持重能力。同时让患者双手交叉的上肢(或仅用健侧上肢)伸向各个方向,并伴随躯干(重心)相应的摆动,训练自动态站位平衡。如在受到突发外力的推拉时仍能保持平衡,说明已达到被动动态站位平衡。患者可独立站立片刻后就可练习床椅转移。

5.步行训练

一般在患者达到自动态站位平衡、患腿持重达体重的一半以上,并可向前迈步时才开始步行训练。但由于老年人易出现废用综合征,有的患者靠静态站立持重改善缓慢,故某些患者步行训练可适当提早进行,必要时使用下肢支具。不过步行训练量早期要小,以不致使患者过度费力而出现足内翻和尖足畸形并加重全身痉挛为度。对多数患者而言,不宜过早地使用手杖,以免影响患侧训练。

在步行训练前,先练习双腿交替前后迈步和重心的转移。多数患者不必经过平行杠内步行训练期,可直接进行监视下或少许扶持下步行训练。步行训练早期常有膝过伸和膝打软(膝突然屈曲)现象,应进行针对性的膝控制训练。如出现患侧骨盆上提的划圈步态,说明膝屈曲和踝背屈差。在可独立步行后,进一步练习上下楼梯(健腿先上,患腿先下)、走直线、绕圈、跨越障碍、上下斜坡及实际生活环境下的实用步行训练。

近年提倡利用部分减重支持装置提早进行步行训练,认为在步行能力和行走速度恢复方面均有较好的效果。

6.作业治疗

一般在患者能取坐位姿势后开始。①日常生活活动能力训练:如吃饭、个人卫生、穿衣、移动、洗澡及家务活动等,掌握一定的技巧,单手多可完成。必要时可应用生活辅助器具,如粗柄勺子、带套圈的筷子、有吸盘固定且把手加长的指甲刀、穿袜器、四脚手杖和助行器等。从训练的角度出发,应尽量使用患手。②工艺活动:如用斜面磨砂板训练上肢粗大的运动,用编织、剪纸等训练两手的协同操作,用垒积木、书写、拧螺丝、拾小物品等训练患手的精细活动。经过一段时间的训练后,如预测瘫痪的利手恢复差,应开始利手转换训练。在患手达一定功能的慢性(发病6个月以上)脑卒中患者可试用强制性运动疗法,部分患者可取得明显效果。

7.物理治疗和针灸治疗

功能性电刺激、生物反馈及针灸治疗等对增加感觉输入、促进功能恢复与运动控制等有一定的作用。

8.对失语、构音障碍、认知功能障碍等也需进行针对性训练

结合患者情况应尽早实施出院计划。在患者出院前,可先回家住几日,以适应家庭环境,发现问题并给予相应的指导和训练。为使患者适应社会环境,出院前可带患者集体购物、参加社区活动等。

(四)后遗症期康复治疗

后遗症期是患者功能恢复已达平台期,但通过技巧学习、使用辅助器具及与环境相互适应等仍可有一定的能力恢复的时期。经积极训练一般在发病3～6个月后进入后遗症期,对于早期活动少或较长时间卧床者,运动功能恢复可持续更长的时间。此期患者的运动耐力和日常生活活

动能力仍可进一步提高。

在此期出院回家的患者,由于活动空间限制、家属照顾过多或无暇顾及、患者主动性差等原因,老年人和移动能力较差者易出现功能和能力的退化,甚至造成卧床不起,故参照原先的训练进行维持性训练是非常必要的。即使那些经训练仍不能恢复步行者,也至少应每天练习翻身和坐位,甚至是被动的坐位,这种最低限度的活动可明显地减少褥疮、肺炎等并发症,减少护理工作量。相当一部分患者可通过上下楼梯、远距离步行等,使运动耐力不断提高,活动空间不断扩大,活动种类逐渐增多,生活质量得以提高。但要注意,所有的活动均要在安全的前提下进行,活动量也应逐渐增加,不可冒进。

对不能适应原来生活环境的患者,可进行必要的环境改造,如尽量住平房或楼房底层,去除门槛,台阶改为坡道或两侧安装扶手,厕所改为坐式并加扶手,地面不宜太滑或太粗糙,所有用品要方便取放和使用等。

患者要定期到医院或社区康复机构接受再评价和指导,并力争恢复一定的工作。

(郑红伟)

第二节 颈肌痉挛

一、概述

颈肌痉挛俗称落枕,是急性单纯性颈项强痛、肌肉僵硬、颈部转动受限的一种病症,是颈部软组织常见的损伤之一,多见于青壮年,男多于女,冬春季发病率较高。轻者4～5天可自愈,重者疼痛严重并向头部及上肢部放射,迁延数周不愈,且易反复发作。此病针推疗效确切、迅速。颈肌风湿,颈肌劳损,颈椎病变等,均可引起颈肌疼痛与痉挛,落枕为单纯的肌肉痉挛,成年人若经常发作,常系颈椎病的前驱症状。

二、病因病机

本病多因颈部肌肉过度疲劳,或感受风寒,或夜间睡眠姿势不当,或枕头高低不适,使颈部肌肉遭受较长时间的牵拉而发生痉挛,部分由于颈部扭挫伤所致。而老年患者多与颈椎骨质增生或椎间盘变性有关。由于感受风寒,或筋脉挫伤,或夜卧过于熟睡,姿势不当,致使气血运行不畅,筋脉拘挛而成本病。

三、临床表现和体征

(一)症状
(1)颈项相对固定在某一体位,某些患者用一手扶持颈项部,以减少颈部活动,可缓解症状。
(2)颈部疼痛,动则痛甚。
(3)颈部活动明显受限,如左右旋转、左右侧弯、前屈与后伸等活动。

(二)体征
(1)颈项活动受限,颈部呈僵硬态,活动受限往往限于某个方位上,强行使之活动,则症状

225

加重。

（2）肌痉挛伴压痛，胸锁乳突肌痉挛者，在胸锁乳突肌处有肌张力增高感和压痛；斜方肌痉挛者，在锁骨外 1/3 处，或肩井穴处，或肩胛骨内侧缘，有肌紧张感和压痛；肩胛提肌痉挛者，在上四个颈椎棘突旁和肩胛骨内上角处，有肌紧张感和压痛。

四、鉴别诊断

落枕是一种急性发作的症状，多在睡眠后出现一侧颈项部疼痛，局部僵硬并有明显压痛，头颈活动受限。临床上常需与下列疾病加以区别。

（1）颈椎半脱位：往往有外伤史和肩部负重史，临床表现为颈项疼痛，颈椎旋转活动明显受限。可摄颈椎张口位片证实，常见有寰枢关节半脱位。

（2）颈椎病：反复落枕，起病缓慢，病程长。因颈椎关节不稳而引起，常伴有椎间隙狭窄，骨质增生，需摄颈椎双斜位片或正位片证实。

（3）颈椎结核：有结核病史和全身体征，如低热、消瘦、盗汗及疲乏无力等，多发于儿童及青壮年，需摄颈椎正侧位片证实。

五、针灸治疗

（1）治则：疏风散寒，活络止痛，以督脉及手足三阳经为主。

（2）主穴：天柱、后溪。配穴，外感风寒，配大椎、风池、外关，用泻法；筋脉损伤，配阿是穴，或相应夹脊穴。

（3）方义：颈项部为手足三阳经之所过，显露于体外，又是头部转动之枢机，极易为风寒所侵袭，或因姿势不当而伤筋。古人认为，太阳为开而主表，故以手足太阳经的天柱、后溪为主穴，以疏解在表的外邪，配合督脉经要穴大椎、手足少阳经的风池、外关，可以疏散风寒，使邪从表解；若因筋脉受损，使局部气血受阻，不通则痛，当按"以痛为俞"的原则，选取阿是穴或相应夹脊穴，可以通络止痛，使气血流畅，筋脉得舒。

六、推拿治疗

（1）治则：舒筋活血，温经通络，理顺肌筋。

（2）主要手法：一指禅推法、擦法、按法、揉法、拿法、拔伸法、擦法等。

（3）常用穴位及部位：风池、风府、风门、肩井、天宗、肩外俞等。

（4）操作：①患者取坐位，医者立于其后，用轻柔的擦法、一指禅推法，在患侧颈项及肩部施术，3～5 分钟。②用拿法提拿颈椎旁开 2.5 寸处的软组织，以患侧为重点部位，并弹拨紧张的肌肉，使之逐渐放松。③嘱患者自然放松颈项部肌肉，术者左手持续托起下颌，右手扶持后枕部，使颈略前屈，下颌内收，双手同时用力向上提拉，并缓慢左右旋转患者头部 10～15 次，以活动颈椎小关节。摇动旋转之后，在颈部微前屈的状态下，迅速向患侧加大旋转幅度，手法要稳而快，手法的力度和旋转的角度必须掌握在患者可以耐受的限度内。④术者按揉风池、风府、风门、肩井、天宗、肩外俞等穴，每穴 30～60 秒，手法由轻到重；然后再轻拿颈椎棘突两侧肌肉，最后可在患部加用擦法治疗。

七、其他疗法

刺络拔罐：先在颈项部轻叩梅花针，使局部皮肤发红、充血，再拔火罐3～5个，每天1～2次。

（廖　岚）

第三节　前斜角肌综合征

前斜角肌综合征是指因外伤、劳损、先天颈肋、高位肋骨等因素刺激前斜角肌，或前斜角肌痉挛、肥大、变性等，引起臂丛神经和锁骨下动脉的血管神经束受压，而产生的一系列神经血管压迫症状的病证。本病好发于20～30岁女性，右侧较多见。

一、病因病理

颈部后伸、侧屈位时，头部突然向对侧旋转，或长期从事旋颈位低头工作，使对侧前斜角肌受到牵拉扭转而损伤，出现前斜角肌肿胀、痉挛而产生对其后侧神经根的压迫症状。神经根受压又进一步加剧前斜角肌痉挛，形成恶性循环。

先天性结构畸形，如肩部下垂、高位胸骨、第7颈椎横突肥大、高位第1肋骨、臂丛位置偏后等，使第1肋骨长期刺激臂丛，使受臂丛支配的前斜角肌发生痉挛，压迫臂丛神经而发病。若前斜角肌痉挛、变性、肥厚，则易造成锁骨上部臂丛及锁骨下动脉受压。如颈肋或第7颈椎横突肥大，或前、中斜角肌肌腹变异合并时，当前斜角肌稍痉挛，即可压迫其间通过的臂丛神经和锁骨下动脉而导致出现神经血管症状。本病运动障碍出现较迟，可表现为肌无力和肌萎缩，偶见手部呈雷诺征象。

中医将本病归属"劳损"范畴。多由过度劳损，或风寒外袭，寒邪客于经络，致使经脉不通，气血运行不畅，发为肿痛。

二、诊断

(一)症状

(1)一般缓慢发生，均以疼痛起病，程度不一。

(2)局部症状：患侧锁骨上窝稍显胀满，前斜角肌局部疼痛。

(3)神经症状：患肢有放射性疼痛和麻木触电感，以肩、上臂内侧、前臂和手部的尺侧及小指、环指明显，表现为麻木、蚁行、刺痒感等。少数患者偶有交感神经症状，如瞳孔扩大、面部出汗、患肢皮温下降，甚至出现霍纳综合征。

(4)血管症状：早期由于血管痉挛致使动脉供血不足而造成患肢皮温降低，肤色苍白；后期因静脉回流受阻，出现手指肿胀、发凉、肤色发绀，甚至手指发生溃疡难愈。

(5)肌肉症状：神经长期受压，患肢小鱼际肌肉萎缩，握力减弱，持物困难，手部发胀及有笨拙感。

(二)体征

(1)颈前可摸到紧张、粗大而坚韧的前斜角肌肌腹，局部有明显压痛，并向患侧上肢放射性痛麻。

(2)局部及患肢的疼痛症状在患肢上举时可减轻或消失,自然向下或用力牵拉患肢时则加重

(3)艾迪森试验、超外展试验阳性,提示血管受压。

(4)举臂运动试验、臂丛神经牵拉试验阳性,提示神经受压。

(三)辅助检查

X线片检查:颈、胸段的X线正侧位摄片检查,可见颈肋或第7颈椎横突过长或高位胸肋征象。

三、治疗

(一)治疗原则

舒筋活血,通络止痛。

(二)手法

㨰法、按法、揉法、拿法、擦法等。

(三)取穴与部位

缺盆、肩井、翳风、风池、颈臂、曲池、内关、合谷、颈肩及上肢部。

(四)操作

1.活血通络

患者取坐位。术者站于患侧,先用㨰法在患侧自肩部向颈侧沿斜角肌体表投影区往返施术,同时配合肩关节活动,时间3～5分钟。

2.理筋通络

继上势,术者以一指禅推法沿患侧颈、肩、缺盆穴及上肢进行操作,斜角肌部位、颈臂穴重点治疗,时间5～7分钟。

3.舒筋通络

继上势,术者以拇指弹拨斜角肌起止点及压痛点,拇指揉胸锁乳突肌及锁骨窝硬结处为重点,拇指自内向外沿锁骨下反复揉压,时间3～5分钟。

4.通络止痛

沿患侧斜角肌用拇指平推法,然后施擦法,以透热为度。时间1～2分钟;然后摇肩关节,揉、拿上肢5～10遍,抖上肢结束治疗。

四、注意事项

(1)注意不宜睡过高枕头,患部注意保暖。

(2)避免患侧肩负重物或手提重物,以免加重症状。

(3)嘱患者配合扩胸锻炼,每天1～2次,可缓解症状。

(刘安利)

第四节 颈 椎 病

颈椎病又称颈椎综合征,是指因损伤或颈椎及其软组织退行性改变引起的颈脊髓或颈神经

根以及颈血管的压迫和刺激,从而产生的颈、肩、臂、头及胸疼痛,甚至出现肢体功能失常等一系列症状。中老年人多见,男性发病略多于女性。临床上根据病变部位、范围以及受压组织不同而出现的不同症状,将其分为神经根型、脊髓型、椎动脉型、交感神经型和混合型5种类型。其中神经根型最常见,占颈椎病的60%～70%,交感神经型最为少见。

一、病因病理

各种急、慢性外伤可造成椎间盘、韧带、后关节囊等组织不同程度的损伤,从而使脊柱稳定性下降,促使颈椎发生代偿性增生,增生物直接或间接压迫神经、血管,即产生症状。颈椎间盘承受重量过大或活动频繁,可遭受过多的微小创伤,劳损而变性。早期表现为髓核的水分减少,逐渐失去弹性韧性,椎间关节松动不稳。椎小关节可紊乱、错位,椎间孔变小,椎间盘可膨出或脱出,椎体可发生微小滑动,颈椎后部附件骨质增生,黄韧带、项韧带可发生钙化或骨化。晚期形成明显的骨赘,椎间盘变性、膨出、脱出,周围软组织、前纵、后纵韧带及椎体边缘骨膜附着处可被掀起,出血、血肿机化,在张力性应力的刺激下,逐渐形成较大的骨刺。退变的颈椎间盘和骨刺向后突出,可产生脊髓受压症状;向后外侧突出、钩椎关节骨刺向后突出均可影响椎间孔,使之变小狭窄,神经根受到压迫刺激,缺氧、缺血,出现神经根型病变症状;椎间盘和骨刺向侧方突出,可使椎动脉受到挤压导致供血不足,出现以头晕为主的椎动脉受压症状;颈椎的不稳,常可刺激小关节和关节囊,影响交感神经,而产生一系列交感神经受刺激症状。

二、临床表现

患者自觉肩颈疼痛,可向头部、枕部及上肢放射,一侧面部发热,出汗异常;少数患者可出现头痛、眩晕、猝倒,甚则双下肢痉挛,举步艰难,瘫痪。根据受压组织的不同,其临床表现各不相同。具体可分为五型。

(一)神经根型

神经根型是椎管单侧或双侧的神经根受压迫或受刺激引起的症状,表现有颈肩痛,颈项强直,不能做点头、仰头及转头活动,疼痛沿神经根支配区放射至上臂、前臂、手及手指,伴有上肢麻木、活动不灵活,X线片可显示椎间隙狭窄、椎间孔变窄、后缘骨质增生、钩椎关节骨赘形成。

(二)脊髓型

脊髓型是脊髓受压迫或受刺激所致,多发生于40～60岁的中年人,早期表现为单侧或双侧下肢发紫发麻,行走困难,继而一侧或双侧上肢发麻,持物不稳,严重时可发生四肢瘫痪,小便潴留,卧床不起。X线检查可显示颈椎间盘狭窄和骨赘形成。

(三)椎动脉型

椎动脉型是因上行的椎动脉被压迫、扭曲,造成颅内一过性缺血所致。表现为肩颈痛或颈枕痛,头晕、恶心、呕吐、位置性眩晕、猝倒、持物落地、耳鸣耳聋、视物不清等临床症状,并常因头部转动或侧弯到某一位置而诱发或加重。X线检查见正位片钩椎关节模糊、骨质硬化并有骨赘形成。

(四)交感型

交感型是颈椎旁的交感神经节后纤维被压迫或刺激所致。常见头痛、头晕、心悸、胸闷、四肢不温或是手足心热、四肢酸重等症状,一般无上肢放射痛或麻木感,可出现听、视觉异常。

(五)混合型

临床上常见同时存在两型或两型以上的各种症状,为混合型。

三、诊断要点

(一)神经根型

(1)颈、肩部疼痛,可沿受压的神经分布区放射,手指呈神经根性分布的麻木及疼痛,握力减弱。

(2)颈部僵直,活动受限,颈棘突旁常有压痛。颈神经牵拉实验阳性,压头试验可能阳性。

(3)受累神经支配区皮肤痛觉迟钝或消失,某些上肢肌力减弱,肌肉萎缩,肌腱反射减弱或消失。

(4)X线片见生理曲度消失,椎间隙狭窄,椎间孔变形,后缘骨质增生,钩椎关节骨赘形成。断层扫描(CT)和椎管核磁共振(MRI)更有助于诊断。

(二)脊体型

(1)颈肩痛伴四肢麻木,疼痛僵硬,发抖无力,步态不稳,似踩棉花状,步态笨拙。

(2)痛觉减弱或消失,严重者四肢瘫痪,小便潴留或失禁。手部肌肉萎缩,四肢肌张力增高,腱反射亢进。

(3)常可引出病理反射,如霍夫曼征、巴宾斯基征阳性,踝阵挛和髌阵挛阳性。

(4)具有典型的X线征象,即在椎间隙部位呈"L"或"U"状梗阻,侧位片可见相应部位的充盈缺损。

(三)椎动脉型

(1)症状的出现常与头、颈的转动有关,表现为头晕、恶心、呕吐、四肢麻木等。

(2)颈椎棘突部常有压痛,压头试验阳性,仰头或转头试验阳性。

(3)脑血流图检查可见左右椎动脉不对称,尤其在转头时患侧波幅明显下降。

(4)X线检查显示钩椎关节骨质增生,向侧方隆突,椎间孔变小。

(四)交感型

(1)患者常有头痛,枕部痛,头晕,头胀,视物模糊,手麻木发凉,心律不齐,心动过速等交感神经功能紊乱的临床表现。

(2)本型常不单独出现,而与其他型合并存在。

(五)混合型

根据以上四型表现而诊断。

四、针灸治疗

(一)毫针法

(1)处方一:风池、肩井、天柱、肩髃、外关、曲池、颈夹脊。

操作:患者正坐,上肢曲肘置于桌上。穴位常规消毒后,用1.5寸30号毫针进针。施以泻法,得气留针20分钟。针刺颈郎穴位时,在上肢施揉、拿、搓等手法;针刺上肢穴位时,在颈部施擦、拿、揉、按等手法。

(2)处方二:颈夹脊、养老。

操作:根据症状判定受累神经根的节段选穴,一股取颈5、颈6夹脊。患者正坐,微低头,医

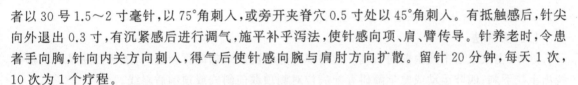

者以 30 号 1.5～2 寸毫针,以 75°角刺入,或旁开夹脊穴 0.5 寸处以 45°角刺入。有抵触感后,针尖向外退出 0.3 寸,有沉紧感后进行调气,施平补乎泻法,使针感向项、肩、臂传导。针养老时,令患者手向胸,针向内关方向刺入,得气后使针感向腕与肩肘方向扩散。留针 20 分钟,每天 1 次,10 次为 1 个疗程。

(3)处方三:中平穴(足三里穴下 1 寸,偏于腓侧)。

操作:患者取坐位,用 28 号 3 寸毫针行直刺法,左肩针刺右下肢中乎穴,右肩针刺左下肢中平穴,双肩针双下肢中乎穴。进针得气后,施以泻法。每次留针 30 分钟,5～10 分钟行针 1 次。每天 1 次,10 次为1疗程。

(4)处方四:①阿是穴。②太溪、太冲、复溜。

操作:实证取第一组穴,进针后提插捻转 2 分钟,施以泻法,不留针;虚证取第二组穴位,施以补法,留针 20 分钟,每 5 分钟行针 1 次。本法适用于椎动脉型颈椎病。

(二)电针法

(1)处方一:天柱、曲垣,头痛者加风池,手臂发麻者加扶突。

操作:天柱取 2 寸毫针,针尖沿颈椎系列斜向下方分刺,使针感传至肩部。曲垣用 1.5 寸毫针,针尖向肩胛冈侧端斜刺,使针感向周围扩散。进针得气后,将 2 穴接通电针治疗仪,用连续波,留针 20 分钟。针风池时,针尖斜向内上方,使针感传至前额,留针 20 分钟。刺扶突时,针尖向臂丛方向,当针感传至手指之后,轻轻雀啄 3～5 次,随即出针。隔天治疗 1 次,本法除对脊髓型颈椎病无效外,对其他各型有良好效果。

(2)处方二:双侧颈夹脊 5～7,神经根型配外关、曲池;颈动脉型配风池、风府。

操作:进针后,施以提插捻转手法,得气后接电针治疗仪,采用连续波,刺激强度以患者耐受为度。留针 20 分钟,隔天 1 次,5 次为 1 个疗程。

(三)温针法

处方:主穴:①天柱、百劳、大杼;②相应颈椎夹脊穴、大椎。配穴:合并肩周炎者加肩三针、肩井;头晕、头痛者加风池、四神聪;放射性上肢麻痛、握物无力者加天宗、曲池、三阳络;久病不愈者加百会、膈俞;腰痛者加肝俞、肾俞。

操作:用 2 寸毫针针刺各穴,得气后在针尾置上 1.5 cm 艾条,用火点燃,施灸。四神聪、百会只针不灸。隔天治疗 1 次,6 次为 1 个疗程。

(四)穴位注射法

(1)处方一:肩中俞、颈部夹脊。头痛、头昏者配风池、百会、太阳;恶心、呕吐者配风池、内关、丰隆;肩胛、上臂、肘臂疼痛者配肩外俞、天宗、肩贞、臑俞、曲池;上肢及手指麻木者配肩贞、曲池、外关、合谷、后溪;下肢麻木、行走困难者加环跳、阳陵泉、委中、昆仑。

操作:用注射器抽取当归注射液、骨宁注射液、麝香注射液各等量,注入所选穴位,每穴注入 1 mL,隔天注射 1 次。

(2)处方二:颈夹脊、风池、大椎、天宗、臂臑、风池、内关、阿是穴。

操作:常规消毒后,用注射器吸入醋酸泼尼松混悬液 25 mg,维生素 B_1 100 mg,维生素 B_{12} 250 μg,1%普鲁卡因溶液 10 mL,654-2 注射液 10 mg 混合均匀,然后注入所选穴位,每穴位入 1.5～2 mL,每周1次,5 次为 1 个疗程。

(3)处方三:颈 6～颈 7 棘突间、颈 7～胸 1 棘突间。

操作:吸取醋酸泼尼松 4 mL 与 2%普鲁卡因 4.5 mL 混合,在上述部位做封闭。7 天封闭

1次,3次为1个疗程。本法适用于各型颈椎病的治疗。

(五)头针法

处方:主穴取顶中线由前向后刺。颈肩部疼痛者配以络却向百会透刺;颈源性眩晕者配额中线由上往下刺;四肢运动或感觉障碍者配病位对侧顶颞前斜线或顶颞后斜线。

操作:选用30号30 mm特制平柄毫针,与头面成15°～30°角快速进针,针尖达到腱膜下层后,将针体平卧,缓插25 mm左右,然后用力向外速提,提时针身不弯曲,行针2～3分钟,留针时间随病情而定,可稍长,但不宜超过24小时。

(六)穴位挑刺法

处方:颈、背部的"党参花样"皮损变部位。

操作:先用2%的普鲁卡因0.2 mL注射在花斑中央成一皮丘,然后常规消毒后挑破表皮,用特制挑刺针挑断浅表皮肤纤维丝。挑纤维丝时,针尖横贴皮肤平刺,先平行向前滑动,再将针轻轻上抬,把纤维丝挑起拨断,并把这个点的纤维丝挑净。每次选挑3～4个花斑。其中1个须选择在颈椎体上。每隔5天挑治1次。

(七)穴位埋线法

处方:双侧夹脊C_5和夹脊C_7。

操作:患者取俯伏坐位,局部常规消毒后,进行局部麻醉。选用0号络刺羊肠线3 cm,穿入9号腰椎穿刺管中,快速垂直进针,针尖达皮下组织及斜方肌之间时,立即将针以15°角向枕部透刺,产生较强针感后按常规将羊肠线埋入。出针后用于棉球压迫针孔片刻。埋1次即为1个疗程。15天后再行第二次埋线。

(八)耳压法

处方:脑、颈椎、枕、颈、神门、肝、肾。肩背酸困者加锁骨、肩关节;手指麻木者加腕、指。

操作:用王不留行籽,以小块胶布贴于上述耳穴,每穴按压1分钟,每天按压3～4次,3天贴1次,连贴1个月。

(九)火针法

处方:大椎、阿是穴,相应夹脊穴。肩周及上臂疼痛加肩髃、曲池;前臂痛或手指麻木加手三里、外关、合谷。

操作:将所选穴位做好标记,消毒后,将6～9号缝衣针用止血钳夹持,于酒精灯上将针尾部分烧红,然后快速点刺,出针后即用消毒棉球压迫针孔,阿是穴可每处刺2～4针,针距0.2寸,深度以0.2～0.5寸为宜,每次点刺不宜超过12针。本法适用于治疗神经根型颈椎病。

(十)磁圆针法

处方:①素髎沿督脉至命门;②攒竹向后沿膀胱经第1侧线至肾俞,再从攒竹处膀胱经第2侧线至志室;③瞳子髎沿头部胆经路线至肩井;④伴有手臂麻木、疼痛者,肩臂部诸经由上向下叩击。

操作:以磁圆针循经叩打,头部轻叩,颈、手臂、肩背重叩。每条线路叩击5～7遍,最后重叩颈部双侧臂丛2下,叩击时手臂就出现麻感。

五、推拿治疗

(一)提阳旋转法

操作:患者取坐位,医者立其背后,先用拇指和其余四指拿肩井数次,并用手指和掌根部按揉肩中俞数次,再令患者颈部前屈 15°～20°,医者双手分别置于患者枕骨两侧,将头部逐渐向上抬起,轻轻左右旋转,幅度不超过 45°,左右各 3 次。然后医者双手食中指分别置于患者颈部两侧,搓揉两侧项肌、前斜角肌、斜方肌和横肩胛肌等,先自上而下,后自下而上,后复 10～20 次,压痛点处适当加重力量。最后,医者立于患者前面,以双手拇指点揉双侧合谷、缺盆及天宗穴,伴头晕者加按风池、风府。以上手法连续 3 遍,每周 2 次,4 周为 1 个疗程。治疗同时,可采用 DYC 自动牵引装置进行间歇性牵引。

(二)提伸法

操作:患者取坐位,医者施手法松解患者颈项部肌肉,并嘱患者放松,令其以双手抱住其后枕部,挺胸,然后医者双手从患者腋下穿过往上扶在患者双腕背部,患者头略向后仰,医者用力上提颈椎,一般可听到一串小关节响声。有些患者也可辅以传统斜扳手法,即以一手托住患者下颌,一手托住后枕部,头略后仰,下颌部向一侧略上旋,当医者觉得颈椎小关节已锁住,再轻轻用力向同侧旋转 10°,一般可听到小关节响声。左右两侧各做 1 次。最后用拿法放松颈部肌肉,搓肩关节,做梳头、擦汗动作,并按压其臂臑、曲池、手三里、内关、合谷穴。

(三)间歇牵引法

操作:患者取卧位,以颏枕吊带连接微电脑程控牵引床,牵引力线与垂线成 15°～30°夹角前屈,并输出牵引程序。牵引时间,20～30 分钟;牵引重量,9～14 kg;松弛重量,5～7 kg;牵引时间,15～20 秒;松弛时间,10 秒。每天治疗 1 次,10 次为 1 个疗程,3 个疗程后休息 2～3 周,进行肌力锻炼。

(四)按肩搬头法

操作:患者取坐位,两上肢反抱于背后。术者立于后侧,左手按其右肩,右手置于其头顶,用力将颈部向左侧手搬运。然后用同样手法,右手按其左肩,左手置其头顶将颈部向右侧搬运。两侧交替进行。每次搬 8～12 次,7 天为 1 个疗程。本法适用于椎动脉型。

(五)颈型捏揉扳转法

操作:让患者端坐于治疗凳上,施术者先用一手按扶于患者头顶固定,用另一手与其余四指相对着力,反复捏揉颈部两侧肌肉,对其风池穴、天柱穴进行重点捏揉,反复 3～5 遍。再用拇指端着力,反复点揉风府穴、哑门穴及大椎穴等。再用双手着力,反复捏揉两侧颈肩部,并拿揉两肩井穴。再用一手按于头顶,另一手托住下颌,双手协同用力,反复旋摇头颈部数次后,再用寸劲扳转颈椎;然后,双手交换位置,再以同样方法向对侧扳转。扳转手法应慎重,不可用力过猛,更不能勉强用力扳拧,以免发生意外。最后,再用放松手法捏揉颈肩部。

(六)根型点揉镇痛法

操作:让患者端坐于治疗凳上,施术者站其身旁,先用手捏揉颈项两侧肌肉,促使其放松,反复 3～5 遍。再用拇指端着力,反复点揉风府、风池、天柱、大杼、肩中俞、大椎等穴;再点揉天宗、曲垣、风门、肺俞等穴;再点揉缺盆、肩井、云门、肩髃等穴。再用中指着力,抠拨腋窝中极泉穴及青灵穴;再用拇指着力,抠拨曲池、曲泽等穴,同时用中指着力,抠拨少海穴等。再用拇指与中指相对着力,反复捏揉内外关穴,再掐合谷穴等。再反复捏揉颈肩及上肢部肌肉 3～5 遍,促使肌肉放松。再用双手合抱于患者颏部,用力向上端提牵拉颈椎,同时进行前屈,后仰,左右侧屈,和反复左右旋转摇动颈部。最后,用拍子拍打颈肩及上肢部,反复 3～5 遍,如无拍子也可用半握拳或虚拳进行拍打。

(七)提项旋转法

操作:先施准备手法,使患者局部放松,以一手托住患者下颌,一手托住患者后枕部,让患者头部呈自然位。先轻轻左右摇晃,然后托提头部向上并逐渐加大转动范围,先向一侧旋转,接近限度寸以适当力度继续旋转5°～10°,一般可闻及小关节弹响之声,患者多有一种解除绞锁的轻松感。施手法时,应尽量使患者肌肉放松,旋转速度不宜过快,并且在上提力量的基础上做颈项旋转。

(八)提端摇晃法

操作:患者正坐,术者立其背后,双手分开,拇指顶住枕部和风池穴,其余四指托下颌部,双手向上提端。同时手腕立起,使前臂用力下压患者肩部,而端提颈部双手腕做回旋运动6～7次,在持续端提下做颈前屈、后伸各1次,将患者头部在屈曲时旋转至左(右)侧。

(王昊晟)

第五节 颈椎管狭窄症

构成颈椎椎管各解剖结构因发育性及退行性变因素引起一个或多个平面的管腔造成骨性或纤维性狭窄,导致脊髓血液循环障碍、脊髓及神经根压迫症者称为颈椎管狭窄症。颈椎管狭窄症是以发育性颈椎椎管狭窄为发病基础,颈椎间盘退行性病变及相邻椎体后缘和小关节骨赘形成侧是造成临床症状的诱发因素,从而导致颈椎管径变窄,有效容积减小,产生以脊髓及神经压迫症为临床表现的颈椎疾病。

颈椎骨折脱位、颈椎病、颈椎间盘突出、特发性弥漫性骨质增生、颈椎畸形、颈椎肿瘤、颈椎结核等均可引起颈椎管狭窄,但均已被列为各自独立性疾病,不再统称为颈椎管狭窄症。

一、病因病机

造成颈椎椎管狭窄的因素,主要有发育性、退变性及动力性,其实动力性也多是由于退变失稳所致。分述如下。

(一)发育性因素

发育性颈椎椎管狭窄是由于椎弓根、关节突及椎板的发育异常所致。发育性颈椎管狭窄是先天性与发育因素同时存在。由于椎管狭窄,使脊髓周围缓冲间隙减小,在正常的伸屈运动中或轻度退变、轻微的外伤情况下,即可产生对脊髓的反复压迫,出现症状。

(二)退变性因素

在20岁即有骨赘发生,但在50岁时,颈椎退变加快,骨赘的发生也加快,颈椎骨赘的发生多在椎体的后缘,在骨赘较大时,即可对脊髓构成危害。由于退变,颈椎不稳,从而导致黄韧带肥厚,在椎间盘-黄韧带所构成的轴线上,即可使局部椎管容积明显减小,从而造成对脊髓的压迫。

(三)动力性因素

颈椎椎管狭窄症,不论任何一型,均可对脊髓造成压迫,而在运动时,所有椎管矢状径可进一步减小,同时,黄韧带前凸被嵌压,均可促使脊髓受到机械性压迫,致使脊髓血管血流改变,出现症状。

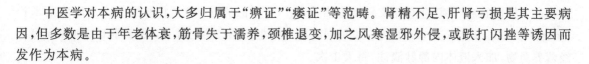

中医学对本病的认识,大多归属于"痹证""痿证"等范畴。肾精不足、肝肾亏损是其主要病因,但多数是由于年老体衰,筋骨失于濡养,颈椎退变,加之风寒湿邪外侵,或跌打闪挫等诱因而发作为本病。

二、临床表现与诊断

颈椎椎管狭窄症发病隐渐,病程多持续较久。多数为慢性发病,症状常是在不知不觉中出现;急性发病多有一定诱因,最常见是颈椎过伸性损伤。

首发症状以双上肢或四肢麻木、无力居多,颈部疼痛者少。多数患者可有双上肢无力,双手麻木,握力差,僵硬不灵活,有持物坠落史;或同时伴有双下肢麻木、无力,走路有"踩棉花感",可有"束腰"或"束胸"感,较重者站立及步态不稳,严重者可出现四肢瘫痪,呼吸困难。

颈椎椎管狭窄症主要是产生颈脊髓压迫症状和体征,颈部多无压痛,颈椎活动受限不明显。四肢及躯干感觉减退,肌力减弱,肌肉萎缩,肌张力增加,步态不稳,行走缓慢,多数患者呈痉挛步态,四肢反射亢进,腹壁反射减弱或消失,病理征以上肢的 Hoffmann 征阳性率最高,严重者可出现髌阵挛、踝阵挛及巴宾斯基征等阳性病理征。

X 线检查:颈椎发育性椎管狭窄主要表现为颈椎管矢状径减小。退行性颈椎管狭窄一般表现为颈椎生理曲度减小或消失,甚至出现曲度反张。椎间盘退变引起的椎间隙变窄,椎体后缘骨质局限或广泛性增生,椎弓根变厚及内聚等。若合并后纵韧带骨化则表现为椎体后缘的骨化影。在侧位片上表现为椎间孔区的骨赘,自上关节面伸向前下方,或自下关节面伸向前上方。

在 X 线片上分别测量椎体和椎管矢状径,对判断是否存在椎管狭窄具有重要价值。颈椎椎体矢状径是自椎体前缘中点至椎体后缘的距离,椎管中矢状径是自椎体后缘中点至椎板连线之最短的距离。正常成人颈椎管中矢状径:C_1 为 20～34 mm,C_2 为 18～21 mm,$C_{3~4}$ 为 12～14.5 mm,$C_{6~7}$ 为 11～13.5 mm。北医三院测定结果以 C_4 水平椎管中矢状径平均值最小,认为如矢状径小于 13 mm 称为椎管相对狭窄,小于 10 mm 则属绝对狭窄。

CT:退变性颈椎管狭窄,CT 显示椎体后缘有不规则致密的骨赘,并突入椎管,黄韧带肥厚、内褶或钙化。脊髓萎缩则表现为脊髓缩小而蛛网膜下腔相对增宽。

MRI:主要表现为 T_1 加权像显示脊髓的压迫移位,还可直接显示脊髓有无变性萎缩及囊性变。T_2 加权像能较好地显示硬膜囊的受压状况。

三、治疗

对轻型病例采用非手术治疗可取得满意的临床疗效,只有脊髓损害发展较快、症状较重者需手术治疗。非手术治疗方法有多种,如手法治疗、颈椎牵引、中西药物、针灸、功能锻炼等方法均可选用,其中手法是治疗本病的主要方法,可较快地缓解症状,再配合颈椎牵引、药物等综合治疗,可进一步提高临床疗效。

非手术治疗可一定程度减轻压迫,缓解水肿、减轻神经根刺激、缓解肌肉痉挛、减轻症状或使其消失,但不能从根本上解决椎管矢状径狭窄的问题。非手术治疗的指征是:相对狭窄的颈椎椎管狭窄,即椎管的矢状径在 10 mm 以上,13 mm 以下。在有不太明显的退变存在的情况下,可以进行手法较为轻柔的按摩、理疗,并配合中药及一定的解热镇痛药物。牵引对那些有黄韧带增厚的患者可以暂时缓解压迫,能起到一定的作用。支架通过稳定颈椎而改善患者的症状,可用于早期的颈椎椎管狭窄症的患者,但其疗效是不持久的。脱水、激素药物及神经营养药物对有急性发作的颈椎椎管狭窄症的患者及轻型患者有效。常用的方法：20％甘露醇 250 mL 地塞米松 5 mg 静脉滴注，每天 2 次，4～6 天。也可同时应用维生素 B_1、维生素 B_{12}、胞磷胆碱 500 mg 等神经营养药物，加入液体内静脉滴注，每天 1 次。

（一）手法治疗

1.准备手法

准备手法的目的是放松紧张痉挛的颈肩部肌肉，促进局部血液循环，达到舒筋活血，解痉镇痛的目的。患者坐位，术者站在患者身后，在两侧颈项肩背部行点按、扣捏、揉捻、拿散、弹拨、持顺、按摩、推拿、劈叩、震颤等手法，手法要柔和稳重，力量均匀深入，重点是痛点和纤维结节及条索状物。

2.治疗手法

治疗手法的目的是加宽椎间隙，扩大椎间孔，整复小关节的错缝，改变颈椎病变和神经根、脊髓、血管等之间的相对关系，促进颈椎生理曲度的恢复，解除局部软组织粘连，以缓解神经根、脊髓、血管等之间的相对关系，减轻刺激和压迫常用的几种手法如下。

（1）提端摇晃法：患者正坐，术者站在患者背后，双后分别以拇指托住枕部，其余四指托住下颌部，双侧前臂分别压于患者双肩，双手向上托拔颈椎，再将头颈屈曲 15°下缓缓地正反方向回旋颈部各 5 次。保持拔伸状态下分别将颈部过屈和过伸各 3 次。最后将颈椎分别左右旋至最大限度（45°），再加力过旋各 1 次。

（2）侧头摇正法：患者坐位，术者一手拇指按压在错位关节棘突的患侧，另一手扶患者头部，将头向患侧侧屈和向健侧旋转，双手同时用力，压推配合。用于钩椎关节错位或增生。

（3）摇晃转捻法：以右侧为例，先行提端摇晃手法，再用左手托住下颌，将右手抽出，术者左颞顶部顶住患者头部，左肩部顶住患者左额，在牵引状态下用右手拇指沿右侧颈项肌肉自上而下揉捻，同时将患者头部向右后方旋转。

（4）旋转复位法：坐位旋转复位法：患者坐位，术者站在患者身后，以右侧为例；术者右肘窝托住患者下颌，左手托住枕部，使颈部前屈 15°，在拔伸状态下将颈部顺时针旋转 5 次，感觉患者肌肉已经放松，将患者头颈右旋至最大限度 45°左右，同时再加力过旋，即可听到弹响声，复原将颈部肌肉稍事放松手法。再行左旋复位一次。注意本手法要点在于手法整个过程是在颈部前屈 15°保持拔伸状态下进行的，要求稳准，旋转适度，不可粗暴，否则有危险。

（5）仰卧旋转法：患者仰卧，肩后用枕垫高，术者坐于床头，一手托住枕部，一手托住下颌，将患者头部向枕上拉起，使颌与床面呈 45°角，牵引 2 分钟，然后将头向左右旋转和前后摆动数次，最后分别在左右旋转至最大角度时再加力过旋，可听到弹响声。

（6）快速旋转法：患者坐位，术者站于侧方，一手托枕部，一手托下颌，轻轻摇晃头颈数次，然后快速地扶枕手前推，托颌手回拉并迅速撒手，可听到弹响声，左右各 1 次。

（7）扳肩展胸法：患者坐位，术者站在患者身后，左腿屈膝屈髋抬高，以膝抵在胸 2、3 棘突部，双手分别抱住患者肩部向后上方扳拉，同时左膝前用力，可听到弹响声。

3.放松手法

颈部放松手法同准备手法，根据不同证型，不同部位施以放松手法，以缓解肌肉痉挛，加强肌肉血运，增强关节的灵活性；最后行头部手法，擦额，叩抓头部，揉按头部诸穴；印堂、攒竹、太阳、百会、头维、角孙、风池、风府等，推督脉和手足三阳经等手法。手法隔天 1 次，10 次为 1 个疗程。

(二)中药治疗

1.虚寒证

颈肩上肢放射性疼痛。麻木,起病缓慢,多为隐痛、酸痛,畏风畏寒,遇寒加重,得温则减,舌淡、苔薄白,脉弦浮。治宜祛风散寒、除湿通络。方用蠲痹汤、桂枝加附子汤、独活寄生汤等加减。

2.瘀滞证

多有颈部损伤史,颈肩上肢疼痛如刺或刀割样,痛有定处,颈部活动受限,或伴肿胀,舌暗有瘀斑,苔薄白,脉弦涩。治宜活血化瘀、理气止痛。方用血府逐瘀汤加减。

3.痉挛证

颈肩部疼痛僵硬,痉挛步态,走路不稳,活动不灵,下肢沉重,二便障碍,舌淡、苔白,脉细弱。治宜滋阴养血、益气通络。方用阿胶鸡子黄汤加减。

4.痿软证

椎管狭窄症后期,肢体广泛萎缩,软弱无力,活动困难,舌体胖有齿痕;苔少,脉沉细而弱。治宜滋补肝肾,强壮筋骨。方用补阳还五汤加减。

(三)针灸治疗

取大椎、风池、风府,夹脊穴、列缺、合谷、肾俞、京门等结合痛区取穴,如上肢的曲池、手三里、阳溪、阳谷、少海、缺盆、极泉等;下肢的环跳、承扶、委中、承山、阳陵泉、阴陵泉、足三里、三阴交、悬钟等;头部的百会、头维、角孙、太阳;通天、睛明、承泣、丝竹空、耳门、听宫等穴,可灵活选用。实证用泻法,虚证用补法,留针20分钟、隔天1次,10次为1个疗程。

（王昊晟）

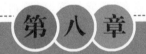

中医治未病

第一节 中医治未病理论

目前,环境恶化和老龄化的发展导致疾病谱发生重大变化,各种慢性病的发病率不断上升,西医学却缺乏有效的治疗手段。

如果提前预防各种疾病的发生,即使是很小的改善,也可以节约大量直接的医疗资源。事实迫使人们重新回到"预防为主"的医学模式上来,这与中医"治未病"的理念不谋而合。

一、古代医学的功能

古代医学分为上中下三个层次:"上医"为维护健康的养生医学,"中医"为早期干预的预防医学,"下医"为针对疾病的治疗医学。

在古代"疾"与"病"含义不同:"疾"指不易觉察的小病,如果不采取有效的措施,就会发展到可见的程度,便称为"病"。这种患疾的状态,中医学中称"未病"。

二、"未病"的范围

(1)指机体处于尚未发生疾病时段的状态。

(2)指疾病在动态变化中可能出现的趋向和未来时段可能表现出的状态。

(3)指疾病微而未显(隐而未现)、显而未成(有轻微表现)、成而未发(有明显表现)、发而未传(有典型表现)、传而未变(有恶化表现)、变而未果(表现愈或坏、生或死的紧急关头)的全过程。

三、"治未病"的起源

(一)萌芽

《商书》:"唯事事,乃其有备,有备无患。"《管子》:"唯有道者,能备患于未形也,故祸不萌。"《淮南子》:"良医者,常治无病之病,故无病。圣人者,常治无患之患,故无患。"

(二)形成

1.未病先防

"圣人不治已病治未病,不治已乱治未乱……夫病已成而后药之,乱已成而后治之,譬犹渴而穿井,斗而铸锥,不亦晚乎"(《黄帝内经》)。疾病未发生的时候就要积极预防。

2.治病萌芽

"肝热病者,左颊先赤;心热病者,颜先赤;脾热病者,鼻先赤;肺热病者,右颊先赤;肾热病者,颐先赤。病虽未发,见赤色者刺之,名曰治未病"(《黄帝内经》)。疾病初发,苗头初露,就要及时采取措施,积极治疗。

3.既病防变

"《经》言上工治未病,中工治已病者,何谓也?然所谓治未病者,见肝之病,则知肝当传之与脾,故先实其脾气,无令得受肝之邪,故曰治未病焉。中工者见肝之病,不晓相传,但一心治肝,故曰治已病也"(《难经》)。疾病发生以后,应早期诊断、早期治疗,以防止疾病的发展和传变。

(三)发展

1.东汉·张仲景

实现"既病防变"思想的具体应用。创"四季脾旺不受邪,即勿补之"的理论。

2.三国·华佗

运动健身之法。五禽戏"人体欲得劳动,但不当使极尔。动摇则谷气得消,血脉流通,病不得声,譬犹户枢不朽是也"

3.晋·范汪

《范东阳杂病方》,灸法防霍乱。

4.隋·巢元方《诸病源候论》

寒冷地区用灸法预防小儿惊风。"河洛间土地多寒,儿喜病痉,其俗生儿三日,喜逆灸以防之,又灸颊以防噤。"

四、"治未病"的原则

(一)整体观念

1.形神合一

人体是一个以心为主宰,五脏为中心,通过经络、精气、血、津液、神的作用联系脏腑、体、华、窍等形体组织构成的有机整体。人的精神活动与人的形体密不可分,相互依存。

2.天人合一

"天食人以五气,地食人以五味"(《黄帝内经》)。"未病"状态的发生,与不良生活方式、行为习惯及社会环境息息相关。

(二)辨证论治

"辨证"包括辨人之体质、气质,辨证之部位、属性,辨病症之异同。"论治"包括"同病异治"和"异病同治"两种情况。

(三)防治结合

(1)未病先防就是在疾病未发生之前,做好各种预防工作,以防止疾病的发生。

(2)既病防变是指如果疾病已经发生,则应争取早期诊断、早期治疗,以防止疾病的发展与传变。

（3）病后防复是指对疾病刚痊愈，正处于恢复期，但正气尚未复元因调养不当，易使旧病复发或滋生他病者；或是对疾病的症状虽已消失，但因治疗不彻底，病根未除，潜伏于体内，受某种因素诱发，致使旧病复发者，应当采取适当的防治措施。

（4）体质调护，体质具有稳定性也有可变性。通过干预可以使偏颇体质得到改善和调整。

（5）综合疗法，针灸推拿，气功导引，心理疗法，食补食疗等。

五、"治未病"的方法

（一）调养精神

治未病始终把心理调治作为防病健身、治病疗疾的第一步。

（1）安心养神。"恬淡虚无，真气从之，精神内守，病安从来"（《黄帝内经》）。

（2）四时调神。春季活泼，夏令畅达，秋天恬静，入冬则藏而不泄。

（3）动形怡神。通过散步、传统健身术、体育锻炼等，促进气血流畅，协调脏腑功能活动，安眠静神。

（4）以心治神，调节情绪，切勿独思苦想、愤怒不平。

（5）移情易性，"忍一时之气，免百日之忧"（《增广贤文》）。移情：排遣情思，使思想焦点转移他处，或改变内心焦虑的指向性。易性：改易心智，包括排除或改变其错误认识、不良情绪或生活习惯，或是使不良情绪适度宣泄，以恢复平和的心境。

（二）合理饮食

（1）食物多样，谷物为主。谷类及薯类：米、面、甘薯、马铃薯、山药等。动物性食物：肉、禽、蛋、奶。豆类及其制品：大豆、绿豆、红豆。蔬菜水果类：鲜豆、根茎、叶菜、果实。纯热能食物：植物油、酒类、食用糖。

（2）多吃蔬菜、水果和薯类。

（3）每天进食奶类、豆类制品。

（4）常吃适量的鱼、禽、蛋、瘦肉，少吃肥肉、荤油。

（5）食量与体力活动要平衡，保持适宜体重。

（三）体质调理

中医体质分类可分为九种：平和质、气虚质、阳虚质、阴虚质、痰湿质、湿热质、血瘀质、气郁质、特禀质。一种为平和，八种属偏颇。

1.平和质

健壮均匀，患病少，健康快乐。

总体特征：阴阳气血调和，以体态适中、面色红润、精力充沛等为主要特征。

形体特征：体形匀称健壮。

常见表现：面色、肤色润泽，头发稠密有光泽，目光有神，鼻色明润，嗅觉通利，唇色红润，不易疲劳，精力充沛，耐受寒热，睡眠良好，胃纳佳，二便正常，舌色淡红，苔薄白，脉和缓有力。

心理特征：性格随和开朗。

发病倾向：平素患病较少。

对外界环境适应能力：对自然环境和社会环境适应能力较强。

施养总原则：平衡阴阳，培补阴阳。

此种体质阴阳平衡，体质健壮，忌滋补。

饮食调养：不暴饮暴食，不偏食，保持膳食平衡，保持健康体魄。如酒精不过敏，平时可每天少量饮酒，以活动血脉，米酒、红酒、白酒均可。

起居调养：遵中医春生、夏长、秋收、冬藏及春夏养阳、秋冬养阴的理论，春夏季早睡早起多运动，秋冬季早睡晚起少运动。

运动调养：中青年可选择中小强度较长时间的全身运动，如慢跑、乒乓球、羽毛球、骑自行车、武术等适合自己的运动并长期坚持。年老者则选择中小强度适合自己的全身运动，如散步、中老年健身操、太极剑、瑜伽、八段锦等，每周2～3次，长期坚持。

药物调理：此种体质肾气平均，生理机能旺盛，不宜乱用滋补。

2.气虚质

肌肉不健壮，情绪不稳定。

总体特征：元气不足，以疲乏、气短、自汗等气虚表现为主要特征。

形体特征：肌肉松软不实。

常见表现：平素语音低弱，气短懒言，容易疲乏，精神不振，易出汗，舌淡红，舌边有齿痕，脉弱。

心理特征：性格内向，不喜冒险。

发病倾向：易患感冒、内脏下垂等病；病后康复缓慢。

对外界环境适应能力：不耐受风、寒、暑、湿邪。

施养总原则：益气健脾，培补元气。

饮食调养：不宜多食生冷苦寒、辛辣燥热、滋腻、难于消化的食品。宜常食糯米、小米、山药、红薯、马铃薯、胡萝卜、鸡肉、牛肉、黄鱼、鲢鱼、桂圆肉、大枣等，也可通过药膳来调补，如当归黄芪炖鸡、参芪大枣粥等。

起居调养：《黄帝内经》曰："久卧伤气……劳则气耗……"故气虚之人不宜久卧和过劳。春夏主生长，秋冬主收藏，春夏季宜早起，秋冬季宜晚起。

运动调养：选择适合自己的中小强度的运动，如慢跑、骑自行车、太极拳、八段锦等，可隔天或每周两次，每次半小时到一小时。

药物调理：保健品可选主含人参、黄芪、当归的益气健脾类，冬季食红参佳，夏季食西洋参（花旗参）佳。中成药可选择归脾丸或补中益气丸调补，病后或乏力甚也可选十全大补丸补益气血。

3.阳虚质

白白又胖胖，性格多沉静。

总体特征：阳气不足，以畏寒怕冷，手足不温等虚寒表现为主要特征。

形体特征：肌肉松软不实。

常见表现：平素畏冷，手足不温，喜热饮食，精神不振，舌淡胖嫩，脉沉迟。

心理特征：性格多沉静、内向。

发病倾向：易病肿胀、泻泄、哮喘、消化不良、水肿等。

对外界环境适应能力：不耐受寒邪，耐夏不耐冬，易感湿邪。

施养总原则：益气健脾，补肾温阳。

饮食调养：如血压正常，多食有温补阳气作用的食品，如羊肉、狗肉、带鱼、虾、核桃、生姜、干姜、洋葱、韭菜、辣椒、花椒、胡椒等，不宜过食生冷，少饮绿茶。药膳可选择苁蓉酒或鹿茸酒或虫草酒、虫草老鸭汤、当归生姜炖羊肉等。

起居调养:平时多进行户外活动,以舒展阳气,天气湿冷时尽量减少户外活动。注意足下、背部及下腹部的防寒保暖。夏季要避免长时间在空调房间。

运动调养:选择适合自己的中小强度的运动,如慢跑、太极拳、太极剑、中老年健身操、八段锦等。运动时间以下午 2～4 点,阳气旺盛时为佳。

药物调理:中成药可选择金匮肾气丸、六君子丸常服调补。补品以冬虫夏草、鹿角胶、紫河车为宜,但不能多服久服。也可选择冬令膏方调理。

4.阴虚质

形体美瘦长,性情易急躁。

总体特征:阴液亏少,以口燥咽干、手足心热等虚热表现为主要特征。

形体特征:体形偏瘦。

常见表现:手足心热,口燥咽干,鼻微干,喜冷饮,大便燥,舌红少津,脉细数。

心理特征:性情急躁,外向好动,活泼。

发病倾向:易患失眠、便秘、口疮、慢性咽炎、糖尿病等阴亏燥热病变及高血压等阴亏阳亢病变。

对外界环境适应能力:适应力较差,耐冬不耐夏,不耐受暑、热、燥邪。

施养总原则:滋肾养肝,培补阴液。

饮食调养:宜清淡,远肥腻厚味、燥烈之品(包括葱、姜、蒜之类),可常以枸杞、麦冬泡茶饮或食枸杞菊花粥,宜多食黑木耳、黑芝麻、绿豆、糯米、乌贼、龟、鳖、螃蟹、牡蛎、鸭肉、猪皮、豆腐、牛奶等性寒凉食物。

起居调养:居处尽量寒温适宜,空气清新,夏季宜阴凉,冬季注意保暖。

运动调养:宜选择中小强度的运动,如慢跑、散步、太极拳、太极剑等并长期坚持。

情志调养:恼怒伤肝,注意调畅情志,少生气。

药物调理:保健品宜选主含熟地、鳖甲、龟板、枸杞等滋补肝肾之品;中成药可选择知柏地黄丸、六味地黄丸及左归丸等适当服用。"春夏养阳,秋冬养阴",也可选择冬令膏方调理。

5.痰湿质

体形肥又胖,性格偏温和。

总体特征:痰湿凝聚,以形体肥胖、腹部肥满、口黏苔腻等痰湿表现为主要特征。

形体特征:形体肥胖,腹部肥满松软。

常见表现:面部皮肤油脂较多,多汗且黏,胸闷,痰多,口黏腻或甜,喜食肥甘甜腻,苔腻,脉滑。

心理特征:性格偏温和,稳重,多善于忍耐。

发病倾向:消渴、中风、胸痹等(糖尿病、高血脂、心脑血管病等)。

对外界环境适应能力:对梅雨季节及湿重环境适应能力差。

施养总原则:健脾利湿,化痰泄浊。

饮食调养:饮食宜清淡,少食肥甘厚腻、生冷之品,酒类也不宜多饮,且勿过饱。多吃蔬菜、水果,尤其是一些具有健脾利湿、化痰去痰作用的食物。宜多食山药、薏苡仁、扁豆、萝卜、洋葱、冬瓜、赤小豆等;药膳可选择白茯苓粥、薏苡仁粥、赤小豆粥,都具有健脾利湿之效。

起居调养:平时多进行户外活动,以舒展阳气,调达气机;保持居室干燥,衣着应透湿散气,经常晒太阳;天气湿冷时要减少户外活动,避免受寒雨侵袭。

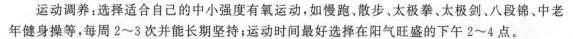

运动调养:选择适合自己的中小强度有氧运动,如慢跑、散步、太极拳、太极剑、八段锦、中老年健身操等,每周2～3次并能长期坚持;运动时间最好选择在阳气旺盛的下午2～4点。

药物调理:平素可常服六君子丸或肾气丸以绝痰湿生化之源。也可请医师开平胃散调理。

6.湿热质

偏胖或偏瘦,性格多急躁。

总体特征:湿热内蕴,以面垢油光、口苦、苔黄腻等湿热表现为主要特征。

形体特征:形体偏胖或偏瘦。

常见表现:面垢油光,易生痤疮,口苦口干,身重困倦,大便黏滞不畅或燥结,小便短黄,男性易阴囊潮湿,女性易带下增多,舌质偏红,脉滑数。

心理特征:容易心烦急躁。

发病倾向:易患疮疖、黄疸、热淋等病。

对外界环境适应能力:对湿环境或气温偏高,尤其是夏末秋初,湿热交蒸气候较难适应。

施养总原则:湿热利湿。

饮食调养:宜食清利化湿的食物,如薏苡仁、莲子、茯苓、赤小豆、蚕豆、绿豆、鸭肉、鲫鱼、冬瓜、苦瓜、白菜、芹菜、卷心菜、莲藕、空心菜等。体质内热较盛者,忌食辛辣燥热、大补大热的食物,如辣椒、生姜、大葱等;对狗肉、鹿肉、牛肉、羊肉、酒等温热食品和饮品宜少食和少饮。

起居调养:不要长期熬夜或过度疲劳,要保持二便通畅。必须戒烟酒。

运动调养:湿热质者适合做大强度、大运动量的运动,如中长跑、游泳、爬山、各种球类、武术等。运动时应避免暑热环境。

药物调理:可用甘淡苦寒清热利湿之品,如黄芩、黄连、龙胆草、虎杖、栀子等。方药可选龙胆泻肝汤、茵陈蒿汤等。

7.血瘀质

体形瘦或胖,身痛有定处。

总体特征:血行不畅,以肤色晦暗、舌质紫暗等血瘀表现为主要特征。

形体特征:胖瘦均见。

常见表现:肤色晦暗,色素沉着,容易出现瘀斑,口唇黯淡,舌黯或有瘀斑,舌下脉络紫暗或增粗,脉涩。

心理特征:易烦,健忘。

发病倾向:易患出血、中风、胸痹等心脑血管疾病。

对外界环境适应能力:不耐受寒邪。

施养总原则:活血祛瘀,疏经通络。

饮食调养:可常食山楂、桃仁、油菜、黄豆、香菇等具有活血化瘀作用的食物,如非酒精过敏,黄酒、葡萄酒或白酒可少量常饮,醋可多吃。

起居调养:天气寒凉时注意保暖,居室也尽量保持温暖,外出活动锻炼以早晨9点后或下午为宜。

运动调养:选择适合自己的中小强度的运动,如慢跑、骑自行车、太极拳、羽毛球等,每周2次左右并长期坚持。

药物调理:可自少量常饮桃仁红花酒,或请中医师开桃红四物汤调理,常进行全身按摩、药浴、足浴、足底按摩等能促进全身血液运行。

8.气郁质

消瘦又脆弱,抑郁又多疑。

总体特征:气机郁滞,以神情抑郁、忧郁脆弱等气郁表现为主要特征。

形体特征:形体瘦者为多。

常见表现:神情抑郁,情感脆弱,烦闷不乐,舌淡红,苔薄白,脉弦。

心理特征:性格内向不稳定,敏感多虑。

发病倾向:郁证、脏躁、百合病、不寐、梅核气、惊恐、抑郁症、神经官能症等。

对外界环境适应能力:对精神刺激适应能力较差;不适应阴雨天气。

施养总原则:疏肝解郁。

饮食调养:宜多食能行气的食物,如高粱、蘑菇、柑橘、荞麦、洋葱、萝卜、大蒜、苦瓜等。可少量饮酒,以通畅血脉,改善情绪。

起居调养:多进行户外活动,以舒展阳气,调畅心情。居室尽量保持温暖舒适,明亮。

运动调养:选择适合自己的中小强度的运动,如慢跑、骑自行车、太极拳等,至少一周两次,每次 0.5 小时到 1 小时,时间以下午 2~4 点为宜。

情志调养:努力培养一些兴趣爱好,听听音乐,适当运动,多和人交流,进行自我调节,保持心情舒畅,气机调畅。

药物调理:中成药可常服逍遥丸或越鞠丸疏肝解郁。

9.特禀质

天生有缺陷,季变我就病。

总体特征:先天失常,以生理缺陷、变态反应等为主要特征。

形体特征:过敏体质者一般无特殊;先天禀赋异常者或有畸形,或有生理缺陷。

常见表现:过敏体质者常见哮喘、风团、咽痒、鼻塞、喷嚏等;患遗传性疾病者有垂直遗传、先天性、家族性特征;患胎传性疾病者具有母体影响胎儿个体生长发育及相关疾病特征。

心理特征:随禀质不同情况各异。

发病倾向:过敏体质易患哮喘、荨麻疹、花粉症及药物过敏等;遗传性疾病如血友病、先天愚型等;胎传性疾病如五迟、五软、解颅、胎惊、胎痫等。

对外界环境适应能力:适应能力差,如过敏体质者对易过敏季节适应能力差,易引发宿疾。

施养总原则:健脾补肾,培补先后天。

饮食调养:饮食宜清淡,少食辛辣刺激,忌变应原食物。

起居调养:过敏季节少户外活动,尽量避免接触冷空气及明确知道的过敏物质;居室常通风,保持空气清新。

运动调养:平时多锻炼以增强体质,可选择慢跑、太极拳、八段锦、健身操等适合自己的运动。

药物调理:可常泡服黄芪、防风、乌梅、五味子,中成药可选择玉屏风散。必要时可中药调理或冬令膏方调理。

(任晨晨)

第二节　四季养生原则

一、各季节总的养生原则

(一)春季

1.《内经·素问·四气调神论》

"春三月,此谓发陈,天地俱生,万物以荣。夜卧早起,广步于庭,被发缓行,以使志生。生而勿杀,予而勿夺,赏而勿罚,此春气之应,养生之道也。逆之则伤肝,夏为寒变,奉长者少。"

2.春季养生原则

养肝为主,注意防风。

(二)夏季

1.《内经·素问·四气调神论》

"夏三月,此谓蕃秀,天地气交,万物华实,夜卧早起,无厌于日,使志无怒,使华英成秀,使气得泄,若所爱在外,此夏气之应,养长之道也。逆之则伤心,秋为痎疟,奉收者少,冬至重病。"

2.夏季养生原则

养心为主,注意避暑。

(三)秋季

1.《内经·素问·四气调神论》

"秋三月,此谓容平,天气以急,地气以明,早卧早起,与鸡具兴,使志安宁,以缓秋刑,收敛神气,使秋气平,无外其志,使肺气清,此秋气之应,养收之道也。逆之则伤肺,冬为飧泄,奉藏者少。"

2.秋季养生原则

养肺为主,养阴润燥。

(四)冬季

1.《内经·素问·四气调神论》

"冬三月,此谓闭藏,水冰地坼,无扰乎阳,早卧晚起,必待日光,使志若伏若匿,若己有得,去寒就温,无泄皮肤,使气亟夺,此冬气之应,养藏之道也。逆之则伤肾,春为痿厥,奉生者少。"

2.冬季养生原则

养肾为主,防寒保暖。

二、各季节生活起居调理

(一)春季

1.精神调养

春属木,与肝相应。肝主疏泄,在志为怒,恶抑郁而喜调达。故春季养生,既要力戒暴怒,更忌情怀忧郁,要做到心胸开阔,乐观愉快,对于自然万物要"生而勿杀,予而勿夺,赏而不罚"(《素问·四气调神大论》)。在保护生态环境的同时,培养热爱大自然的良好情怀和高尚品德。所以,春季"禁伐木,毋覆巢杀胎夭"(《淮南子·时则训》),被古代帝王视作行政命令的重要内容之一。而历代养生家则一致认为,在春光明媚,风和日丽,鸟语花香的春天,应该踏青问柳,登山赏花,临溪戏水,行歌舞风,陶冶性情,使自己的精神情志与春季的大自然相适应,充满勃勃生气,以利春阳生发之机。

具体调养方法为修身养性。常用方法如下:①读书,画画,练书法,提高文化;种花,听曲,玩乐器,陶冶情操。②闭目安神。烦躁不安时,可闭目养神,气沉丹田。30 分钟即可心平气和,精神内守,舒畅无比。③宣泄情绪。当有不快乐情绪的时候,可以尝试健身房健健身,出出汗;到郊外跑跑步,感受大自然;找朋友去 K 歌,唱出情绪来;和朋友品品茶,聊出烦恼事;不能说出来的,对镜自述或打打沙袋。

2.起居调养

春回大地,人体的阳气开始趋向于表,皮肤腠理逐渐舒展,肌表气血供应增多而肢体反觉困倦,故有"春眠不觉晓,处处闻啼鸟"之说,往往日高三丈,睡意未消。然而,睡懒觉不利于阳气生发。因此,在起居方面要求夜卧早起,免冠披发,松缓衣带,舒展形体,在庭院或场地信步慢行,克服情志上倦懒思眠的状态,以助生阳之气升发。

春季气候变化较大,极易出现乍暖乍寒的情况,加之人体腠理开始变得疏松,对寒邪的抵抗能力有所减弱。所以,春天不宜顿去棉衣,特别是年老体弱者,减脱冬装尤宜审慎,不可骤减。为此,《千金要方》主张春时衣着宜"下厚上薄",既养阳又收阴。《老老恒言》亦云:"春冻未泮,下体宁过于暖,上体无妨略减,所以养阳之生气"。凡此皆经验之谈,足供春时养生者参考。

3.预防疾病

初春,由寒转暖,温热毒邪开始活动,致病的微生物细菌、病毒等,随之生长繁殖。因而风温、春温、温毒、温疫等,包括现代医学所说的流感、肺炎、麻疹、流血、猩红热等传染病多有发生、流行。预防措施的方法:一是讲卫生,除害虫,消灭传染源;二是多开窗户,使室内空气流通;三是加强保健锻炼,提高机体的防御能力。根据民间经验,在饮水中浸泡贯众(取未经加工的贯众约500 g,洗净、放置于水缸或水桶之中,每周换药 1 次);或在往室内放置一些薄荷油,任其挥发,以净化空气;另外,可按 5 mL/m² 食醋,加水 1 倍,关闭窗户,加热熏蒸,每周 2 次,对预防流感均有良效。用板蓝根 15 g、贯众 12 g、甘草 9 g,水煎,服 1 周,预防外感热病效果也佳。每天选足三里、风池、迎香等穴做保健按摩两次,能增强机体免疫功能。

(二)夏季

1.精神调养

夏属火,与心相应,所以在赤日炎炎的夏季,要重视心神的调养。《素问·四气调神大论》指出:"使志无怒,使华英成秀,使气得泄,若所爱在外,此夏气之应,养长之道也"。就是说,夏季要神清气和,快乐欢畅,胸怀宽阔,精神饱满,如同含苞待放的花朵需要阳光那样,对外界事物要有浓厚兴趣,培养乐观外向的性格,以利于气机的通泄。与此相反,举凡懈怠厌倦,恼怒忧郁,则有碍气机,皆非所宜,嵇康《养生论》说"夏季炎热,更宜调息静心,常如冰雪在心,炎热亦于吾心少减,不可以热为热,更生热矣。"这里指出了"心静自然凉"的夏季养生法,很有参考价值。

2.起居调养

夏季作息,宜晚些入睡,早些起床,以顺应自然界阳盛阴衰的变化。"暑易伤气",炎热可使汗泄太过,令人头昏胸闷,心悸口渴、恶心、甚至昏迷。所以,安排劳动或体育锻炼时,要避开烈日炽热之时,并注意加强防护。午饭后,需安排午睡,一则避炎热之势,二则可消除疲劳。

酷热盛夏,每天洗一次温水澡,是一项值得提倡的健身措施。不仅能洗掉汗水、污垢,使皮肤清爽,消暑防病,而且能够锻炼身体。因为温水冲洗时水压及机械按摩作用,可使神经系统兴奋性降低,扩张体表血管,加快血液循环,改善肌肤和组织的营养,降低肌肉张力消除疲劳,改善睡眠,增强抵抗力。没有条件洗温水澡时,可用温水毛巾擦身,也能起到以上作用。

夏日炎热,腠理开泄,易受风寒湿邪侵袭,睡眠时不贪凉,更不宜夜晚出宿。有空调的房间,也不宜室内外温差过大。纳凉时不要在房檐下、过道里,且应远门窗之缝隙。可在树荫下、水亭中、凉台上纳凉,但不要时间过长,以防贼风入中得阴暑症。夏日天热多汗,衣衫要勤洗勤换,久穿湿衣或穿刚晒过的衣服都会使人患病。

3.预防疾病

第一,预防暑热伤人。夏季酷热多雨,暑湿之气容易乘虚而入,易致疰夏、中暑等病。疰夏主要表现为胸闷、胃纳欠佳、四肢无力、精神萎靡、大便稀薄、微热嗜睡、出汗多、日渐消瘦。预防疰夏,在夏令之前,可取补肺健脾益气之品,并少吃油腻厚味,减轻脾胃负担。进入夏季,宜服芳香化浊,清解湿热之方,如每天用鲜藿香叶、佩兰叶各10 g,飞滑石、炒麦芽各30 g,甘草3 g,水煎代茶饮。如果出现全身明显乏力、头昏、胸闷、心悸、注意力不能集中、大量出汗、四肢发麻、口渴、恶心等症状,是中暑的先兆。应立即将患者移至通风处休息,给患者喝些淡盐开水或绿豆汤,若用西瓜汁、芦根水、酸梅汤,则效果更好。预防中暑的方法:合理安排工作,注意劳逸结合;避免在烈日下过度曝晒,注意室内降温;睡眠要充足;讲究饮食卫生。另外,防暑饮料和药物,如绿豆汤、酸梅汁、仁丹、十滴水、清凉油等,亦不可少。

第二,适时进行"冬病夏治"保健。从小暑到立秋,人称"伏夏",即"三伏天"。三伏天是全年气温最高,阳气最盛的时节。

"冬病夏治"是中医学防治疾病的一个富有特色的重要方法,它是根据《素问·四气调神论》中"春夏养阳"的原则,利用夏季气温高,机体阳气充沛,体表经络中气血旺盛的有利时机。通过适当地内服或外用一些方药来调整人体的阴阳平衡,使一些宿疾得以恢复或一些偏颇体质得以纠正。体现了中医学中人与自然相协调的整体观念和对疾病重视预防为主的理念。

冬病夏治的方法很多,如针刺、艾灸、理疗、按摩、穴位贴敷以及内服温养阳气的中药和食物等。经历代中医学家的反复实践、反复研究,证明于炎热夏季用中药穴位贴敷治疗冬天发作或容易发作的疾病疗效显著。临床大多选用具有温通经络、温肺化痰、散寒去湿、通行气血、补养阳气、增强体质等作用的白芥子、延胡索、甘遂、细辛等中药研成细末,取汁调成膏状,根据病情选取不同的穴位以治疗不同的疾病。如贴敷天突、膻中、肺俞等穴位治疗支气管炎、支气管哮喘;贴敷中脘、足三里等穴位治疗胃病;贴敷颊车、风池等穴治疗面瘫等均获满意疗效。

三伏贴常见适应病证:支气管哮喘、慢性咳嗽、阻塞性肺气肿、体虚易感冒、肺间质疾病、肺功能不全、寒湿腰腿痛、肩周炎、面瘫、中风偏瘫、各种关节炎、变应性鼻炎、慢性鼻窦炎、变应性咽喉炎、梅核气、慢性胃炎、泄泻等。

对于一些每逢冬季发作的慢性呼吸系统病,如慢性支气管炎、肺气肿、支气管哮喘、腹泻、痹证等阳虚证,可以用白芥子20 g、延胡索15 g、细辛12 g、甘遂10 g,研细末后,用鲜姜60 g捣汁调糊,分别摊在6块直径约5 cm的油纸或塑料薄膜上(药饼直径约3 cm,如果有麝香更好,可取0.3 g置药饼中央),贴在双侧肺俞、心俞、膈俞,或贴在双侧肺俞、百劳、膏肓等穴位上,以胶布固定。一般贴4~6小时,如感灼痛,可提前取下;局部微痒或有温热舒适感,可多贴几小时。每伏贴1次,每年3次。连续3年,可增强机体非特异性免疫力,降低机体的过敏状态。通过如此治疗,有的可以缓解,有的可以根除。

(三)秋季

1.精神调养

秋内应于肺。肺在志为忧,悲忧易伤肺。肺气虚,则机体对不良刺激耐受性下降,易生悲忧情结。秋高气爽,秋天是宜人的季节,但气候渐转干燥,日照减少,气温渐降;草枯叶落,花木凋零,常在一些人心中引起凄凉,垂慕之感,产生忧郁、烦躁等情绪变化。因此,《素问·四气调神大论》指出"使志安宁,以缓秋刑,收敛神气,使秋气平;无外其志,使肺气清,此秋气之应,养收之道也",说明秋季养生首先要培养乐观情绪。保持神志安宁,以避肃杀之气;收敛神气,以适应秋天容平之气,我国古代民间有重阳节(阴历九月九日)登高赏景的习俗,也是养收之一法,登高远眺,可使人心旷神怡,一切忧郁、惆怅等不良情绪顿然消散,是调解精神的良剂。

2.起居调养

秋季,自然界的阳气由疏泄趋向收敛,起居作息要相应调整。《素问·四气调神大论》说:"秋三月,早卧早起,与鸡俱兴"。睡眠方面,早卧以顺应阳气之收,早起,使肺气得以舒展,且防收之太过。穿衣方面,初秋暑热未尽,凉风时至,天气变化无常,则使在同一地区也会有"一天有四季,十里不同天"的情况。因而,应须多备几件秋装,做到酌情增减。不宜一下子着衣太多,否则易消弱机体对气候转冷的适应能力,容易受凉感冒。可以适当"秋冻"。所谓"秋冻",通俗地说就是"秋不忙添衣",避免因过早添衣过多穿衣服产生的身热汗出、汗液蒸发、阴津伤耗、阴气外泄等情况。但要注意"秋冻"要因人、因天变化而异。特别是老人、小孩,由于其生理功能差,抵抗力弱,在进入深秋时就要注意保暖;若是气温骤然下降,出现雨雪,就不要再"秋冻"了,应根据天气变化及时加减衣服,以稍做活动而不出汗为宜。深秋时节,风大转凉,应及时增加衣服,体弱的老人和儿童,尤应注意。

3.预防疾病

秋季是肠炎、痢疾、疟疾、乙脑等病的多发季节,预防工作显得尤其重要。要搞好环境卫生,消灭蚊蝇。注意饮食卫生,不喝生水,不吃腐败变质和被污染的食物。中药水煎代茶饮,如板蓝根、马齿苋等煎剂,对肠炎、痢疾的流行可起到一定的防治作用;为防治"乙脑"则应按时接种乙脑疫苗。秋季总的气候特点是干燥,故常称之为"秋燥"。燥邪伤人,容易耗人津液,常见口干、唇干、鼻干、咽干、舌上少津、大便干结、皮肤干,甚至皲裂。预防秋燥除适当多服一些维生素外,还应服用润肺化痰、滋阴益气的中药,如麦冬、沙参、西洋参、百合、杏仁、川贝等,对缓解秋燥多有良效。

(四)冬季

1.精神调养

为了保证冬令阳气伏藏的正常生理不受干扰,首先要求精神安静。为此,《素问·四气调神大论》有"冬三月,此为闭藏……使志若伏若匿。若有私意,若已有得"之说。意思是欲求精神安静,必须控制情志活动。做到如同对待他人隐私那样秘而不宣,如同获得了珍宝那样感到满足。如"无扰乎阳",养精蓄锐,有利于来春的阳气萌生。

2.起居调养

冬季起居作息,中医养生学的主张,如《素问·四气调神大论》所说:"冬三月,此为闭藏。水冰地坼,无扰乎阳;早卧晚起,必待日光。……去寒就温,无泄皮肤,使气亟夺,此冬气之应,养藏之道也"。《千金要方·道林养性》也说:"冬时天地气闭,血气伏藏,人不可作劳汗出,发泄阳气,有损于人也"。在寒冷的冬季里,不应当扰动阳气,破坏阴成形大于阳化气的生理比值。因此,要早睡晚起,日出而作,以保证充足的睡眠时间,以利阳气潜藏,养精积蓄。

防寒保暖是冬季养生重要原则之一。必须根据"无扰乎阳"的养藏原则,做到恰如其分。衣着过少过薄,室温过低,则既耗阳气,又易感冒。反之,衣着过多过厚,室温过高,则腠理开泄,阳气不得潜藏,寒邪亦易于入侵。特别提倡冬保三暖。

一要保头暖。中医学认为"头为诸阳之汇",一方面就阴阳而言,人体上部为阳,头为最高位,人体清阳上升,出上窍;另一方面,人体14条主干经络中7条属性为阳的经脉汇聚于头部。而冬季寒邪当令,"寒为阴邪易伤阳气",头部保暖就是保护阳气,是冬季养生的重要措施,特别是老年人尤应重视,因为老年人的血管已经出现硬化,如果受凉的话,难免造成脑血管收缩,轻则会感到头昏、头痛,重则会发生脑血管意外。保头暖最好的方法就是外出要戴好帽子。选戴帽子应注意以下几点:①首先要选择比头略大一点的,老年人戴的帽子应注意不宜太紧,一般可在买帽前先用皮尺量头围一周,然后放大1.5 cm即可。②其次要注意材质,头皮爱出油的人,要戴透气、轻薄的帽子,体质较弱易感冒的人,要戴呢料或毛线帽子。③再次是时间,长时间戴帽子,会导致头皮毛孔呼吸不畅导致脱发。因此,早晚外出时戴,进入室内就该拿掉,正午阳光好的时候,也可短暂摘掉帽子让头皮透透气。

二要保背暖。除了"头为诸阳之汇"外,中医学还认为"人体背为阳,为督脉循行之所""背者胸中之府"。心肺居于胸中,寒冷刺激可引发心脏疾病,肺系疾病,以及颈椎病、腰椎病等。对一些患有心血管病、支气管炎、哮喘、变应性鼻炎、颈腰椎疾病老年人来说,尤其要注意背部保暖。冬季,老年人除了穿一般的棉袄外,最好穿一件紧身的棉背心或皮背心。此外,背部保暖,不仅限于背部不受凉,还应包括更为主动的对背部经络的"刺激",从而有益于"背暖"。正确又容易操作的背部"刺激"(保健)措施主要有以下两种。①擦背:操作者五指并拢,用手指及掌在背部正中及脊柱两侧反复上下揉擦。开始时间不宜过长,以后逐渐延长时间,以皮肤发热、自我感觉舒服为度。可于每天晨起和睡前各做一次,注意不要用力过猛,以免损伤皮肤。②捶背:操作者手呈半握拳状,用掌根、掌侧拍打或叩击背部。动作尽可能地和谐,力量要均匀、缓和,以能耐受并感到舒适为度。每分钟可叩击或拍打60~80次,每次10~15分钟,每天1~2次。

三要保足暖。冬季养生的另一个原则就是以养肾为先。足底乃肾经起始之所。一旦脚部受寒,可引发肾精肾气受损、经脉寒凝,导致内脏疾病、血管病变,还可使抵抗力下降,病毒、细菌乘虚而入,引发外感疾病。故保足暖也非常重要,保足暖是补肾特别是冬季养肾的重要措施。无论外出或在室内均应注意足部保暖。保足暖应做到:外出鞋袜应足够保暖。睡觉时,在下肢特别是足部增加被褥。睡前:经常足浴,即温水泡脚。水温以个人能耐受又不至于烫伤为佳。

此外,《素问·金匮真言论》说:"夫精者身之本也,故藏于精者,春不病温"。说明冬季节制房事,养藏保精,对于预防春季温病,也具有非常重要的意义。

3.防病保健

冬季是麻疹、白喉、流感、腮腺炎等疾病的好发季节,除了注意精神、饮食运动锻炼外,还可用中药预防,如大青叶、板蓝根对流感、麻疹、腮腺炎有预防作用;黄芩可以预防猩红热;兰花草、鱼腥草可预防百日咳;生牛膝能预防白喉。这些方法简便有效,可以酌情采用。寒冬季节也常易诱发痼疾,如支气管哮喘、慢性支气管炎、痹证、心肌梗死等心血管病、脑血管疾病,或者因寒凉而诱发加重。因此,防寒护阳是至关重要的。同时,也要注意颜面、四肢的保健,防止冻伤。

三、各季节运动调理

(一)春季

在寒冷的冬季里,人体的新陈代谢特点是藏精多于化气,各脏腑器官的阳气都有不同程度的下降,因而入春后,应加强锻炼。到空气清新之处,如公园、广场、树林、河边、山坡等地,玩球、跑步、打拳、做操,形式不拘,取己所好,尽量多活动,使春气升发有序,阳气增长有路,符合"春夏养阳"的要求。年老行动不便之人,乘风日融和,春光明媚之时,可在园林亭阁宽敞之处,凭栏远眺,以畅生气。但不可默坐,免生郁气,碍于舒发。

(二)夏季

夏天运动锻炼,最好在清晨或傍晚较凉爽时进行,场地宜选择公园、河湖水边、庭院空气新鲜处,锻炼项目以散步、慢跑、太极拳、气功、广播操为好,有条件最好能到高山森林、海滨地区去疗养,夏天不宜做过分剧烈的运动。因为剧烈运动,可致大汗淋漓,汗泄太多,不仅伤阴,也伤损阳气。出汗过多时,可适当饮用盐开水或绿豆盐汤,切不可饮用大量凉开水;不要立即用冷水冲头、淋浴。否则,会引起寒湿痹证、黄汗等多种疾病。

(三)秋季

秋季,天高气爽,是开展各种运动锻炼的好时期。可根据个人具体情况选择不同的锻炼项目,例如,跑步、球类等。运动量可以较其他季节增大,但也要适度,以运动后、汗出后无身体不适症状为宜。

(四)冬季

"冬天动一动,少闹一场病;冬天懒一懒,多喝药一碗"。这句民谚,是以说明冬季锻炼的重要性。冬日虽寒,仍要持之以恒进行自身锻炼,但要避免在大风、大寒、大雪、雾露中锻炼。还须指出,在冬天早晨,由于冷高压的影响,往往会发生逆温现象,即上层气温高,而地表气温低,大气停止上下对流活动,工厂、家庭炉灶等排出的废气,不能向大气层扩散,使得户外空气相当污浊,能见度大大降低。有逆温现象的早晨,在室外进行锻炼不如室内为佳。

四、各季节自我保健方法

(一)春季

1.健肝锻炼

保健肝脏的运动锻炼的原则是动作舒展、流畅、缓慢,符合肝气生发、畅达的特点,可选太极拳、八段锦、易筋经、气功、导引等。此外,亦可配合简易的养肝保健锻炼法,此法取右侧卧,略抬高臀部的体位,缓慢做腹式呼吸动作,连续做 20～30 分钟,每天做 2～3 次,有利于肝脏休息,还可防治肝脏下垂。

2.护肝保健操

(1)推搓两胁法:双手按腋下,顺肋骨推搓至胸前两手接触时返回,来回推搓 20 次。有保肝和降血压作用。

(2)揉大敦穴:用左手拇指按压右足大敦穴(足大趾甲根部外侧),左右各旋按压 15 次,右手按压左足大敦穴,手法同前。

(3)揉三阴交穴:用左右手拇指按压对侧三阴交穴(内踝尖上 3 寸,胫骨后缘处),左右各旋按压 15 次。

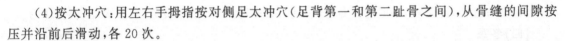

(4)按太冲穴:用左右手拇指按对侧足太冲穴(足背第一和第二趾骨之间),从骨缝的间隙按压并沿前后滑动,各 20 次。

(二)夏季

夏季酷热多雨,暑湿之气容易乘虚而入,易致疰夏、中暑等病。疰夏主要表现为胸闷、胃纳欠佳、四肢无力、精神萎靡、大便稀薄、微热嗜睡、出汗多、日渐消瘦。预防疰夏,在夏令之前,可取补肺健脾益气之品,并少吃油腻厚味,减轻脾胃负担,进入夏季,宜服芳香化浊,清解湿热之方,如每天用鲜藿香叶、佩兰叶各 10 g,飞滑石、炒麦芽各 30 g,甘草 3 g,水煎代茶饮。

如果出现全身明显乏力、头昏、胸闷、心悸、注意力不能集中、大量出汗、四肢发麻、口渴、恶心等症状,是中暑的先兆。应立即将患者移至通风处休息,给患者喝些淡盐开水或绿豆汤,若用西瓜汁、芦根水、酸梅汤,则效果更好。预防中暑的方法:合理安排工作,注意劳逸结合;避免在烈日下过度曝晒,注意室内降温;睡眠要充足;讲究饮食卫生。另外,防暑饮料和药物,如绿豆汤、酸梅汁、仁丹、十滴水、清凉油等,亦不可少。

夏季高温多汗,水分蒸发明显,血液黏稠度增加,容易引发心血管疾病,在充分补充水分的基础上,可以采取自我保健按摩的方法预防。按揉内关、神门、郄门各 2 分钟,每天 2～3 次,以拇指按揉法按揉。

(三)秋季

1.吐纳健身

秋季,天高气爽,是开展各种运动锻炼的好时期。可根据个人具体情况选择不同的锻炼项目,一般可采用秋季吐纳健身法,对延年益寿有一定好处。具体做法:每天清晨洗漱后,于室内闭目静坐,先叩齿 36 次,再用舌在口中搅动,待口里液满,漱炼几遍,分 3 次咽下,并意送至丹田,稍停片刻,缓缓做腹式深呼吸。吸气时,舌舐上腭,用鼻吸气,用意将气送至丹田。再将气慢慢从口呼出,呼气时要稍搋(音致,擦的意思)口,默念呬(音 Xi),但不要出声,如此反复 30 次。秋季坚持练此功,有保肺强身之功效。

2.调理秋乏

秋季人们会有困倦疲乏的感觉,这种现象被称之为秋乏。秋乏是补偿夏季人体超常消耗的保护性反应。虽然经过一段时间的调整与适应,秋乏会自然而然地消除,但为了不因此影响工作和生活,最好还是采取相应的防治措施。适当的体育锻炼,如散步、慢跑、太极拳等,但开始时强度不宜太大,应逐渐增加运动量,也不要过度运动,避免增加疲惫感,反而不利于调节秋乏,尽可能充足睡眠。饮食宜清淡,避免油腻;多吃富含维生素的食物,如胡萝卜、藕、梨、蜂蜜、芝麻、木耳等;多吃含钾的食物。适当饮茶。

3.预防秋燥

秋天干燥的气候,使人常感到口鼻咽喉干燥以及发生燥咳,又因肺与大肠相表里,秋令还可出现大便燥结。此外,秋燥还可导致口唇干燥、皮肤干裂以及毛发脱落。为避免上述情况出现,可采取以下措施。

(1)补充水分:每天喝 1 500～2 000 mL 开水。饮水要少量多次,一般每次以 300～500 mL 为宜。

(2)多吃水果:梨、甘蔗、苹果、葡萄、香蕉及绿叶蔬菜以助生津防燥,少吃辣椒、葱、姜、蒜等辛辣燥烈之物。

(3)洗澡不宜用碱性强的肥皂,应选用刺激性较小的香皂等。

（4）笑口常开，经常笑，不但能保养肺气，还可以驱除抑郁、消除疲劳、解除胸闷、恢复体力。

(四)冬季

耐寒锻炼。适度的耐寒锻炼对人体的心血管、呼吸、消化、运动、内分泌系统都有帮助，从而能减少冠心病、脑血管意外、感冒、咳嗽、关节炎、肥胖病等的发生。同时耐寒能使人长寿，对于年轻人来说，耐寒还可以锻炼人的坚强意志和顽强精神，所以冬季提倡适度的耐寒锻炼。但是耐寒锻炼一定要注意时间、力度、个人条件等因素，不可盲目、不可过度。适宜大多数人的方法一般有以下两种。

1.深呼吸

天气好的清晨到室外做一定程度的深呼吸活动。冬日里选取晴天、无风的早晨，太阳出来后，到树林或绿地中，进行有规律的深呼吸运动，充分呼出、充分吸入，一呼一吸为一次，每分钟做10次左右，休息2～3分钟后重复一次，每个早晨做5次。

2.冷水洗脸

地点一般在室内进行，时间以中午为宜，不宜在刚醒或睡前进行，每天一次，每次3～5分钟，老年人酌情减少。一般仅限于面部、双手冷水洗浴，达到一定程度锻炼即可，不提倡全身冷水浴。特别提醒：对于身体素质较好、身体条件允许的部分年轻人来说，可以适当进行冬泳。对于大多数人来说，一般不提倡采取冬泳锻炼方式。

（任晨晨）

第三节　脑血管病

一、基本概念

脑血管病是临床常见病证之一，具有发病率高，致残率高，病死率高，合并症多及治愈率低的"四高一低"特点。

脑血管病属中医"中风"等范畴。中风为内科常见急症之一。其起病急骤，变化迅速，证见多端，犹如自然界风性之善行数变，故前人以此类比，名曰"中风"。对于中风的治疗及预防，历代医家均极为重视。通过长期医疗实践积累，逐步形成了中医学对中风病独特的医疗优势。

二、病因病机

中医学认为，中风的发生不外乎内因与外因两个方面。主要因素在于患者平素气血亏虚，心、肝、肾三脏阴阳失调，兼之优思恼怒，或饮酒饱食，或房事劳累，或外邪侵袭等因素，以致气血运行受阻，经脉痹阻，失于濡养；或阴亏于下，肝阳暴涨，阳化风动，血随气逆，夹痰夹火，横窜经络，蒙闭清窍而猝然昏仆，不省人事，伴有口眼㖞斜，半身不遂，言语謇涩或失语；或不经昏仆，仅以㖞僻不遂为主要症状的一种病证。

(一)内因

内因在中风发病中起主要作用，已为临床实践所反复证实。

1.情志失调

情志即七情,指喜、怒、忧、思、悲、恐、惊七种情志变化。情志是机体对外界事物的不同反映,在正常情况下,不会使人致病。只有长期情志变化刺激,使人体气机紊乱,脏腑阴阳气血失调才会导致中风的发病。

七情中,又惟忧思郁怒为最甚。至于悲恐惊吓、精神紧张或情志异常波动,常为中风诱发因素。

2.劳累过度

本病亦可因操劳过度,形神失养,以致阴血暗耗,虚阳化风扰动为患。再则纵欲伤精亦是水亏于下,火旺于上,为发病之因。

中风的发病率随着年龄增长而增加,这和人过中年以后,机体日趋衰弱,阴血日趋亏耗不无关系。

(二)外因

外因在中,风发病过程中亦有不容忽视的作用。有时甚至成为中风发病的主要因素。外因主要包括以下两个方面。

1.饮食不节

过食肥甘醇酒,伤及脾胃,脾失健运,聚湿生痰,痰郁化热,引起肝风,夹痰上扰,可致中风发病。

2.气候变化

中风一年四季均可发生,但与季节气候变化有很大关系。入冬骤然变冷,寒邪入侵,可影响血液循环,因此为容易发病的季节。

(三)发病机制

中医学对中风发病的机理认识为以下几方面。

1.内风动越

内风因脏腑阴阳失调而生。火极以生风,血虚液燥可以动风。内风旋转,必气火俱浮,迫血上涌,致成中风危候。这是中风发生、发展变化中最基本的病理变化之一。

2.五志化火

多因喜、怒、思、悲、恐之五志有所过极,皆为热甚可以发生卒中。

3.痰阻经络

痰分风痰、热痰、湿痰。风痰系内风旋动,夹痰横窜脉络,蒙闭清窍而发病。热痰乃痰湿郁而化火,湿痰则常由气虚而生,多在中风恢复期或后遗症期因气虚湿痰阻络而见半身不遂、言语不利诸症。

4.气机失调

多指气虚、气郁、气逆,对中风发病,李东垣有"正气自虚"之说,为中风发病之主要病机。

5.瘀血阻滞

瘀血是指体内的离经之血或血运不畅停蓄于机体某一部位的血液,既是病理产物,又是致病因素。瘀血的形成,可因气滞、气虚、血寒、血热等使血行不畅或血热妄行等造成血离经脉,停蓄为瘀。瘀血而成,阻滞经络而发中风。

三、临床表现

(一)头痛

头痛是中风的常见症状之一。据统计,头痛在出血性中风的发生率为50%~60%,在缺血性中风的发生率为5%~25%。中医学传统理论认为,中风中头痛的出现,主要由肝阳上亢,瘀血阻络,痰浊上蒙,中气虚弱与血虚阴亏所致。

1.肝阳上亢头痛

肝阳上亢头痛是因为怒气伤肝,肝火上扰,或肝阴不足,肝阳上亢,清窍被扰所致。

特点:头痛以胀痛为主,并较剧烈,伴眩晕口干面赤,烦躁易怒,怒则加重,耳鸣胁痛,舌红少苔或苔黄,脉弦有力。

2.瘀血阻络头痛

瘀血阻络头痛多因久病入络,血滞不行,或有败血瘀结脉络。

特点:疼痛如刺,痛有定处,病势缠绵,舌质紫暗,舌面或舌边有瘀点或瘀斑,脉细涩或沉涩。

3.痰浊上蒙头痛

痰浊上蒙头痛多因素有痰湿,复因肝风内动,夹痰上蒙所致。

特点:头昏沉作痛,伴眩晕,胸脘满闷,呕恶痰涎,舌苔厚腻,脉弦滑。

4.中气虚弱头痛

中气虚弱头痛由中气虚弱,清阳不升,脑失其养所致。

特点:头脑空痛,绵绵不已,伴身倦无力,气短懒言,食欲缺乏,大便稀溏,舌质淡红,苔薄白,脉虚无力。

5.血虚阴亏头痛

血虚阴亏头痛由营血不足,阴血不能上荣于脑所致。

特点:头痛隐隐,伴头晕,目涩昏花,面色㿠白,心悸失眠,爪甲不荣,舌淡苔薄,脉细涩。

以上论述的5种头痛,临床中前3种类型多见于中风的急性期,后2种类型多见于中风的恢复期或后遗症期。

(二)头晕

头晕是中风病常见症状之一。中医学认为,中风病中出现头晕症状,主要是由风火上扰,痰湿中阻,阴虚阳亢,中气不足,心脾血虚,肾虚精亏等6种原因引起。由于其病机不同,故临床表现各异。

1.风火上扰头晕

风火上扰头晕由气郁化火,风阳内动,使风火相扇,上扰清窍所致。

特点:头晕头胀,面赤易怒,烦躁少寐,舌红苔黄,脉弦数等。

2.阴虚阳亢头晕

阴虚阳亢头晕以阴虚为本,阳亢为标,本虚标实,上盛下虚。

特点:头晕目涩,心悸失眠,或盗汗,手足心热,口干,舌红少苔或无苔,脉细数或弦细。

3.痰浊中阻头晕

痰浊中阻头晕由湿聚生痰,痰湿中阻,上蒙清阳而致。

特点:头晕,头重如蒙,胸闷恶心,纳呆,形体困倦,或嗜睡,舌苔白腻或黄腻,脉濡滑或弦滑。

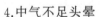

4.中气不足头晕

中气不足头晕由中风·日久,久卧伤气,年事已高,脾胃虚弱所致。

特点:头晕,面色㿠白,体倦懒言,神疲纳减,自汗便溏,舌淡脉细等。

5.心脾血虚头晕

心脾血虚头晕由脾胃虚弱,气不生血,心失濡养所致。

特点:头晕眼花,心悸怔忡,健忘失眠,面色无华,唇甲色淡,脉细弱。

6.肾虚精亏头晕

肾虚精亏头晕由年老肾虚,肾精不足,髓海空虚所致。

特点:头晕耳鸣,精神萎靡,记忆减退,腰膝酸软,遗精阳痿,舌质淡红,苔薄白,脉弦细。

临床中前3种表现多见于中风的急性期,后3种表现多见于中风恢复期及后遗症期。

(三)神昏

神昏是以神志不清,不省人事,呼之不应,甚则对外界刺激毫无反应为临床特征的常见内科急症,亦为中风病常见症状之一。

闭与脱的鉴别点在于,闭证以神昏时牙关紧闭,肢强掌握,面赤气粗,痰涎壅盛为特点。脱证以神昏时目合口开,手撒遗尿,鼻鼾息微,汗出肢冷为特点。

(四)谵语

谵语是以神志不清,胡言乱语为特征的一种症状,多见于出血性中风患者。

(五)呕吐

呕吐出现于中风病的急性期。中医认为是胃气上逆的表现,当中风脑部有病变时,可通过经络影响胃,使胃失和降而发生呕吐。

特点:呕吐来势较猛,有喷射之状,或干呕无物,因本症状多由肝阳上亢引起,故临床上除呕吐见症外,还多兼见头痛、神昏、面红目赤、脉弦有力等。

(六)半身不遂

半身不遂指单侧上下肢瘫痪,不能随意活动而言,简称偏瘫。

(七)半身麻木

半身麻木是指麻木仅见于半侧肢体者,既是中风常见症状之一,也是中风的重要先兆。中医理论认为,半身麻木主要由中气虚弱,营血亏虚,肝风内动,痰湿阻络引起。

(八)肢体抽搐

肢体抽搐是指四肢不自主抽动,甚则颈项强直,角弓反张为特征的一种症状。中风病出现肢体抽搐大多伴有神昏。

(九)语言障碍

语言障碍是指因舌体强硬,活动不灵而致语言謇涩,谈吐不清,或发音不能,声音嘶哑而言,也称为失语。由肝阳上亢,痰邪阻窍,风痰阻络,肾虚精亏引起。

(十)二便不调

1.小便不调

小便不调包括小便短黄、清长、频数、刺痛、余沥、失禁、癃闭、不畅及小便混浊等。

(1)在中风急性期,由于意识昏蒙,无论脱证和闭证,小便失调多以失禁为临床表现。

(2)中风后遗症期所出现的小便失禁、小便余沥多由肾气不足,精血空虚,下元不固,膀胱不能约束尿液所致。

2.大便失调

中风病所现的大便失调,以大便秘结表现者为多。

(十一)瘫痪侧手足肿胀

瘫痪侧手足肿胀在中风恢复期和后遗症期常可见到。该症状出现预示着肢体瘫痪难以恢复。

四、转归及危害

脑血管病具有高发病率、高致残率、高复发率,极大危害着人类健康。

五、患病高危人群判定及预防

(一)脑血管病的高危因素

1.年龄和性别

脑血管病随着年龄的增长发病率而上升,55 岁以上,年龄每增加 10 岁,发病率增长一倍,就性别而言,男性比女性发病率高 50%。

2.家族倾向

与该家族中高血压病、糖尿病和心脏病的发病率高呈正相关。

3.高血压

高血压是一种独立的肯定的脑血管病的危险因素。高血压既可致出血性脑血管病发生,又可致缺血性脑血管病发生。高血压患者[收缩压>21.3 kPa(160 mmHg)或舒张压>12.7 kPa(95 mmHg)]缺血性和出血性脑卒中的发生率都增高。高血压与脑卒中病死率相关,血压水平与脑卒中病死率明显直接相关。

4.糖尿病

糖尿病患者因糖代谢紊乱可使体内大中小血管硬化、狭窄等,从而致使缺血性脑血管病发生。糖尿病患者脑卒中的发病时间较非糖尿病患者早10年,因此对糖尿病患者正确治疗是预防脑卒中发病、进展,以及死亡的重要措施。

5.心脏病

心脏病致使血流紊乱,形成导致脑血管病的栓子。心房颤动引起脑卒中比动脉硬化性脑卒中死亡率更高。

6.高脂血症和肥胖

胆固醇水平在缺血性脑卒中发病起着重要作用,肥胖是脂肪在体内堆积过多而形成,体重指数增高会增加缺血性脑卒中的发病风险。

7.高同型半胱氨酸血症

其是动脉粥样硬化、缺血性卒中和短暂性脑缺血发作独立的危险因素,血浆中的同型半胱氨酸水平与缺血性卒中呈正相关,而且随着年龄的增长而增长。

8.血液学因素

血液病和血液流变学异常无疑是促发脑卒中的重要因素,可以导致血黏度增加和血栓前状态。高黏血症(脱水、红细胞增多症、高纤维蛋白原血症)常促发血栓形成。

9.吸烟和酗酒

大约 18% 卒中事件是由于大量吸烟导致。长期大量饮酒不仅能使血压水平升高,还可以导致脑深穿支小动脉内膜纤维素样坏死或玻璃样变,饮酒本身也可以引起小动脉痉挛,促使脑梗死的发生和发展。酒可少量饮用,每天不超过 50～100 g。

10.短暂性脑缺血发作(TIA)

短暂性脑缺血发作是一种历时短暂常反复发作的脑局部供血障碍,引起短暂性神经功能缺失,发作通常为数分钟,少数为数十分钟,一般不超过数小时,目前的定义将其限制在 24 小时之内恢复。TIA 是缺血性卒中最重要的危险因素或临床前期。近期频繁发作的 TIA 是脑梗死的特级警报。

11.脑中风

脑中风也就是脑血管病,我们列为脑血管病的危险因素是因为发生过脑中风的患者与没有发生过脑中风的同龄正常人群相比,其再发生脑血管病的概率高出 5 倍,也就是说发生过中风的人更容易再发,必须早期实施二级和三级预防。

12.季节气候的变化

天气变冷会导致外周血管、心脑血管收缩。血管收缩,血压骤然增高,发生出血性中风的可能会增加,由于组织血管缺血,缺血性中风发生的机会也会增多。

此外,口服避孕药为脑血管病的危险因素也成为共识。

(二)脑血管病的预防

1.适当运动

适当运动可以促进心血管机能,改善周身和脑部血液循环。应根据年龄和体质选择适当的运动方法,如散步、慢跑、健身操、太极拳等。最低目标:每周 3～4 次,每天活动 30 分钟。推荐干预方法:对脑卒中患者评估危险因素,根据患者的身体情况适当进行锻炼测评,指导运动处方。

2.生活起居有规律

工作、学习、休息都要妥善安排,避免忙乱,保持身体机能状态相应稳定。

3.保持精神愉快、心理平衡

如果情绪紧张激动、烦躁、暴怒、抑郁等会使血管痉挛,血压、血脂升高,促进动脉粥样硬化,引发脑血管疾病,应注意节制。

4.清淡饮食

要少吃动物脂肪和高胆固醇食物,以低盐、适量动物蛋白、丰富无机盐和多维生素 C 的食物为主,并选择多种谷物,少吃含蔗糖的主食。动物蛋白摄入量不宜过低,以保证机体足够的热量,并有助于降低血清脂质含量。多食用新鲜蔬菜、豆制品和水果,以补充钾、镁等保护心脏的无机盐类。

5.定期到医院检查

定期到医院检查血压、血脂、血糖、胆固醇、心电图等,及时治疗其他疾病,如心脏病、糖尿病、脉管炎等。注意脑血管疾病前期症状,如肢体麻木、乏力、眩晕、视物突然不清或讲话舌根发硬、语言不清等征象,一旦发现,应立即就医,以便及时有效地预防脑血管疾病的发生。

6.酗酒者应禁止过量饮酒

制定戒酒计划,采用逐步戒酒的方法,小量摄入,白酒不超过每天 50 g。

7.控制体重

进行有规律的锻炼,多吃富含膳食纤维的食物。

8.吸烟

吸烟是男性和女性缺血性卒中的独立危险因素,戒烟可以减少50％的卒中危险。

9.控制好血压、血糖

减少钠盐的摄入,低糖饮食。

10.高脂血症和动脉粥样硬化

其是脑卒中发生的主要危险因素,预防动脉粥样硬化发生或者阻止其进展,都可以降低脑卒中发病率。

六、调理方案

从中医来讲,中风的高危人群多见于中年以上,临床主要表现为眩晕、肢体麻木、短暂性软瘫、语涩、晕厥等。主要是因脏腑阴阳失调,气血逆乱犯脑所致。病位在脑髓血脉,与心、肝、脾、肾相关。日常可从以下几个方面进行调理。

(一)心理调摄

培养乐观情绪,保持神志安定。可以通过欣赏音乐、习字作画、垂钓怡情等方法进行心理调摄,寓情于物,达到身心愉悦的目的。

(二)饮食调养

饮食调摄应以营养丰富、清淡易消化为原则,做到饮食多样化,清淡、熟软,进食宜缓,食要定时、限量,少吃多餐。

(三)起居调摄

生活起居规律,睡眠充足。顺应四季气候消长的规律和特点来调节机体,及时增减衣物,合理安排劳寝时间,使人体与自然变化相应,以保持机体内外环境的协调统一,从而达到健康长寿的目的。注意劳逸结合,保持良好的卫生习惯,定时大便。

(四)运动保健

进行适量运动可以畅通气血,强健脾胃,增强体质,如八段锦、太极拳、五禽戏等保健操。

(五)药物调理

根据不同的临床表现,辨证用药。肝胆火旺,痰瘀闭阻者,选用天麻钩藤颗粒、石龙清血颗粒等。风痰内盛,瘀血阻络者,选用天丹通络胶囊等。气阴两虚,脉络瘀滞者,选用生脉饮、脑心通胶囊、脑安胶囊等。

七、治疗方法

中医对中风病的治疗具有独特的理论和特色,积累了丰富的医疗实践经验。治法遵循辨证施治的原则,抓住风、火、痰、瘀、虚等病机要点,形成了一整套独特的治疗法则。

(一)开窍固脱法

此法适用于中风病急性期的中脏腑患者,因中风入脏腑主要表现为突然昏仆,不省人事,半身不遂的特点,病情危重,该法为急救法则。

中风中脏腑者,以昏仆、神志不清为特点,有闭证和脱证之分。闭证属邪闭于内的实证,乃风火痰瘀病邪亢盛,气机郁闭于内,清窍蒙闭,故急宜开窍祛邪。脱证属阳气暴脱的虚证,乃五脏元气衰微欲脱的险证,常由闭证转化而来,急宜回阳固脱。根据患者邪实之属性,临床常用以下具体治法。

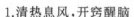

1.清热息风,开窍醒脑

主要用于风火上扰清窍之中脏腑者。病机为肝阳暴涨,阳升而风动,血随气逆而上涌,蒙闭清窍。

(1)症状:突发不省人事,神志恍惚或昏愦,呼之不应,半身不遂,面赤身热,肢体强痉拘急,躁扰不宁,舌质红绛,苔黄腻而干,脉弦滑数。

(2)治法:清热息风,开窍醒脑。

(3)方药:羚羊角汤合安宫牛黄丸化裁。

2.温阳化痰,开窍醒脑

主要用于痰湿蒙闭清窍之中脏腑者。病机为肝风夹痰湿之邪上壅清窍,而成内闭之证。

(1)症状:突发不省人事,神智昏聩,半身不遂,面白唇暗,四肢不温,痰涎壅盛,舌苔白腻,脉象沉滑或缓。

(2)治法:温阳化痰,开窍醒神。

(3)方药:涤痰汤合苏合香丸化裁。

若不能口服则鼻饲或煎液保留灌肠。

3.益气回阳,固脱醒脑

主要用于元气败脱,心神散乱之中脏腑者。病机为正气虚脱,五脏之气衰弱欲绝,阴阳离决之象。

(1)症状:突然昏仆,不省人事,肢体软瘫,汗出如油,手足厥冷,目合口张,二便自遗,舌痿,脉微欲绝或细弱。

(2)治法:益气回阳,固脱醒脑。

(3)方药:参附汤化裁。

急煎频服,也可单用人参30 g急煎服。

(二)活血通络法

此法主要用于瘀血内阻之中风实证。此法临床上常可单独应用,不论是中风急性期还是恢复期,若有其他兼证,常可将此法寓于他法之中,是中风病治疗的基本法则。各种原因使瘀血内停、脉络闭塞导致瘀血证均可应用。其临床常用法如下。

1.益气活血通络

方药为补阳还五汤化裁。

2.活血通络法

方药为桃红四物汤化裁。

此法临床,上可单独使用,也常寓于其他治疗方法之中。

(三)滋阴息风法

此法主要用于中风先兆期或中风急性期。其病机为素体阴虚,水不涵木,因情志或劳累导致肝阳暴涨,阳亢化风,肝风内动所致阴虚阳亢、风阳上扰之中经络或中风先兆者。

1.症状

突发半身不遂,口角㖞斜,肢体抽动或跳动,肢体麻木不仁,耳鸣目眩,少眠多梦,腰膝酸软,舌质红或暗红,脉弦细数。

2.治法

治法为滋阴息风。

3.方药

方药为镇肝息风汤或羚角钩藤汤化裁。

(四)平肝潜阳法

此法主要用于中风先兆期和中风急性期。其病机主要为平素肝火旺盛,复因情志所伤,肝阳暴亢,风火相扇,气血上涌之肝阳上亢、风火上扰之中风中经络或中风先兆。

1.症状

半身不遂,语言謇涩,口眼㖞斜,眩晕,头痛,面红目赤,口苦咽干,心烦易怒,尿赤便干,舌质红或红绛,舌苔薄黄,脉弦有力。

2.治法

治法为平肝潜阳。

3.方药

方药为天麻钩藤饮化裁。

(五)化痰通络法

此法主要适用于中风急性期的中风实证。痰浊与瘀血均为实邪,又为病理产物。痰浊阻络乃中风发病的重要原因之一,其痰的产生与中风的发生有至关重要的联系。

根据临床痰浊的性质,常分以下3类。

1.燥湿化痰法

方药为半夏白术天麻汤化裁。

2.清热化痰法

方药为加味温胆汤化裁。

3.通腑化痰法

方药为复方承气汤或化痰通腑饮化裁。

(六)滋补肝肾法

此法主要用于中风后遗症期和脑血管痴呆等患者。通过滋补肝肾,填精补髓,补脑益智来改善中风病患者的后遗症恢复及生活质量。方药为地黄饮子或左归丸化裁。

八、日常调理

对患者常见的后遗症,从精神情志、饮食起居、功能锻炼等几个方面,结合中医辨证施护,进行日常调理。

(一)气虚血滞、脉络瘀阻者

在生活起居上应注意患侧肢体保暖,防止冻伤和外伤,采取舒适的功能位置,帮助患者按摩肢体关节部位,促进血液循环。

针刺曲池、合谷、足三里等穴,隔天1次。对小便失禁的患者,可针刺关元、气海、太溪等穴。饮食应营养丰富,易消化,多食高热量、高蛋白、低脂肪的食物。

(二)肝阳上亢、脉络瘀阻者

应密切关注血压变化,根据病情,每天测量2～4次血压。避免情绪刺激,禁烟酒,忌食肥甘厚味及辛辣动风之品,宜食清淡降火之物。

针刺曲池、合谷、外关、阳陵泉、太冲、解溪等穴。肢体局部可用当归活络酒擦浴。

（三）风痰阻络者

应慎起居，避风寒，忌食甘肥厚腻生痰之品，宜食清淡、化痰之品，药宜温服。

针刺风池、丰隆、金津、玉液等穴。

（四）积极治疗原发病，预防各种并发症

避免不良的精神因素刺激，预防并发症，如呼吸道感染、泌尿系统感染、褥疮、便秘等。

（任晨晨）

第四节 高 血 压

一、基本概念

（一）定义

高血压是以动脉血压升高为主要特征的临床综合征。按病因分为原发性和继发性两大类。95％的高血压是原因不明的，为原发性高血压，是可伴有心脏、血管、脑、肾脏和视网膜等器官功能或器质性改变的全身性疾病。5％的高血压是由其他疾病引起的，如慢性肾炎、肾动脉狭窄、原发性醛固酮增多症、嗜铬细胞瘤、皮质醇增多症、大动脉疾病、睡眠呼吸暂停低通气综合征及药物等，为继发性高血压。

中医学虽然没有高血压这一病名，但在文献中对其病因、发病机理、症状和防治方法早有记载。《素问·至真要大论》记载："诸风掉眩，皆属于肝。"《千金要方》指出："肝厥头痛，肝火厥逆，上亢头脑也""其痛必至颠顶，以肝之脉与督脉会于颠故……肝厥头痛必多眩晕"，认为头痛、眩晕是肝火厥逆所致。《丹溪心法》记载，"无痰不眩，无火不晕"，认为痰与火是引起本病的另一种原因。因此，高血压属于中医学"头痛""眩晕"的范畴。

（二）高血压诊断

（1）在未服用高血压药物的情况下，非同天 3 次测量血压，收缩压≥18.7 kPa（140 mmHg）和/或舒张压≥12.0 kPa（90 mmHg），可诊断为高血压。根据血压水平高低将高血压分为1 级、2 级、3 级。

（2）收缩压≥18.7 kPa（140 mmHg）和舒张压＜12.0 kPa（90 mmHg）为单纯性收缩期高血压。

（3）患者既往有高血压史，目前正在用抗高血压药，血压虽然低于 18.7/12.0 kPa（140/90 mmHg），亦应该诊断为高血压。

二、病因病机

中医认为，高血压是因情志内伤、饮食不节、劳倦损伤，或因年老体衰、肾精亏损等导致脏腑阴阳平衡失调，风火内生，痰瘀交阻，气血逆乱所致。

（一）情志内伤

素体阳盛，加之恼怒过度，肝阳上亢，阳升风动，发为高血压；或因长期忧郁、恼怒，气郁化火，使肝阴暗耗，肝阳上亢，阳升风动，上扰清空而引发。

（二）饮食不节

平日嗜酒肥甘，饥饱劳倦，伤于脾胃，健运失司，以致水谷不化精微，聚湿生痰，痰湿中阻，浊阴不降，引起发病。

（三）体虚、劳倦过度

肾为先天之本，藏精生髓，若先天不足，肾精不充，或者年老肾亏，或久病伤肾，或房劳过度，导致肾精亏虚，不能生髓，而脑为髓之海，髓海不足，上下俱虚，而发生眩晕，或肾阴素亏，肝失所养，以致肝阴不足，阴不制阳，肝阳上亢，发为眩晕。大病久病或失血之后，虚而不复，或劳倦过度，气血衰少，气血两虚，气虚则清阳不展，血虚则脑失所养，皆能导致血压升高。

三、临床表现

高血压病的症状往往因人、因病期而异。早期多无症状或症状不明显，偶于体格检查或由于其他原因测血压时发现。其症状与血压升高程度并无一致的关系，这可能与高级神经功能失调有关。有些人血压不太高，症状却很多，而另一些患者血压虽然很高，但症状不明显。常见的症状如下。

（一）头晕

头晕为高血压最多见的症状。有些是一过性的，常在突然下蹲或起立时出现，有些是持续性的。头晕是患者的主要痛苦所在，其头部有持续性的沉闷不适感，严重妨碍思考、影响工作，对周围事物失去兴趣，当出现高血压危象或椎－基底动脉供血不足时，可出现与内耳眩晕症相类似症状。

（二）头痛

头痛亦是高血压常见症状，多为持续性钝痛或搏动性胀痛，甚至有炸裂样剧痛。常在早晨睡醒时发生，起床活动及饭后逐渐减轻。疼痛部位多在额部两旁的太阳穴和后脑部。

（三）烦躁、心悸、失眠

高血压患者性情多较急躁，遇事敏感，易激动。心悸、失眠较常见，失眠多为入睡困难或早醒、睡眠不实、多梦、易惊醒。

（四）注意力不集中、记忆力减退、乏力、耳鸣

早期多不明显，但随着病情发展而逐渐加重。

（五）肢体麻木

常见手指、足趾麻木或皮肤如蚁行感或项背肌肉紧张、酸痛。部分患者常感手指不灵活。

四、转归及危害

高血压是心脑血管疾病的危险因素之一，它可导致心、脑、肾等重要脏器的严重病变，如中风、心肌梗死、肾衰竭等。

五、患病高危人群判定及预防

（一）父母患有高血压者

调查发现，高血压患者的子女患高血压的概率明显高于父母血压正常者。高血压是多基因遗传，同一个家庭中出现多个高血压患者不仅仅是因为他们有相同的生活方式，更重要的是有遗传基因存在。

（二）摄入食盐较多者

食盐摄入量多的人容易患高血压，这是因为高钠可使血压升高，低钠有助于降低血压。高钙和高钾饮食可降低高血压的发病率。

（三）摄入动物脂肪较多者

动物脂肪含有较多的饱和脂肪酸，饱和脂肪酸对心血管系统是有害的，因此摄食动物脂肪多的人比食用含不饱和脂肪酸较多的植物油、鱼油的人易患高血压。

（四）长期饮酒者

流行病学调查显示，饮酒多者高血压的患病率升高，而且与饮酒量成正比。

（五）精神紧张者

高度集中注意力工作的人，长期精神紧张和长期经受噪声等不良刺激的人易患高血压。如果这部分人同时缺乏体育锻炼，如司机、售票员、会计等更易患高血压。

（六）吸烟、肥胖者

吸烟、肥胖是高血压的危险因素。

六、调理方案

临床治疗和康复医疗相结合，可更好地降低血压，减轻症状，稳定疗效，同时可减少药物用量。康复医疗还有助于改善心血管功能及血脂代谢，防治血管硬化，减少脑、心、肾并发症。康复医疗的作用途径有功能调整与锻炼两个方面。具体方法如下。

（一）气功疗法

以松静功为主，其要领是"体松、心静、气沉"。体质较佳者可练站桩功，较差者以坐位练功。

（二）太极拳

为低强度持续性运动，可扩张周围血管，给心脏以温和锻炼。太极拳动中取静，要求肌肉放松，气沉丹田，有类似气功的作用。

（三）步行

在良好环境下散步或以常速步行15～30分钟有助于降压及改善心血管和代谢功能。

（四）中医保健操

经常练习八段锦、五禽戏亦可强身健体。练习太极拳有困难者可舒展放松，配合呼吸体操，采用太极拳的模拟动作，分节进行。

（五）按摩或自我按摩

按揉风池、太阳及耳穴，抹额及掐内关、神门、合谷、足三里，可辅助降压、消除症状。

（六）理疗

某些药物的离子导入、脉冲超短波或短波治疗及磁疗都可用来作为镇静及降压的辅助治疗。

（七）饮食调理

高危人群的饮食治疗，是以减少钠盐、减少膳食脂肪并补充适量优质蛋白，注意补充钙和钾，多吃蔬菜和水果，戒烟戒酒，科学饮水为原则。

1.饮食宜清淡

提倡素食为主，素食方式可使高血压患者血压降低。因此高血压患者饮食宜清淡，宜高维生素、高纤维素、高钙、低脂肪、低胆固醇饮食。总脂肪小于总热量的30％，蛋白质占总热量15％左右。提倡多吃粗粮、杂粮、新鲜蔬菜、水果、豆制品、瘦肉、鱼、鸡等食物，提倡植物油，少吃猪油，少摄入油腻食物及糖类、辛辣食物、浓茶、咖啡等。

2.降低摄盐量

吃钠盐过多是高血压的致病因素,而控制钠盐摄入量有利于降低和稳定血压。临床试验表明,对高血压患者每天食盐量由原来的 10.5 g 降低到 4.7～5.88 g,可使收缩压平均降低 0.5～0.8 kPa(4～6 mmHg)。

3.戒烟、戒酒

烟、酒是高血压的危险因素,嗜烟酒有增加高血压患者并发心、脑血管病的可能,酒还能降低患者对抗高血压药物的反应性。

4.饮食有节

做到一天三餐饮食定时定量,不可过饥过饱,不暴饮暴食。每天食谱可如下安排:碳水化合物 250～350 g,新鲜蔬菜 400～500 g,水果 100 g,食油 20～25 g,牛奶 250 mL,高蛋白食物 3 份(每份指瘦肉 50～100 g,或鸡蛋 1 个,或豆腐 100 g,或鸡、鸭肉 100 g,或鱼虾 100 g,其中鸡蛋每周 4～5 个即可)。

5.科学饮水

水的硬度与高血压的发生有密切联系。研究证明,硬水中含有较多的钙、镁离子,它们是参与血管平滑肌细胞舒缩功能的重要调节物质,如果缺乏,易使血管发生痉挛,最终导致血压升高,因此对高血压患者要尽量饮用硬水,如泉水、深井水、天然矿泉水等。

七、辨证治疗

(一)中气不足

1.症状

头晕目眩,倦怠乏力,少气懒言,不思饮食,胸脘满闷,大便溏薄,舌淡苔薄,脉细弱。

2.治法

治法为补中益气。

3.方药

补中益气汤加减:党参、黄芪、白术、陈皮、当归、川芎、升麻、柴胡、甘草。

(二)肝肾阴虚

1.症状

头晕目眩,耳鸣耳聋,记忆力减退,失眠多梦,腰酸腿软,口燥咽干,五心烦热,舌红少苔,脉细弦数。

2.治法

治法为滋养肝肾,养阴填精。

3.方药

杞菊地黄汤:枸杞、菊花、熟地、山萸肉、山药、丹皮、泽泻、茯苓。

(三)命门火衰

1.症状

头晕目眩,精神萎靡,畏寒肢冷,腰膝酸软,面目虚浮,阳痿遗精,夜尿频多,五更泄泻,舌淡胖,苔白,脉沉迟弱。

2.治法

治法为温补肾阳。

3.方药

右归丸加减:熟地、山药、山萸肉、枸杞、鹿角胶、菟丝子、杜仲、当归、桂枝、制附子。

(四)肝阳上亢

1.症状

头晕头胀,烦躁易怒,目赤面红,耳鸣耳聋,失眠多梦,便秘溲黄,舌红苔黄,脉弦数。

2.治法

治法为平肝潜阳,滋养肝肾。

3.方药

天麻钩藤饮加减:天麻、钩藤、石决明、杜仲、栀子、黄芩、川牛膝、益母草、桑寄生、茯苓。

(五)心脾两虚

1.症状

头晕目眩,怔忡心悸,动则加剧,失眠健忘,乏力食欲缺乏,面色苍白或萎黄,舌淡胖有齿痕,脉细弱。

2.治法

治法为补益心脾。

3.方药

归脾汤加减:党参、黄芪、白术、当归、茯苓、远志、酸枣仁、木香、桂圆肉、甘草。

(六)痰湿中阻

1.症状

头晕头沉,头重如裹,胸脘满闷,恶心呕吐,纳呆多寐,形体肥胖,舌胖苔腻,脉弦滑。

2.治法

治法为燥湿祛痰,平肝息风。

3.方药

半夏白术天麻汤加减:半夏、白术、天麻、陈皮、茯苓、蔓荆子、甘草。

(七)气滞血瘀

1.症状

头晕目眩,头痛剧烈,胸闷胸痛,舌暗有瘀斑,脉涩。

2.治法

治法为疏肝理气,活血化瘀。

3.方药

血府逐瘀汤加减:桃仁、红花、丹参、赤芍、川芎、生地、川牛膝、柴胡、枳壳。

八、日常养生

(一)情志调摄

人顺应四季变化规律,遵循四季养生法则,调摄情志,精神乐观,心境清净。诗词歌赋、琴棋书画、花鸟虫鱼,均可益人心智、怡神养性,有助于高血压的调治。

（二）平衡饮食

高血压患者在季节变换中要少吃酸性食品,多吃能补益脾胃的食物,如瘦肉、禽蛋、大枣、水果、干果等;菠菜、荠菜等新鲜蔬菜能有效降低胆固醇,减少胆固醇在血管壁上的沉积,利于血压的调控;宜吃甘温食物,如大枣、花生、玉米、豆浆等。

（三）运动调治

高血压患者在季节变换中应当遵循"动中有静,静中有动,动静结合,以静为主"的原则。坚持户外锻炼,以户外散步、慢跑、太极拳、气功锻炼等节律慢、运动量小、竞争不激烈,不需要过度低头弯腰的项目为宜,并以自己活动后不觉疲倦为度。

（四）顺应季节

在季节变化中,通过顺应四时变化,调整阴阳,使人与自然相和谐,从而达到阴平阳秘,养生保健之功效,使高血压患者在四季更替的过程中泰然自处,血压平稳少波动。春季肝气当令,万物生发,血压易偏高,应多进行户外活动,注意戒怒;夏季炎热,暑湿为邪,注意饮食勿过油腻及生冷,勿使大汗伤津;秋季干燥,阴虚之人当注意勿使津伤阴亏;冬季寒冷,肾阳不足之人当注重保护阳气,宜足浴。

（五）常用代茶饮、食疗方

1.茶饮

（1）菊花茶:白菊花、绿茶,开水冲泡饮服。

（2）菊楂决明饮:菊花、生山楂片、决明子各适量,开水冲泡饮服。

2.食疗方

（1）葛根粥:葛根、粳米、花生米,加适量水,用武火烧沸后,转用文火煮 1 小时,分次食用。

（2）绿豆海带粥:绿豆、海带、大米适量。将海带切碎与其他 2 味同煮成粥,可当晚餐食用。

（六）常用针灸保健疗法

1.耳穴疗法

（1）材料:一般选用王不留行籽。

（2）选穴:降压沟、降压点、肝、皮质下、高血压点等。

（3）操作方法:将王不留行籽置于相应耳穴处,用胶布固定,每穴用拇、示指对捏,以中等力量和速度按压 30～40 次,使耳郭轻度发热、发痛。

（4）疗程:两耳穴交替贴压,3～5 天一换,14 天为 1 个疗程。

2.体穴按压

（1）原理:对于高血压患者可辨证施穴,穴位按压可起到以指代针、激发经络、疏通气血的效果。

（2）选穴:可选用百会、风池、太冲、合谷、曲池、三阴交等穴位,再随证配穴。

（3）方法:用指尖或指节按压所选的穴位,每次按压 5～10 分钟,以有酸胀感觉为宜,14 天为 1 个疗程。

（七）足浴疗法

1.磁石降压方

磁石、石决明、当归、桑枝、枳壳、乌药、蔓荆子、白蒺藜、白芍、炒杜仲、牛膝各 6 g,独活 18 g。将诸药水煎取汁,放入浴盆中,待温时足浴,每天 1 次,每次 10～30 分钟,每剂药可用

2～3 次。

2.三藤汤

香瓜藤、黄瓜藤、西瓜藤各 30 g。水煎取汁,候温足浴,每天 2 次,每次 10～15 分钟,每天 1 剂,连续 7～10 天。

(任晨晨)

第五节 冠状动脉粥样硬化性心脏病

一、基本概念

冠状动脉粥样硬化性心脏病的简称是冠心病,又称缺血性心脏病。相当于中医学的"胸痹""真心痛""厥心痛"等证的范畴,早在《黄帝内经》和《金匮要略》中已有记载。《灵枢·厥病》对厥心痛症状的描述是"痛如以锥针刺其心""真心痛,手足清至节,心痛甚,旦发夕死,夕发旦死"等,这些均包括冠心病的心前区疼痛。

二、病因病机

胸痹是由于心气不足,心阳不振,导致寒凝气滞,瘀血和痰浊阻碍心脉,影响气血的正常运行,从而产生胸骨后疼痛、胸闷、胃脘胀痛、心悸气短、四肢无力、活动后加重。其基本病机是阳微阴弦,阳微主要是指正气亏虚,包括了气血阴阳的虚损,阴弦主要指邪实,包括气滞、血瘀、痰浊、热毒、阳亢等,病位在心、肝经,涉及脾、肾、胃诸脏。故冠心病是本虚标实,虚实错杂的疾病。

三、临床表现

冠心病心绞痛的主要表现为发作性胸痛、心前区不适。

(一)部位

在胸骨体中段或上段之后,可波及心前区,如手掌大小,而非点状疼痛,可放射到左肩、左臂内侧。

(二)性质

为发紧或沉重感,如压迫、憋闷、窒息、紧缩或烧灼感等,而非针刺样、触电样或刀割样等尖锐性胸痛。

(三)诱因

常因体力活动或情绪激动而诱发,发生在当下,而非之后。

(四)持续时间

胸痛常持续数分钟或 10 多分钟,最长不超过 30 分钟。

(五)缓解方式

停止诱发症状的活动或情绪激动,或舌下含服硝酸甘油数分钟内缓解。

(六)辅助检查

心电图、超声心动图、冠状动脉造影等。

四、转归及危害

冠心病除了可以发生心肌梗死和心绞痛外,严重情况下还可发生各种严重的心律失常、心脏扩大,以及心力衰竭。其中最为严重的心律失常为心室颤动,这是冠心病患者发生猝死的主要原因。

五、患病高危人群判定及预防

(一)高危人群判定

1.体质辨识

痰湿质、湿热质、瘀血质、气虚质的体质易患冠心病。

2.年龄和性别

35岁以上的男性、55岁以上或者绝经后的女性。

3.家族史

父兄在55岁以前,母亲或姐妹在65岁以前死于心脏病的。

4.相关疾病

高血压、血脂异常、糖尿病、肥胖、痛风。其中高血压、高胆固醇及吸烟被认为是冠心病最主要的3个危险因素。有明确的脑血管或周围血管阻塞的既往史者。

5.其他因素

长期吸烟、酗酒、不运动者,精神压力大、精神抑郁者,以及口服避孕药者。

(二)预防

1.合理饮食

不要偏食,饮食不宜过量。要控制高胆固醇、高脂肪食物,多吃素食。同时要控制总热量的摄入,限制体重增加。增加新鲜水果、蔬菜、豆制品和低脂乳制品的摄入,每天适量进食一些坚果,食油应尽量选用植物性油类。可经常食用鱼类食品,如沙丁鱼、鲈鱼等,少用或禁用高脂肪、高胆固醇食物。

2.不吸烟、不酗酒

适量饮酒,每天饮酒30 g以下。

3.适当的体育锻炼

增强体质,控制体重,促进心血管功能。

4.积极防治慢性疾病

如高血压、高血脂、糖尿病等。

六、调理方案

(一)心情调节

调情志,畅气机,淡泊养心。古书云:"气机疏达,气血和调,阴阳平衡,病安从来?"故要经常提醒自己遇事要心平气和,增加耐性,要宽以待人,宽恕别人不仅能给自己带来平静和安宁,有益于冠心病的康复,而且能赢得友谊,保持人际间的融合。所以人们把宽恕称为"精神补品和心理

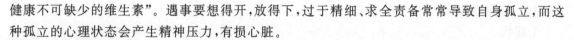

健康不可缺少的维生素"。遇事要想得开，放得下，过于精细、求全责备常常导致自身孤立，而这种孤立的心理状态会产生精神压力，有损心脏。

(二)饮食的调养

饮食不节必然伤及肠胃，而摄盐超标，吸烟嗜酒，饥饱无度，吃得太油腻和太甜也对身体不利。

有利于预防冠心病的蔬菜、水果：芹菜、红萝卜、白萝卜、西红柿、黄瓜、苦瓜、花生米、大蒜、香菇、海带、紫珠菜、苹果、山楂、猕猴桃、菠萝。

不利于预防冠心病的饮食：咖啡、酒、糖、浓茶、奶油、巧克力、肥肉、动物内脏、动物脑等。

(三)适当运动

适当运动可以活动筋骨、调节气息、静心宁神，掌握一套身体锻炼和心理调节的方法，如自我放松训练，通过呼吸放松、意念放松、身体放松，或通过气功、太极拳、五禽戏、八段锦等活动，增强自身康复能力。

(四)季节养生

防病养生应该顺应春生、夏长、秋收、冬藏这个自然界的规律，顺时养生，力争人与天地交融、和谐。四时养生总原则为春夏养阳，秋冬养阴。从冠心病养生来讲，要注意夏季保护心脏，"夏季阳气最盛易于新陈代谢，要使机体气机通畅，宣泄自如，要表现出一种开放的心胸"。

七、辨证治疗

中医认为，冠心病属于虚实夹杂、本虚标实之证。临床表现因人而异，治疗施药视病情变化而定。急则治其标，缓则治其本，或标本同治，使心胸之阳舒展，血脉运行畅通。治本采用温阳益气、滋阴养血之法；治标则以祛寒、豁痰、活血等法。总之，要辨虚实、明标本，进行补虚或泻实，或标本兼顾，进行辨证分型治疗，才能取得良好的效果。辨证治疗如下。

(一)心血瘀阻证

1.症状

心胸疼痛，如刺如绞，痛有定处，入夜为甚，甚则心痛彻背，背痛彻心，或痛引肩背，伴有胸闷，日久不愈，可因暴怒、劳累而加重。舌质紫暗，有瘀斑，苔薄，脉弦涩。

2.治法

治法为活血化瘀，通脉止痛。

3.方药

方药为血府逐瘀汤加减。

(二)气滞心胸证

1.症状

心胸满闷，隐痛阵发，痛有定处，时欲太息，遇情志不遂时容易诱发或加重，或兼有脘腹胀闷，得嗳气或矢气则舒。苔薄或薄腻，脉弦细。

2.治法

治法为疏肝理气，活血通络。

3.方药

方药为柴胡疏肝散加减。

(三)痰浊闭阻证

1.症状

胸闷重而心痛微,痰多气短,肢体沉重,形体肥胖,遇阴雨天易发作或加重,伴有倦怠乏力,纳呆便溏,咳吐痰涎。舌体胖大且边有齿痕,苔浊腻或白滑,脉滑。

2.治法

治法为通阳泄浊,豁痰宣痹。

3.方药

方药为瓜蒌薤白半夏汤合涤痰汤加减。

(四)寒凝心脉证

1.症状

心痛如绞,心痛彻背,喘不得卧,多因气候骤冷或骤感风寒而发病或加重,伴形寒,甚则手足不温,冷汗自出,胸闷气短,心悸,面色苍白。苔薄白,脉沉紧或沉细。

2.治法

治法为辛温散寒,宣通心阳。

3.方药

方药为瓜蒌薤白桂枝汤合当归四逆汤加减。

(五)气阴两虚证

1.症状

心胸隐痛,时作时休,心悸气短,动则益甚,伴倦怠乏力,声息低微,面色㿠白,易汗出。舌质淡红,舌体胖且边有齿痕,苔薄白,脉虚细缓或结代。

2.治法

治法为益气养阴,活血通络。

3.方药

方药为生脉散合人参养荣汤加减。

(六)心肾阴虚证

1.症状

心痛憋闷,心悸盗汗,虚烦不寐,腰膝酸软,头晕耳鸣,口干便秘。舌红少津,苔薄或剥,脉细数或促代。

2.治法

治法为滋阴清火,养心和络。

3.方药

方药为天王补心丹合炙甘草汤加减。

(七)心肾阳虚证

1.症状

心悸而痛,胸闷气短,动则更甚,自汗,面色㿠白,神倦怯寒,四肢欠温或肿胀。舌质淡胖,边有齿痕,苔白或腻,脉沉细迟。

2.治法

治法为温补阳气,振奋心阳。

3.方药

方药为参附汤合右归饮加减。

八、日常调理

(一)药物调理

1.速效救心丸

行气活血,主要适用于早中期、心功能正常、气滞血瘀型冠心病患者。

2.复方丹参片和复方丹参滴丸

都含有性寒的丹参和冰片,主要适用于早中期、心功能正常、体质偏热型冠心病患者。

3.麝香保心丸

具有益气温阳、血脉同治的特点,对于冠心病的中晚期心功能减退或老年虚寒体质患者使用疗效更好、不良反应更少。

4.硝酸酯类药物

如硝酸甘油、异山梨酯,有头痛的不良反应,长期服用容易耐药。

(二)穴位疗法

1.灸足三里

可加强脾胃功能。足三里在小腿前外侧面的上部,外膝眼下四横指,距胫骨前缘一横指处。方法为艾灸条每次一支,点燃灸左右两穴,灸完为止,每天1次。

2.按摩涌泉穴

涌泉穴为肾经要穴。涌泉穴在足底前中1/3的交点,第二、三跖趾关节稍后处,肾主管生长发育和生殖,常按摩可以增精益髓、补肾壮阳、强筋壮骨。

3.居家用电子针灸仪或者按压穴位

选用内关、膻中、足三里、通里、三阴交等穴位,可以增强心脾功能,促进气血运行。

(三)肝脏调理

肝脏失调也是冠心病病理改变的重要环节,肝失疏泄、气机郁滞可致血压升高、血脂升高等。气血失调是冠心病心绞痛的基本病机,气血运行周身除依靠心气的推动,还有赖于肝气的调节。如肝失调血之职,人动则血不能及时灌注诸经,心之经脉失养则胸痛心慌,脑海失养则头晕目眩,四肢经脉失养则乏力。因此,多敲肝经、胆经来达到养肝的效果。

(四)饮食调理

佛手、橙子、金桔、山楂、陈皮、橘饼、黄花菜、玫瑰花、荞麦、韭菜、茴香菜、大蒜、高粱、刀豆、小麦、蒿子秆、葱、海带、海藻、萝卜等,补益心脾,疏肝理气,可适量食用。

(五)其他

调节情绪,宽容乐观;戒除烟酒,不吸二手烟;多吃蔬菜素食,保持大便通畅;适度运动,切勿过劳;心绞痛发作,立即停止活动,安静休息;家里备用制氧机或者氧气袋吸氧。

(任晨晨)

第六节 高脂血症

一、基本概念

高脂血症主要以血浆中胆固醇、甘油三酯、低密度脂蛋白升高,高密度脂蛋白降低为主要特征的一种血脂代谢紊乱状态,是导致动脉粥样硬化进而形成心脑血管疾病的主要危险因素之一。古代中医文献中无高脂血症病名,根据现代医学高脂血症的临床表现及特点,其大抵属于中医学"痰证""痰脂""脂浊""肥人"等范畴。

二、病因病机

(一)情志内伤,肝失疏泄

肝主疏泄,胆附于肝,胆汁可以净脂化浊,有助于脾胃受纳运化。若情志内伤,气机郁滞,肝胆不利,疏泄调达失常,影响胆汁的输布排泄,则脂肪难于消化,积存体内,血脂升高,久则气血瘀阻。

(二)静而少动,气滞血瘀

因性情内向、肢体残疾、工作习惯等,以致运动量少,气血运行迟滞,甚则气滞血瘀。

(三)年老体衰,肾虚精亏

高脂血症多见于老年人。肾主五液,为气血、津液、精津之主宰,若肾阳不足,则油脂的转化利用减少,而滞留血中,肾阴不足则精津减少,血脂相对增高。

(四)正气不足,污垢滞留

人体处于不断的新陈代谢过程中,正常情况下保持动态平衡,所生废物能按时足量排除。各种原因导致正气不足,清污祛浊能力下降,日积月累,痰浊滞留。

(五)脾胃虚弱,湿浊内生

脾胃虚损,运化失常,清阳不升,浊阴不降,水湿内停,聚湿生痰,湿浊蕴积体内。

(六)先天异常,禀赋失调

高脂血症患者多有家族疾病史,因此禀赋异常亦是产生高脂血症的原因之一。父母肥胖,自幼即多脂肪,成年后形体更丰,行动迟缓,膏脂利用减少,致血中膏脂增多。

综上所述,高脂血症为内伤疾病,病势一般较徐缓,渐进加重,病程较长。观其病因病机,与现代人的不良生活方式关系密切,再加上中年之后脏腑虚损,体内正常的水液代谢异常,导致痰浊内生,停于血脉之中,发为膏脂。病机以肝、脾、肾功能失调为本,气滞、痰阻、血瘀为标,病位在三焦,病性属虚实夹杂。本病的防治焦点在于认清病因病机,早期调摄,树立正确的生活方式,纠正不良的生活习性,预防为主,防治结合。

三、中医辨证分型

(一)情志内伤,肝失疏泄

症见急躁易怒,皮下脂肪结节,心脑血脉脂类沉着,供血受阻,局部脂肪浸润等,舌脉因病证不同而异。脂凝于皮下,则出现结节;凝于心脉,则胸痹心痛;浸润于肝,则见脂肪肝。

(二)静而少动,气滞血瘀

症见静而少动,形体肥胖,肌肉乏力或萎缩,面色白,神疲嗜睡,舌淡胖,脉细弱。老年则易发生心脑血管疾病。

(三)年老体衰,肾虚精亏

症见大便秘结,肌肤瘙痒,头发稀疏,甚则脱发,舌微红,苔白或黄,脉弦细。本证因嗜食肥甘,热郁化火,火邪迫蒸,殚精竭虑,油脂泛溢,浸渍皮肤,导致瘙痒、毛发脱落。

(四)正气不足,污垢滞留

症见形体偏胖,血脂增高,体弱多病,精力不充,形盛势颓,易于外感,痰涎壅盛,气短乏力,大便秘结,脉虚细。

(五)脾胃虚弱,湿浊内生

症见形体虚胖,食欲缺乏,频吐痰涎,舌淡胖,边有齿痕,苔薄白或白腻,脉濡细。

(六)先天异常,禀赋失调

症见先天性肥胖或自幼肥胖,血脂增高。

四、临床表现

根据程度不同,高脂血症的表现也不一。

(1)轻度高脂血症通常没有任何不舒服的感觉,但没有症状不等于血脂不高,定期检查血脂至关重要。

(2)一般高脂血症的症状多表现为头晕、神疲乏力、失眠健忘、肢体麻木、胸闷、心悸等,还会与其他疾病的临床症状相混淆,有的患者血脂高但无症状,常常在体检化验血液时发现高脂血症。另外,高脂血症常常伴随着体重超重与肥胖。

(3)高脂血症较重时会出现头晕目眩、头痛、胸闷、气短、心慌、胸痛、乏力、口角㖞斜、不能说话、肢体麻木等症状,最终会导致冠心病、脑中风等严重疾病,并出现相应表现。

(4)长期血脂增高,脂质在血管内皮沉积所引起的动脉粥样硬化会引起冠心病和周围动脉疾病等,表现为心绞痛、心肌梗死、脑卒中和间歇性跛行(肢体活动后疼痛)等。

(5)少数高脂血症患者还可出现角膜弓和眼底改变。角膜弓又称老年环,若发生在40岁以下,则多伴有高脂血症,以家族性高胆固醇血症多见,但特异性不强。高脂血症眼底改变是由于富含甘油三酯的大颗粒脂蛋白沉积在眼底小动脉上引起光折射所致,常常是严重的高甘油三酯血症并伴有乳糜微粒血症的特征表现。

五、转归及危害

高脂血症时时刻刻在威胁人们的生命,血脂是机体血液中所含脂类物质的统称,血液中脂类物质超过正常数值就是高脂血症。血脂过多沉积会堵塞血管,从而影响血液循环,导致血压升高、血液黏稠、血糖增高,高脂血症还使动脉形成粥样硬化,心脑供氧不足,则会产生心肌梗死等。

轻度血脂异常身体可能没有什么不良感觉,一般高脂血症则会促使人产生头晕、嗜睡、乏力、心慌、气短、胸闷、指尖发麻等症状。当高脂血症累及心脏和血管时,就会出现心慌、气短、胸闷、心律不齐,严重时可产生心肌梗死,诱发心血管疾病。当累及肝脏,使肝脏血液循环发生障碍时,则会出现腰酸、腹胀、食欲缺乏。当累及肾脏,引起肾脏血液循环发生障碍时,则会产生腰酸腰痛,甚至血尿,发生下肢水肿。当累及皮肤,使其血液循环发生障碍时,就会出现皮肤干燥,产生皮肤斑疹等。如果累及肌肉,使其血液循环发生障碍时,就会产生四肢无力、全身酸痛等症状。

六、患病高危人群判定及预防、调理方案

(一)患病高危人群判定

高脂血症危险人群一般指有动脉粥样硬化家族史、体重增加、生活方式不良等人群,以及发现血脂升高且有冠心病、脑血管病或周围动脉粥样硬化病、糖尿病等病史的人群。

(1)有冠心病或动脉粥样硬化病家族史者,尤其是直系亲属中有此类疾病者。

(2)超重或肥胖者,体重指数≥24 kg/m² 是高脂血症的独立危险因素。

(3)不良生活方式者,包括暴饮暴食、嗜酒酗酒、长期吸烟或吸烟量较大、嗜食肥腻厚味(高热量、高脂肪、高嘌呤饮食及动物内脏等)、缺乏运动、情绪紧张等。

(4)有黄瘤病者。

(5)发现血脂升高者 TC≥5.18～6.19 mmol/L;LDL-C≥3.37～4.14 mmol/L;TG≥1.70～2.25 mmol/L。

(6)长期使用雌激素替代治疗及长期口服避孕药等。

(二)中医养生预防

(1)调整生活起居,做到生活规律,控制体重。

(2)调畅情志,消除紧张等不良情绪,避免过度情志刺激,保持心态平和。

(3)进行适当运动锻炼。

(4)做到清淡饮食,坚持低盐、低脂、低胆固醇、低热量、高蛋白质和高维生素饮食,少吃动物脂肪、内脏,多吃豆类及豆制品、粗粮、蔬果,进餐速度要慢,勿暴饮暴食,禁烟限酒。

(5)及时就诊,若出现胸部闷痛、头晕头痛等不适时应及时到医院就诊。

(三)六种体质倾向人群的中药调理预防

1.平和稳定倾向类

无明显不适。中医诊察为舌淡红,苔薄白。

泽泻粥:泽泻晒干研粉,选用粳米 50 g,加水 500 mL,先煮米为粥,待米开花后调入 10 g 泽泻粉,改用文火稍煮数沸即可。每天 2 次,温热食服。

2.胃热倾向类

多食,易饥,面红,口干。中医诊察为舌质偏红,脉偏弦滑。

西瓜饮:以榨汁机榨取西瓜汁 150 mL,梨汁 80 mL、白菜汁 50 mL,混合后凉饮。

3.痰湿倾向类

形盛体胖,身体重着,肢体困倦。中医诊察为舌苔偏腻,脉偏滑。

薏仁茯苓糖水:生薏苡仁 200 g,茯苓 30 g,冰糖适量。先将薏苡仁洗净,浸泡 2 小时后煮半小时,再用焖烧锅焖 5 小时即可。

4.脾虚倾向类

神疲乏力,食后胸闷脘胀,劳累后明显,情绪不佳,便溏或便秘。中医诊察为舌淡胖,边有齿印。

山药饭:山药、莲肉、米仁、扁豆各 30 g,山药洗净切碎,莲肉去皮心后煮烂,上述四味与粳米一起煮饭。

5.气郁倾向类

胸胁胀闷,或伴走窜疼痛,女性痛经,经色紫暗或夹有血块。中医诊察为舌暗,脉不流利。

气郁茶:枳壳、香附、柴胡、青皮各 10 g,开水冲,代茶饮。

6.阳虚倾向类

嗜卧喜温,气短乏力,动则更甚。中医诊察为舌偏淡胖。

当归生姜羊肉汤:当归 50 g,生姜 200 g,羊肉 500 g,洗净后切片,放入砂锅中加适量清水置文火上煮熟即可。

(四)高脂血症的自我按摩预防及调理

1.按摩腹部

双手相叠,以肚脐为圆心,紧压腹部,慢慢摩动腹部,以每分钟 30 次左右的频率进行,腹内有热感为宜,顺时针、逆时针共按摩 3 分钟左右。

2.按摩腹穴

端坐,用两手拇指分别按摩上脘、中脘、建里、关元、天枢各 1 分钟,以酸痛为度。

3.擦腰背

两手握拳,用力上下按摩腰背部位,每次 2 分钟左右。

4.按摩下肢穴

端坐,用两手拇指分别按摩血海、足三里、三阴交、涌泉各 1 分钟,以酸痛为度。

七、患病人群的调理方案

(一)合理饮食

人体脂类包括脂肪和类脂两种。高脂血症与饮食的关系最为密切。人体脂肪的积聚和部分类脂的来源主要是饮食。只有一部分类脂是在体内合成的,称为内生性类脂。控制饮食对高脂血症人群是十分重要的。

(1)饮食提倡清淡,但不宜长期吃素,否则饮食营养不完善,反而可引起内生性胆固醇增高。

(2)宜限制高脂肪、高胆固醇类饮食,如动物脑髓、蛋黄、鸡肝、黄油等。

(3)脂肪摄入量每天限制在 30～50 g。

(4)限制糖类食品。

(5)多吃蔬菜和水果。

(6)宜低盐饮食,食油宜用植物油。

(7)饥饱适度。

(二)戒烟戒酒

香烟中的尼古丁能使周围血管收缩和心肌应激性增加,使血压升高,心绞痛发作。大量饮酒对胃肠道、肝脏、神经系统、内分泌、心血管系统均有损害。应绝对戒烟限酒。

(三)适量饮茶

茶叶中含有的儿茶酸有增强血管柔韧性、弹性和渗透性的作用,可预防血管硬化。茶叶中的茶碱和咖啡因能兴奋精神,促进血液循环,减轻疲劳和具有利尿作用。适量饮茶能消除油腻饮食而减肥。但过多喝浓茶会刺激心脏,使心跳加快,对身体有害。

(四)适当运动

控制肥胖是预防血脂过高的重要措施之一。除饮食控制外,提倡坚持体育锻炼,如慢跑、五禽戏、太极拳等。平时经常参加体力劳动,可控制体重的增长。经以上合理调节饮食结构和改变生活方式,高血脂不能有效控制时,要在医师指导下合理服用降血脂药物,把血脂控制在正常范围。

(任晨晨)

第七节 肥 胖

一、基本概念

肥胖是多种原因导致体内膏脂堆积过多,体重异常增加,并伴有头晕乏力、神疲懒言、少动气短等症状的一类病证。

肥胖病早在《黄帝内经》中就有记载,《素问·阴阳应象大论》有"年五十,体重,耳目不聪明"的描述。在证候方面,《灵枢·逆顺肥瘦》记载:"广肩,腋项肉薄,厚皮而黑色,唇临临然,其血黑以浊,其气涩以迟。"

二、病因病机

肥胖多由过食肥甘、情志所伤、缺乏运动、年老体弱、先天不足等因素,导致气虚阳衰、痰湿瘀滞形成。

(一)饮食不节

《素问·痹论》说"饮食自倍,肠胃乃伤",暴饮暴食或过饱易损伤脾胃。如饮食五味偏嗜,还会使相应脏腑机能偏盛,久之可损伤内脏。故《素问·生气通天论》说:"味过于酸,肝气以津,脾气乃绝;味过于咸,大骨气劳,短肌,心气抑;味过于甘,心气喘满,色黑,肾气不衡;味过于苦,脾气不濡,胃气乃厚;味过于辛,筋脉沮弛,精神乃央。"如长期饮食不节,势必会超过脾胃的受纳和运化功能,饮食五味不得化生水谷精微营养周身,反而停滞不化聚湿生痰,化为余赘之膏脂,沉积于皮肉和脏腑间,发为肥胖。同时,内停之痰湿又将进一步损伤脾胃的运化功能及气血津液的正常运行,如此反复,肥胖日重,证情也趋于复杂。

(二)情志所伤

脾在志为思,"思伤脾",脾伤则运化失健,水湿痰浊膏脂内生。情志抑郁,一则引起肝气不舒气机失调,津液输布失常,水湿滞留;二则肝郁"木不达土",影响脾胃;还可引起气滞血瘀,出现血瘀的证候。

(三)运动缺乏

喜卧好坐,缺乏运动,导致气血运行不畅。脾主身之肌肉,脾又主四肢。四肢肌肉筋脉的营养,以及功能均有赖于脾胃之水谷精微。因此,缺乏运动,脾胃呆滞,运化失常,不能布散水谷精微及运化水湿,致使湿浊内生,酝酿成痰,化为膏脂,聚于皮肤、脏腑、经络而致肥胖证候。

(四)先天不足

肥胖的发病与肾的关系密切。"肾主水""为先天之本",如禀赋不足,先天不充,或后天失养,损及肾本,导致肾对水液蒸腾气化不利,则水湿不化,泛滥肌肤为臃肿。

（五）年老体弱

中年以后，阴气自半，脏气功能减退；或过食肥甘，脾之运化不足，聚湿生痰；或脾虚失治，阳气衰弱，久之损及肾阳，而致脾肾阳虚，脾虚不能运化水湿，肾虚不能化气行水，水湿痰浊内停，浸淫肌肤而成肥胖。

此外，肥胖的发生与地理环境、性别等因素有关，由于女性运动量少于男性，故女性肥胖者较常见。

三、临床表现

（一）胃热滞脾证

多食，消谷善饥，形体肥胖，脘腹胀满，面色红润，心烦头昏，口干口苦，胃脘灼痛，嘈杂，得食则缓。舌红苔黄腻，脉弦滑。

（二）痰湿内盛证

形盛体胖，身体重着，肢体困倦，胸膈痞满，痰涎重盛，头晕目眩，口干而不欲饮，嗜食肥甘醇酒，神疲嗜卧。苔白腻或白滑，脉滑。

（三）脾虚不运证

肥胖臃肿，神疲乏力，身体困重，胸闷脘胀，四肢轻度浮肿，晨轻暮重，劳累后明显，饮食如常或偏少，既往多有暴饮暴食史，小便不利，便溏或便秘。舌淡胖，边有齿印，苔薄白或白腻，脉濡细。

（四）脾肾阳虚证

形体肥胖，颜面虚浮，神疲嗜卧，气短乏力，腹胀便溏，自汗气喘，动则更甚，畏寒肢冷，下肢浮肿，尿昼少夜频。舌淡胖，苔薄白，脉沉细。

四、转归及危害

（一）病机转化

本病病变过程中常发生病机转化。

1.虚实之间的转化

如食欲亢进，过食肥甘，湿浊积聚体内，化为膏脂，湿浊化热，胃热滞脾，形成肥胖，但长期饮食不节，可损伤脾胃，致脾虚不运，甚至脾病及肾，导致脾肾两虚，从而由实证转为虚证；而脾虚日久，运化失常，湿浊内生，或土壅木郁，肝失疏泄，气滞血瘀，或脾病及肾，肾阳虚衰，不能化气行水，可致水湿内停，泛溢于肌肤，阻滞于经络，使肥胖加重，从而由虚证转为实证或虚实夹杂之证。

2.各种病理产物之间也可发生相互转化

主要表现为痰湿内停日久，阻滞气血运行，可致气滞或血瘀；而气滞、痰湿、瘀血日久，常可化热，而成郁热、痰热、湿热、瘀热。

3.肥胖病变日久，常变生他病

《内经》中已经认识到肥胖与消渴等病证有关，极度肥胖者，常易合并消渴、头痛、眩晕、胸痹、中风、胆胀、痹证等。

（二）危害

肥胖是非传染病发病的重要危险因素，已成为威胁人类健康的第一杀手。

1.肥胖导致高脂血症

血脂中游离脂肪浓度升高,胆固醇、甘油三酯、血脂等总脂成分普遍增高,血脂代谢紊乱,最终导致动脉粥样硬化。

2.肥胖导致冠心病

(1)主要由于脂肪过量增加,引起心脏负荷加重或血压上升。

(2)人体能量摄入过多,引起冠状动脉硬化。

(3)肥胖者活动减少导致冠状动脉侧支循环削弱与不足。

(4)脂肪沉积于心包膜,影响心脏正常搏动,最终造成心肌缺血、缺氧,严重者发生猝死。肥胖导致其他心脏病,研究表明,肥胖人群患心脏病的危险是正常人的3倍。

3.肥胖导致脂肪肝

肝脏是人体内物质代谢的重要器官,由肠道吸收的脂肪在肝内分解转化再运到组织中去储存,当人饥饿时,储存的脂肪就被运到肝脏或其他组织去分解利用。肥胖者摄入量长期超过机体需要,且肝脏脂肪含量过多,超过肝脏负荷能力,肝内脂肪的分解利用形成障碍,使脂肪在肝细胞内堆积形成脂肪肝。肥胖者都有不同程度的脂肪肝,甚至包括儿童。

4.肥胖导致脑血管病

由于血液中胆固醇浓度的升高,血管壁通透性增强,类脂物质沉积于血管壁,引起血管硬化,血液的黏稠度增高,血小板过多,最终形成脑血栓。

此外,肥胖还会产生心理影响:①青少年由于肥胖而导致体态臃肿、行动不便,容易被同龄人取笑和攻击,导致其脱离群体,产生自卑情绪,致使其性格内向,严重的甚至会引起抑郁症。②成年人由于肥胖而导致工作机会丢失,生活陷入困境,从而引起心理扭曲。

五、患病高危人群判定及预防

(一)患病高危人群判定

营养摄取过量及缺乏运动都会引起肥胖。在物质丰富的现代社会,肥胖已经成为一种流行病,并且肥胖的发病率还在日益增长,与肥胖有关的2型糖尿病、高血压和心脏病等的发病率也在不断增加。易发生肥胖的人群如下。

(1)喜欢吃甜食、油腻食物,以及喜欢吃夜宵的人容易发胖。多食少动的人更容易发胖。

(2)有肥胖家族史,以及出生时体重明显超重的婴儿在成长过程中较其他人容易发生肥胖。

(3)喜欢饮酒,尤其是嗜饮啤酒的人容易发胖。

(4)女性在青春发育期、妊娠哺乳期和绝经期后由于卵巢功能和饮食的变化容易发生肥胖。

(5)长期从事重体力劳动的人,以及从小进行体育锻炼的运动员和体育爱好者,当他们停止重体力劳动和运动后,常常会在不知不觉中发胖。

(二)肥胖的预防

预防肥胖要从小做起,胎儿时期就要预防胎儿过重,儿童时期要平衡膳食、规律运动,定时检测体重。

1.胎儿期——预防胎儿过重

要预防新生儿体重过重,孕妇在妊娠期需增加营养,但并不是营养摄入越多越好。如果孕妇体重增加过快,常会导致胎儿出生体重过重,使今后发生肥胖的概率大大增加。

要预防胎儿体重过重,孕妇首先要定期检测体重增长是否符合正常妊娠的生理规律。正常孕妇妊娠前 3 个月体重增加 1.5～3 kg，以后每周增加 400 g，至足月时体重比未妊娠时增加 12.5 kg。其次，孕妇要根据体重增加情况调整热量摄入。第三，孕妇还要保证适当的活动量，如散步、轻体力活动等。

2.儿童、青少年期——平衡膳食＋规律运动＋检测体重

从小养成良好的饮食和运动习惯，会让孩子受益终身。

首先，应帮助孩子养成良好的饮食习惯。家长应该认识到，孩子有能力根据自己的生长需要来调控热量摄入，家长只需提供多样化的食物，由孩子自己决定吃不吃、吃多少。在日常生活中，家长要以身作则，言传身教，让孩子从小养成良好的饮食习惯。

其次，通过增加活动量以增加热量的消耗是预防肥胖的一个重要措施。即使在婴儿期，也不要总是将孩子抱在手中，而要帮孩子翻身、常做被动操。在幼儿期，要多让孩子独立走、跑、跳、玩游戏。在学龄期和青少年期，要让孩子每天有 30～60 分钟的体力活动。

此外，还要定期帮助孩子检测体重，发现体重增加过快时，则应引起重视，及时调整。

3.其余易肥胖人群——节制饮食＋坚持运动＋行为疗法

(1)节制饮食：预防发胖和减肥必须以节食为主，肥胖与饮食有密切关系。不论肥胖轻重都要做到"三低"，即饮食低脂肪、低糖和低盐，多吃水果和高纤维素的蔬菜，改掉临睡前吃点心及饭后立即睡觉的习惯。孕妇也应忌食量过多及营养过剩。合理膳食，避免产后肥胖。

(2)坚持运动：平时要加强体育锻炼，多运动，以增加热量的消耗，并与节制饮食相配合。一个体重正常的人，应每天通过一定量的体力活动，把摄入的热量全部消耗，做到收支平衡，才能防止发胖。而对一个肥胖者来说，每天消耗的热量要超过摄入的热量，做到入不敷出，才能减轻体重，达到减肥的目的。

(3)行为疗法：制定的减重目标要具体，且是可以达到的。例如，以"每天走路 30 分钟或每天走 5 000 步"代替"每天多活动"；开始时每天走路 30 分钟，逐步到增加 45 分钟等。

六、中医特色调理方案

(一)药物治疗

1.单味中药

近年来的实验证明，多种中药都具有减肥祛脂的作用。

(1)祛痰化浊、利湿降脂的有：生大黄、虎杖、苍术、泽泻、茵陈、决明子、半夏、番泻叶、洋葱、大蒜、蚕蛹、槐米、柴胡、金银花、姜黄、茅根、荷叶、薏苡仁等。

(2)活血化瘀、减肥祛脂的有：茺蔚子、丹参、赤芍、益母草、三七、生山楂、五灵脂、香附、三棱、莪术、鸡血藤、牛膝、当归、川芎等。

(3)滋阴养血、减肥降脂的有：墨旱莲、女贞子、首乌、生地、山茱萸、枸杞子、菊花、桑寄生、灵芝等。

2.复方中药

中医认为，肥胖与脾胃虚损、脾肾阳虚有关，从而导致运化失职，水谷不能转化为气血精微，而成为痰浊凝聚于体内，进而化为气滞血瘀、湿热等虚实夹杂的多种肥胖变症。复方中药按照功效可分为以下几种：

(1)化湿：代表方为二术四苓汤、泽泻汤、防己黄芪汤。

(2)祛痰：轻者用二陈汤、平陈汤、三子养亲汤，重者用控涎汤。

(3)利水：微利用五皮饮，导水用茯苓汤、小分清饮。

(4)通利腑气：用小承气汤、调胃承气汤。

(5)消导：用三消饮、保和丸。

(6)疏肝利胆：用温胆汤、疏肝饮、消胀散。

(7)健脾：用五味异功散、积术丸、五苓散、参苓白术散。

(8)温阳：用济生肾气丸、甘草附子汤、苓桂术甘汤。

3.验方

中医治疗肥胖取得了很大进展，临床治疗方法趋于多样化，逐渐形成了一些效果显著的专方，有些已被动物实验证实。

(1)定心方：主要由苦参、黄连、酸枣仁、三七、赤芍、党参、灵芝、丹参等中药组成。

(2)清平减肥茶：主要由山楂、枸杞子、瓜蒌、甘草等中药组成。

(3)芙蓉降脂减肥灵：主要由山楂、神曲、法半夏、茯苓、萝卜子、荷叶、陈皮、白术、人参等中药组成。

(4)减肥轻身汤：主要由茉莉花、玫瑰花、荷叶、决明子、枳壳、泽兰、泽泻、桑椹、补骨脂、首乌等中药组成。

(5)三花减肥茶：主要由玫瑰花、茉莉花、代代花、川芎、荷叶等中药组成。

(6)海藻轻身汤：主要由海藻、夏枯草、白芥子、薏苡仁、山楂、泽泻、茵陈、甘草等中药组成。

(二)针灸

针灸减肥通过刺激腧穴，疏通经络，加强脏腑功能，调整气血阴阳失衡，达到扶助正气，祛除停滞于体内的邪气，既能取得整体减肥的效果，还能消除局部脂肪，达到局部减肥的目的。

1.根据肥胖部位的不同，选用不同的穴位

(1)胸腹部：选取中脘、天枢、中极、膻中穴。

(2)四肢部：选取伏兔、足三里、阴陵泉、丰隆为主穴。

连续对患者进行针刺，针刺后还可连接电针机，疗效更佳。

2.根据肥胖类型的不同，选用不同的穴位

(1)脾虚湿滞型取穴：内关、天枢、三阴交、水分、列缺。

(2)冲任失调型取穴：四满、支沟、三阴交、血海、关元、太溪。

(3)胃强脾弱型取穴：四满、曲池、支沟、腹结、血海、内庭。

以上每天1次，1个月为1个疗程。

3.根据证型的不同，选用不同的穴位

(1)单纯性肥胖患者取穴：中脘、气海、滑肉门、支沟、大横、梁丘、足三里、三阴交。

(2)阴虚内热者：加内关、太溪。

(3)食欲亢进者：加上脘、下巨虚、手三里。

(4)肝郁气滞者：加太冲、阳陵泉。

针刺得气后，接通电针，采用疏密波，强度适宜，每次30分钟，每天1次，10天为1个疗程。

(三)耳针疗法

有研究认为，肥胖要责之肺、脾、胃、肾的功能失调，水液失于正常的输布代谢，痰湿阻于体内，致使体内气机失畅，日久则导致经络闭阻，冲任带脉失于对人体的调摄，因此在耳穴治疗上，常选取肺、脾、胃、肾、饥点、三焦、内分泌、子宫、皮质下、神门等对患者进行治疗。

（四）穴位敷贴

穴位敷贴是指将药物制成一定的剂型，作用于某些穴位或特定的部位上，发挥药物疗效和穴位刺激的双重作用，从而达到调整机体功能和治疗疾病目的的一种方法。

采用穴位敷贴对腹型肥胖患者进行减肥，首先将大黄、冰片、制南星、三棱、莪术这几种药物研成粉末，并按 3∶1∶3∶3∶3 比例混合均匀，然后加入甘油把药物粉末按顺时针的方向调成膏状，并制成约 1.5 cm×1.5 cm×0.3 cm 的药贴，最后将这些小药贴贴于患者腹部的相应穴位上，包括中脘、关元、气海、水道、大横、天枢，贴好后用胶布固定，每天至少要保留 6 小时，最好不要超过 8 小时，患者可根据自身情况将其取下（皮肤不适者应立即取下或遵医嘱）。治疗为每天 1 次，10 次为 1 个疗程。

（五）食疗

中医食疗是在中医理论的指导下，利用食物性和味的搭配及所含营养成分或其他成分，作用于人体一定的脏腑，达到调和气血，平衡阴阳，防治疾病，健身延年的目的。

《医部全录》中有记载冬瓜为方可治疗肥胖："人太肥欲得瘦轻健，可用冬瓜作羹长期食用，欲增肥则勿食此物。"中医学有肥人多痰、多气虚之说，肥胖的原因是气虚和痰湿内蕴。一般说，肥胖患者大多饮食失调或食欲亢进或偏嗜肥腻甘甜之食，久之导致脾失健运、肺失肃降、痰湿内蕴、滞纳机体而成肥胖。因此，中医食疗以健脾益气，化痰除湿为主，可选用茯苓、赤豆、薏苡仁、陈皮、荷叶、苦瓜、山楂、冬瓜、黄瓜、海带、黄豆芽、豆腐、鳝鱼、鸭肉、莴笋等食物组成配方。

另外，通过选用具有化痰祛湿、行气消积、益气健脾、导滞通便作用的药膳，如山楂茯苓饼、莱菔粥、海带决明汤等，无论在减肥的疗效上、收效的时间上及伴随症状、体征的改善上都有明显的效果。

（六）其他

另外，还有小针刀疗法、艾灸疗法、火罐疗法、按摩疗法等，都对肥胖有一定疗效。

（任晨晨）

第八节 肿　瘤

一、基本概念

肿瘤是机体在各种致癌因素作用下，局部组织的细胞在基因水平上失去对其生长的正常调控，导致异常克隆性增生而形成的病变，临床常表现为局部肿块。肿瘤细胞具有异常的形态、代谢和功能，常呈持续性生长，可向外周扩散、浸润，侵犯重要脏器并引起器官功能衰竭，最后导致死亡。根据肿瘤对人体的危害程度将其分成良性肿瘤和恶性肿瘤两大类。

古医籍中各种癌病的命名大多结合其临床特点，如甲状腺癌类属于"石瘿"，肝癌类属于"肝积"。中医认为，肿瘤是全身性疾病的局部表现，不同部位肿瘤的诱发与生成，均与相应脏腑的功能失调与损伤有关。

二、病因病机

(一)病因

(1)素体虚弱,或久病伤正,或年老体衰,正气不足,免疫力低下,从而导致了癌病的易患性和倾向性。正如《医宗必读·积聚》所述,"积之成也,正气不足,而后邪气居之"。

(2)自然界中化学、物理及生物致癌物质,可如同中医风、寒、暑、湿、燥、火六淫从口鼻或肌肤入侵正虚之机体,日久而致气滞、血瘀、痰浊、热毒等病变。

(3)情志不遂,气机郁结,久则气滞血瘀,或气不布津,津凝为痰,气血痰浊互结,渐积成块。正如《类证治裁郁证》所述,"七情内起之郁,始而伤气,继必及血"。

(4)不当的饮食习惯及恣食甘肥厚腻或辛辣腌炸烧烤等,导致脏腑功能失调及气血津液紊乱,使正气亏虚,邪自内生,津伤气结痰凝而变生肿块。正如《医宗必读·痰饮》所说,"脾土虚湿,清者难升,浊者难降,留中滞膈,瘀而成痰"。

(二)病机

肿瘤多由于正气内虚,感受邪毒,情志佛郁,饮食损伤等因素,使脏腑功能失调,气血津液运行失常,产生气滞、血瘀、痰凝、湿浊、热毒等病理变化,日久蕴结化为癌毒,搏结脏腑组织,渐积成形。

肿瘤为病,虽局部易实,而整体多虚,虚者为本,实者为标。故因虚致病,因病更虚,往往恶性循环为患,而成恶病质。

肿瘤之发,虚虽为本,而必有毒邪相加为病,此谓癌毒。癌毒者,非如湿毒、热毒、瘀毒、寒毒之单一,其致病概而言之,癌毒者,峻烈顽固,极易传变,易凝滞气血,燔灼津液,耗伤阳气,胶着不化,缠绵难愈。正如《仁斋直指方》曰:"……根深藏,穿孔透里。"

三、临床表现

(一)肺癌

肺癌是指原发于肺、气管、支气管的恶性肿瘤,是全球发病率与死亡率居首位的恶性肿瘤。肺癌归属于中医"肺积""息贲""肺痿""咳嗽""痰饮"等范畴。因肺癌发生部位、侵犯范围、病理类型而有所区别,临床表现主要可分为以下四类。

1.支气管、肺局部症状与体征

常见症状有咳嗽、咯血、胸痛、胸闷等。咳嗽多为阵发性、刺激性干咳或咳少量痰,或痰中带血,甚则咯血。继发感染可发热。

2.肺外胸内扩展症状与体征

锁骨上淋巴结肿大。上腔静脉综合征,头面部、上半身瘀血、水肿,颈部肿胀,颈静脉怒张。喉返神经受侵出现声音嘶哑等。

3.胸腔外转移的症状与体征

肺癌在早期即可发生血源性播散,脑转移者出现颅内压增高,表现为头痛、恶心呕吐、精神状态异常、癫痫发作、偏瘫等。

4.全身症状和副肿瘤综合征

至少20％的晚期肺癌患者出现疲乏、消瘦、恶病质、全身不适。与肺癌相关的副肿瘤综合征包括异位库欣综合征、抗利尿激素综合征、高钙血症、类癌综合征等。

(二)原发性肝癌

原发性肝癌指原发于肝细胞及(或)肝内胆管上皮细胞的恶性肿瘤,是我国常见恶性肿瘤之一,确诊时大多数患者已属晚期,预后差。肝癌归属于中医"积证""黄疸""鼓胀""胁痛"等范畴,目前临床多以"肝积"称之。

原发性肝癌起病隐匿,病情发展迅速,一旦出现典型症状,往往已达中、晚期。临床以肝区疼痛最常见,常为间歇性或持续性隐痛、钝痛或胀痛,常见饭后上腹饱胀、消化不良、恶心、呕吐和腹泻等消化道症状。同时伴有进行性肝肿大、肝脏质硬有结节、黄疸、腹水、脾肿大、下肢浮肿等体征,晚期患者常出现黄疸、上消化道出血、肝性脑病及肝肾衰竭。

(三)大肠癌

大肠癌是指发生在大肠黏膜上皮的恶性肿瘤,有结肠癌、直肠癌之分。大肠癌归属于中医"肠覃""脏毒""锁肛痔"等范畴。

大肠癌早期无明显症状,往往在病情发展到一定程度时才出现临床症状。左半结肠癌早期可表现为排便习惯改变,可出现便频、便秘或便频与便秘交替,肿瘤生长致管腔狭窄甚至完全阻塞,可引起肠梗阻表现。右半结肠癌主要表现为贫血、乏力、消瘦、低热、腹部隐痛,后期在60％～70％患者中右侧腹部可扪及质硬肿块等。晚期大肠癌常因转移扩散而出现一系列症状,疾病终末期常见恶病质和全身衰竭症状。查体往往可在腹部触及包块,发现贫血体征及转移征象,如锁骨上淋巴结肿大等,直肠指检可触及肿物。

(四)乳腺癌

乳腺癌是指原发于乳腺上皮组织的恶性肿瘤。其发病率位居女性恶性肿瘤首位,已成为城市中死亡率增长最快的癌病之一。乳腺癌归属于中医"乳岩""乳石痈"等范畴。

早期乳腺癌常无典型症状和体征,不易引起重视,常通过体检或筛查发现。典型症状与体征如下。

1.乳腺肿块

80％的乳腺癌患者以乳腺肿块首诊。多为单发无痛性,质硬,边缘不规则,表面欠光滑。仅少数患者有不同程度隐痛或刺痛。

2.乳头溢液

非妊娠期从乳头流出血液、浆液、乳汁、脓液,或停止哺乳半年以上仍有乳汁流出者,称为乳头溢液。

3.乳腺癌引起皮肤改变可出现多种体征

最常见的是肿瘤侵犯Cooper韧带出现"酒窝征";若肿瘤细胞阻塞淋巴管,则出现"橘皮样改变";乳腺癌晚期,在主癌灶周围的皮肤形成散在分布的质硬结节,即"皮肤卫星结节"。

四、转归及危害

恶性肿瘤的预后一般较差,但近年来通过大量临床研究、实验研究,运用中医理论进行辨证论治,并在其不同阶段采用中西医结合的方法治疗,对提高疗效,减少不良反应,提高生存质量,延长生存期等,都取得了一些成果。

五、患病高危人群判定

(一)有恶性肿瘤家族史的人群
通常包括三代以内的直系或旁系亲属罹患恶性肿瘤的病史。

(二)有不良生活习惯的人群
长期大量吸烟、长期酗酒、滥用药物、长期过度劳累、严重营养不良、偏食等。

(三)职业因素
长期接触有毒有害物质的人群。

(四)生存环境遭污染的人群
如化学污染、重金属污染、核污染等。

(五)遭受特殊微生物感染的人群
乙型肝炎病病毒、艾滋病病毒、人类乳头瘤病毒、幽门螺杆菌感染者等。

六、预防与治未病

在西医学肿瘤病的控制战略中,三级预防是指:一级预防,是病因学说的预防,也就是在癌病未发病前预防其发病。二级预防,是指已经癌变则争取早期发现、早期诊断、早期治疗。三级预防,是预防其复发转移。

中医治未病的学术思想源远流长,以治未病思想指导中医防治肿瘤的工作,这与现在肿瘤的"三级预防"有相似之处,突出了以人为本的整体观念,具有个体化的辨证优势。在应对预防恶化、术后防止复发与转移方面,扶正祛邪方法具有较好的效果。中医药在肿瘤防治的全过程都可发挥积极作用。

(一)未病先防——养正御邪
在肿瘤尚未发生之前,针对可能导致肿瘤的各种原因,如遗传因素、免疫因素、慢性疾病等内因,有毒致癌物侵袭等外因,加以防范,即所谓的肿瘤一级预防,从而降低肿瘤的发生率。主要体现在摄生方面:调情志,适起居,节饮食,慎劳作,长养正气,防止病邪的侵袭。

培养正气,应当注意重视精神调养,加强体育锻炼,生活起居有规律性。平素心情舒畅,精神愉快,则有利于血脉流通,气机调畅,阴阳和调,正气充足。正如《素问·上古天真论》云:"恬淡虚无,真气从之,精神内守,病安从来。"另外,在饮食方面勿使偏嗜、失节或食用不洁之品,忌食霉变不洁食物等。饮食和调,脾胃健运,就能化生精气,滋养人体,保持身体健康。如过食肥甘厚味易助湿、生痰、化热等。

对于高危人群,正规、合理的体检能够及早发现问题,尽可能将恶性肿瘤的发生发展消灭在萌芽状态,达到最佳治疗效果。例如,有遗传性大肠癌家族史的人,可及早进行遗传学实验,以明确是否伴随特定基因的突变和遗传,并每年进行1次全结肠镜检查。

(二)见微知著——癌前干预,防其恶变
恶性肿瘤的发生也是一个渐变的过程,将起必有先兆,此时急治其先,可收到良好的效果。正如《素问·阴阳应象大论》所说:"善治者治皮毛,其次治肌肤,其次治筋脉,其次治六腑,其次治五脏,治五脏者,半死半生也。"应把肿瘤消灭在萌芽阶段,防止其由轻变重,由小变大,由局部向其他脏腑蔓延。

癌前状态指易恶变的全身性或局部疾病的状态,癌前病变指较易转变成癌病的组织病理学

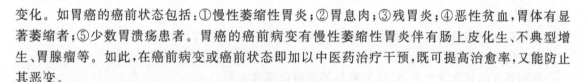

变化。如胃癌的癌前状态包括：①慢性萎缩性胃炎；②胃息肉；③残胃炎；④恶性贫血，胃体有显著萎缩者；⑤少数胃溃疡患者。胃癌的癌前病变有慢性萎缩性胃炎伴有肠上皮化生、不典型增生、胃腺瘤等。如此，在癌前病变或癌前状态即加以中医药治疗干预，既可提高治愈率，又能防止其恶变。

(三)既病防变——先安未受邪之地，防止转移

疾病的发展和传变是有规律的，因此，在治疗时，可根据疾病的传变规律，"先安未受邪之地"，预先对可能受影响的部位加以固护，增强其抗邪能力。《金匮要略·脏腑经络先后病脉证》曾指出："夫治未病者，见肝之病，知肝传脾，当先实脾。"故治疗肝病时，应配合适当的健脾和胃药。

对于中期的恶性肿瘤，因正气渐衰，邪气旺盛，中医药治疗原则应该是祛邪与扶正并重，治疗目是部分治愈，扶正是预防癌邪继续耗伤正气，并延缓疾病向晚期发展。对于晚期肿瘤患者，邪气壅盛，正气已衰，治疗应该以扶正为主要原则，治疗目的是预防癌邪进一步耗竭正气，具体治法可选补益气血、变理阴阳、健脾益肾等。

(四)病后调摄，防其复发

肿瘤的治未病还应包括病后调摄，采取各种措施，防止宿疾的复发。恶性肿瘤在早、中期，经过根治手术，或经过规范的放化疗后，达到了完全缓解，但是仍有一定的复发率，如胃癌患者在术后有70%～80%死于局部或远处转移，即使是早期胃癌，术后10年仍有30%～40%的复发率。因此，对于大多数患者，术后防止其复发是肿瘤治疗的一个非常重要的方面。

所以在病后，通过培补正气，调理脏腑功能，使其紊乱的状态得以恢复。扶正的同时不忘祛除余邪，实瘤已去，但癌毒未尽，现代医学也证实，即使早期肿瘤在根治术后，仍有微小转移灶的浸润，这也是术后辅助化疗与放疗的原因。中医可采用化瘀解毒散结等治法，以清除余毒，防其复发。

另外，采用开导、鼓励、暗示、转移等心理疗法，使患者最大限度地消除对肿瘤的恐惧，更积极地配合治疗，树立生活的信心，以良好的心理状态对待疾病。患者还应配合饮食调养，做到饮食有节，主副搭配，荤素结合，宜清淡、新鲜、易消化的健康食谱。注意劳逸得当，生活起居有规律。否则，若适逢新感病邪、饮食不慎、过于劳累，均可助邪伤正，使正气更虚，余邪复盛，引起宿疾复萌。

七、预防调护

(一)肺癌的预防

1.禁止和控制吸烟

自己不吸烟，也尽量不吸"二手烟"。

2.减少工业污染的危害

(1)在粉尘污染环境中的工作者，应戴好口罩或其他防护面具以减少有害物质的吸入。

(2)改善工作场所的通风环境，减少空气中的有害物质浓度。

3.减少环境污染

这需要社会共同努力才能完成。对老年人而言，注意不在交通繁忙和浓雾、沙尘天气时出行，改进室内厨房通风设备也是重要的一环。

4.精神方面

要保持精神愉快向上,不要为一些小事闷闷不乐。

5.饮食应富于营养

特别要多吃富含维生素 A、维生素 D 的新鲜蔬菜和水果。

(二)原发性肝癌的预防

1.讲究卫生

注意饮食卫生,避免感染乙肝和丙肝。

2.避免过度劳累

过度的脑力或体力劳动可使机体的抵抗力降低,造成肝功能损害,导致癌病发生。老年人应该注意劳逸结合,勿使过劳。

3.戒除不良的生活方式

忌烟忌酒,不吃霉变的粮食,少吃腌制肉制品等。

4.生活规律

日常起居、身体锻炼都要规律化,保持充足睡眠。

5.保持乐观的精神状态

"怒伤肝",平时应尽量避免或减少引起情绪波动的各种负面心理,保持乐观情绪。

(三)大肠癌的预防

1.饮食调整

对饮食干预,可以降低大肠癌的发病率。包括减少能量的摄入;减少食物中脂肪的含量,特别是尽量少吃煎烤后的棕色肉类;补充维生素 A、维生素 C、维生素 E 和叶酸;尽量多摄入新鲜蔬菜、水果和富含纤维素的食物,特别是有抗癌作用的大蒜、洋葱、韭菜、葱、柑橘类、葡萄、草莓、苹果、胡萝卜、薯蓣类等。

2.养成良好的生活习惯

包括经常运动、减少酒精摄入量、睡眠充足、不久坐等。

3.治疗癌前病变

大肠腺瘤、肠息肉、溃疡性结肠炎患者,应尽早治疗,可降低大肠癌的发病率、病死率。

4.肛门指检

肛门指检是一种有效的检查大肠癌的方法,在肛肠疾病诊治过程中具有十分重要的作用。如果触到肠内有菜花状的硬块,或边缘隆起、中央凹陷的溃疡,检查后,指套上沾有血液、脓液,最好请经验丰富的肛肠科医师行进一步检查。

(四)胃癌的预防

1.饮食合理

平时的饮食应以新鲜的瓜果蔬菜、粗粮为主,少吃肉类,做到荤素搭配。提倡经常食用大蒜、洋葱、菌菇类、番茄、绿茶,减少食盐摄入量,少食或不食熏腌食品,避免食用霉变食物,减少亚硝胺前身物质的摄入。

2.改变不良习惯

避免暴饮暴食、三餐不定;进食不宜过快、过烫、过硬;戒烟;限制饮酒等。

3.心理平和

现在社会人们的压力普遍过大,当这种压力得不到释放的时候,便会对身体造成伤害。所以,平时要保持乐观情绪,心态平和,可以减少罹患胃癌的概率。

4.积极治疗癌前病变,根除胃内隐患

有慢性胃病的患者要及时治疗,定期观察。对长期治疗无效的重症胃溃疡或大于 2 cm 的胃息肉均应及时手术治疗,萎缩性胃炎的患者应定期随访,进行胃镜检查。

(五)乳腺癌的预防

(1)避免吸烟和过量饮酒。

(2)每月自我触摸乳房一次,在每个月月经结束后的第 5 天进行自我检查,如有异常及时就诊。

(3)避免过量服用和长期服用一些可能造成致癌危险的药,如抗抑郁药、抗组胺药、利尿剂、止吐药和安眠药等。服用雌激素要遵医嘱。

(4)经常进行身体锻炼,每周坚持 4 次体育锻炼,患乳腺癌的危险可减少 50%。体育锻炼还可以避免免疫功能下降、肥胖、激素失衡等。

(5)女性在 40 岁以后,或有高危因素(如乳腺癌家族史、乳腺原位癌等),应每年定期进行相关检查。

(6)注意饮食,多食用植物油,最好不食动物油和人造奶油。多吃新鲜水果和蔬菜,经常喝茶,少量饮红酒。

(7)保持心情愉快,不被一些琐事烦忧。

(任晨晨)

第九节 过 敏

一、基本概念

过敏又称为变态反应,1906 年由奥地利医师 Vonpirguet 首次提出,用以描述机体对各种抗原刺激产生的一种超强的免疫应答。

过敏性疾病又称变态反应性疾病,趋向于发生在有特殊过敏体质的人群,即特应性人群。临床常见的过敏性疾病主要有过敏性鼻炎、过敏性咽炎、过敏性哮喘、过敏性皮炎,过敏性肠炎、食物过敏和过敏性休克等。

中医对过敏现象的观察和研究已历经千年。《素问·脉解》言:"所谓呕咳上气喘者,阴气在下,阳气在上,诸阳气浮,无所依从,故呕咳上气喘也。"这可能是关于哮喘的最早描述。

二、病因病机

引起过敏性疾病发生的因素众多,主要有内因(禀赋、体质)和外因(六淫之邪、药食毒邪)等。对于过敏性疾病,中医认为发病与否仍然取决于人体"正气"和自然界的"邪气"。自然界的邪气对于人群来说大体是相同的,但人体因为存在不同的体质状态,其"正气"就会存在差异,这种差异来自于个体遗传所致的特异体质。没有这种特异体质的机体,一般不会发生变态反应。

（一）禀赋不足，易于过敏

过敏性疾病多自幼而患，存在天生异禀，且有一定的遗传性和家族性。体质与过敏性疾病的发生具有一定的内在联系，并具有一定的规律性，同一类型的体质对某些过敏性疾病有易感性。如巢元方在《诸病源候论·漆疮候》中就曾描述不同禀赋的人接触漆的不同反应："漆有毒，人有禀性畏漆，但见漆便中其毒……亦有性自耐者，终日烧煮，竟不为害者。"

（二）外邪侵袭，诱发过敏

过敏性疾病与外环境中的六淫之邪、药食毒邪等关系密切。如过敏性皮炎以突发皮肤瘙痒为主，这种病状和中医的"风瘙痒"及"痒风"颇为相似，系风邪客于腠理，往来于肌肤，导致经气不宣，故瘙痒不已。过敏性鼻炎、过敏性哮喘等肺系疾病常在气候寒温变化时诱发或加重。药物或食物过敏是药毒或食毒的一种典型表现，以皮肤瘙痒为主，少数可出现咳嗽、哮喘，甚至紫癜、休克等。

三、临床表现

过敏性疾病的种类繁多，根据发病部位不同，临床中最常见的有两种类型：一是以皮肤黏膜为主的病变，如湿疹、荨麻疹、过敏性紫癜、接触性皮炎等。二是以肺系病变为主的疾病，如支气管哮喘、过敏性鼻炎、咳嗽变异型哮喘等。具有过敏体质的人发生过敏性疾病的表现各有差别。如同为过敏性荨麻疹，有的患者症状表现为水肿、渗出明显，有的患者以瘙痒为主；同为过敏性鼻炎，有的患者以鼻痒、喷嚏为主，有的患者以鼻塞、流涕为主。

不同器官和不同变应原引起的过敏性疾病其临床表现各不相同。

（一）呼吸系统

喘息、咳嗽、呼吸困难。

（二）消化系统

急性症状包括腹痛、恶心、呕吐、厌食、腹胀、腹泻等。慢性症状包括腹泻、腹痛、体重减轻、倦怠乏力、多种维生素缺乏及电解质紊乱等。

（三）耳鼻咽喉

典型的症状有阵发性喷嚏、清水样涕、鼻塞和鼻痒等，严重程度不一，部分患者有眼部症状，包括眼痒、灼热感和流泪等。

（四）皮肤

急性症状有皮肤潮红、风团广泛、瘙痒难忍、口唇发麻、肿胀等皮肤、黏膜症状，出现早且发生率高，皮疹进展较快，严重者可出现水疱和大面积的表皮松解、脱落症状。慢性症状如荨麻疹、血管神经性水肿、慢性湿疹、瘙痒症、过敏性紫癜或固定性红斑。

（五）其他器官

全身急性临床表现以低血压、循环衰竭、过敏性休克为主要表现，部分慢性过敏性疾病可表现为唇及舌部的血管神经性水肿、复发性口腔溃疡、偏头痛或全头痛等。

四、转归及危害

过敏性疾病的发展有其自然进程，即在特定的年龄阶段，先后出现特征性的变态反应临床表现，并持续多年，随着年龄的增长，某些症状可能占主导地位，而其他症状减轻或完全消失，有少部分患者病情可逐年加重，随暴露变应原次数的增多，症状越来越严重。通常儿童特异性皮炎

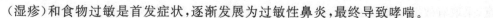

（湿疹）和食物过敏是首发症状，逐渐发展为过敏性鼻炎，最终导致哮喘。

过敏性疾病的特点是，患者的严重程度难以预料（一个看似健康的成人或儿童，可因此类疾病的发作在数小时内死亡），发病率高，且受累人群一半左右为儿童和青少年。近年来，过敏性疾病（特异性皮炎、食物过敏、过敏性鼻炎和哮喘等）发病率逐年增加，严重影响了患者的生活和健康，尤其对于儿童的体质、性情和学习等会造成更大的不利影响，同时也给社会造成巨大的经济负担。

五、患病高危人群判定及预防

（一）患病高危人群判定

由于过敏性疾病是多基因遗传疾病，迄今为止无特异性基因被用于过敏性疾病高危人群的筛查。人们曾试图通过脐血 IgE 水平、婴儿早期对鸡蛋过敏、血清嗜酸性粒细胞阳离子蛋白、各种细胞因子等生物学标志预测过敏性疾病发生的危险性，但研究显示，上述指标并不可靠和足够敏感。因此，从基因遗传背景中能否寻找到确定过敏性疾病高危人群的基因值得进一步研究。

1.儿童和青少年

过敏性疾病的发病率约占世界人口的 30%～40%，而且正以每年 1% 的速度增加，患者的严重程度难以预料，发病率高，且受累人群 50% 左右为儿童和青少年。

2.妊娠期妇女

妇女妊娠期体液免疫无明显变化，细胞免疫略有下降。研究显示，患有支气管哮喘的孕妇妊娠期发生先兆子痫、胎盘前置、高血压、呼吸道和泌尿道感染的概率明显高于不患支气管哮喘的孕妇。患有严重哮喘的孕妇发生早产、新生儿低体重、呼吸窘迫、高胆红素血症、畸形等的概率明显高于正常孕妇。

3.职业

职业过敏的患者，常常是上班时间或上班一段时间后感到特别不适，或是症状加重，休假后病情又趋于好转。常见的职业过敏性疾病有气喘、过敏性鼻炎、过敏性支气管炎及肺炎、眼睛过敏、接触性皮炎等。发病原因可能是接触工作场所的变应原（如咖啡豆、塑胶制品、食品添加剂等），或是化学物质直接刺激。

4.老年人

衰老与过敏性疾病的发生关系密切。人体结构成分的衰老变化包括水分减少、细胞数减少、器官功能下降；三大代谢平衡失调；各系统的生理性老化（皮肤系统生理性老化、感觉减退、呼吸系统老化、消化系统老化、泌尿生殖系统老化、神经精神系统老化、免疫屏障老化）。

老年过敏性疾病除具有相应的过敏疾病的临床表现外，常具有以下老年疾病的共同特点：①症状及体征不典型；②多病型；③发病快，病程短；④易发生意识障碍；⑤易引起水、电解质紊乱；⑥易发生全身衰竭等。

（二）预防

1.针对儿童和青少年

由于过敏性疾病发生的年龄特征，多数干预研究集中在儿童早期。哮喘和过敏性疾病的胚胎期干预在理论上有其合理性，但难以实施。已知引起儿童过敏性疾病的危险因素包括早期喂养、食物、感染、变应原、空气污染和香烟等。针对过敏性疾病的预防而言，加强宣教，一级预防越早越好，甚至在母孕期就开始，针对健康儿童，预防过敏性疾病的发生。二级预防是针对已经发生过敏的儿童,采取有效措施预防过敏症状加重。三级预防是针对慢性病患者采取有效的治疗方案,防止病情恶化和降低疾病对生活质量、学习能力的不良影响。具体方案如下。

(1)食物预防:有资料表明,母亲怀孕期和孩子的儿童时期,多摄入新鲜水果、蔬菜,少食反式脂肪酸和单糖,可以有效降低过敏性疾病的发病风险。

(2)环境预防:避开变应原。如吸烟产生的烟尘是发生哮喘和其他过敏性疾病的重要原因。尘螨是环境中常见的变应原,严格避免尘螨和高抗原性食物可以减少高风险组婴儿的变应原致敏。

(3)适当锻炼:小儿脏腑娇嫩、形气未充、生长发育迅速,适度的户外活动有助于自身免疫力的提高,增强抗病能力。

(4)其他:中医疗法包括三伏贴、三九贴、脐贴、针灸、推拿等;西医疗法包括抗组胺药、糖皮质激素、抗白三烯制剂等。

2.针对特殊人群

(1)孕前进行体检,综合评估和调理身体状态;孕中膳食平衡,营养优化,尤其是妊娠后期脂质、抗氧化剂和维生素 A 的补充,适当锻炼,保持心情舒畅,避免接触已知的变应原,禁止吸烟(包括吸二手烟);产后充分休息,避风寒,保暖,适当增加营养以助身体恢复。

(2)工厂保健预防包括四部分,入场体检、年度健康检查(增加过敏症状询问),环境测定及劳动检查。个人卫生习惯的养成,避免直接接触变应原,必要时应进行适当防护。家族过敏史的了解。减少工作中变应原的暴露危害。环境清洁的维护。

(3)老年人应注意观察总结可能的变应原并避免接触,饮食上注意尽量少吃生冷、辛膻等发物,饮食均衡,戒烟酒,起居有常,适当锻炼,若有身体不适,及早进行医疗干预。

六、调理方案

目前,西医对于过敏性疾病的治疗方案主要包括三种。

(一)尽可能找出变应原,避免再次接触

如除尘、除螨、防花粉等,但这是比较被动的方法,在实际生活中很难实施。

(二)阻断或干扰变态反应

阻断或干扰变态反应的某些环节以及控制炎性反应和缓解临床症状

(三)脱敏治疗

采用特异性免疫治疗以改善患者体内的免疫反应过程,即脱敏治疗。

中医体质理论认为,体质具有可调性,因此改善过敏体质是中医防治过敏性疾病的重要手段。对于具有过敏体质而未发病的人群,应积极改善其特殊体质,实现病因预防,阻止相关疾病的发生。在发病时,通过辨体、辨病、辨证相结合,在调节患者体质的基础上综合用药,标本兼治过敏性疾病。

七、常见过敏性疾病的防治

(一)过敏性鼻炎

临床以阵发性鼻痒、连续喷嚏、鼻塞、鼻涕清稀量多为主要症状,伴有失嗅、眼痒、咽喉痒等,起病迅速,症状一般持续数分钟至数十分钟,间歇期无喷嚏及鼻塞,可并发荨麻疹、哮喘等病。常因接触花粉、烟尘、化学气体等致敏物质而发病,有时环境温度变化亦可诱发。鼻腔检查黏膜多

为苍白,少数充血,下鼻甲肿胀,发作时有较多清稀分泌物。属于中医学"鼻鼽""鼽"的范畴。具有冬春季节多发、晨起多发、吹风受凉多发、吹空调冷气多发的特点。此病本质为本虚标实,即在肺、脾、肾三脏虚损的基础上,感受风寒异气,鼻窍受邪所致。

1.内治

(1)肺经郁热,上犯鼻窍。

主症:鼻痒,喷嚏频作,流清涕或黏涕,鼻塞,胸闷气粗,常在夏秋闷热天气发作,或见咳嗽、咽痒、咽干、烦躁等症状。舌质红,苔白或黄或黄厚,脉数。

治法:清宣郁热,通利鼻窍。

代表方:辛夷清肺饮加减。

方中重用石膏、黄芩、栀子、知母、桑白皮清泻肺热;辛夷花、枇杷叶、升麻宣肺通窍;百合、麦冬清养肺金。

(2)肺气虚寒,卫外不固。

主症:鼻痒遇寒加重,喷嚏时作,清涕如水,鼻塞,嗅觉减退,畏风怕冷,自汗,气短懒言,面色苍白。舌质淡,苔薄白,脉浮虚。

治法:温肺散寒,益气固表。

代表方:过敏煎或玉屏风散合桂枝汤加减。

(3)脾气虚弱,清阳不升。

主症:鼻痒,清涕涓涓而下,鼻塞,面色无华,形体消瘦,食少纳呆,大便溏薄,神疲乏力,四肢倦怠。舌质淡,舌体胖大,边有齿痕,苔薄白,脉濡。

治法:补脾益气,生阳通窍。

代表方:补中益气汤加减。

(4)肾阳不足,温煦失司。

主症:鼻痒,喷嚏连连,鼻流清涕,反复发作。形寒肢冷,精神不振,腰膝酸软,小便清长,夜尿频多,头晕目眩。舌质淡,苔薄白,脉沉细无力。

治法:补肾助阳,纳气通窍。

代表方:金匮肾气丸加减。

2.外治法

(1)滴鼻:选用芳香散邪通窍的中药滴鼻剂滴鼻。

(2)嗅鼻:可用白芷、川芎、路路通、细辛、辛夷共研细末,置瓶内,时时嗅之。

(3)塞鼻:细辛膏,棉裹塞鼻。

(4)涂鼻:可用鹅不食草干粉加入凡士林,制成药膏,涂入鼻腔,每天2~3次,或用干姜适量,研末,蜜调涂鼻内。

3.针灸

临床常用的腧穴有神庭、迎香、印堂、合谷、足三里、风池、肺俞、列缺、大椎、风门、脾俞、肾俞、鼻通、上迎香、百会、上星、攒竹、太溪、太冲、肝俞、血海、膈俞、曲池、命门、大杼、通天、鱼际、丰隆、素髎、三阴交、尺泽、太渊、下关等。

临床常用的针灸疗法:①单纯针刺疗法。②蝶腭神经节针刺疗法,主要选3个穴,下关、颧髎、蝶腭穴。③针刺结合艾灸疗法,如取大椎、肺俞、风门、脾俞、肾俞,采用隔姜灸法,此为温法;配用快针取曲池、合谷、列缺、迎香、印堂、外关、太冲穴,浅刺少留针,此为清法。清温两法结合,扶正祛邪。

4.其他疗法

(1)穴位按摩:每天晨起前,以双手示指或中指按揉鼻旁两侧迎香穴,至局部有热感、鼻腔湿润为度。急性发作期,加揉印堂、神庭。

(2)穴位敷贴:三伏贴、三九贴、脐贴等。

5.生活调护

慎起居,避风寒,节饮食,畅情志,适锻炼。作息规律,保持居室环境清洁,被褥床单经常换洗,可防止对尘螨过敏。随气温变化适时增减衣物,出门佩戴口罩,以防外邪经口鼻皮肤侵入,诱发旧疾。饮食清淡均衡,粗细搭配适当,荤素配伍合理。尽量少食可能诱发过敏的食物。保持身心舒畅,锻炼身体,增强体质。

(二)荨麻疹

荨麻疹是一种以风团时隐时现为主的瘙痒性、过敏性皮肤病。其特点是皮肤有鲜红色或苍白色风团,发无定处,忽起忽退,瘙痒不堪,消退后不留痕迹,可伴发热、呕吐、腹痛等症状。本病男女老幼皆可发病,尤以中青年多见。急性者发病突然,数小时后迅速消失不留痕迹,后又不断成批发生,经治疗除去病因后,在1~2周停止发生。慢性者反复发作,长达数月、数年而不愈。此病属中医"瘾疹"范畴。

1.内治

(1)风寒证主症:皮疹色白,遇冷或风吹则加剧,得热则减轻,多冬季发病,苔薄白或稍腻,脉迟或濡缓。

治法:疏风散寒,调和营卫。

代表方:桂枝汤加减。

(2)风热证主症:皮疹色红,遇热则加剧,多夏季发病,苔薄黄,脉浮数。

治法:疏风清热。

代表方:消风散加减。

(3)肠胃湿热证主症:发疹时伴脘腹疼痛,神疲,纳呆,大便秘结或泄泻,甚至恶心、呕吐,苔黄腻,脉滑数等。

治法:祛风解表,通腑泄热。

代表方:防风通圣散合茵陈蒿汤加减。

(4)血热证主症:晚间发作较重,先皮肤灼热刺痒,搔后即随手起风团或条索状隆起,越搔越多,发疹时伴心烦不宁,口干思饮,苔剥舌红,脉弦滑数。

治法:凉血清热,消风止痒。

代表方:犀角地黄汤合消风散加减。

(5)血瘀证主症:皮肤暗红,面色灰暗,口唇色紫,风团可发于腰带、表带压迫处,舌紫或有瘀点,脉细涩。

治法:活血祛风。

代表方:桃红四物汤加减。

(6)气血两虚证主症:反复发作,延续数月或数年,劳累后则发作加剧,神疲乏力,舌淡苔薄白,脉濡细。

治法:补益气血。

代表方:八珍汤加减。

(7)脾胃虚寒证主症:发疹时伴有形寒肢冷,脘闷纳呆,神疲乏力,腹痛便溏,舌淡苔薄,脉沉细缓。

治法:温中健脾,调和营卫。

代表方:附子理中汤合桂枝汤加减。

(8)冲任不调证主症:常在月经前2~3天开始发疹,往往随着经净逐渐减轻或消失,但在下次月经来潮时又复发,苔薄舌紫,脉细。

治法:调摄冲任。

代表方:二仙汤合四物汤加减。

2.外治

香樟木、蚕砂各30~60 g,煎汤熏洗。

3.针灸疗法

(1)针刺主穴有:曲池、合谷、血海、三阴交、膈俞。风热者加大椎、风门;风寒者加风门、肺俞;血虚风燥加风门、脾俞、足三里;肠胃实热加内关、支沟、足三里;喉头肿痒、呼吸困难加天突、天容、列缺、照海;女性经期风疹伴月经不调加关元、肝俞、肾俞。

(2)皮肤针:取风池、曲池、血海、夹脊穴。中等强度手法叩刺,至皮肤充血或隐隐出血为度。急性者,每天1~2次;慢性者,隔天1次。

(3)三棱针放血、拔罐:常用曲泽、委中、大椎、风门穴。

(4)耳针:常用肺、胃、肠、肝、肾、肾上腺等。

4.预防护理

在治疗期间避免接触过敏性物品及药物。忌鱼、虾、蟹、酒类、咖啡、葱、蒜等刺激性饮食,适当锻炼,保持大便通畅。

(三)过敏性哮喘

过敏性哮喘又称变应性哮喘,是由于接触各种致敏物质导致气道的反应性增高,引起广泛气道狭窄的变态反应性疾病。哮是指喉中声响而言,喘是指呼吸急促而言,气息急促,升多降少,哮在发作期间,每与喘促相兼,而喘则未必兼哮,一般统称为哮喘。临床以发作时喘促气急,喉间痰吼哮鸣,呼气延长,严重者不能平卧,呼吸困难,张口抬肩,摇身撷肚,唇口青紫为特征。具有反复发作性、可逆性和长期性的特点。一年四季均可发生,往往因气候骤变而诱发,"哮作四时寒为首"。本病有明显的遗传倾向,初发年龄以1~6岁多见。大多数患儿可经治疗缓解或自行缓解,在正确的治疗和调护下,随年龄的增长大多可以治愈。但如长时间反复发作,会影响到肺的功能,甚至造成肺肾两虚,喘息持续,难以缓解,或反复发作,甚至终身不愈。过敏性哮喘是小儿的常见肺系疾病。有人估计至少70%的哮喘患者属于或部分属于过敏性哮喘,在儿童中过敏性哮喘高达80%左右。

1.内治

(1)发作期包括寒性哮喘、热性哮喘、外寒内热、肺实肾虚四种情况。

1)寒性哮喘主症:咳嗽气喘,喉间哮鸣,痰多白沫,形寒肢冷,鼻流清涕,面色淡白,恶寒无汗,舌淡红,苔白滑,脉浮滑。

治法:温肺散寒,化痰定喘。

代表方:小青龙汤合三子养亲汤加减。

2）热性哮喘主症：咳嗽喘息，声高息涌，喉间痰鸣，咳痰黄稠，胸膈满闷，身热面赤，口干咽红，尿黄便秘，舌红苔黄，脉滑数。

治法：清肺涤痰，止咳平喘。

代表方：麻杏石甘汤合苏葶丸加减。

3）外寒内热主症：喘促气急，咳嗽痰鸣，鼻塞喷嚏，流清涕，或恶寒发热，咳痰黏稠色黄，口渴，大便干结，尿黄，舌红苔白，脉滑数或浮紧。

治法：解表清里，定喘止咳。

代表方：大青龙汤加减。

4）肺实肾虚主症：病程较长，哮喘持续不已，喘促胸满，动则喘甚，面色欠华，畏寒肢冷，神疲纳呆，小便清长，常伴咳嗽痰多，喉中痰吼，舌淡苔薄腻，脉细弱。

治法：泻肺补肾，标本兼顾。

代表方：偏于上盛者用苏子降气汤加减；偏于下虚者用都气丸合射干麻黄汤加减。

（2）缓解期包括肺脾气虚、肺肾阳虚、肺肾阴虚三种情况。

1）肺脾气虚主症：多反复感冒，气短自汗，咳嗽无力，神疲懒言，形瘦食欲缺乏，面色少华，便溏，舌质淡，苔薄白，脉细软。

治法：健脾益气，补肺固表。

代表方：人参五味子汤合玉屏风散加减。

2）肺肾阳虚主症：动则喘促咳嗽，气短心悸，面色苍白，形寒肢冷，脚软无力，腹胀食欲缺乏，大便溏泄，舌质淡，苔薄白，脉细弱。

治法：健脾温肾，固摄纳气。

代表方：金匮肾气丸加减。

3）肺肾阴虚主症：咳嗽时作，喘促乏力，咳嗽不爽，面色潮红，夜间盗汗，消瘦气短，手足心热，夜尿多，舌质红，苔花剥，脉细数。

治法：养阴清热，补益肺肾。

代表方：麦味地黄丸加减。

2.外治

白芥子 21 g，延胡索 21 g，甘遂 12 g，细辛 12 g，共研细末，分成 3 份，每隔 10 天使用一份。用时取药末 1 份，加生姜汁调，稠如 1 分硬币大，分别贴在肺俞、心俞、膈俞、膻中穴，贴 2～4 小时揭去。若贴后皮肤发红，局部出现小疱疹，可提前揭去。贴药时间为每年夏天的初伏、中伏、末伏，共 3 次，连用 3 年。

3.针灸疗法

（1）针刺主穴：肺俞、中府、天突、膻中、孔最、定喘、丰隆。寒饮伏肺加风门、太渊；痰热壅肺加大椎、曲池、太白；肺脾气虚加脾俞、足三里；肺肾阴虚加肾俞、关元、太溪；心肾阳虚加心俞、肾俞、气海、关元、内关；潮热盗汗加阴郄、复溜。

（2）耳针：对耳屏尖、肾上腺、气管、肺、皮质下、交感，每次选 3 穴，毫针强刺激，留针 30 分钟。发作期每天治疗 1～2 次。缓解期用弱刺激，每周治疗 2 次。

4.预防调护

重视预防，积极治疗和清除感染病灶，避免各种诱发因素，如吸烟、漆味、气候突变等。发病季节，避免过度活动和情绪激动，以防诱发哮喘。居室宜空气流通，阳光充足。饮食宜清淡而富有营养。注意心率、脉象变化,防止哮喘大发作产生。

(四)过敏性鼻炎-哮喘综合征(CARAS)

CARAS 是同时发生的临床或亚临床的上呼吸道和下呼吸道过敏性症状,二者往往同时并存。发作期除了表现为反复发作喘息、气急、胸闷,双肺闻及散在或弥漫的以呼气相为主的哮鸣音等下呼吸道症状外,还表现为鼻痒、鼻塞、流涕、喷嚏等上呼吸道症状,同时兼有过敏性结膜炎等表现。缓解期患者上述症状、体征消失,肺功能恢复到急性发作期前水平。

据流行病学调查报道,80%的支气管哮喘患者同时存在过敏性鼻炎,而 45%左右的过敏性鼻炎患者也同时伴有哮喘。两者往往同时存在,相互关联。过敏性鼻炎常伴发哮喘,未控制的过敏性鼻炎可加重哮喘的病情,因此两者的协同治疗越来越受关注。目前,西医治疗以糖皮质激素为主,但不良反应较多。中医药在对过敏性鼻炎与哮喘相兼为病的预防及治疗中发挥着重要作用,且安全有效。

在治疗 CARAS 时,应树立肺鼻同治的整体观念。基于"哮即痰喘之久常发者,因内有壅塞之气,外有非时之感,膈有胶固之痰,三者结合,闭拒气道,搏击有声,发为哮病"的病机,各家皆宗"未发以扶正气为主,既发以攻邪气为急"的原则,从"风"(内风和外风)、"痰"(风痰、寒饮、热痰)、"气"(气逆)、"虚"(肺脾肾虚)论治。发作期以治标为急。祛外风或内风,温化寒痰,祛风涤痰,或清化热痰,宣降肺气,芳香通窍,同时兼顾阴阳气血之不足。缓解期以补虚为本。补肺、健脾、益肾为主,气虚者予温补,阴虚者予滋养,阳虚者予温阳,同时宜酌量加入消散之品,或疏风,或活血,或祛痰,使补而不滞。

针灸治疗主要以祛风穴位和扶正固本的穴位为主,一是祛邪,二是扶助正气,抵御外邪侵袭,操作简便,不良反应少,有利于临床的推广。常用腧穴以肺俞、脾俞、肾俞为主穴,支气管哮喘配以大椎、天突及鸠尾,过敏性鼻炎配以风池、迎香,属虚证毫针刺用补法,或加艾灸关元等穴,每次3~5壮。

(任晨晨)

参 考 文 献

[1] 李明,王琳.中医临床能力综合实训[M].北京:中国中医药出版社,2022.

[2] 李桂.中医临床精要[M].北京:中医古籍出版社,2021.

[3] 赵文海,詹红生.中医骨伤科学[M].上海:上海科学技术出版社,2020.

[4] 杜革术.中医临床诊断与治疗技术[M].西安:陕西科学技术出版社,2022.

[5] 王常海,车志英.中医诊断学研究[M].济南:山东科学技术出版社,2021.

[6] 梁少华.临床中医诊疗学[M].长春:吉林科学技术出版社,2020.

[7] 叶秀珠,梅煜川.叶氏中医心病真传[M].北京:人民卫生出版社,2022.

[8] 王向莹,王诗源.中医基础与疾病辩证[M].哈尔滨:黑龙江科学技术出版社,2021.

[9] 王少英.临床中医诊疗精粹[M].北京:中国纺织出版社,2020.

[10] 麦建益,何锦雄,马拯华,等.常见病中医诊断与治疗[M].开封:河南大学出版社,2022.

[11] 黄福忠.中医诊治常见疾病[M].成都:四川科学技术出版社,2021.

[12] 秦华佗,刘格,陈苑珠.中医临证经验与方法[M].长春:吉林科学技术出版社,2020.

[13] 李其信,黄娜娜,曾令斌,等.实用中医疾病诊疗学[M].开封:河南大学出版社,2022.

[14] 罗莎.现代中医临床应用[M].西安:陕西科学技术出版社,2021.

[15] 董翠兰.疑难病中医诊治与康复[M].成都:四川科学技术出版社,2020.

[16] 朱立国.中医脊柱骨伤科学[M].北京:人民卫生出版社,2022.

[17] 张群.中医肺系疾病诊疗辑要与特色疗法[M].北京:科学技术文献出版社,2021.

[18] 管翠梅.实用中医内科临床实践[M].北京:华龄出版社,2020.

[19] 马红霞.中医妇科特色疗法[M].北京:中国中医药出版社,2022.

[20] 张迎春,张花.中医妇儿诊疗常规[M].武汉:华中科学技术大学出版社,2021.

[21] 彭清华,刘旺华.中医诊断现代研究[M].长沙:湖南科学技术出版社,2020.

[22] 王文娟.中医针灸临床实践[M].汕头:汕头大学出版社,2022.

[23] 薛天奎.中医临床方剂[M].天津:天津科学技术出版社,2021.

[24] 魏玉香.神经系统疾病中医治疗与康复[M].北京:中国中医药出版社,2020.

[25] 陈川.中医老年医学精要[M].上海:上海科学技术出版社,2022.

[26] 周仲瑛.中医内科汇讲[M].北京：中国中医药出版社,2021.

[27] 宋海燕.现代常见病中医诊断与治疗[M].天津：天津科学技术出版社,2020.

[28] 胡钰颖,高菲,高娟.中医儿科学[M].上海：上海交通大学出版社,2022.

[29] 周素贞.现代疾病中医特色诊疗学[M].河南大学出版社有限责任公司,2021.

[30] 吕志达.临床中医心血管疾病诊疗思维[M].长春：吉林科学技术出版社,2020.

[31] 衡先培.中医老年衰弱学[M].成都：四川科学技术出版社,2022.

[32] 罗仁,陈洁瑜,赵京生.中医内科学病证方药简表[M].广州：华南理工大学出版社,2021.

[33] 周渭.实用中医学理论与实践[M].天津：天津科学技术出版社,2020.

[34] 丁照亮.中医临床实用与实践[M].长春：吉林科学技术出版社,2022.

[35] 张文海,李丽,徐立娜,等.中医内科常见病诊疗与康复[M].哈尔滨：黑龙江科学技术出版社,2021.

[36] 杜远.益气养阴定悸汤治疗气阴两虚心脉瘀阻型心悸临床疗效及对心功能改善分析[J].黑龙江医药科学,2022,45(4):42-43.

[37] 郑凌歆,王颖."肺主治节"探讨不寐之证治[J].浙江中医药大学学报,2022,46(1):23-27,59.

[38] 卓缘圆,于海波,黄杏贤,等.结合眼底血管特征研究2种中医证型缺血性中风患者的2年期复发风险[J].南京中医药大学学报,2021,37(6):853-859.

[39] 李中浩,董笑克,吴婧,等.基于网络药理学发掘柴贝止痫汤入血成分治疗癫痫的潜在机制[J].时珍国医国药,2021,32(12):3047-3050.

[40] 卢洁,林萍,张荣,等.浮针联合少腹逐瘀汤对寒凝血瘀型原发性痛经患者的临床疗效[J].中成药,2022,44(2):679-683.